全国高等院校护理专业精品教材

（供护理、口腔、药学、影像、医学检验等专业使用）

人体解剖学

主　编　袁琼兰

副主编　夏　蓉　余崇林　胡煜辉

编　委　（按姓氏笔画排序）

于胜波（大连医科大学）

卢　辰（成都医学院）

陈　尧（四川大学华西医学中心）

陈建军（成都医学院）

张　凯（同济大学医学院）

余崇林（泸州医学院）

何　晶（同济大学医学院）

李　颖（同济大学医学院）

胡金家（上海交通大学医学院）

胡煜辉（井冈山大学医学院）

袁琼兰（同济大学医学院）

夏　蓉（上海交通大学医学院）

黄　良（同济大学医学院）

潘三强（暨南大学医学院）

潘爱华（中南大学湘雅医学院）

南京大学出版社

内 容 提 要

本书是按人体各系统来阐述人体结构知识的解剖学教材。全书分五篇编排，依次为运动系统、内脏学、脉管系统、感觉器、神经及内分泌系统。全书图文并茂，除理论叙述外，还配有彩色线条图和实物图400余幅。

本书适用于护理专业以及口腔、影像、医学检验、全科医学、卫生医疗管理、医学信息工程、医事法律、医疗保险等非临床医学专业，也可用作研究生入学考试、国家医师资格考试的参考书。

图书在版编目（CIP）数据

人体解剖学 / 袁琼兰主编.—南京：南京大学出版社，2014.5（2024.7重印）

ISBN 978-7-305-13104-2

Ⅰ.①人… Ⅱ.①袁… Ⅲ.①人体解剖学－高等学校－教材 Ⅳ.①R322

中国版本图书馆CIP数据核字（2014）第090244号

出版发行　南京大学出版社
社　　址　南京市汉口路22号　　　邮　编　210093

书　　名　人体解剖学
　　　　　RENTI JIEPOUXUE
主　　编　袁琼兰
责任编辑　徐　媛　　　编辑热线　（010）82896084

印　　刷　河北鑫彩博图印刷有限公司
开　　本　787 mm×1092 mm　1 / 16　印张 22　字数 508千
版　　次　2014年5月第1版　2024年7月第5次印刷
ISBN 978-7-305-13104-2
定　　价　85.00元

网址：http://www.njupco.com
官方微博：http://weibo.com/njupco
官方微信号：njupress
销售咨询热线：（025）83594756

编审委员会

Editing Committee

主任委员

赵　岳　（天津医科大学护理学院教授）

副主任委员（按姓氏笔画排序）

王绍锋　（九江学院护理学院教授）
安力彬　（大连大学护理学院教授）
陈莉军　（山东中医药大学护理学院教授）
潘三强　（暨南大学医学院教授）

委　　员（按姓氏笔画排序）

马秋平　（广西中医药大学护理学院副教授）
王志凡　（西北民族大学医学院教授）
王国富　（大理学院护理学院副教授）
邓仁丽　（湖州师范学院护理学院副教授）
刘永兵　（新疆医科大学护理学院副教授）
吕春明　（泰山医学院护理学院副教授）
毕怀梅　（云南中医学院护理学院教授）
牟绍玉　（重庆医科大学护理学院副教授）
邢凤梅　（河北联合大学护理与康复学院教授）
余成浩　（成都中医药大学护理学院副教授）
余崇林　（泸州医学院基础医学院教授）
沈　勤　（浙江中医药大学护理学院副教授）
肖洪玲　（安徽中医药大学护理学院副教授）
郎玉玲　（牡丹江医学院护理学院教授）

Editing Committee

夏　蓉　（上海交通大学医学院副教授）
袁爱华　（长沙医学院护理学院教授）
袁琼兰　（同济大学医学院教授）
郭　宏　（沈阳医学院护理学院教授）
符　佳　（成都大学医护学院副教授）
傅　静　（泸州医学院护理学院教授）
谢　晖　（蚌埠医学院副教授）
韩继明　（延安大学医学院副教授）
韩艳梅　（河北大学基础医学院教授）
蓝宇涛　（广东药学院护理学院副教授）
雷美容　（湖北医药学院护理学院副教授）
谭迎春　（徐州医学院护理学院教授）

出版说明

Publisher's Note

21世纪是我国加速全面建设小康社会的关键时期。作为医疗卫生事业及构建和谐社会的重要组成部分，护理事业也将全面协调发展。护理专业教育作为我国高等教育的重要组成部分，主要培养具备人文社会科学、医学、预防保健的基本知识及护理学的基本理论知识和技能，能在护理领域内从事临床护理、预防保健、护理管理、护理教学和护理科研的高级专门人才。近年来，随着社会经济的发展及全面建设小康社会目标的逐步实现，广大人民群众对健康和卫生服务的需求越来越高。同时科学技术的进步和医疗卫生服务改革的不断深入，对护理人才的数量、质量和结构都提出了更高的要求。

为了更好地贯彻落实《国家中长期教育改革和发展规划纲要（2010—2020）》及《医药卫生中长期人才发展规划（2011—2020）》，促进和保障护理事业的健康发展，进一步完善和发展护理教育，从而为不断提高护理队伍整体素质和护理专业技术水平奠定基础，我们充分挖掘各相关院校优质资源，联合全国多所院校共同研发、策划并出版了全国高等院校护理专业精品教材。本套教材具有如下特色及优势：

一、遵循“三基、五性”原则编写

本套教材针对高等护理人才的培养标准和要求，紧密围绕高等院校护理学教育培养目标，结合护理专业各课程的教学时数要求及课程改革需要，严格遵循“三基、五性”原则编写而成，力求突出护理专业特色，具有较强的科学性、先进性和实用性。

Publisher's Note

二、反映护理行业新理论、新方法、新技术

本套教材在现代护理观的指导下，紧扣护理学教育改革精神，立足国内，面向国际，精选教学内容，反映了当今护理行业的新理论、新方法和新技术，体现了以人的健康为中心的现代护理理念和整体护理的科学内涵。

三、注重培养临床思维能力和综合职业技能

本套教材在内容编排上注重循序渐进、深入浅出及图文并茂，并提供了大量临床案例，设置了学习目标、知识链接、课堂讨论、课后习题等特色栏目，以强化“三基”知识，增强学科人文精神，培养学生的临床思维能力和综合职业技能。

本套教材作为护理专业教材建设的一次有意义的尝试，在探索高等教育护理教材的结构及内容组成的过程中，仍难免存在着些遗憾或不足，我们衷心希望各位专家和读者提出宝贵意见和建议。让我们为推进高等教育护理教材建设共同努力奋斗！

南京大学出版社
《全国高等院校护理专业精品教材》编委会

前言 Foreword

《人体解剖学》是护理专业精品教材之一，在全国十余所院校具有丰富教学经验的解剖学同行的共同努力下，终于问世了。本教材从策划到基本定稿，历时一年。在撰写书稿的过程中，参与本书编写的编委及编辑认真负责、精益求精，确保了本书的质量。在最后的校审及图片处理阶段，得到副主编的大力协助。值此完稿之际，谨向编委、副主编及编辑表示衷心的感谢！

《人体解剖学》编写遵循的指导思想是，强调基础知识、基本理论和基本技能，体现科学性、先进性和适用性，力求适合护理等非临床专业学生使用。在编写筹备过程中，经过编委会充分讨论，明确了本教材的编写要求：第一，人体解剖学是一门古老的学科，且为医学的基石，本教材力求让古老的学科跟上医学发展的步伐，让人体解剖学“古而不老”，在一些章节以拓展阅读的形式反映了与解剖学密切相关的医学发展成果。第二，人体解剖学是一门形态学，而纵观国内的解剖学教材，普遍使用的是黑白线条图。为了更清晰、生动、形象地展现人体结构，本教材使用了彩色线条图和实物图，更有利于学生理解与掌握人体解剖学知识。彩色线条图来源于参考书目及网络，实物图来源于大连医科大学。第三，针对医学生学习时间短、学习任务重的现状，在每章的前面编写了知识要点，明确提出了重点要求掌握的内容，在每章后编写了复习思考题，用于巩固所学知识。

由于编者水平有限，书中可能有欠妥或错误之处，敬请各位读者予以指正，以便今后修订时进一步完善。

袁琼兰

目录

Contents

第二篇 内脏学

第三篇　脉管系统

绪　论

一、人体解剖学的定义与分科

人体解剖学（human anatomy）是研究正常人体形态、结构与功能的科学，只有熟悉正常的人体形态与功能，才能辨别异常的人体结构及与之相关的功能异常，才能知晓疾病的发生发展机制。人体解剖学是医学的基石，恩格斯曾说“没有解剖学，就没有医学”。

按照学习的方法与目的，人体解剖学分为系统解剖学、局部解剖学、断层解剖学、影像解剖学、临床解剖学等，而系统解剖学是其他分类的基础。

1．**系统解剖学**（systemic anatomy）　是按构成人体的各功能系统，逐一研究各器官形态结构与功能的一门学科。构成人体的系统包括运动系统、呼吸系统、消化系统、泌尿系统、生殖系统、脉管系统、感觉器、神经系统和内分泌系统。每个系统又由一系列的相关器官组成，完成特定的功能。如呼吸系统吸进空气，呼出二氧化碳等。系统解剖学就是研究各系统中每一器官的形态、位置、结构与功能等的一门学科。

2．**局部解剖学**（regional anatomy）　是按构成人体的各局部区域，研究局部区域内各种结构及结构间的毗邻关系。人体按部位分头、颈、胸、腹、盆、上下肢等区域。如对四肢而言，局部解剖学研究其由浅入深的层次：皮肤、浅筋膜、深筋膜、深筋膜包被的肌、血管、神经等。

3．**断层解剖学**（sectional anatomy）　是把人体分成很多断面，研究每一断面内的结构及相互关系的科学。在断层解剖学的基础上，利用X线计算机断层成像（X-ray computerized tomography，CT）和磁共振扫描等设备研究人体各局部或器官断面形态结构的称为**影像解剖学**（imaging anatomy）。

4．**临床解剖学**（clinical anatomy）　是用系统解剖学和局部解剖学的方法研究解剖学并强调临床应用。其常用逆向思维的方式研究解剖学，比如不说“某肌的功能是”而是说“某肌缺失的表现是”。

二、人体解剖学的基本术语

为了描述人体各部位、各器官的相对位置关系，必须规定统一的人体解剖学姿势，在此基础上描述各结构的相互位置关系。当人们在描述标本或病人时，无论其取站立、仰卧、俯卧或其他姿势，必须以标准的解剖学姿势为标准描述其位置。

（一）解剖学姿势

解剖学姿势（anatomical position）是指人体直立，两眼平视正前方，上肢在躯干两侧自然下垂，手掌向前；两下肢并拢，足尖向前（图0-1）。

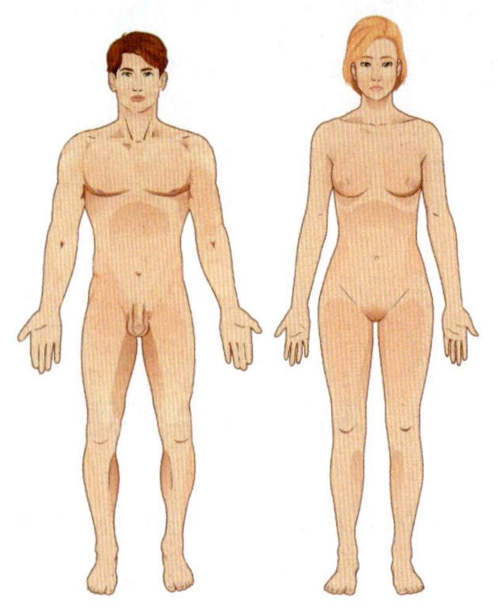

图0-1　解剖学姿势

（二）人体的方位术语

在解剖学姿势下，规定了描述人体器官或结构的相互位置关系的方位术语，如上与下、内侧与外侧等。

1．**上**（superior）与**下**（inferior）　是描述器官或结构距颅顶的相互位置关系，距颅顶近者为上，反之为下。在四肢，根据距肢体根部近者为**近侧**（proximal），反之为**远侧**（distal），如腕关节与肘关节相比，肘关节位于腕关节的近侧。

2．**内侧**（medial）与**外侧**（lateral）　是描述器官或结构距人体正中矢状面远近的相互位置关系，距人体正中矢状面近者为内侧，反之为外侧。如锁骨的两端为内侧端、外侧端；右肾位于下腔静脉的外侧。在四肢，上肢的前臂由尺、桡骨构成，尺骨在内侧，桡骨在外侧，因此上肢前臂的内侧称为**尺侧**（ulnar），外侧称为**桡侧**（radial），如尺侧副韧带、桡侧副韧带描述韧带的位置在内侧与外侧；下肢的小腿由胫骨和腓骨构成，胫骨在内侧，腓骨在外侧，因此，小腿的内侧称为**胫侧**（tibial），外侧称为**腓侧**（fibular）。

3．**前**（anterior）与**后**（posterior）　是描述器官或结构距人体前面远近的相互位置关系，近者为前，反之为后。前与后，通常亦称**腹侧**（ventral）与**背侧**（dorsal）。

4．**浅**（superficial）与**深**（profundal）　是描述器官或结构距皮肤远近的相对位置关系，距皮肤近者为浅，反之为深。如包裹人体表面的筋膜分为浅筋膜、深筋膜。

5．**内**（internal）与**外**（external）　是描述器官、结构与空腔脏器或体腔的相互位置关系，位于腔内者为内，反之为外。如心位于胸腔内，肾位于腹膜腔之外。

（三）轴与面

在解剖学姿势下，规定了相应的轴与面（图0-2），用于描述关节的运动或在某一断面上如平脐的横断面上观察各器官、结构的毗邻。

在解剖学姿势下，人体有三个假想的轴，即垂直轴、矢状轴、冠状轴。

1．**垂直轴**（vertical axis）　为上下方向与人体长轴一致，垂直于水平面的轴。

2．**矢状轴**（sagittal axis）　为前后方向与人体长轴垂直，与水平面平行的轴。

3．**冠状轴**（frontal axis）　为左右方向与人体长轴垂直，与水平面平行的轴。

在上述三个假想轴的基础上，人体有三个相互垂直的面，即矢状面、冠状面、横断面。

1．**矢状面**（sagittal planes）　通过矢状轴的方向把人体切成左、右两部分的切面。把人体分成左右相等的两部分的切面称为正中矢状面。

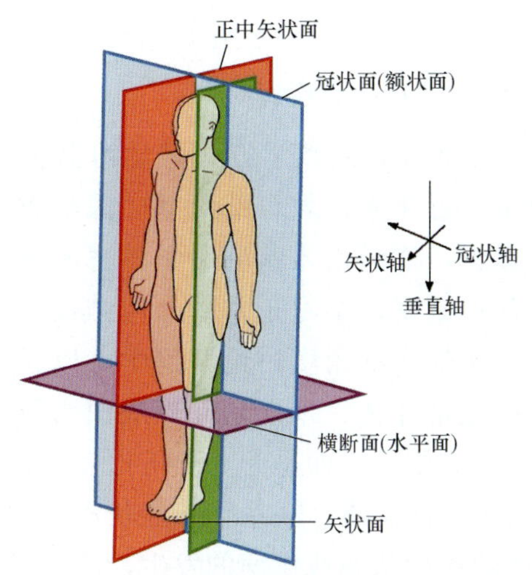

图0-2　人体的轴与面

2．**冠状面**（coronal planes）　又称**额状面**（frontal planes），通过冠状轴的方向把人体切成前后两部分的切面。

3．**横断面**（transverse planes）　又称**水平面**（horizontal planes），把人体分成上下两部分的切面。

一些人体器官的长轴是与人体长轴的方向一致的，如肱骨和肾；但一些器官的长轴与人体长轴的方向不一致，如胰腺是横行于腹后壁的。器官的切面，应按器官自身的长轴方向决定切面的方位。

三、人体解剖学的学习方法

人体解剖学是一门形态科学，人体众多器官的形态、结构与位置，相对独立，彼此之间的逻辑联系不是十分紧密，加之人体解剖学内容繁多，因此对刚接触医学的大学生来说，人体解剖学是一门枯燥、难记、难啃的课程。怎样才能学好人体解剖学呢？天才来自勤奋，除了勤奋学习之外，下述方法也有助于学好解剖学。

（一）充分重视实验教学

如上所述，人体解剖学是一门形态学，人体器官的形态、位置，百闻不如一见。因此，医学生要学好人体解剖学，最便捷的方法就是多观察标本，如果有条件则可亲自解剖标本、观察标本。

（二）形态与功能相结合

人体器官众多，每一器官完成一定的功能，其形态与功能密切相关。如人体的骨有长骨、短骨、扁骨、不规则骨，长骨主要分布于四肢，在肌的作用下能产生大幅度的运动；扁骨主要分布于躯干，参与构成颅腔、胸腔等；下肢支撑体重，因此下肢骨较上肢骨粗壮。从人体器官的形态、位置、功能入手，综合学习人体结构知识，有利于把解剖学学活，整体掌握人体结构知识，为后续的基础与临床课程奠定坚实基础。

（三）联系临床，从正常的生理功能到疾病

对解剖学来说，传统的思维方式或教学方式是学习器官的形态、结构、位置或神经、血管的行程与分支分布。近年来，教育部对基础医学教育强调的“早临床、多临床、反复临床”教学指导思想，逐渐深入基础医学教育的各学科；在国外，尤其在美国，解剖学教学与临床结合很紧密，学习正常的人体结构知识后，每一部分均有临床疾病的讨论。临床解剖学，从临床的角度讨论解剖学，以逆向方式讲授解剖学知识，比如：不问“股四头肌的功能是什么”，而是问“股四头肌瘫痪或缺失，出现什么症状”；不问“面神经的行程与支配”，而是问“分析比较面神经在出茎乳孔时损伤及在内耳道损伤时的症状”。通过逆向思维，联系临床症状学习人体结构知识，从正常生理功能的缺失，推断可能出现的病理状态或疾病的发生，既能增强学习的趣味性，又能体会到解剖与临床之间非常密切的联系。

（四）局部与整体结合

虽然人体器官间的形态、结构彼此独立，但是一个器官通常是一个系统的一部分，既要逐一学习各器官的知识，又要从一个系统完成一定功能的角度，整体把握这一系统内的人体结构，比如，呼吸系统是由鼻、咽、喉、气管、支气管和肺组成的，鼻、咽、喉、气管和支气管是气体进出的通道，肺是气体交换的场所。还要注意系统之间的联系，比如，运动系统的肌，肌的位置、功能、血液供应、神经支配等，从对分离的各系统知识的学习到对整体的学习，把前后的知识联系、综合起来。

四、人体器官的变异与畸形

人体解剖学里描述的人体器官的形态、位置、大小及血管神经的行程与其分支分布，指的是通过统计学分析，适合绝大部分国人的正常情况。但人体器官、血管神经的行程等有多样性，尤其是血管的分支情况，个体之间的差异很大。与正常器官的形态有差异，不显著、不影响正常的生理功能的情况称**变异**（variation）；但如果差异显著，影响其生理功能则称**畸形**（abnormalities）。人体结构虽然基本相同，但不同的个体之间的器官绝对值的大小是不一致的，比如矮胖型的四肢骨较瘦长型的粗、短。综合来看，人体形态可分为矮胖型、瘦长型与适中型，个体的体型主要与父母的基因遗传有关，但后天的锻炼对体型亦有较大的影响，故加强锻炼，不仅可使身体健康，亦可获得良好的体型。了解人体的变异与畸形是为了更好地学习正常人体的形态与结构，为后续医学课程奠定基础。

第一篇 运动系统

运动系统（locomotor system）由骨、关节和骨骼肌组成，占成人体重的60%～70%。全身各骨借骨连接形成人体支架——骨骼（skeleton），起着保护、支持和运动的作用。骨骼肌附着于骨并跨过关节，在神经系统的支配下有序地收缩和舒张，收缩时以关节为支点牵引骨改变位置而产生运动。在运动中，骨起着杠杆作用，关节是运动的枢纽，骨骼肌则是运动的动力器官。因此，骨骼肌是运动的主动部分，骨和关节是运动的被动部分。

第一章 骨　学

知识要点

1. 骨的形态、分类和构造。

2. 椎骨的一般形态特点，各部椎骨（颈、胸、腰椎）的特征。

3. 颅底内面观的形态特点及重要的孔、裂；颅底外面观的主要孔、裂；翼点的概念，骨性鼻腔的构成及鼻旁窦的位置和开口。

4. 上肢带骨、肱骨、桡骨和尺骨的形态特点。

5. 下肢带骨、股骨、胫骨和腓骨的形态特点。

第一节 总　论

骨（bone）是人体重要器官之一，主要由骨组织构成。骨具有一定的形态和构造，坚硬而有弹性，有丰富的血管和神经，能不断进行新陈代谢和生长发育，并具有改建、修复和再生的能力。成人有206块骨（图1-1）。按部位分为颅骨、躯干骨和附肢骨，前二者统称为中轴骨，附肢骨包括上肢骨和下肢骨。

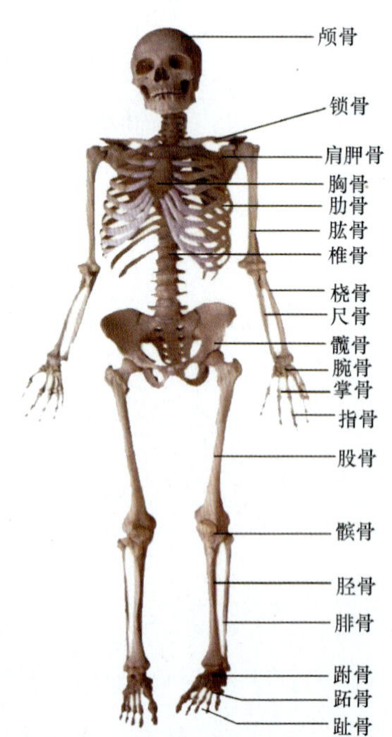

图1-1　全身骨骼（前面观）

一、骨的分类

根据形态，骨分为长骨、短骨、扁骨和不规则骨四类（图1-2）。此外，尚有发生于肌腱内的骨，称籽骨，如髌骨。

1. **长骨**（long bone）　呈长管状，分布于四肢。长骨分为一体两端，体又称骨干，为中间较细的部分，其内呈柱状的管腔称**骨髓腔**（medullary cavity），内含骨髓。骨干表面常有滋养孔。两端膨大称**骺**（epiphysis），其有一光滑的关节面，活体时被关节软骨覆盖。骨干与骺相邻的部分称**干骺端**。幼年时，长骨的骨干与骺之间有一层软骨，称**骺软骨**

或**骺板**，通过骺软骨的软骨细胞分裂增殖和骨化，长骨不断增长。成年后，骺软骨完全骨化，骨干和骺融合，原来骺软骨部位形成一线状痕迹，称**骺线**（epiphysial line）（图1-3）。

2. **短骨**（short bone） 近似立方形，主要分布于连接稳固且又灵活运动的部位。短骨常成群存在，如腕骨和跗骨。短骨有多个关节面构成微动的关节。

3. **扁骨**（flat bone） 呈板状，主要构成颅腔、胸腔和盆腔的壁，以保护腔内器官，如颅盖骨、胸骨和肋骨等。

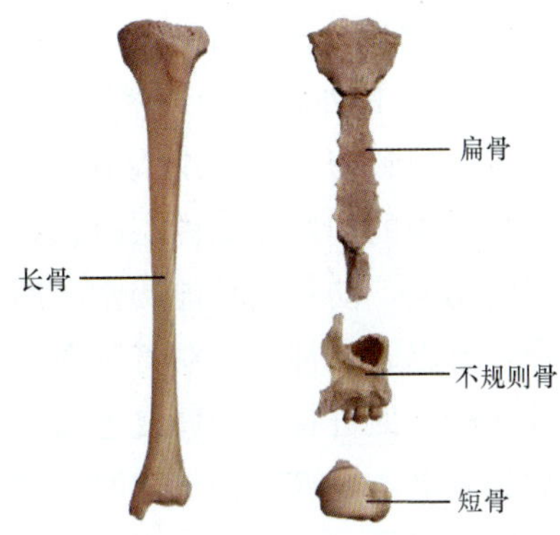

图1-2 骨的基本形态

4. **不规则骨**（irregular bone） 形状不规则，分布于颅底、面颅和脊柱，如椎骨、蝶骨和颞骨等。有些不规则骨内有含气的腔，称**含气骨**，如蝶骨和上颌骨等。含气骨内的空腔通常称窦，如上颌窦。

骨的表面常因肌的牵拉、血管和神经的穿通以及邻近脏器的压迫等形成特定的形态，如骨面突起（**棘**、**隆起**、**粗隆**、**结节**、**嵴**、**髁**和**线**等），骨面凹陷（**窝**、**凹**、**沟**、**压迹**和**切迹**等），骨内空腔（**窦**、**房**、**管**、**道**、**口**、**孔**和**裂孔**等）。

二、骨的构造

骨由骨质、骨膜和骨髓构成（图1-3、图1-4）。

1. **骨质**（bony substance） 是骨的主要部分，由坚硬的骨组织构成，按结构分为骨密质和骨松质。**骨密质**（compact bone）质地坚实致密，耐压性较强，配布于骨的表面。**骨松质**（spongy bone）呈海绵状，由相互交织的**骨小梁**排列而成。骨小梁的排列方式与骨所承受压力或张力的方向相适应，故能承受压力和张力。骨小梁之间有许多细小间隙，活体时充满骨髓。骨松质主要配布于长骨两端和短骨、扁骨、不规则骨的内部。颅盖骨表层的骨密质分别称**外板**和**内板**，二板之间的骨松质称**板障**，有板障静脉经过。

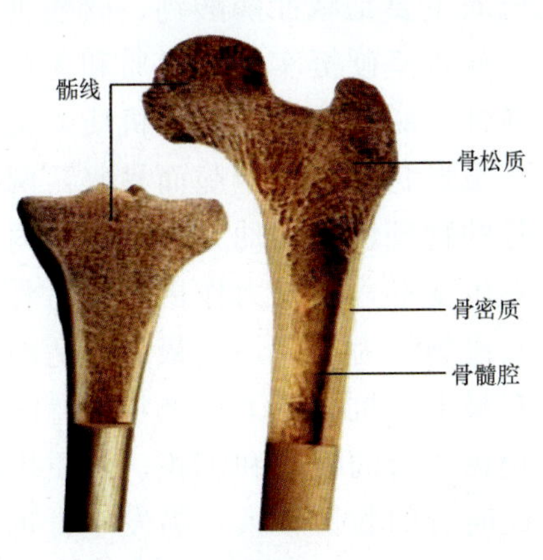

图1-3 骨质

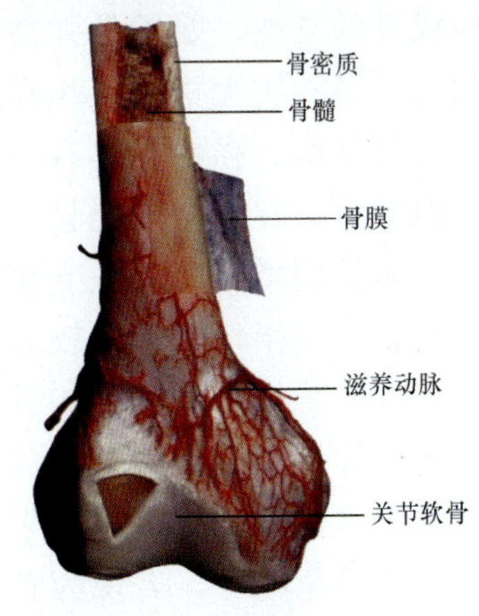

图1-4 骨的构造

2．**骨膜**（periosteum）　分骨外膜和骨内膜。

（1）**骨外膜**：为致密结缔组织膜，被覆于除关节面以外骨的表面，可分两层：①外层较厚，由致密结缔组织构成，纤维粗大而致密，其中有许多纤维束穿内层进入骨质，起固定骨外膜的作用。②内层疏松，含有成骨细胞和破骨细胞，分别具有产生新骨质和破坏骨质的功能，幼年期功能非常活跃，直接参与骨的生长，成年期转为静止状态。内层富含血管、淋巴管、神经，对骨起着营养作用。骨一旦发生损伤（如骨折），骨膜又可重新恢复其功能，促进骨折的修复愈合。因此，骨膜对骨的生长、营养及修复再生有重要作用。当骨膜剥离太多或损伤过大时，骨不易修复，不利于骨折愈合甚至可能坏死，故手术时要尽量保留骨膜。

（2）**骨内膜**（endosteum）：衬覆在骨髓腔内面和骨松质的骨小梁表面，为一薄层结缔组织膜，内含成骨细胞和破骨细胞，也有造骨和破骨的功能。

3．**骨髓**（bone marrow）　位于骨髓腔和骨松质间隙内，是人体最大的造血器官。骨髓主要由网状结缔组织和造血细胞组成，分红骨髓和黄骨髓两种。**红骨髓**（red bone marrow）含有大量发育阶段不同的红细胞和其他幼稚型的血细胞，呈红色，具有造血功能，主要生成红细胞、粒细胞、单核细胞和血小板等。胎儿和婴幼儿时期的骨髓都是红骨髓，大约从5岁开始，长骨骨干的骨髓腔内出现脂肪组织，并随年龄增长而增多，其内的红骨髓逐渐为脂肪组织所代替，呈黄色，称**黄骨髓**（yellow bone marrow），失去造血能力。但黄骨髓内尚存少量幼稚血细胞仍保持着造血潜能，故在慢性失血过多或重度贫血时，黄骨髓又可逐渐转化为红骨髓恢复造血功能。

人体短骨、扁骨、不规则骨和长骨骨骺内的红骨髓一般是终生存在的，因此，临床上常选择髂前上棘或髂后上棘行骨髓穿刺，获取骨髓以检查骨髓内血细胞状况以助诊断疾病。

三、骨的化学成分和物理性质

骨质的化学成分主要由有机质和无机质组成。有机质主要是骨胶原纤维和黏多糖蛋白等，构成骨的支架，赋予骨弹性和韧性；无机质主要是碱性磷酸钙、碳酸钙、氟化钙和氯化钙等钙盐类无机物沉积在胶原纤维内，使骨坚硬挺实。有机质和无机质的有机结合，使骨坚实、强韧并具有一定的硬度和弹性。脱钙骨（去掉无机质）仍具有原骨形状，但柔软有弹性；煅烧骨（去掉有机质）虽形状不变，但脆而易碎。两种成分的比例，随年龄的增长而发生变化，从而决定骨的物理性质。幼儿时期，骨内有机质和无机质约各占一半，故弹性较大，柔软，易发生变形，在外力作用下不易骨折或折而不断，称青枝骨折；成人骨的有机质和无机质比例约为3∶7，是最为合适的比例，使骨的硬度、弹性和坚韧性达到最高水平，具有最大的抗压能力；老年人骨的无机质所占比例大，脆性增加，由于激素水平下降影响钙、磷的吸收和沉积，骨质出现多孔性，骨组织的总量减少，表现为骨质疏松症，此时骨的脆性较大，易发生骨折，且多为完全性骨折。

第二节 中 轴 骨

一、躯干骨

躯干骨共51块，包括26块脊柱骨（椎骨24块、1块骶骨和1块尾骨）、1块胸骨和12对肋骨，分别参与脊柱、骨盆和胸廓的构成。

（一）椎骨

椎骨（vertebrae）在幼年时期有32～34块，包括7块颈椎、12块胸椎、5块腰椎、5块骶椎和3～5块尾椎。随着年龄增长，骶椎融合成1块骶骨，尾椎也骨化成1块尾骨，因此，成人椎骨一般为26块。

1．椎骨的一般形态　椎骨由前方的**椎体**和后方的**椎弓**两部分组成（图1-5）。两者围成的孔称**椎孔**（vertebral foramen），各椎骨的椎孔相连构成**椎管**（vertebral canal），管内容纳脊髓及其被膜等。

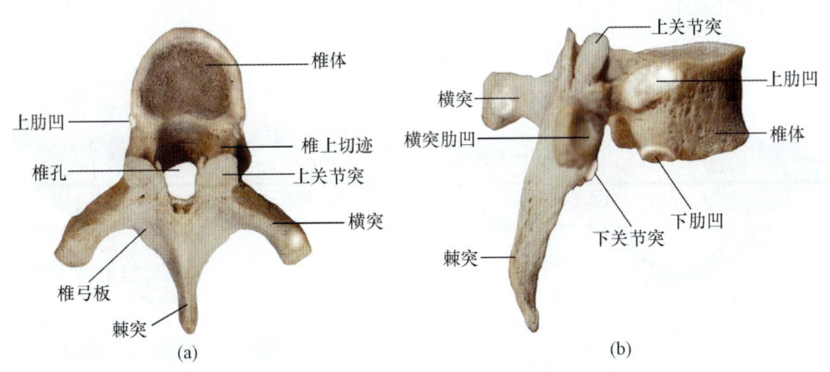

图1-5　椎骨的一般形态（胸椎）

（a）上面观；（b）侧面观

（1）**椎体**（vertebral body）：呈短圆柱形，是椎骨承重的主要部分。椎体的表面为薄层骨密质，内部为骨松质。

（2）**椎弓**（vertebral arch）：呈弓状，位于椎体后方，由两侧的**椎弓根**和后方的**椎弓板**构成。椎弓与椎体连接的缩窄部分，称为椎弓根。根的上、下缘各有一切迹，分别称椎上切迹和椎下切迹。相邻椎骨的上、下切迹共同围成**椎间孔**（intervertebral foramen），有脊神经和血管通过。两侧椎弓根向后内扩展变宽，为椎弓板。从椎弓伸出7个突起：自椎弓后部正中向后方或后下方伸出的1个突起为**棘突**（spinous process）；向两侧伸出的称**横突**（transverse process）；自椎弓根与椎弓板连接处向上和向下各伸出1对突起，分别为**上关节突**（superior articular process）和**下关节突**（inferior articular process），每个关节突均有一关节面与相邻椎骨的关节突相关节。

2．各部椎骨的特征

（1）**颈椎**（cervical vertebra）：颈椎共7块，除第1、2颈椎形状特殊外，其余形态相似。椎体较小，横断面呈椭圆形，椎孔较大，呈三角形（图1-6）。横突根部有**横突孔**（transverse foramen），有椎动、静脉通过；横突末端分叉成**前**、**后结节**。第6颈椎横突的前结节较大，颈总动脉经其前面上行，故称**颈动脉结节**，当头部受伤严重出血时，可用手指在此压迫颈总动脉暂时止血。上、下关节突的关节面近似水平位。第2～6颈椎棘突短而分叉。

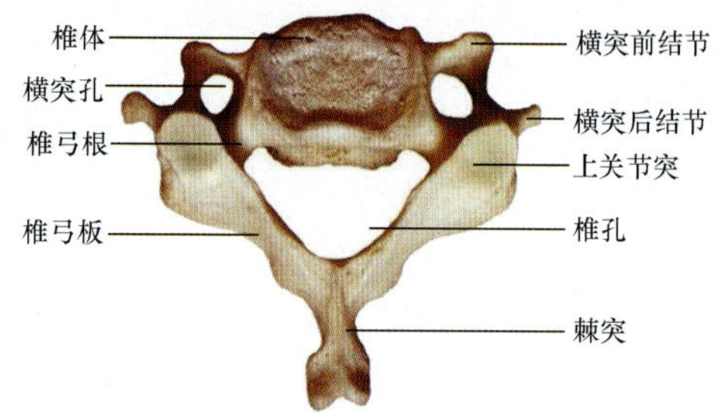

图1-6　典型颈椎（上面观）

第1颈椎又称**寰椎**（atlas）（图1-7），呈环状，由前弓、后弓和侧块组成，无椎体、棘突和上、下关节突。前弓较短，后面有**齿突凹**，与第2颈椎的齿突相关节。后弓较长，上面有横行的椎动脉沟，有同名动脉通过。侧块上面有椭圆形的上关节面，与枕髁相关节；下面有稍凹的圆形的下关节面，与第2颈椎相关节。

第2颈椎又称**枢椎**（axis）（图1-8），具有椎体、椎弓等结构，显著特点是椎体向上伸出一指状突起，称**齿突**（dens）。齿突的前、后有关节面，前关节面与寰椎的齿突凹相关节，后关节面与韧带相接。

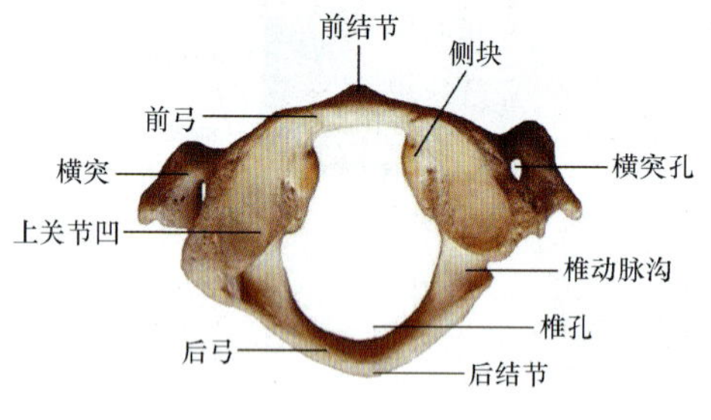

图1-7　寰椎（上面观）

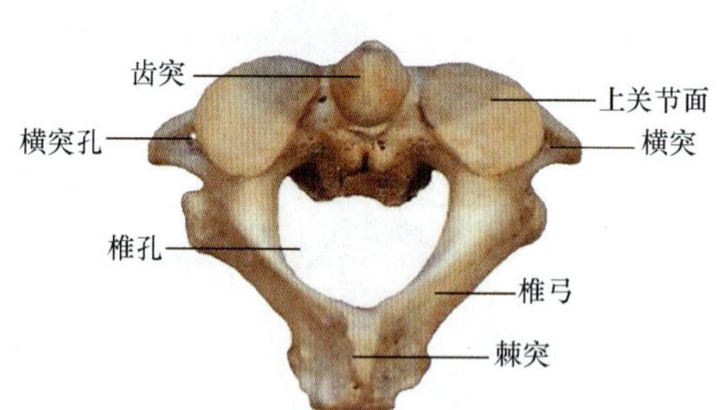

图1-8　枢椎（上面观）

第7颈椎又称**隆椎**，显著特点是棘突较长，末端不分叉，活体上易扪及，因此，常作为临床上计算椎骨数目和针灸取穴的重要标志。

（2）**胸椎**（thoracic vertebra）（图1-5）：椎体横断面呈心形，其侧面后近上缘和下缘处，各有一半圆形的浅凹，分别称为**上肋凹**和**下肋凹**，与肋头相关节。横突末端前有**横突肋凹**，与肋结节相关节。关节突的关节面几乎呈冠状位，上关节突关节面朝向后，下关节突关节面朝向前。棘突较长，斜向后下，呈叠瓦状排列。

（3）**腰椎**（lumbar vertebra）（图1-9）：椎体粗大，横断面呈肾形，无肋凹。椎孔大，呈三角形。上、下关节突的关节面呈矢状位。棘突宽而短，呈板状，水平伸向后方，各棘突之间的间隙较宽，临床上可在此处做腰椎穿刺术。

（4）**骶骨**（sacrum）（图1-10）：由5块骶椎融合而成，呈倒三角形。底朝上，与第5腰椎相连，骶骨底前缘向前突出，称**骶岬**（sacral promontory），是产科骨盆测量的重要标志。尖向下，与尾骨相接。骶骨前面光滑凹陷，中部有4条横线，是各骶椎体融合的痕迹。横线两端有4对**骶前孔**。骶骨后面粗糙隆凸，正中线上的骨嵴，称**骶正中嵴**，由骶椎棘突融合而成。嵴的两旁有4对**骶后孔**。骶前、后孔均与骶管相通，分别有骶神经的前支和后支通过。

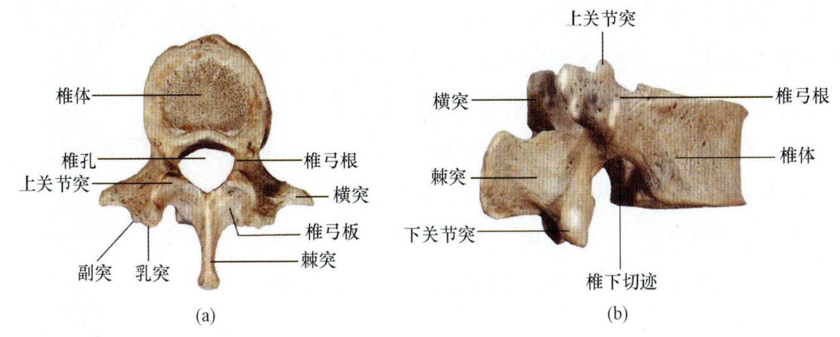

图1-9 腰椎

（a）上面观；（b）侧面观

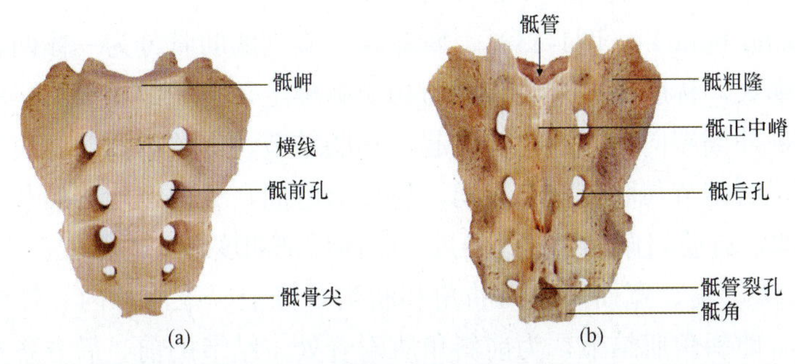

图1-10 骶骨

（a）前面观；（b）后面观

骶管为骶椎的椎孔纵贯而成，上通椎管，其下端的裂孔称**骶管裂孔**（sacral hiatus）。裂孔两侧有向下突出的**骶角**（sacral cornu），临床上进行骶管麻醉常以骶角作为确定骶管裂孔位置的标志。骶骨的外侧面上宽下窄，上部有**耳状面**，与髋骨的耳状面构成骶髂关节；耳状面后方的骨面凹凸不平，称**骶粗隆**。

（5）**尾骨**（coccyx）（图1-11）：由3～4块退化的尾椎融合而成。上接骶骨，下端游离为尾骨尖。

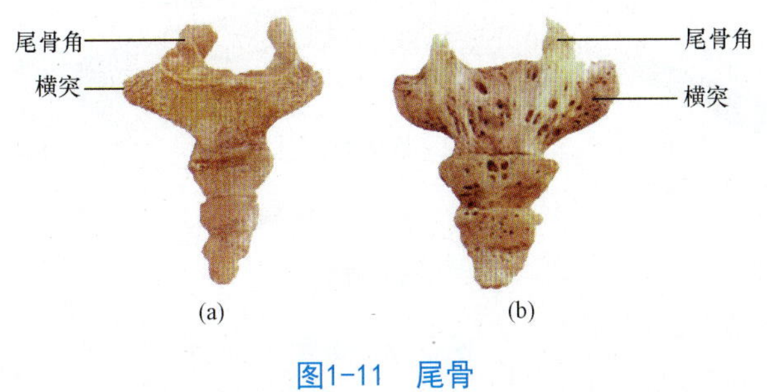

图1-11 尾骨

（a）前面观；（b）后面观

（二）胸骨

胸骨（sternum）（图1-12）位于胸前壁的正中，为长而扁、上宽下窄的扁骨。前面微凸，后面稍凹。自上而下可分为胸骨柄、胸骨体和剑突三部分。

胸骨柄近似三角形，上宽下窄。上缘中部稍凹陷为颈静脉切迹，两侧有与锁骨连接的切迹。柄外侧缘上部接第1肋。胸骨柄与体连接处向前微凸，称**胸骨角**（sternal angle），可在体表扪及，其两侧接第2肋，是胸前部计数肋的重要标志。**胸骨体**为长方形骨板，外侧缘有2～7肋切迹，分别与第2～7肋软骨构成关节。**剑突**扁而薄，下端游离，形状变化较大。

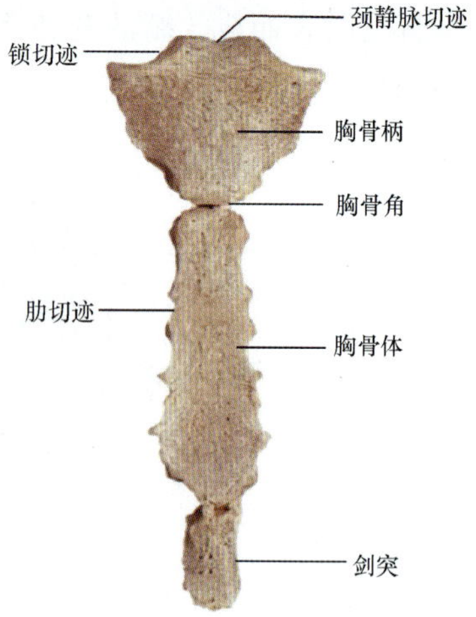

图1-12　胸骨

（三）肋

肋（ribs）由肋骨和肋软骨组成，共12对。

1．**肋骨**（costal bone）（图1-13）　属扁骨。典型的肋骨分为一体两端。前端稍宽接肋软骨，后端稍膨大，称**肋头**，有关节面与相应胸椎上、下肋凹相关节。肋头外侧略缩窄部，称**肋颈**。肋颈外侧端向后方的粗糙隆起，称**肋结节**，有关节面与相应的胸椎横突肋凹相关节。**肋体**介于肋结节与肋骨前端之间，呈弓形弯曲，分内、外两面和上、下两缘，内面近下缘处有**肋沟**，有肋间血管和神经经过。肋体后部曲度最大的部位，称**肋角**。

第1肋骨较特殊，扁、宽而短，无肋角和肋沟，分上、下面和内、外缘。上面朝前上方，在近内缘处有**前斜角肌结节**，为前斜角肌附着处。结节的前、后方各有一浅沟，分别为锁骨下静脉和动脉经过的压迹。第2肋为过渡型。第11、12肋无肋结节、肋颈和肋角。

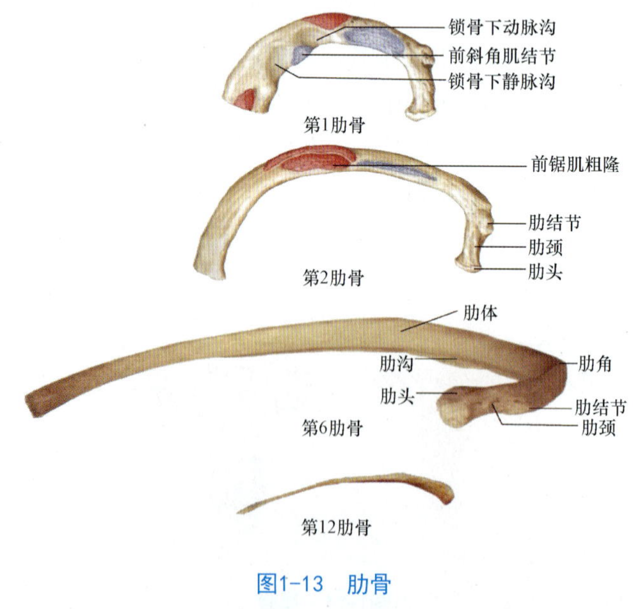

图1-13　肋骨

2．**肋软骨**（costal cartilage）　位于肋骨的前端，由透明软骨构成，终生不骨化。

上7对肋借肋软骨与胸骨相连称**真肋**，第8～12肋与胸骨不直接相连，称**假肋**。其中，第8～10肋前端借肋软骨依次与上位肋软骨相连，形成**肋弓**（costal arch）；而第11、12肋的前端游离于腹壁肌层中，故称**浮肋**。

二、颅骨

颅骨由23块形状和大小不同的扁骨和不规则骨组成（中耳的3对听小骨未计入）。除下颌骨及舌骨外，其余各骨借缝或软骨牢固连接。以眶上缘和外耳门上缘的连线为界线，颅骨分脑颅和面颅两部分。**脑颅**位于颅的后上部，构成颅腔，容纳脑。**面颅**为颅的前下部分，包含眶腔、鼻腔、口腔等结构。

（一）脑颅骨

脑颅骨共有8块，其中不成对的有额骨、筛骨、蝶骨和枕骨，成对的有顶骨和颞骨，它们共同围成颅腔。颅腔的顶是穹隆形的颅盖，由前方的额骨、后方的枕骨和二者之间的顶骨构成。颅腔底的前部中央由筛骨、两侧由额骨组成；后部由位于中央的蝶骨、后方的枕骨以及两侧的颞骨构成。

1．**额骨**（frontal bone）（图1-20） 位于颅的前上方，形成眶的上部，可分为额鳞、眶部和鼻部三部分。它前与筛骨和鼻骨相连，后通过冠状缝与顶骨相连。额骨前下方有空腔，称**额窦**（frontal sinus）。

2．**筛骨**（ethmoid bone）（图1-14） 为最脆弱的含气骨，位于两眶之间，蝶骨体的前方，构成颅腔的底和鼻腔的顶、外侧壁和鼻中隔。此骨在额状切面上呈“巾”字形，分为筛板、垂直板和筛骨迷路3部分。

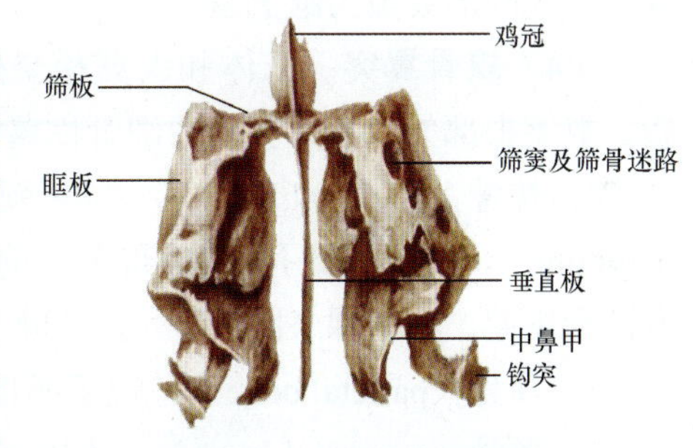

图1-14 筛骨（前面观）

（1）**筛板**：呈水平位，构成鼻腔的顶。板的中央有向上突起的**鸡冠**；两侧为筛板，筛板上有许多**筛孔**（cribriform foramina），有嗅神经根丝通过。

（2）**垂直板**（图1-14、图1-21）：自筛板正中向下突入鼻腔，呈矢状位，构成骨性鼻中隔的上部。

（3）**筛骨迷路**：位于垂直板的两侧，由菲薄骨板围成的许多小腔，称**筛窦**（ethmoidal sinus）。迷路内侧壁上有上、下两个卷曲的薄骨片，分别称**上鼻甲**和**中鼻甲**（图1-14、图1-22）。迷路外侧壁是薄而光滑的眶板，构成眶内侧壁的大部分。

3．**蝶骨**（sphenoid bone） 位于颅底中央，形似蝴蝶，分为蝶骨体、大翼、小翼和翼突4部分（图1-15）。

（1）**蝶骨体**：位于中间的立方形骨块，内有含气空腔，称为**蝶窦**（sphenoidal sinus）。

（2）**蝶骨大翼**：由蝶骨体向两侧发出，向上外方扩展。大翼根部由前向后外有**圆孔**、**卵圆孔**和**棘孔**，有神经和血管通过。

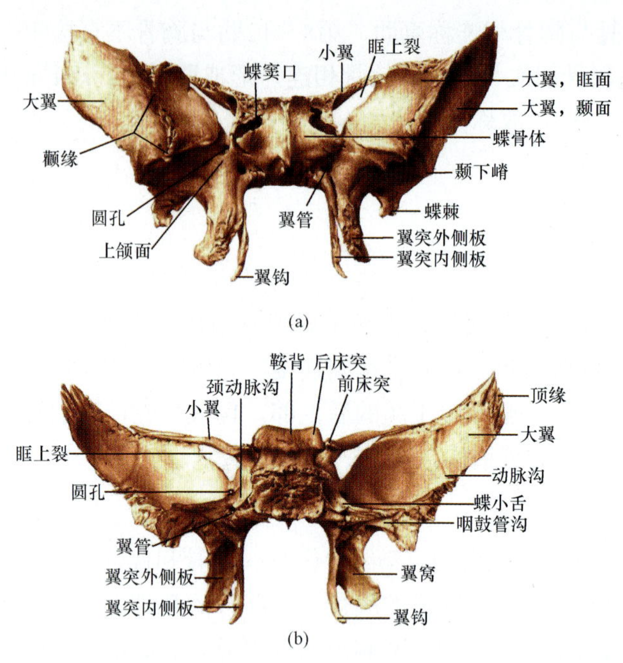

图1-15　蝶骨

（a）前面观；（b）后面观

（3）**蝶骨小翼**：由蝶骨体向前外伸出。小翼与体交界处有**视神经管**（optic canal），小翼与大翼间的裂隙为**眶上裂**。

（4）**蝶骨翼突**：从体和大翼相交处向下伸出、向后敞开成为**翼突内侧板**和**翼突外侧板**。翼突根部矢状方向贯通的细管称**翼管**，向前通入**翼腭窝**。

4．**枕骨**（occipital bone）　位于颅的后下部，呈勺状，其前下部有**枕骨大孔**（foramen magnum），枕骨借此孔分为4部分，前为基底部，后为枕鳞，两侧为侧部。侧部的下方有椭圆形突起，称**枕髁**（图1-25），枕髁与寰椎的上关节面相关节。

5．**顶骨**（parietal bone）　位于颅顶中部，左右各一。

6．**颞骨**（temporal bone）　左右各一，介于蝶骨和枕骨之间，参与构成颅底和颅腔的侧壁（图1-16）。以外耳道为中心，颞骨可分为3部分：

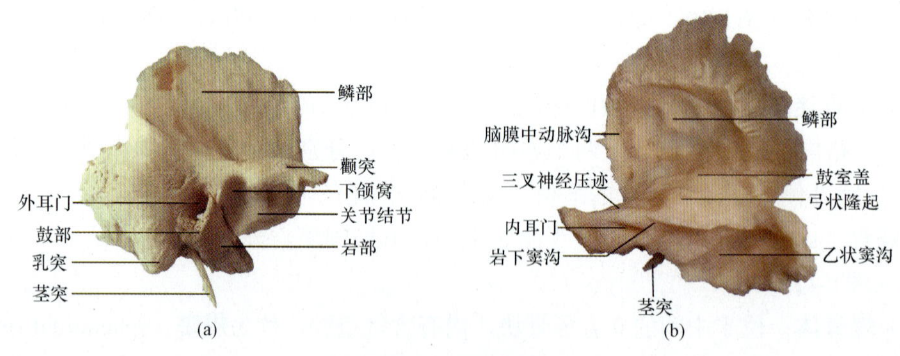

图1-16　右侧颞骨

（a）外面观；（b）内面观

（1）**鳞部**（squamous part）：为外耳门前上方的鱼鳞状骨片。

（2）**岩部**（petrous part）：称**锥体**，呈三面锥体形，尖伸向前内方，插入枕骨与蝶骨之间，内藏位听器。锥体的后面中央有**内耳门**（internal acoustic pore），通入**内耳道**。锥体的底部向下伸出**乳突**（mastoid process）。

（3）**鼓部**（tympanic part）：为一方形骨板，组成外耳道的前壁和下壁。

（二）面颅骨

面颅骨共15块，成对的有上颌骨、鼻骨、泪骨、颧骨、腭骨和下鼻甲，不成对的面颅骨有下颌骨、犁骨和舌骨。面颅骨以上颌骨为中心排列，腭骨位于上颌骨的后方；颧骨位于上颌骨的外上方；鼻骨位于两侧上颌骨上部之间，构成鼻背；泪骨位于上颌骨上部的后外方；下鼻甲位于上颌骨的内侧；犁骨位于蝶骨体的下方，构成骨性鼻中隔的后下部（图1-20、图1-21）。

1．**上颌骨**（maxilla）　成对，位于面部中央，构成鼻腔外侧壁、口腔的顶以及眶下壁的大部分（图1-17、图1-20）。上颌骨分为1体和4突，**上颌体**为上颌骨的中央部，呈三面锥体形，其内的空腔称**上颌窦**（maxillary sinus）。自体的前面向上的突起，称**额突**，接额骨；向外侧的突起称**颧突**，接颧骨；向下的突起称**牙槽突**，呈弓形，下缘有牙槽；自体的内侧面水平向内伸出的突起称**腭突**，近似三角形，参与构成骨腭的前部。

2．**下颌骨**（mandible）（图1-18、图1-20）　为面颅骨中最大的一块，呈马蹄铁形，分一体两支：

（1）**下颌体**：呈弓形，凸向前，上缘构成**牙槽弓**（alveolar arch），有容纳下颌牙的牙槽。体外面的正中凸向前，为**颏隆凸**，为人类所特有；靠外侧约对第2前磨牙根的下方有**颏孔**（mental foramen）。体内面的正中处有两对小突起，称**颏棘**。

（2）**下颌支**：是由体向后上伸出的方形骨板。下颌支后缘与下颌体下缘相交处，称**下颌角**（mandibular angle）。下颌支的上端被下颌切迹分隔形成两个突起，前方的称**冠突**，后方的称**髁突**。髁突的上端膨大为**下颌头**（head of mandible），与颞骨下颌窝相关节。下颌支内面中部有**下颌孔**（mandibular foramen），由此通入下颌体内的**下颌管**，向前通**颏孔**。下牙槽血管和神经经下颌孔入下颌管，再从颏孔浅出。

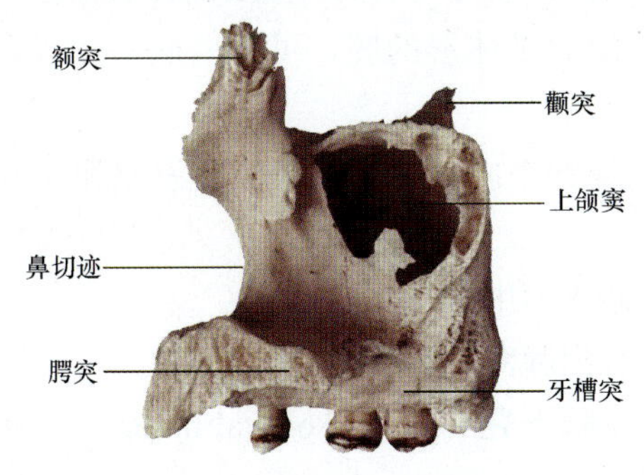

图1-17　上颌骨（内侧面观）

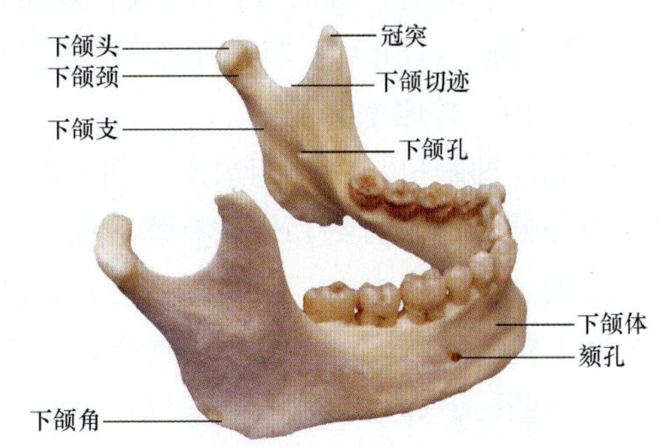

图1-18　下颌骨

3．**舌骨**（hyoid bone）（图1-19）　位于下颌骨的下后方和喉的上方，呈马蹄铁形。舌骨是一块游离的面颅骨，借韧带和肌与颅骨相连。其中间较宽的部分为**舌骨体**，由体向后外伸出的长突为**大角**，向上后伸出的短小突起为**小角**。舌骨体和大角可在体表扪及。

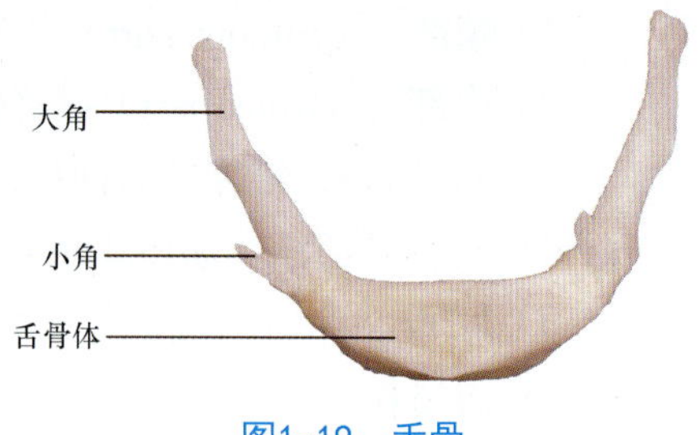

图1-19　舌骨

（三）颅的整体观

除下颌骨和舌骨外，颅骨借膜和软骨牢固结合成一整体，容纳、保护脑，几乎不能活动。

1．**颅的顶面观**（图1-26）　呈卵圆形，前狭后宽，光滑隆凸。在额骨与两侧顶骨之间连接构成**冠状缝**（coronal suture）。左右顶骨之间有**矢状缝**（sagittal suture）。顶骨和枕骨之间有**人字缝**（lambdoid suture）。

2．**颅的前面观**（图1-20）　可见额骨和面颅诸骨，分为额区、眶、骨性鼻腔和骨性口腔。

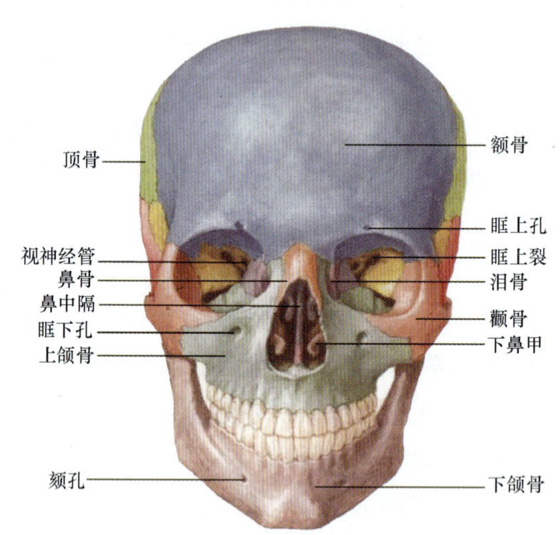

图1-20　颅的前面观

（1）额区：为眶以上的部分，由额鳞构成。两侧可见隆起的额结节，其下方有与眶上缘平行的弓形隆起，称眉弓。左右眉弓间的平坦部称眉间。眉弓与眉间为重要的体表标志。

（2）**眶**（orbit）：容纳眼球及其附属结构，呈四面锥体形的腔，可分一底一尖以及上、下、内、外四壁。

①**底**：即眶口，略呈四边形，朝向前外方。眶上缘的中内1/3交界处有**眶上孔**或眶上切迹；眶下缘中点下方约1 cm处有**眶下孔**。

②**尖**：指向后内方，尖端有一圆形的**视神经管**，通入颅中窝。

③**上壁**：薄而光滑，是颅前窝的底。其前外侧部有**泪腺窝**，容纳泪腺。

④**下壁**：下邻上颌窦。下壁与外侧壁交界处后部有**眶下裂**（inferior orbital fissure），裂中部有前行的**眶下沟**，沟向前通眶下管，开口于**眶下孔**。

⑤**内侧壁**：极薄，呈矢状位，与筛窦和鼻腔相邻。其前下部有**泪囊窝**，容纳泪囊。此窝向下经**鼻泪管**（nasolacrimal canal）通鼻腔。

⑥**外侧壁**：较厚，斜向后内，其后部与上、下壁之间分别有**眶上裂**和**眶下裂**。前者通颅中窝，后者通颞下窝和翼腭窝。

（3）**骨性鼻腔**（bony nasal cavity）（图1-20、图1-21）：位于面部中央，介于两眶和上颌骨之间，由犁骨和筛骨垂直板构成的**骨性鼻中隔**，将其分为左右两半。鼻腔顶主要由筛板构成，借筛孔通颅前窝。底由骨腭构成，前端有**切牙管**通口腔。骨性鼻腔的前口称**梨状孔**；后口为**鼻后孔**，与**鼻咽部**相通。

骨性鼻腔的外侧壁（图1-22）结构复杂，由上而下有3个向下卷曲的骨片，依次称**上、中、下鼻甲**（superior，middle and inferior nasal conchae）。每个鼻甲下方的间隙为鼻道，分别称**上、中、下鼻道**（superior，middle and inferior nasal meatuses）。上鼻甲后上方与蝶骨之间的小间隙称**蝶筛隐窝**（sphenoethmoidal recess）。中鼻甲后方有**蝶腭孔**，通向翼腭窝。

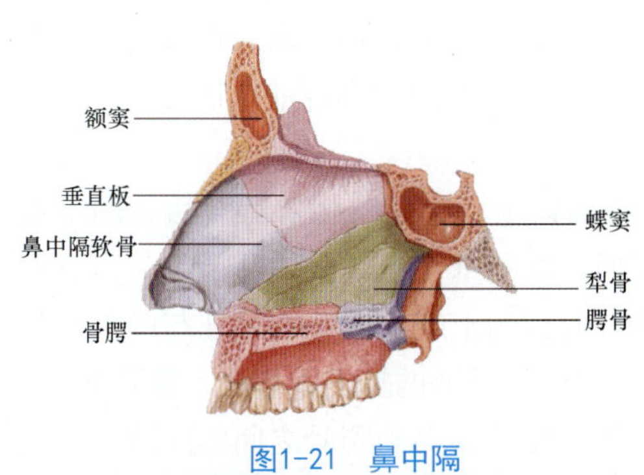

图1-21 鼻中隔

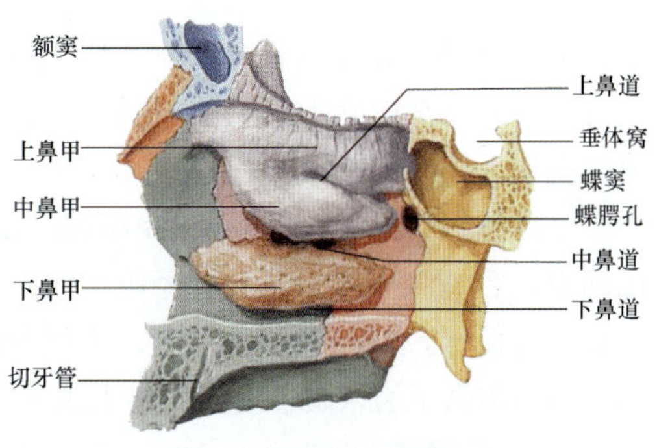

图1-22 鼻腔外侧壁

（4）**鼻旁窦**（paranasal sinuses）：位于鼻腔周围的额骨、上颌骨、筛骨和蝶骨内含空气的腔，都开口于鼻腔，对减轻颅骨重量和发音共鸣起一定的作用。

①**额窦**（frontal sinuses）：位于额骨内、眉弓深面，左右各一，窦口向后下开口于中鼻道前部。

②**筛窦**（ethmoidal sinuses）：位于筛骨迷路内，呈蜂窝状，按位置分前、中、后三群，前、中群开口于中鼻道，后群开口于上鼻道。

③**蝶窦**（sphenoidal sinuses）：居蝶骨体内，被薄骨内板隔成左右两腔，向前开口于蝶筛隐窝。

④**上颌窦**（maxillary sinuses）：最大，位于上颌骨体内，窦顶为眶下壁，底为上颌骨牙槽突，与第1、2磨牙及第2前磨牙紧邻。前壁骨质最薄。内侧壁即鼻腔外侧壁，借上颌窦裂孔开口于中鼻道。窦口高于窦底，故窦内积液时直立位不易引流。

（5）**骨性口腔**（bony oral cavity）：由上颌骨、腭骨及下颌骨围成。顶为骨腭，前壁和外侧壁由上、下颌骨的牙槽突及牙围成，向后通咽，底缺空，由软组织封闭。

3．**颅的侧面观**（图1-23）　由额骨、蝶骨、顶骨、颞骨及枕骨构成，还可见面颅的颧骨和上、下颌骨。此面中部下方有**外耳门**。外耳门后方为**乳突**，前方是**颧弓**（zygomatic arch），二者在体表均可摸到，是重要的骨性标志。颧弓将颅侧面分为上方的**颞窝**和下方的**颞下窝**。

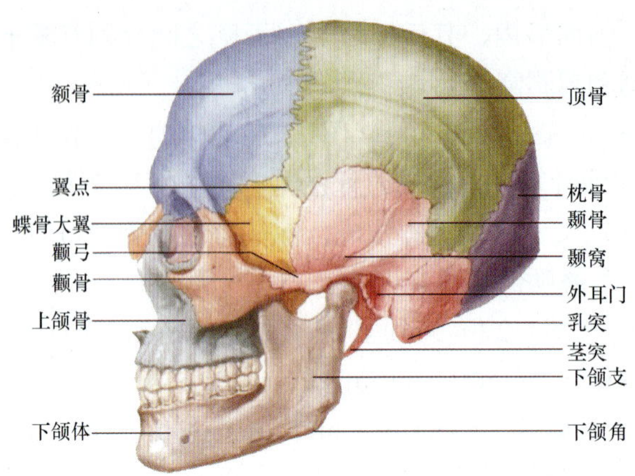

图1-23　颅的侧面观

（1）**颞窝**（temporal fossa）：颞窝的前下部较薄，其中以额、顶、颞、蝶骨的会合处最薄弱，此处常构成H形的缝，称**翼点**（pterion），其内面有脑膜中动脉前支通过，骨折时易受损伤，导致颅内出血。

（2）**颞下窝**（infratemporal fossa）：指颧弓平面以下、上颌骨体和颧骨后方的不规则间隙，容纳咀嚼肌和血管神经等，向上与颞窝相通。窝前壁为上颌骨体和颧骨，内侧壁为翼突外侧板，外侧壁为下颌支，下壁与后壁空缺。此窝向上经卵圆孔和棘孔与颅中窝相通，向前借眶下裂入眶，向内侧借上颌骨与蝶骨翼突之间呈纵形的**翼上颌裂**通入**翼腭窝**。

（3）**翼腭窝**（pterygopalatine fossa）：为上颌体、蝶骨翼突和腭骨之间的间隙，深藏于颞下窝内侧，前方有上颌骨，后方有蝶骨翼突，内侧以腭骨垂直板与鼻腔分隔。此窝向外侧借翼上颌裂通颞下窝，向前借眶下裂通眶，向内侧借腭骨与蝶骨围成的**蝶腭孔**通鼻腔，向后借圆孔通颅中窝，借翼管通颅底外面，向下移行为腭大管，并经腭大孔通口腔。

4．**颅底内面观**（图1-24）　颅底内面高低不平，呈三级阶梯状的窝。前部最高，后部最低，以蝶骨小翼和颞骨岩部为界分为颅前窝、颅中窝和颅后窝，窝中有很多孔、裂，大都与颅底外面相通。

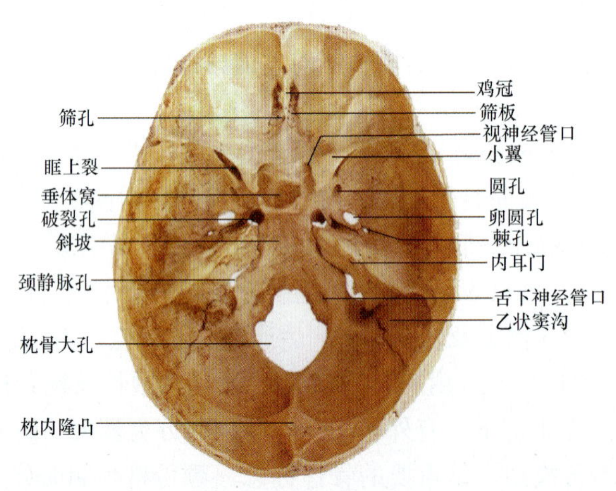

图1-24　颅底内面观

（1）**颅前窝**（anterior cranial fossa）：由额骨眶部、筛骨筛板和蝶骨小翼构成。中央低凹部分是筛骨的**筛板**。筛板正中有高耸的**鸡冠**；两侧有15～20个**筛孔**通鼻腔，此处薄弱，颅前窝骨折多发生于此，可有血液甚至脑脊液经鼻腔流出。

（2）**颅中窝**（middle cranial fossa）：由蝶骨体及大翼、颞骨岩部等构成。中间狭窄，两侧宽广，形似蝴蝶。颅中窝中央为**蝶骨体**，上面凹陷称**垂体窝**（hypophysial fossa），容纳垂体。垂体窝的后方有横行的骨隆起称**鞍背**，垂体窝及其后方**鞍背**统称为**蝶鞍**（sella turcica）。垂体窝前方有**视交叉前沟**，沟的两侧有与眶相通的**视神经管**。视神经管外侧有**眶上裂**。鞍背两侧角称为后床突，视神经管外侧向后伸出的突起为前床突。蝶鞍两侧有矢状位的浅沟称**颈动脉沟**，沟向前外侧有眶上裂；沟后端有**破裂孔**（foramen lacerum）和位于颞骨岩部尖端的**颈动脉管内口**。在颈动脉沟外侧，由前向后依次为**圆孔**、**卵圆孔**和**棘孔**。脑膜中动脉沟自棘孔向外上方走行。颞骨弓状隆起与颞鳞之间的薄骨板为**鼓室盖**，岩部前面近尖端处有一浅压迹，称**三叉神经压迹**（trigeminal impression），是三叉神经节所在部位。

（3）**颅后窝**（posterior cranial fossa）：最深，主要由枕骨和颞骨岩部后面构成。窝的中央有枕骨大孔，孔的前上方的平坦斜面称**斜坡**。孔的两侧缘前部有**舌下神经管内口**；孔的后上方有十字形隆起，称**枕内隆凸**（internal occipital protuberance）。由此向上的浅沟为上矢状窦沟，向两侧续于**横窦沟**，再转向前下内改名**乙状窦沟**，后者终于**颈静脉孔**（jugular foramen）。颞骨后面中央有**内耳门**（internal acoustic pore），通入**内耳道**，有面神经和前庭蜗神经通过。

5．**颅底外面观**（图1-25）　颅底外面高低不平、结构复杂，有许多神经血管通过的孔、裂。由前向后可见：由两侧牙槽突合成的**牙槽弓**和由上颌骨腭突与腭骨水平板构成的**骨腭**。骨腭正中有**腭中缝**，其前端有**切牙孔**，通入**切牙管**。骨腭后缘两侧有**腭大孔**。骨腭后方可见**鼻后孔**及鼻中隔。鼻后孔两侧为翼突内侧板、翼突外侧板。翼突外侧板根部后外方有卵圆孔和棘孔。颅底后部中央可见枕骨大孔，孔前方为枕骨基底部，与蝶骨

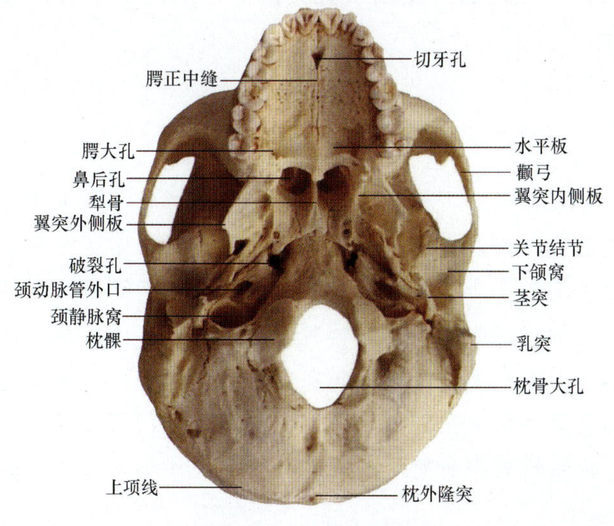

图1-25　颅底外面观

体直接结合；孔两侧有椭圆形关节面称**枕髁**，枕髁前外侧有**舌下神经管外口**。枕髁外侧，枕骨与颞骨岩部交界处有不规则的**颈静脉孔**，其前方为**颈动脉管外口**。颈静脉孔的后外侧，有细长的**茎突**，茎突根部后方有**茎乳孔**。颧弓根部后方有**下颌窝**，与下颌头相关节。窝前缘的隆起，称**关节结节**。蝶骨、枕骨基底部和颞骨岩部会合处，围成不规则的**破裂孔**，活体为软骨所封闭。

（四）新生儿颅的特点

胎儿时期，由于脑和感觉器官发育较早，而咀嚼和呼吸器官尤其是鼻旁窦尚不发达。因此，脑颅比面颅大得多，新生儿面颅是脑颅的1/8，而成人面颅却是脑颅的1/4。新生儿颅的额结节、顶结节和枕鳞都是骨化中心部位，发育明显，故从颅顶观察，新生儿颅呈五角形；新生儿眉弓和乳突不明显；额骨正中缝尚未愈合，眶间距离较宽，梨状孔小，上、下颌骨均不发达，牙及鼻旁窦也未发育，故口、鼻腔均较小（图1-26）。

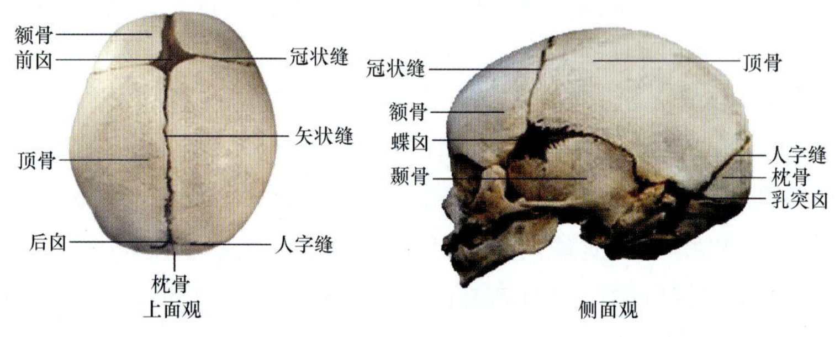

图1-26　新生儿颅骨

新生儿颅顶各骨尚未发育完全，骨与骨之间的间隙由结缔组织膜封闭，在多骨交接处结缔组织膜较大，称**颅囟**（cranial fontanelles）。其中，**前囟**（**额囟**）（anterior fontanelle）最大，呈菱形，位于矢状缝与冠状缝相交接处；**后囟**（**枕囟**）（posterior fontanelle）位于矢状缝与人字缝相交处，呈三角形。此外，还有顶骨前下角处的**前外侧囟**（**蝶囟**）和顶骨后下角处的**后外侧囟**（**乳突囟**）。前囟在生后1～2岁时闭合，其余各囟都在生后不久闭合。

拓展阅读

囟具有重要的临床意义。产科可根据前、后囟形状不同来确定胎位，即后囟先露为常见的枕前位，前囟先露为枕后位。囟延迟闭合常为佝偻病小儿骨质中缺少矿物质的主要表现。婴儿前囟张力及其变化还可作为诊断疾病的依据，如颅内压增高时，张力增加，囟膨隆；休克和脱水时，张力降低，囟下陷。婴儿患脑积水时，还可经前囟施行脑室穿刺术。缝在生后逐渐闭合，如矢状缝愈合过早，可使头朝前后方向发育，形成左右窄、前后长的舟状头；冠状缝愈合过早，头颅便发育成左右宽、前后短的尖头畸形。颅缝分离多见于婴幼儿先天性脑积水和颅内肿瘤等。

第三节 附 肢 骨

附肢骨包括上肢骨和下肢骨。上、下肢骨各分为与躯干骨连接的肢带骨和能自由活动的自由肢骨两部分。它们的数目和排列方式基本相同，但由于人类直立，四肢的功能发生分化，上肢骨结构轻巧，连接灵活，有利于进行精巧的劳动；而下肢骨结构粗大，连接稳固，有利于完成负重及支持运动的功能。

一、上肢骨

上肢骨分为与躯干连接的上肢带骨和自由上肢骨两部分。上肢带骨包括锁骨和肩胛骨；自由上肢骨包括肱骨、桡骨、尺骨、腕骨、掌骨和指骨。

（一）上肢带骨

1．**锁骨**（clavicle）（图1-27） 略呈“～”形弯曲，横架在胸廓前上方，全长可在体表扪及。内侧端粗大为**胸骨端**，与胸骨柄相接；外侧端扁平为**肩峰端**，与肩胛骨的肩峰相接。上面光滑，下面粗糙。锁骨体的内2/3与外1/3交界处，易发生骨折。

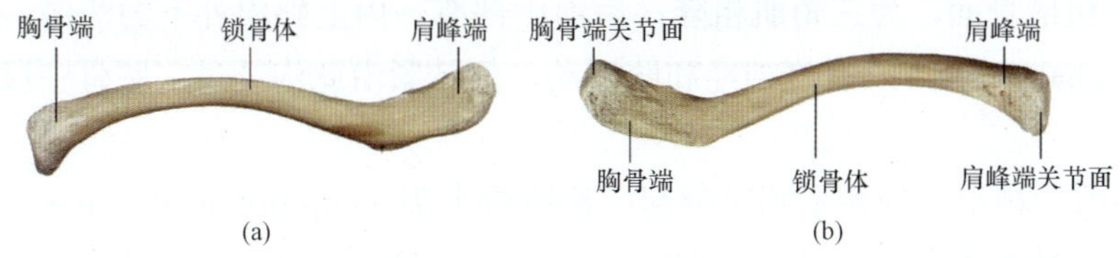

图1-27 右侧锁骨

（a）上面观；（b）下面观

2．**肩胛骨**（scapula）（图1-28） 为三角形的扁骨，贴于胸廓第2～7肋的后外侧。肩胛骨分前后两面、三缘、三角。前面对向胸廓又称肋面，呈一大浅窝状，称**肩胛下窝**；后面横行隆起的骨嵴称**肩胛冈**（spine of scapula），将肩胛骨后面分为**冈上窝**和**冈下窝**。肩胛冈外侧端呈扁平突起，称**肩峰**（acromion）。肩胛骨内侧缘薄，对向脊柱，又称脊柱缘；肩胛骨外侧缘厚，邻近腋窝，称腋缘；上缘短，靠外侧有一切迹，称**肩胛切迹**。肩胛切迹外侧有一凸向前的指状突起，称**喙突**（coracoid process）。肩胛骨三缘交界处，形成肩胛骨的三个角：外侧角、上角和下角。外侧角粗大，呈梨形浅窝，称**关节盂**（glenoid），与肱骨头相关节。关节盂的上、下方各有一粗糙隆起，分别称**盂上结节**和**盂下结节**。肩胛骨上角平第2肋，肩胛骨下角约平第7肋或第7肋间隙，为计数肋骨的标志。肩胛冈、肩峰、喙突、肩胛骨下角及内侧缘都可在体表扪及。

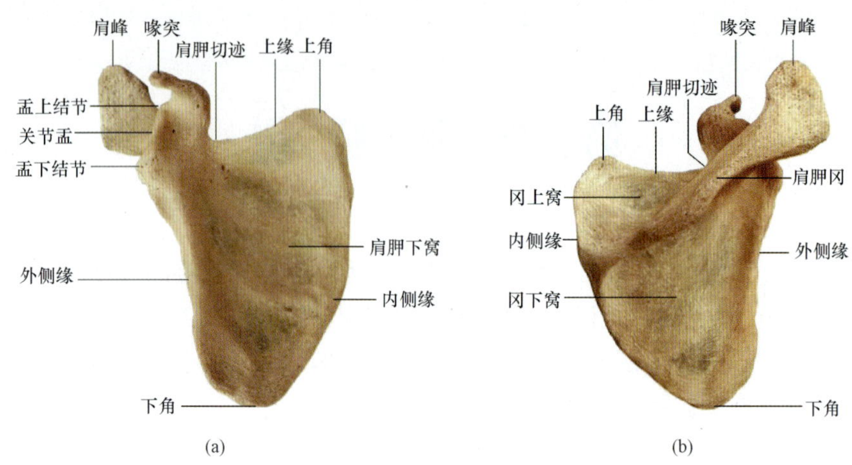

图1-28　右侧肩胛骨

（a）前面观；（b）后面观

（二）自由上肢骨

1．**肱骨**（humerus）（图1-29）　是长骨，分为一体和上、下两端。上端为呈半球形、朝向上内的**肱骨头**（head of humerus），与肩胛骨的关节盂相关节。头周围的环形浅沟称**解剖颈**（anatomical neck）。在肱骨头外侧和前方各有一隆起，分别是**大结节**和**小结节**，它们各向下延伸成一纵嵴，称**大结节嵴**和**小结节嵴**。两结节之间有一纵沟，称**结节间沟**。肱骨上端与体交界处稍细，称**外科颈**（surgical neck），是肱骨骨折的易发部位。肱骨体中部的外侧面有一粗糙骨面，为**三角肌粗隆**；后面中部有一内上斜向外下的浅沟，称**桡神经沟**（sulcus for radial nerve），有桡神经和肱深动、静脉紧沿此沟经过，肱骨中段骨折时容易损伤桡神经。

肱骨下端前后稍扁，外侧呈圆形突起，称**肱骨小头**（capitulum of humerus）。内侧呈滑车状突起，称**肱骨滑车**（trochlea of humerus）；肱骨小头外侧和肱骨滑车的内侧各有一突起，分别称**外上髁**（medial epicondyle）和**内上髁**（lateral epicondyle）。内上髁后面的浅沟称**尺神经沟**（sulcus for ulnar nerve），有尺神经通过。肱骨滑车和肱骨小头前面上方各有一窝，分别称**冠突窝**（coronoid fossa）和桡窝；滑车后面的上方有一深窝，称**鹰嘴窝**（olecranon fossa），伸肘时容纳尺骨鹰嘴。

2．**桡骨**（radius）（图1-30）　位于前臂外侧，上端小，下端大。上端稍膨大的部分称**桡骨头**，头上面有关节凹与肱骨小头相关节；头周围有**环状关节面**与尺骨的桡切迹相关节。桡骨头下方的缩窄为**桡骨颈**（radial neck），颈内下的隆突称**桡骨粗隆**（radial tuberosity）。桡骨体呈三棱柱形，内侧为锐利的骨间缘。下端内侧有弧形凹陷的关节面称**尺切迹**（ulnar notch），与尺骨头相关节。下端外侧向下的突起称**桡骨茎突**（styloid process of radius），体表可扪及；下端的下面有腕关节面与腕骨相关节。

3．**尺骨**（ulna）（图1-30）　位于前臂内侧，上端大，下端小。上端的凹陷称**滑车切迹**（trochlear notch），切迹后上方的突起称**鹰嘴**（olecranon），前方的突起称**冠突**（coronoid process）。上端的外侧有**桡切迹**，与桡骨头相关节。冠突前下方的粗糙隆起称

尺骨粗隆。尺骨体外侧为锐利的骨间缘。尺骨下端称**尺骨头**，其前、外、后三面有**环状关节面**（articular circumference），与桡骨的尺骨切迹相关节。头后内侧向下的突起称**尺骨茎突**（styloid process of ulna），在体表可扪及。

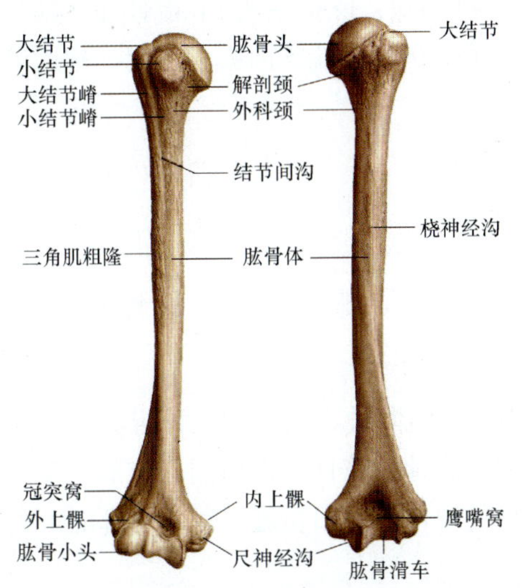

图1-29　右侧肱骨

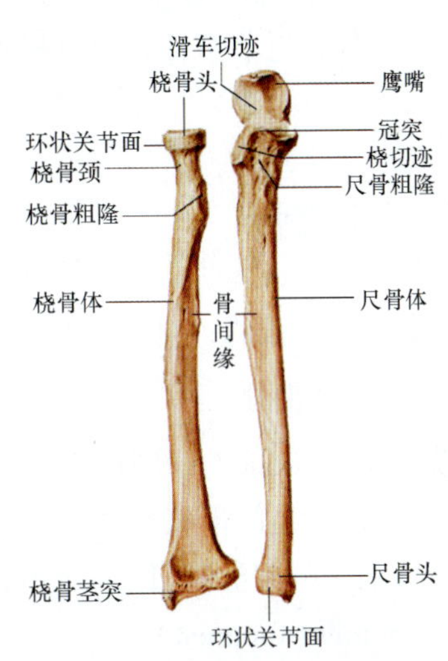

图1-30　右侧桡骨和尺骨

4．**手骨**　包括腕骨、掌骨和指骨（图1-31）。

（1）**腕骨**（carpal bones）：属短骨，共8块，排成两列。近侧列从外侧向内侧依次为：**手舟骨**（scaphoid bone）、**月骨**（lunate bone）、**三角骨**（triquetral bone）和**豌豆骨**（pisiform bone）；远侧列从外侧向内侧依次为：**大多角骨**（trapezium bone）、**小多角骨**（trapezoid bone）、**头状骨**（capitate bone）和**钩骨**（hamate bone）。8块腕骨构成掌面凹陷的**腕骨沟**（carpal groove）。

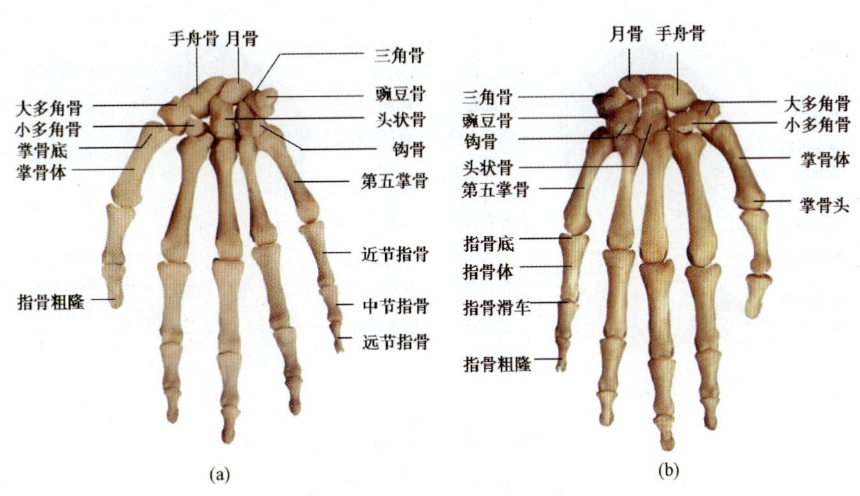

图1-31　手骨

（a）前面观；（b）后面观

（2）**掌骨**（metacarpal bones）：属长骨，有5块，从桡侧向尺侧依次为第1～5掌骨。每块掌骨都可分为底、体、头三部。底接腕骨，头接指骨。第1掌骨底为鞍状关节面，与大多角骨相关节。

（3）**指骨**（phalanges of fingers）：属长骨，共14块。除拇指为2节指骨外，其余各指均为3节，分为近节指骨、中节指骨和远节指骨。远节指骨远端掌面膨大粗糙，称**远节指骨粗隆**。

二、下肢骨

下肢带骨有髋骨；自由下肢骨包括股骨、髌骨、胫骨、腓骨、跗骨、跖骨和趾骨。

（一）下肢带骨

髋骨（hip bone）（图1-32）成对，是不规则骨。由髂骨、坐骨和耻骨组成。一般在16岁以前，3块骨之间借软骨结合，成年后骨化融为一块骨。髋骨上部扁阔，中部窄厚，外侧面有一大而深的窝称**髋臼**（acetabulum），其下缘的缺口称**髋臼切迹**。髋骨下部的大孔，称**闭孔**（obturator foramen）。

1．**髂骨**（ilium）　位于髋骨的上部，分下方的体和后上方的翼两部分。**髂骨体**肥厚，参与构成髋臼的上2/5。**髂骨翼**扁宽，其弓形上缘称**髂嵴**（iliac crest），全长可在皮下摸到。髂嵴的前、后端分别称**髂前上棘**（anterior superior iliac spine）和**髂后上棘**（posterior superior iliac spine），均可在体表扪及，是重要的骨性标志。髂前、后上棘的下方各有一突起，称**髂前下棘**（anterior inferior iliac spine）和**髂后下棘**（posterior inferior iliac spine）。髂前上棘后方5～7 cm处，髂棘向外的突起称**髂结节**（iliac tubercle）。髂骨翼内面的浅窝称**髂窝**，其下界为**弓状线**（arcuate line），翼后下方粗糙的**耳状面**与骶骨的耳状面相关节。

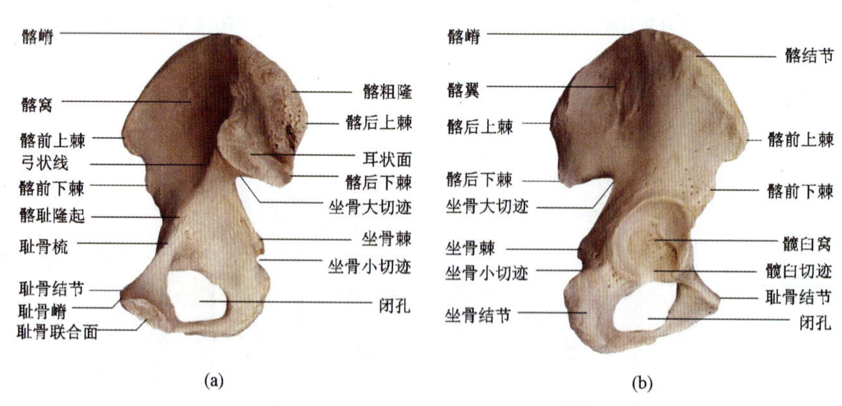

图1-32　右侧髋骨

（a）内侧面观；（b）外侧面观

2．**坐骨**（ischium）　构成髋骨的后下部，分为坐骨体及坐骨支。**坐骨体**构成髋臼的后下2/5，后部有突起的**坐骨棘**（ischial spine）。坐骨棘上方的大切迹为**坐骨大切迹**（greater sciatic notch）；坐骨棘下方有较小的**坐骨小切迹**（lesser sciatic notch）。坐骨小切迹下方有一粗糙而肥厚的粗隆，称**坐骨结节**（ischial tuberosity），在活体容易扪及，是重要的骨性标志。自坐骨结节向前上伸出的突起称**坐骨支**，与耻骨下支围成闭孔。

3．**耻骨**（pubis） 构成髋骨前下部分，分为体和上、下两支。耻骨体构成髋臼的前下部。由体向前下内方伸出的突起称**耻骨上支**，继而以锐角转折向下外方形成**耻骨下支**。耻骨上支的上缘锐利称**耻骨梳**（pectin pubis），其前端终于**耻骨结节**（pubic tubercle），从耻骨结节到中线的粗钝骨缘称**耻骨嵴**（pubic crest）。耻骨下支内侧椭圆形的粗糙面称**耻骨联合面**。耻骨和坐骨共同围成**闭孔**。

（二）自由下肢骨

1．**股骨**（femur）（图1-33） 位于大腿，为全身最长最粗大的长骨，其长度约为身高的1/4，分为体及上、下两端。

股骨上端有朝向内上呈球形的**股骨头**（femoral head），与髋臼相关节。头下外方较细部分为**股骨颈**（neck of femur），其下端接股骨体。颈与体连接处外上方为**大转子**（greater trochanter），后内侧为**小转子**（lesser trochanter）。两个转子之间，在前面有**转子间线**（intertrochanteric line），在后面有粗糙的**转子间嵴**（intertrochanteric crest）。大转子是重要的体表标志，可在体表扪及。股骨体略弓凸向前，其后面的纵行骨嵴为**粗线**（linea aspera）。粗线向上外延续为粗糙的**臀肌粗隆**。粗线向下分叉，分叉之间的骨面为**腘面**（popliteal surface）。在粗线中点附近有向下开口的滋养孔。

股骨下端膨大，形成**内侧髁**（medial condyle）和**外侧髁**（lateral condyle）。两髁间的凹陷为**髁间窝**（intercondylar fossa）。内、外侧髁的侧面各有较小的隆起，分别称**内上髁**（medial epicondyle）和**外上髁**（lateral epicondyle），位于内上髁上方的小突起称**收肌结节**（adductor tubercle）。

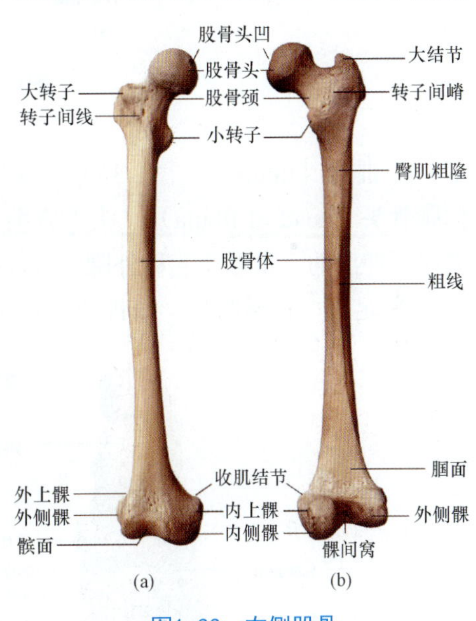

图1-33 右侧股骨
（a）前面观；（b）后面观

2．**髌骨**（patella）（图1-34） 为人体最大的籽骨，位于股骨下端前面，在股四头肌腱内。上宽下尖，前面粗糙，后面光滑，与股骨髌面相关节。

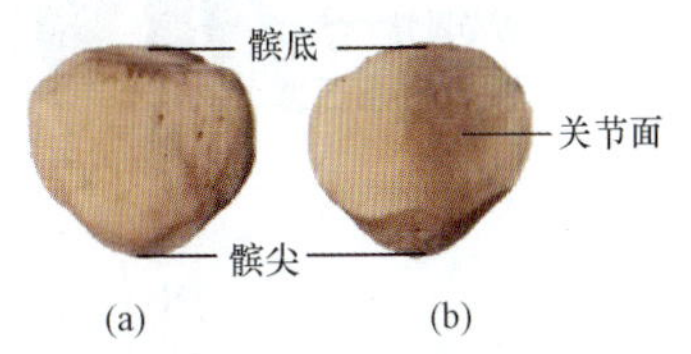

图1-34 左侧髌骨
（a）前面观；（b）后面观

3．**胫骨**（tibia） 为三棱状粗大的长骨，位于小腿内侧，分为一体两端。上端膨大，向两侧突出构成**内侧髁**（medial condyle）和**外侧髁**（lateral condyle）（图1-35）。两髁上面各有关节面，与股骨内、外侧髁以及髌骨构成膝关节。外侧髁的后下方，有**腓关节面**与腓骨头相关节。上端的前面有一粗隆，称**胫骨粗隆**（tibial tuberosity），是髌韧带的附着处。下端稍膨大，其内侧向下的突起称**内踝**（medial malleolus），在体表可扪及，下端下面有关节面与跗骨构成踝关节；下端外侧的切迹为腓切迹。

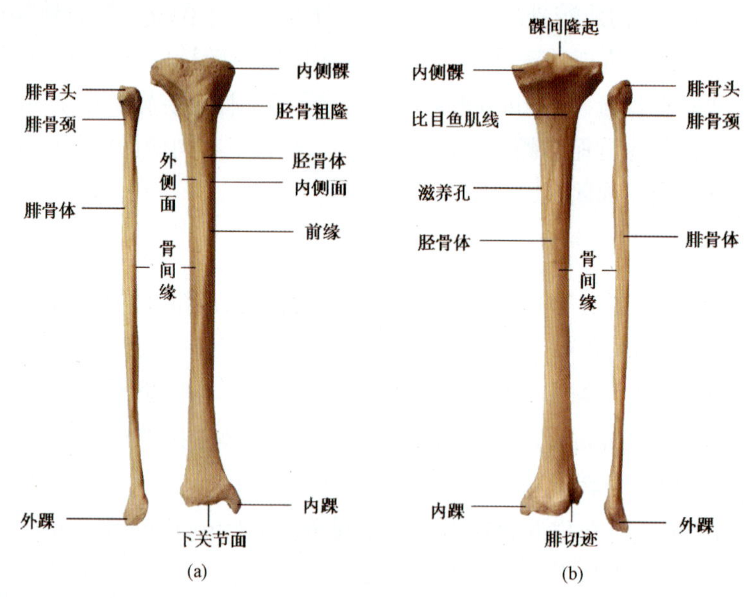

图1-35　右侧胫骨和腓骨

（a）前面观；（b）后面观

4. **腓骨**（fibula）（图1-35）　细长，位于胫骨外后方，分为一体两端。上端稍膨大，称**腓骨头**（head of fibula）；头下方缩细，称**腓骨颈**（neck of fibula）；中部为腓骨体；下端向下伸出的三角形突起称**外踝**（lateral malleolus），为重要体表标志。

5. 足骨　包括跗骨、跖骨和趾骨（图1-36）。

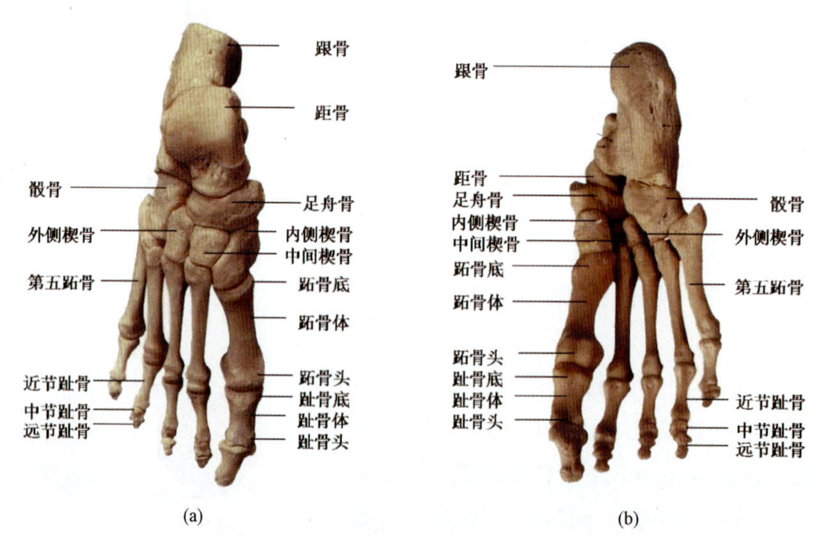

图1-36　右侧足骨

（a）上面观；（b）下面观

（1）跗骨（tarsal bone）：属短骨，共7块，排为前、中、后三列。后列有前上方的距骨和后下方的跟骨；中列为足舟骨；前列由内侧向外侧为内侧楔骨、中间楔骨、外侧楔骨和骰骨。跟骨后端稍大者为跟骨结节；足舟骨内下方的隆起为舟骨粗隆，是重要的体表标志。

（2）跖骨（metatarsal bone）：属长骨，共5块，由内侧向外侧依次称第1～5跖骨。第5跖骨底外侧部分突向后，称第五跖骨粗隆，在体表可扪及。

（3）趾骨（phalanges of toes）：为长骨，共14块。蹞趾（great toe）2节，较粗；其他各趾3节，较细小。

拓展阅读

一、骨髓研究的新进展

近年研究发现，骨髓中除造血干细胞外，还存在具有多向分化潜能的骨髓基质细胞（bone stromal cells，MSCs）。MSCs是一类多能干细胞，具有分化成骨细胞、软骨细胞、脂肪细胞；亦可转分化成心肌细胞、骨骼肌细胞和神经元、神经胶质。由于骨髓易于获取，且为自体来源而没有免疫原性，MSCs在体外容易培养、增殖，因此，MSCs已经成为细胞移植治疗的种子细胞来源之一。近年的一系列研究发现，大鼠脑卒中后移植人或鼠的MSCs，动物的神经功能缺失症状显著改善，移植的MSCs在体内存活并向缺血损伤区迁移，有少数MSCs分化为神经元和星形胶质细胞。

二、全身骨的表面解剖

骨性标志（bony landmarks）指的是在人体某些部位的骨，常在人的体表形成较明显的隆起或凹陷，临床上可起到定位等应用，称为骨性标志。全身重要的骨性标志如下：

1. **眉弓**　位于眶上缘上方的弓状隆起，对额叶下缘，其内侧部的深面有额窦。

2. **眶上切迹或眶上孔**　位于眶上缘的中内1/3交界处，眶上血管和神经由此经过。用力按压此处，会引起明显疼痛。

3. **眶下孔**　位于眶下缘中点下方约1 cm处，眶下血管和神经由此穿出。此处可进行眶下神经阻滞麻醉。

4. **颏孔**　通常位于下颌第二前磨牙根下方，下颌体上、下缘连线的中点，距正中线约2.5 cm处。此孔呈卵圆形，开口多向后、上、外方，孔内有颏神经、血管通过，为颏神经的麻醉穿刺地方。

5. **翼点**　是额骨、顶骨、颞骨和蝶骨四骨相接处所形成的“H”形骨缝，位于颞窝内，颧弓中点上方两横指处，此处骨质菲薄，内有脑膜中动脉前支通过。此处受暴力打击易骨折，并常伴上述动脉的损伤出血，形成硬膜外血肿。

6．**颧弓**　颧弓由颞骨的颧突和颞骨的颞突共同构成。

7．**下颌角**　为下颌支后缘与下颌体下缘转折之处，此处骨质较薄，容易骨折。

8．**乳突**　位于耳垂后方，其根部的前内方有茎乳孔，面神经由此出颅。乳突后部颅底内面有乙状窦沟，容纳乙状窦。行乳突根治术时要避免损伤这两者。

9．**枕外隆凸**　位于枕部，为枕骨向后最突出的隆起，枕外隆突是脑部解剖的重要骨性标志，其内面是窦汇。

10．**舌骨**　位于颏隆突的后方，适对第3、4颈椎椎间盘平面，舌骨体两侧可扪及舌骨大角，是寻找舌动脉的标志。

11．**棘突**　在后正中线上可摸到大部分椎骨的棘突。**第7颈椎棘突**较长，位于颈背部最突出的隆起，末端不分叉，在皮下形成一个隆起，为计数椎骨的标志。胸椎棘突斜向后下，呈叠瓦状。腰椎棘突呈水平位，第4腰椎棘突平对两侧髂棘最高点。

12．**颈动脉结节**　即第6颈椎横突前结节，正对环状软骨平面。颈总动脉在其前方，以拇指向后加压可阻断血流，达到止血的目的。

13．**胸骨颈静脉切迹**　位于胸骨上缘，两侧胸锁关节之间的凹陷，其上方为**胸骨上窝**。

14．**胸骨角**　位于胸骨柄与胸骨体的连接处向前的横向突起，是重要的骨性标志。胸骨角的两侧接第2肋软骨，为计数肋骨的标志；平对第4胸椎体下缘的水平，也是气管杈、主动脉弓起始部、心脏上界、食管的第二个狭窄处和胸导管左移处的水平。胸骨角平面是上、下纵隔的分界线。

15．**剑突**　胸骨下部，位于两侧肋弓之间。

16．**锁骨和锁骨下窝**　锁骨从颈静脉切迹至肩峰全长均可以触及，其中、外交界处下方有一凹陷称为锁骨下窝，深部有腋血管和臂丛通过。在锁骨下窝的稍外侧和锁骨下方一横指处可摸到喙突。

17．**肋和肋间隙**　第一肋大部分位于锁骨后方，难以触及。肋和肋间隙是胸部和腹上部器官的定位标志。

18．**肋弓**　肋弓常作为腹部触诊确定肝、脾位置的标志。两侧肋弓与剑胸结合构成**胸骨下角**，70°～110°。剑突与肋弓构成**剑肋角**，左侧剑肋角是心包穿刺常用的进针部位。

19．**第12肋**　竖脊肌外侧可扪及。

20．**耻骨联合**　耻骨联合上缘是小骨盆上口的标志之一。

21．**耻骨结节**　位于耻骨联合外侧2～3 cm处，是腹股沟韧带内侧端的附着点。其外上方1～2 cm处即腹股沟管皮下环的位置。向中线为**耻骨嵴**。

22. **髂嵴** 髂嵴全长在体表均能摸到，其前端为**髂前上棘**，后端为**髂后上棘**，髂嵴最高点平线平对第4腰椎棘突，腰椎穿刺可通过髂嵴定位。髂前上棘后上方约5 cm处，可扪及**髂结节**。两侧髂后上棘的连线平第2腰椎棘突。

23. **坐骨结节** 位于臀大肌下缘内侧，屈大腿时在臀部扪及的骨性突出。

24. **骶角** 沿骶中嵴向下摸到骶管裂孔，在裂孔的两侧可摸到骶角。

25. **肩胛骨** 背面高耸的骨嵴**肩胛冈**，两侧肩胛冈内侧端的连线平第3胸椎棘突。外侧端为**肩峰**，是肩部的最高点，**肱骨大结节**突出于肩峰的前外侧。**肩胛下角**自然体位时平对第7肋，可作为在背部计数肋骨的定位。

26. **肱骨内、外侧髁** 肘部两侧最突出的骨点。外侧髁的下方可扪及**桡骨头**，后区显著的隆起为**尺骨鹰嘴**。内侧髁和尺骨鹰嘴之间可摸到**尺神经沟**。

27. **桡骨茎突和尺骨茎突** 位于腕部桡侧和尺侧的骨性突起。

28. **豌豆骨** 位于腕部远侧皮纹内侧的突起。

29. **股骨大转子** 大腿外侧上部的突出。屈髋时，由坐骨结节至髂前上棘的连线通过股转子。

30. **髌骨** 膝部的前方，位于髌韧带内。髌骨两侧可触及上方的**股骨内、外侧髁**和下方的**胫骨内、外侧髁**。股骨内、外侧髁的上方是**股骨内、外上髁**。

31. **胫骨粗隆** 位于髌骨下缘四横指处，其后下方可触及**腓骨头**及其下方的**腓骨颈**。

32. **内踝和外踝** 踝部两侧可扪及并看到的明显隆起分别是内踝和外踝，外踝低于内踝。后方的下部是跟骨结节。足内侧缘中部稍后有**舟骨粗隆**，外侧缘中部可触及**第五跖骨粗隆**。

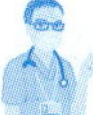

复习思考题

1. 简述骨的形态、结构和功能。
2. 简述颅中窝的形态特点与孔、裂等结构。
3. 简述一般椎骨的形态特点，以及颈椎、胸椎和腰椎有何差异。
4. 从体表如何确定棘突和肋骨的序数。
5. 简述于上、下肢可扪及的骨性体表标志。
6. 标出图1-37至图1-39所示骨的结构。

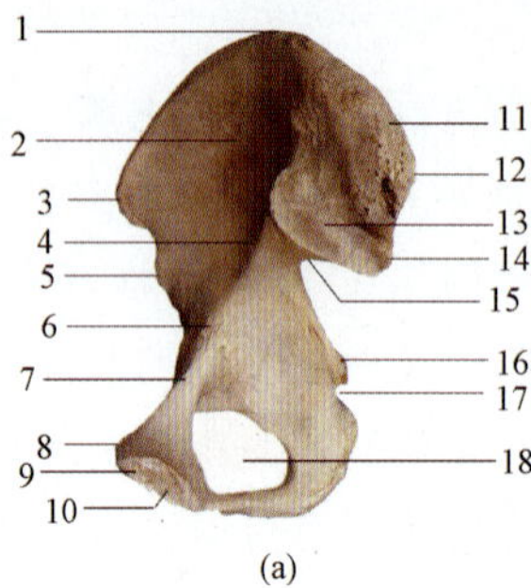

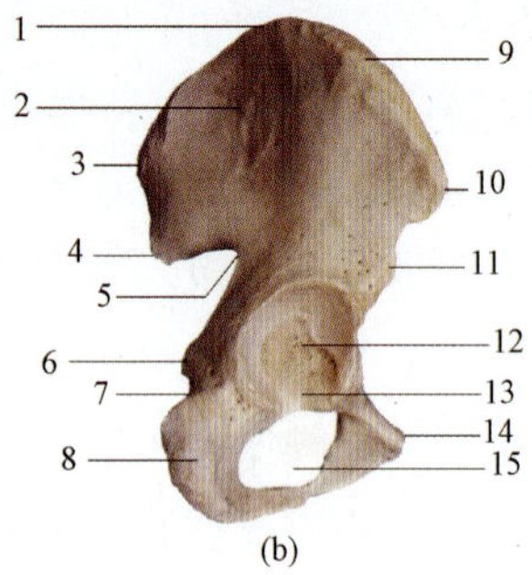

图1-37　右侧髋骨

（a）内侧面观；（b）外侧面观

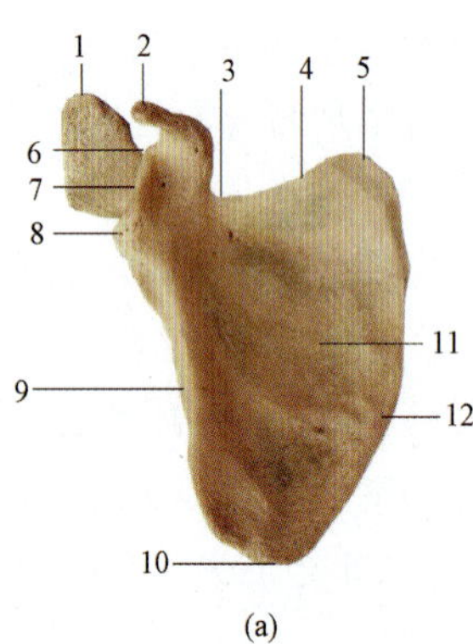

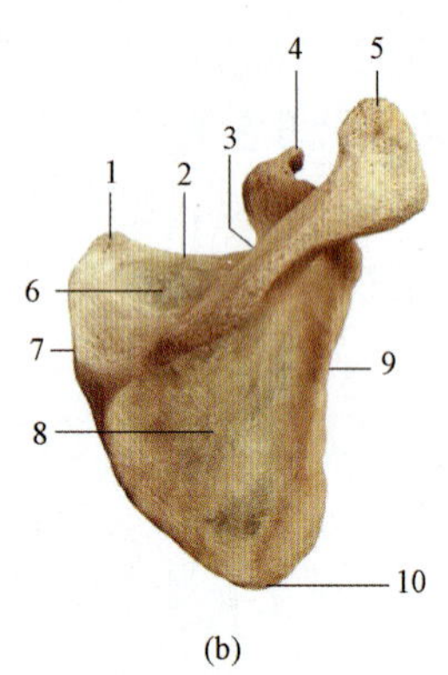

图1-38　右侧肩胛骨

（a）前面观；（b）后面观

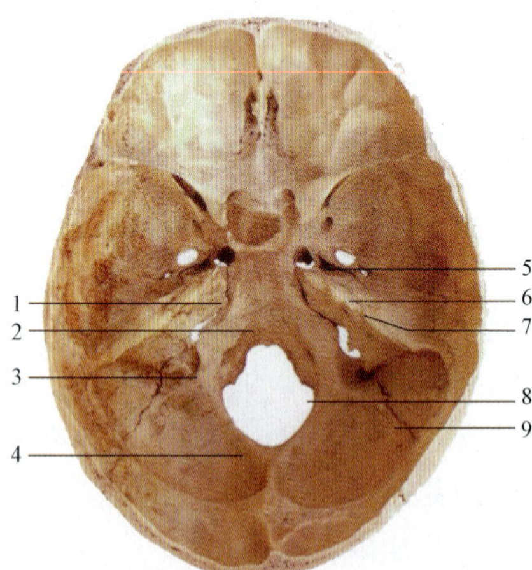

图1-39　颅底内面观

第二章　骨　连　接

知识要点

1．关节的基本结构、辅助结构和运动形式。

2．椎体间的连接与椎弓间连接；椎间盘的概念；前、后纵韧带和黄韧带的位置及功能；脊柱的整体观与脊柱的功能。

3．颞下颌关节的结构和运动。

4．肩关节、肘关节的组成、结构特点及功能。

5．髋关节、膝关节的结构特点及功能。

第一节　总　论

骨与骨之间借纤维结缔组织、软骨或骨相连而构成骨连接。按骨连接方式的不同可分为直接连接和间接连接（或称关节）两大类（图2-1）。

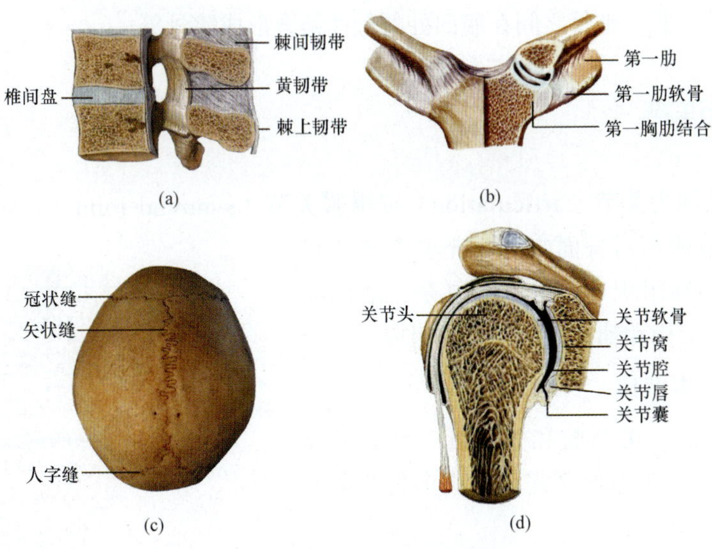

图2-1　骨连接的分类

（a）韧带连接；（b）软骨连接；（c）缝；（d）滑膜关节

一、直接连接

骨与骨借纤维结缔组织、软骨或骨直接连接，骨连接之间无间隙，较牢固，不活动或少许活动。按照连接组织不同，直接连接分为**纤维连接**（fibrous joint）、**软骨连接**（cartilaginous joint）和**骨性结合**（synostosis）三类。

（一）纤维连接

两骨之间以纤维结缔组织相连接，分为韧带连接和缝。

1．**韧带连接**（syndesmosis） 连接两骨的致密纤维结缔组织呈条索状或膜状，如椎骨棘突之间的棘间连接、胫腓骨下端的胫腓联合等。

2．**缝**（suture） 两骨间借少量纤维结缔组织相连，见于颅骨间，如颅的矢状缝和冠状缝等。成年后连接的结缔组织可出现部分骨化。

（二）软骨连接

骨与骨之间以软骨相连接，软骨连接可分为下列两种：

1．**透明软骨结合**（synchondrosis） 骨与骨之间借透明软骨连接，为发育过程的暂时状态，如长骨骨干与骺之间的骺软骨、蝶骨与枕骨之间的蝶枕结合等，多见于幼年发育时期。成年后，透明软骨骨化形成骨性结合。

2．**纤维软骨结合**（symphysis） 骨与骨之间借纤维软骨连接，有少量活动度，如椎体间的椎间盘及骨盆的耻骨联合等。

（三）骨性结合

骨与骨之间以骨组织相连接，常由纤维连接或透明软骨骨化而成，如骶椎椎骨之间的骨性结合以及髂、耻、坐骨之间在髋臼处的骨性结合形成髋骨等。

二、间接连接

间接连接又称为**关节**（articulation）或**滑膜关节**（synovial joint），是骨连接的最高分化形式。关节的相对骨面之间为充填滑液的腔隙，其周围借结缔组织连接，结构复杂，活动度大。关节由基本结构和辅助结构两部分组成。

（一）关节基本结构

关节由关节面、关节腔和关节囊三部分组成（图2-2），为每个关节所必需，是决定关节类型和功能特点的基本要素。

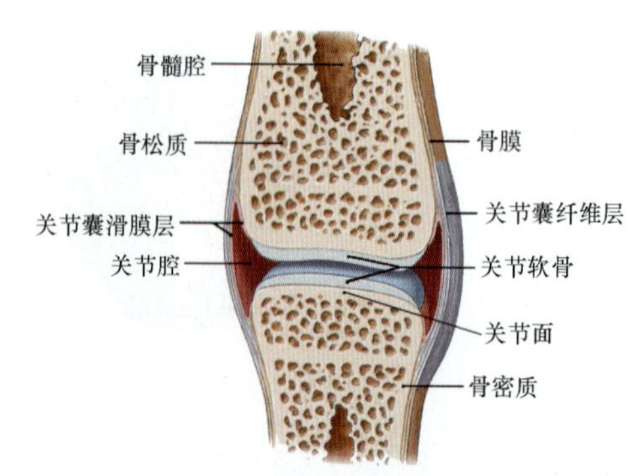

图2-2 关节的基本结构

1．**关节面**（articular surface） 是构成关节各骨的相互接触面。关节面的形态一般为一凸一凹，凸者称为关节头，凹者称为关节窝，但也有呈平面的。关节面的形状决定了关节的运动形式。关节面覆有**关节软骨**（articular cartilage）。关节软骨多数由透明软骨构成，少数为纤维软骨，其厚薄因个体年龄和不同的关节而异，通常为2～7 mm。关节软骨具有弹性，表面光滑，可减少运动时关节面的摩擦，并能缓冲冲击和吸收震荡。关节软骨无血管和淋巴管，其营养来自关节滑液、关节囊及软骨深部骨的组织液，营养较差，损伤后修复困难。

2．**关节囊**（articular capsule）　由纤维结缔组织膜构成，附着于关节面周缘，并与骨膜融合。关节囊分为内、外两层。外层为**纤维层**（fibrous layer），由致密结缔组织构成，厚而坚韧，富含血管和神经。纤维层的厚度和强度影响关节的稳定性和灵活性。纤维层厚而坚韧，则关节的稳固性强、活动范围小；纤维层薄而松弛，则关节的稳固性差、活动范围大。内层为**滑膜层**（synovial layer），由薄而柔润的疏松结缔组织膜构成，衬贴于纤维膜内面，边缘附于关节软骨周缘。滑膜层包被除关节软骨、关节唇和关节盘以外的所有关节内结构。滑膜表面常有微小突起形成的滑膜绒毛和滑膜皱襞，多见于关节囊附着部附近，增大滑膜面积。滑膜层富含血管网，能产生**滑液**（synovial fluid）。滑液为透明、富含透明质酸的蛋清样液体，呈弱碱性，起着润滑关节和营养关节软骨的作用。关节缺乏滑液会加速关节磨损，造成关节老化和骨质增生。

3．**关节腔**（articular cavity）为关节囊滑膜层和覆盖于关节面的关节软骨共同围成的密闭腔隙，内含少量滑液，腔内呈负压，对维持关节的稳定性有一定作用。

（二）关节辅助结构

除基本结构外，关节尚有一些特殊的辅助结构，用以增加关节的灵活性或稳固性（图2-3、图2-15、图2-26、图2-27）。

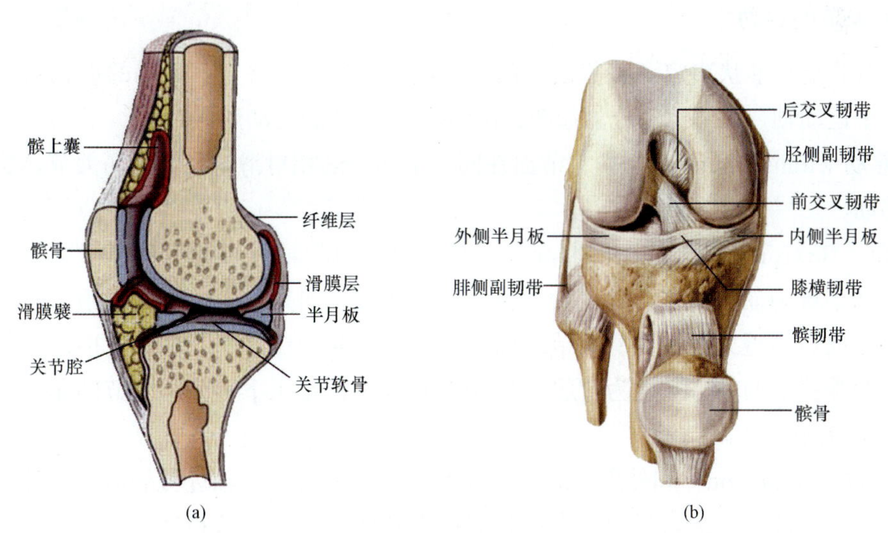

图2-3　关节的辅助结构

（a）侧面；（b）前面

1．**韧带**（ligament）　是连接相关节的两骨之间的致密结缔组织纤维束，有加强关节的稳定性和限制关节过度运动的作用。位于关节囊外的称囊外韧带，有的与关节囊相贴或为纤维层局部增厚形成，如髋关节的髂股韧带（图2-26）；有的独立存在，与纤维层分离，如膝关节的腓侧副韧带；有的为关节周围肌腱的直接延续，如膝关节的髌韧带。位于关节囊内的称囊内韧带，表面有滑膜包裹，如膝关节内的交叉韧带等。

2．**关节盘**（articular disc）和**关节唇**（articular labrum）　关节盘是位于关节面之间的纤维软骨板，其周缘附着于关节囊，将关节腔分成两部。关节盘多呈圆盘状，中部稍薄，周缘略厚，如胸锁关节的关节盘（图2-15）。有的关节盘呈半月形，称关节半月板，如膝关节半月板。关节盘可使两关节面更为适合，具有减缓冲击和震荡，增加运动形式和扩大运动范围的作用。关节唇是附着于关节窝周缘的纤维软骨环，可加深关节窝，增大关节接触面，加强关节稳定性，如髋关节的髋臼唇等（图2-27）。

3．**滑膜襞**（synovial fold）和**滑膜囊**（synovial bursa）　有些关节囊滑膜面积大于纤维层，滑膜折叠卷折并突入关节腔形成滑膜襞（图2-3）。有些襞内含脂肪和血管，则形成滑膜脂垫。关节运动时，关节腔的形状、容积、压力会发生改变，滑膜脂垫可起调节或填充作用。滑膜襞和滑膜脂垫扩大了滑膜面积，有利于滑液的分泌和吸收。有时滑膜也可从关节囊纤维膜的薄弱或阙如处呈囊状膨出形成滑膜囊，充填于肌腱与骨面之间，可减少肌腱与骨面之间的摩擦。

影响关节灵活性和稳定性的主要因素有关节面的形状、关节囊的厚薄与紧张、囊内外韧带的强弱、有无关节盘，以及关节周围肌的强弱和收缩幅度等。例如，肩关节头大、关节盂浅小，两关节面之间接触面小，关节囊薄弱松弛，因此肩关节运动幅度大，但稳定性稍差，易于脱位；髋关节头大、髋臼深，两关节面之间接触面大，关节囊厚而紧张并有韧带加强，则髋关节运动幅度较小，稳定性好。

（三）关节的运动

关节面的基本形状决定了关节运动轴的数量和方向，并决定其运动的形式和范围。按关节的三个运动轴，关节运动分为如图2-4所示的拮抗性的运动形式。

1．**移动**（translation）　是两关节面在同一平面上的相对滑动，如跗跖关节、腕骨间关节等的移动。

2．**屈**（flexion）和**伸**（extension）　是关节沿冠状轴进行的运动。相关节的两骨靠拢、夹角变小称为屈；反之，角度增大称为伸。通常，屈是指向腹侧面成角，而膝关节则相反，小腿向后靠近大腿称为膝关节的屈，反之称为伸。在足部，足尖上抬，足背向小腿前面靠拢为踝关节的伸，又称为**背屈**（dorsiflexion）；足尖下垂为踝关节的屈，又称为**跖屈**（plantar flexion）。

3．**内收**（adduction）和**外展**（abduction）　是关节沿矢状轴进行的运动。骨向正中矢状面靠拢称为**内收**；反之，远离正中矢状面称为**外展**。对于手指和足趾的收展，则规定以中指和第二趾为准，向其靠拢为内收，反之为外展。

4．**旋转**（rotation）　是关节沿垂直轴进行的运动。骨前面转向内侧的运动称**旋内**（medial rotation）；骨前面转向外侧的运动称**旋外**（lateral rotation）。在前臂，桡骨围绕桡骨头中心至尺骨头中心的轴线旋转，桡骨转到尺骨前方并与之交叉，手背向前的运动称**旋前**（pronation）；桡骨转到尺骨外侧，手掌向前的运动称**旋后**（supination）。

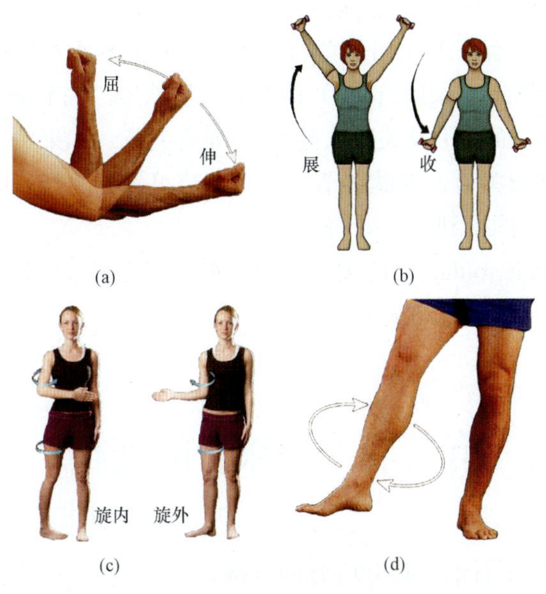

图2-4　关节的运动

（a）屈和伸（肘关节）；（b）收和展（肩关节）；（c）旋转（肩、髋关节）；（d）环转运动（髋关节）

5．**环转**（circumduction）　指骨的近端在原位转动，骨的远端作圆周运动，运动时全骨呈圆锥形的运动轨迹。能沿冠状轴和矢状轴运动的关节均可作环转运动，如肩关节、桡腕关节及拇指腕掌关节等，环转运动实际上是屈、展、伸、收依次结合的连续复合动作。

（四）关节的分类

通常，按关节面的形态、运动轴的数目和运动方式将关节分为以下三类（图2-5）。

1．单轴关节　关节只能绕一个运动轴作一组运动，包括：

（1）**屈戌关节**（hinge joint）：又称滑车关节，关节头呈滑车状，另一骨面为与之相应的关节窝。通常其只能绕冠状轴作屈、伸运动，如指骨间关节。

（2）**车轴关节**（trochoid joint/pivot joint）：由圆柱状的关节头与凹面状的关节窝构成，关节窝常为骨和韧带连成的骨纤维环。可沿垂直轴做旋转运动，如桡尺近、远侧关节和寰枢正中关节等。

2．双轴关节　关节能绕两个互相垂直的运动轴进行两组运动，也可进行环转运动，包括：

（1）**椭圆关节**（ellipsoidal joint）：关节面呈椭圆形的凸面与凹面，可沿冠状轴作屈、伸运动，沿矢状

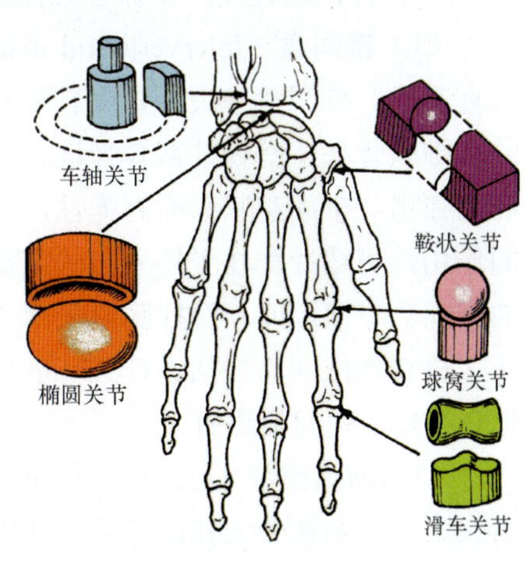

图2-5　关节的分类

轴作收、展运动，并可作环转运动，如桡腕关节。

（2）**鞍状关节**（saddle joint）：两关节面均呈鞍状，互为关节头和关节窝。鞍状关节可沿两个轴作屈、伸、收、展以及环转运动，如拇指腕掌关节。

3．多轴关节　关节具有三个互相垂直的运动轴，可作多个方向的运动。通常包括：

（1）**球窝关节**（ball and socket joint）：关节头呈球形，关节窝为球形凹面，通常关节头较大，关节窝浅而小，面积不及关节头的1/3，如肩关节。如果关节窝特别深，包绕关节头的1/2以上，则称为**杵臼关节**，如髋关节。球窝关节可作屈、伸、收、展、旋转和环转运动，但杵臼关节的运动范围受到一定限制。

（2）**平面关节**（plane joint）：两关节面均较平坦而光滑，可作多轴性的滑动或转动，但范围很小，如腕骨间关节和跗跖关节等。

第二节　中轴骨的连接

中轴骨的连接包括躯干骨的连接和颅骨的连接。

一、躯干骨的连接

躯干骨的连接包括椎骨间连接形成的脊柱和由12块胸椎、12对肋和一块胸骨连接形成的胸廓。

脊柱（vertebral column）由24块椎骨、1块骶骨、1块尾骨借软骨、韧带和关节连接而成，构成人体的中轴，向上承载颅，下端连接肢带骨。

（一）椎骨间的连接

各椎骨之间借韧带、软骨和关节相连，有以下几种连接方式。

1．椎体间的连接　相邻各椎体之间借椎间盘、前纵韧带和后纵韧带相连接。

（1）**椎间盘**（intervertebral disc）（图2-6）：是连接相邻两个椎体的纤维软骨盘，成人有23个。椎间盘中央部是柔软而富有弹性的胶状物质，称髓核；周围部是呈同心圆排列的纤维软骨环，坚韧并富含弹性，牢固连接相邻椎体的上、下面，保护髓核并限制髓核向周围膨出。椎间盘坚韧而有弹性，承受压力时被压缩，去除压力后复原，具有“弹性垫”的作用，可缓冲脊柱受外力时的震荡，并允许脊柱作少量的屈伸和侧屈等运动。脊柱各部的椎间盘厚薄不同，脊柱胸段最薄，颈段和腰段相对较厚，活动度也较大。纤维环前厚后薄，故在腰椎间盘损伤、纤维环破裂时，髓核容易从后外侧脱出，突入椎管或椎间孔，压迫脊神经，引起腰腿痛。

（2）**前纵韧带**（anterior longitudinal ligament）：位于椎体前面、宽而坚韧的纤维结缔组织束，上至枕骨大孔前缘，下达第1或第2骶椎椎体，紧贴椎体前面，并与椎间盘及椎体边缘牢固连接。它有防止脊柱过伸和椎间盘向前脱出的作用（图2-7）。

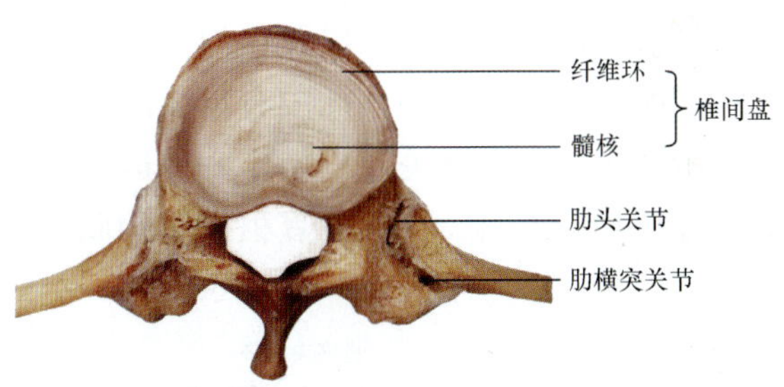

图2-6　椎间盘和肋椎关节

（3）**后纵韧带**（posterior longitudinal ligament）：位于椎体的后面，细长而坚韧，起自枢椎，向上与覆盖枢椎体的覆膜相续，向下达骶管。它有限制脊柱过度前屈的作用（图2-7）。

2．椎弓间的连接　包括椎弓板、棘突、横突间的韧带连接和上、下关节突之间的滑膜关节连接。

（1）**黄韧带**（ligamenta flava）：位于椎管内，连接相邻两椎弓板间的韧带称黄韧带，由弹力纤维构成，因活体呈黄色而得名。黄韧带协助围成椎管，并有限制脊柱过度前屈的作用（图2-7和图2-8）。

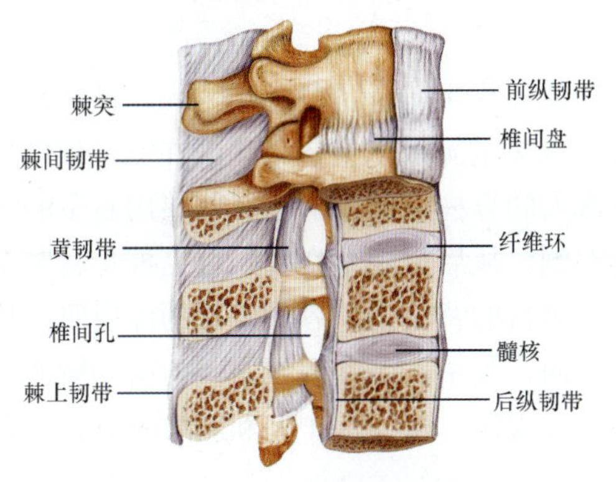

图2-7　椎骨间的连接

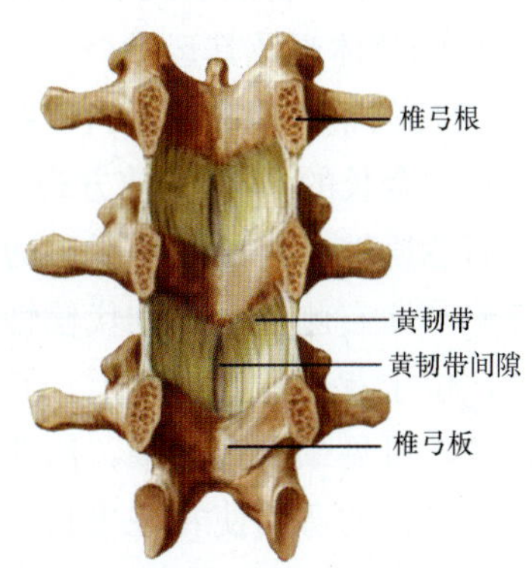

图2-8　黄韧带

（2）棘上韧带：连接胸、腰、骶椎各棘突尖之间的纵行韧带，能限制脊柱过屈。连接颈椎棘突尖和棘上韧带，并向后扩展成三角形板状的韧带称项韧带（ligamentum nuchae），其向上附着于枕外隆凸及枕外嵴，向下续于棘上韧带。

（3）棘间韧带：位于相邻椎骨棘突之间，前接黄韧带，向后移行为棘上韧带和项韧带。

（4）横突间韧带：是连接相邻椎骨横突之间的韧带。

（5）关节突关节：是由相邻椎骨的上、下关节突的关节面构成的平面关节，只能作轻微的滑动，但是各椎骨之间的运动总和却很大，同一椎骨两侧的关节突关节属于联合关节（图2-9）。

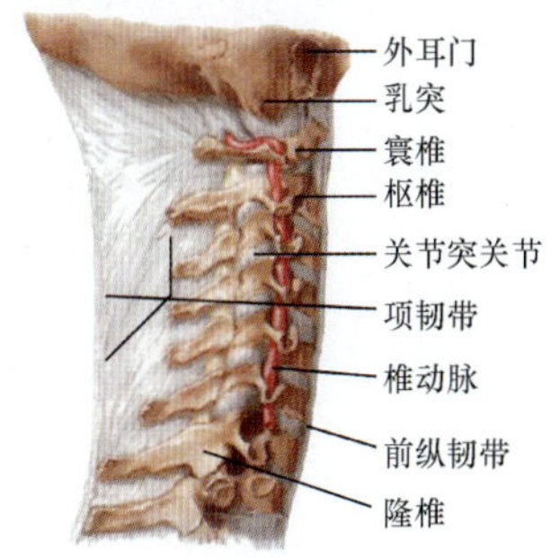

图2-9　项韧带

3．寰椎与枢椎的连接　即**寰枢关节**，包括三个滑膜关节，即由寰椎侧块的下关节面与枢椎上关节面构成的左、右**寰枢外侧关节**，以及由齿突与寰椎前弓后面的关节面和寰椎横韧带之间构成的**寰枢正中关节**。寰枢关节周围有齿突间韧带、翼状韧带、寰椎横韧带以及覆膜等结构加强（图2-10）。寰枢关节只能作一种运动，运动轴垂直通过齿突，寰椎绕此轴向左右旋转，每侧40°左右。寰枕、寰枢关节的联合运动能使头作俯仰、侧屈和旋转运动。

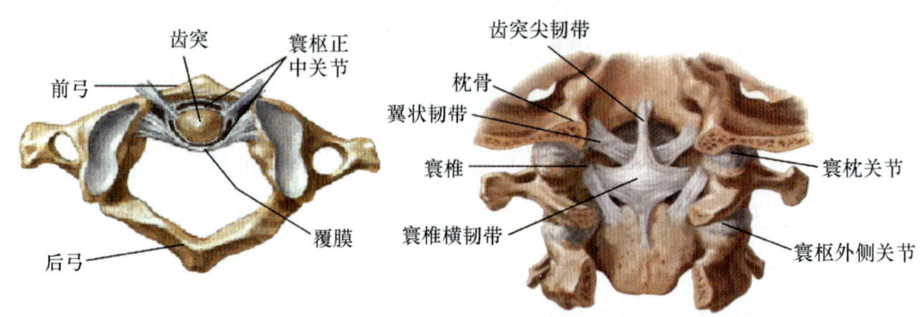

图2-10　寰枕、寰枢关节

4．脊柱与颅骨的连接　即寰枕关节，由寰椎两侧块的上关节凹与枕骨的枕髁构成，属椭圆关节，两侧寰枕关节为联合关节。关节囊松弛，与寰枕前膜、后膜相续，关节囊上起自枕髁的周围，下止于寰椎上关节凹的边缘。两侧关节同时活动，使头部作俯仰和侧屈运动。

5．脊柱的整体观及其运动

（1）脊柱的整体观（图2-11）：成年男性脊柱长约70 cm，女性约60 cm。椎间盘的总厚度约占脊柱全长的1/4。从前方观察脊柱，可见椎体的宽度从上向下逐渐加宽，到骶骨上端最宽，后急剧缩小，这与承受重力有关。正常人的脊柱有轻度的侧屈，惯用右手的人，脊柱上部略凸向右侧，下部则代偿性地略凸向左侧。从后方观察脊柱，可见椎骨棘突全长形成纵嵴，位于背部的正中线上，其两侧各有一纵行的背侧沟，容纳背部的深层肌。从侧方观察脊柱，可见颈、胸、腰、骶四个生理性弯曲，其中，颈曲和腰曲凸向前，胸曲和骶曲凸向后。脊柱的弯曲使脊柱更具有弹性，可减轻震荡，从而保护脑和胸腹腔器官。脊柱的弯曲还与人体重心的维持有关。

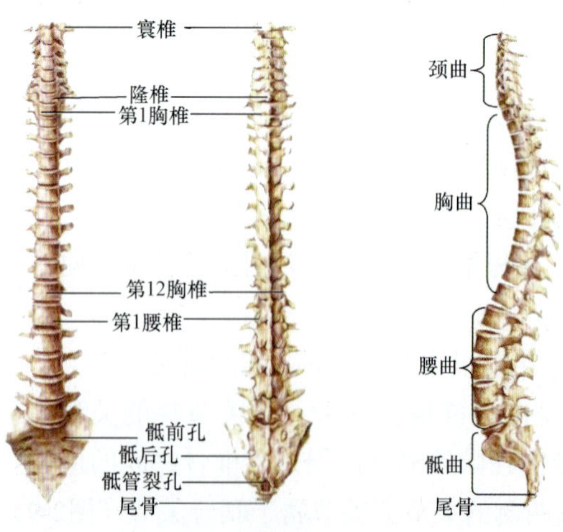

图2-11　脊柱整体观

（2）脊柱的运动：脊柱除去支持身体、保护脊髓、脊神经和内脏外，还有运动功能。相邻椎骨间的连接稳固，活动范围小，但各椎间盘和关节突关节运动范围的总和却很大，可作屈、伸、侧屈、旋转和环转运动。脊柱颈、胸、腰、骶四部的运动范围不同，主要取决于关节突关节的方向和形状、椎间盘的厚度、韧带的厚薄等因素。例如，颈椎关节突的关节面略呈水平位，椎间盘较厚，故屈伸与旋转运动的幅度较大；腰部的椎间盘最厚，屈伸运动灵活。

拓展阅读

脊柱的运动属于联合运动，检查脊柱的屈伸、侧屈和旋转三组运动，是诊断脊柱疾患的步骤之一。椎间盘作为连接椎骨的重要结构，在外伤和退行性变时，可使椎间盘向后方或后外方凸出，导致椎管或椎间孔狭窄，从而压迫脊髓和脊神经。椎间盘突出症多发生在腰部或颈部。腰椎间盘突出症是指椎间盘纤维环破裂后，其髓核连同残存的纤维环和覆盖其上的后纵韧带向椎管内突出，压迫邻近的脊神经根或脊髓所产生的症状。正常椎间盘弹性很大，可承受巨大的压力而不致破裂，但随着年龄的增长和经常受到挤压、扭转等应力作用和轻微损伤的积累，30岁以后椎间盘发生退行性变，易使纤维环破裂，引起椎间盘病变，多发生于腰4、腰5和腰5、骶1两间隙。

（二）胸廓

胸廓由12个胸椎、12对肋、1块胸骨及其之间的连接共同构成，其上部窄下部宽、前后略平。胸廓的连接有肋骨与胸椎的连接和肋骨与胸骨的连接。

1．肋骨与胸椎的连接　肋后端与胸椎的连结称**肋椎关节**，包括**肋头关节**和**肋横突关节**（图2-6）。肋头关节由肋头的关节面与相应的胸椎体的肋凹构成，肋横突关节由肋结节关节面与相应胸椎的横突肋凹构成。

2．肋骨与胸骨的连接　第1肋与胸骨柄之间为软骨结合。第2～7肋与胸骨肋切迹构成**胸肋关节**（图2-12）。第8～10肋为假肋，其肋软骨与上位肋软骨构成**软骨间关节**；第8～10肋软骨借软骨间关节相连构成**左**、**右肋弓**（图2-13）。第11、12肋为浮肋，肋前端游离于腹壁肌层中，不参与构成胸肋关节。

3．胸廓的组成与运动　成人胸廓前后径比横径小，上窄下宽，呈锥体形。胸廓有上、下两口，胸廓上口较小，由胸骨柄上缘、第1对肋和第1胸椎体围成。胸骨柄上缘向后平对第2、3胸椎体之间的椎间盘。胸廓下口较宽，由第12胸椎、第12肋、第11肋前端、肋弓和剑突共同围成（图2-13）。胸廓下口有膈封闭，食管和大血管等穿经膈的裂孔走行。两侧肋弓在中线构成向下开放的胸骨下角；肋与肋之间的间隙为肋间隙，有11对。肋间隙序数及活体判定具有重要的临床意义，心、肺及膈各部的高度常以此为标准进行描述和记载，如心尖的位置一般在左第5肋间隙锁骨中线内侧1～2 cm处。

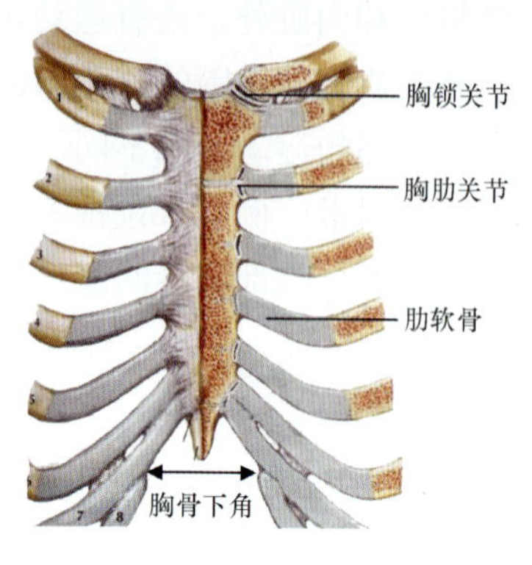

图2-12 胸肋和胸锁关节

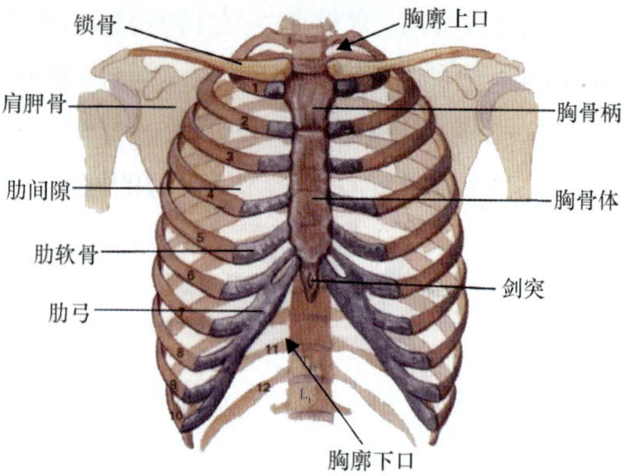

图2-13 胸廓

胸廓具有一定的弹性和活动性，起着支持和保护胸腹腔脏器避免外力损伤的作用，但其主要作用为参与呼吸运动。吸气时胸廓各径均增大，其前后径和横径增大是肋骨和胸骨运动的结果；垂直径的增大是膈肌收缩、膈穹下降的结果。肋骨的运动方式是吸气时肋颈沿自身长轴向后旋转，肋体上提，并将其前端的胸骨推向前上，肋骨两侧外翻，因此胸廓的前后径、左右径均加大；呼气时作相反方向的运动，使胸腔容积减少。

二、颅骨的连接

颅骨的连接分直接连接和间接连接两种，以直接连接为主。

（一）直接连接

各颅骨之间多借缝或软骨直接连接，连接极为牢固。颅盖骨是膜化骨，在发育过程中在骨间遗留薄层结缔组织膜构成缝，随着年龄的增长，缝可发生骨化而消失。颅底诸骨是软骨化骨，骨与骨之间的连接是软骨性的，随着年龄的增长，软骨骨化而成为骨性结合。

（二）颞下颌关节

颅骨的滑膜关节又名颞下颌关节（temporomandibular joint）（图2-14），由下颌骨的下颌头与颞骨的下颌窝和关节结节构成，其关节面覆盖纤维软骨。关节囊松弛，外侧有从颧弓根部至下颌颈的外侧韧带加强。关节囊内有纤维软骨构成的椭圆形关节盘，前凹后凸，适应关节结节和下颌窝的形态；盘的周缘附于关节囊，将关节腔分成上、下两个部分。关节囊的前部较薄弱，因此下颌关节易向前下脱位。

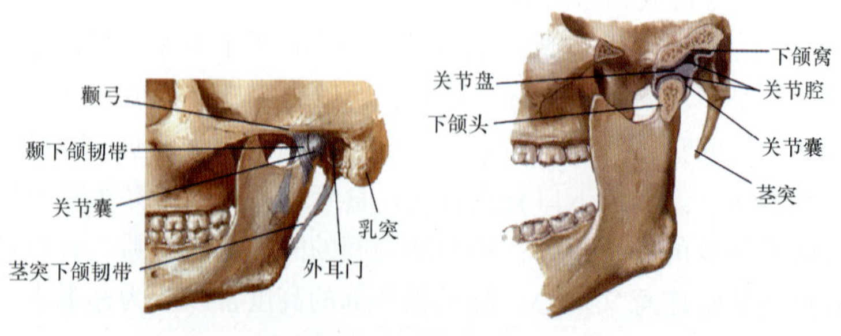

图2-14 颞下颌关节

颞下颌关节属于联合关节，两侧必须同时运动。下颌骨可作上提、下降、前进、后退和侧方运动。张口是下颌骨下降并向前的运动，如果张口过大且关节囊过度松弛，下颌头可滑到关节结节前方而不能退回下颌窝，造成下颌关节脱位。闭口是下颌骨上提并且伴下颌头和关节盘一起滑回关节窝的运动。

第三节　附肢骨连接

一、上肢骨连接

人类由于直立，上肢不承重且运动范围大，因此，上肢骨连接的特点以灵活性为主，兼顾稳定性。上肢骨连接包括上肢带骨连接和自由上肢骨连接。

（一）上肢带骨连接

1．**胸锁关节**（sternoclavicular joint）　是上肢骨与躯干骨间唯一的关节。由锁骨的胸骨端与胸骨的锁切迹及第一肋软骨的上面构成，属鞍状关节（图2-15）。关节囊厚而坚韧，有胸锁前、后韧带及锁间韧带、肋锁韧带等囊外韧带分别从前、后、上、下四个方向加强关节。关节腔内有纤维软骨构成的关节盘，将关节腔分为外上和内下两部分。关节盘使关节头和关节窝相适应，由于关节盘下缘附着于第1肋软骨，所以能阻止锁骨向内上方脱位。以胸锁关节为支点，锁骨外侧端向前、向后可运动20°～30°，向上、向下可运动60°左右，绕冠状轴作环转运动和微小的旋转。胸锁关节的活动度虽小，但以此为支点扩大了上肢的活动范围。

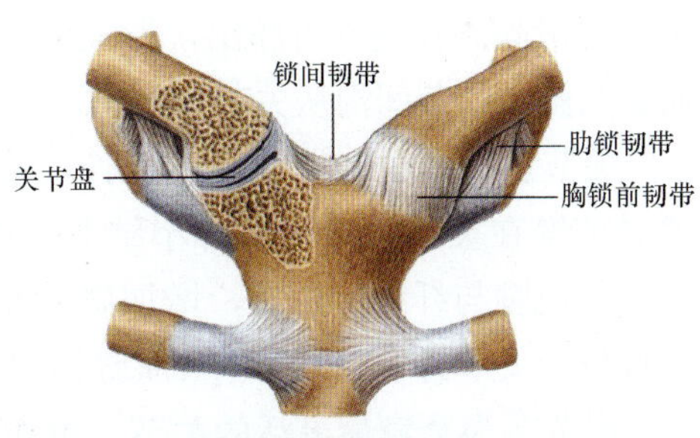

图2-15　胸锁关节

2．**肩锁关节**（acromioclavicular joint）　由锁骨的肩峰端与肩峰的关节面构成，属平面关节。其上方有肩锁韧带加强，关节囊和锁骨下方有坚韧的喙锁韧带连于喙突。关节内有时出现关节盘。肩锁关节活动度小，是肩胛骨活动的支点（图2-16和图2-17）。

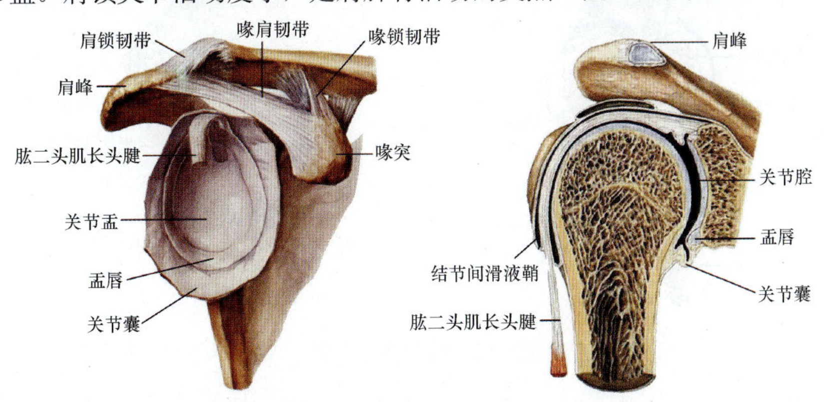

图2-16　肩关节（右侧）

3．**喙肩韧带**（acromiocoracoid ligament）连于肩胛骨的喙突与肩峰之间呈三角形的纤维结缔组织束，与喙突、肩峰共同构成喙肩弓，位于肩关节上方，可防止肱骨头向上脱位（图2-17）。

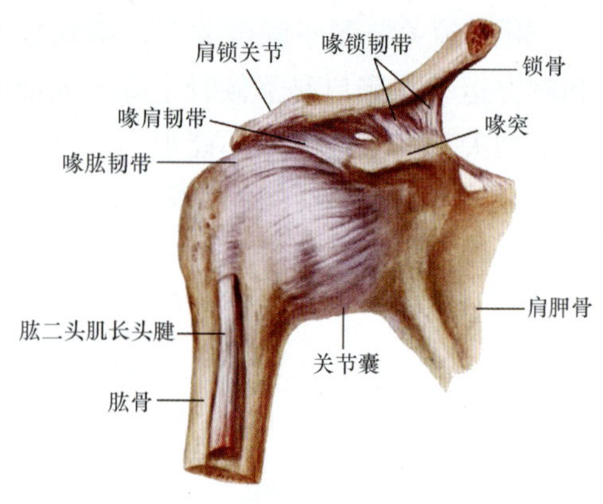

图2-17　肩关节（前面观）

（二）自由上肢骨连接

1．**肩关节**（shoulder joint）　又称**盂肱关节**，由肱骨头与肩胛骨关节盂构成，属典型的球窝关节（图2-16、图2-17）。肱骨头大，近似半球形，关节盂浅而小，其周缘虽有关节唇（称**盂唇**）略加深关节窝，但仅能容纳关节头的1/4～1/3。因此，肩关节的运动范围较大，稳定性较低，易发生脱位。

肩关节囊薄而松弛，上附于关节盂周缘，下附于肱骨解剖颈，内侧可达肱骨外科颈。关节囊滑膜层在局部可膨出，形成滑液鞘或滑膜囊，以利于肌腱活动。被覆滑膜的肱二头肌长头腱在结节间沟从关节囊穿出。

关节囊周围的韧带较少且薄弱。关节囊上壁在喙突至肱骨大结节之间有**喙肱韧带**；关节囊前壁在关节盂缘和肱骨小结节及解剖颈下部之间有**盂肱韧带**。肩关节周围（除下壁外）的肌腱与纤维层愈着，增加肩关节的稳定性。肩关节上方尚有喙肩弓可防止肱骨头向上移位。关节囊下壁无韧带及肌腱加固，最薄弱。因此，肩关节易发生前下脱位。

肩关节为全身最灵活的关节，可作三轴运动：①绕冠状轴的屈、伸，屈和伸总和可达110°～140°，屈大于伸；②绕矢状轴的收、展，臂外展超过40°～60°时，在胸锁与肩锁关节的运动及肩胛骨旋转的协助下，继续抬高可达180°；③绕垂直轴的旋内、旋外，旋内与旋外的总和可达90°～120°，旋内大于旋外。此外，还可作环转运动。

2．**肘关节**（elbow joint）　由肱骨下端与尺、桡骨上端构成的复合关节，包括三个关节（图2-18）：

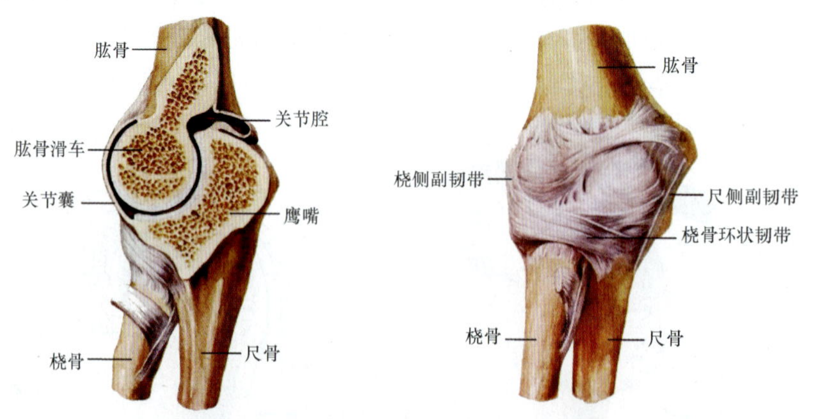

图2-18　肘关节（右侧）

（1）**肱尺关节**（humeroulnar joint）：由肱骨滑车和尺骨滑车切迹构成。

（2）**肱桡关节**（humeroradial joint）：由肱骨小头和桡骨头关节凹构成。

（3）**桡尺近侧关节**（proximal radioulnar joint）：由桡骨环状关节面和尺骨桡切迹构成。

上述3个关节包在一个关节囊内，囊的前、后壁薄而松弛，两侧壁紧张增厚形成侧副韧带。关节囊以后壁最薄弱，最易发生肘关节后脱位，尺、桡骨移向肱骨的后上方。肘关节的韧带有：

（1）**桡侧副韧带**（radial collateral ligament）：位于关节囊的桡侧，由肱骨外上髁向下扩展，止于桡骨环状韧带。

（2）**尺侧副韧带**（ulnar collateral ligament）：位于关节囊的尺侧，由肱骨内上髁向下呈扇形扩展，止于尺骨滑车切迹内侧缘。

（3）**桡骨环状韧带**（annular ligament of radius）：两端附着于尺骨桡切迹的前、后缘，与尺骨桡切迹共同构成一个上口大、下口小的骨纤维环，容纳桡骨环状关节面并防止桡骨头脱出。4岁以前的幼儿，桡骨头小，环状韧带松弛，在肘关节伸直位猛力牵拉前臂时，可使桡骨头从骨纤维环部分脱出，使环状韧带部分嵌在肱桡关节间隙内，发生桡骨小头半脱位。

肘关节的运动以肱尺关节为主，绕冠状轴作屈、伸运动，屈大于伸，总幅度可达140°。因肱骨滑车的内侧缘较外侧缘低约0.6 cm，使关节的运动轴斜向下内。上肢下垂伸直时，前臂偏向外侧，与臂形成约163°的“提携角”，使前臂远离正中线，增大运动幅度；关节处于屈位时，前臂贴近正中线。肱桡关节虽属球窝关节，但只能随肱尺关节作屈、伸运动，随桡尺近、远侧关节作旋转运动。桡尺近侧关节属车轴关节，与桡尺远侧关节联合可使前臂旋前、旋后。

肱骨内、外上髁和尺骨鹰嘴均易在体表扪及。当肘关节伸直时，此三点位于一条直线上，当肘关节屈至90°时，此三点的连线构成一尖朝下的等腰三角形。肘关节发生脱位时，鹰嘴移位，三点位置关系发生改变，而肱骨髁上骨折时，三点位置关系不变。

3. 桡尺连接　桡、尺骨借桡尺近侧关节、桡尺远侧关节和前臂骨间膜相连。

（1）**前臂骨间膜**（interosseous membrane of forearm）：是连接尺、桡骨骨间缘的坚韧纤维膜，纤维方向从桡骨斜向下、内至尺骨（图2-19）。当前臂处于旋前或旋后位时，骨间膜松弛；处于半旋前位时，骨间膜最紧张，宽度最大。因此，前臂骨折外固定时，应置于半旋前位，以防骨间膜挛缩，影响前臂的旋转功能。

（2）**桡尺近侧关节**：见肘关节。

（3）**桡尺远侧关节**（distal radioulnar joint）（图2-20）：由尺骨头环状关节面构成关节头，桡骨的尺切迹和自下缘至尺骨茎突根部的关节盘共同构成关节窝，属车轴关节。关节盘为三角形纤维软骨板，将尺骨头与腕骨隔开。关节囊附着于关节面和关节盘周缘。

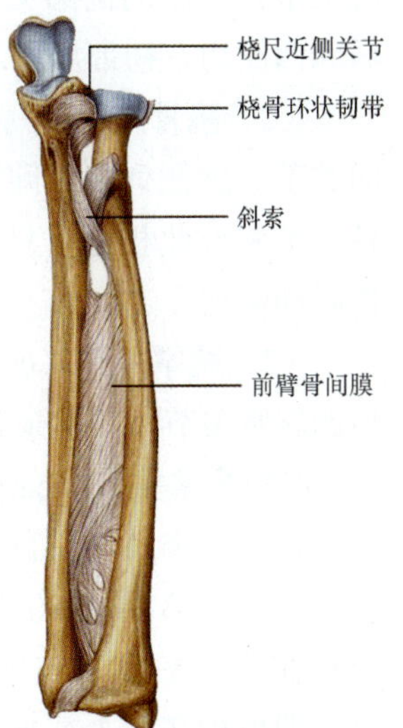

图2-19　前臂骨的连接

桡尺近、远侧关节是联动关节，其共同运动使前臂作旋转运动。其旋转轴为通过桡骨头中心至尺骨头中心的连线。运动时尺骨不动，桡骨头在原位自转，而桡骨下端连同关节盘围绕尺骨头旋转。当桡骨转至尺骨前方并与之交叉时，手背向前，称为旋前；与此相反，桡骨转到尺骨外侧，手掌向前，称为旋后。

4．**手关节**（joints of hand） 包括桡腕关节、腕骨间关节、腕掌关节、掌骨间关节、掌指关节和指骨间关节（图2-20）。

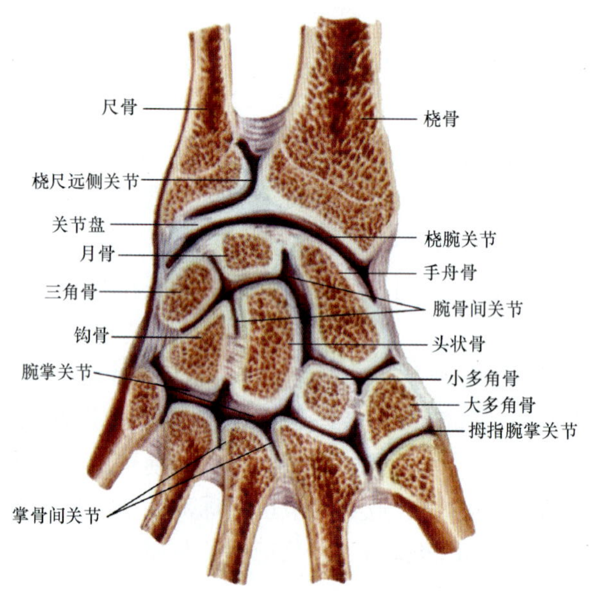

图2-20 手关节（冠状切面）

（1）**桡腕关节**（radiocarpal joint）：又称**腕关节**（wrist joint），由手舟骨、月骨和三角骨的近侧关节面构成关节头，由桡骨的腕关节面和尺骨头下方的关节盘构成关节窝。桡腕关节是典型的椭圆关节，可作屈、伸、收、展及环转运动。其关节囊松弛，关节的前、后和两侧均有韧带加强，其中，掌侧韧带最坚韧。腕关节的屈和内收范围较伸和外展大。

（2）**腕骨间关节**（intercarpal joint）：为各相邻腕骨之间构成的关节，分为近侧列腕骨间关节、远侧列腕骨间关节和两列腕骨之间的腕中关节。各腕骨之间借韧带连接成整体，各关节腔彼此相通，只能作轻微的滑动和转动，属微动关节。腕骨间关节和桡腕关节通常作联动运动。

（3）**腕掌关节**（carpometacarpal joint）：由远侧列腕骨与5块掌骨底构成。除拇指和小指的腕掌关节外，其余各指的腕掌关节运动范围极小。

拇指腕掌关节（carpometacarpal joint of thumb）由大多角骨与第1掌骨底构成，属鞍状关节，为人类及灵长目动物所特有。关节囊厚而松弛，可作屈、伸、收、展、环转和对掌运动。由于第1掌骨的位置向内侧旋转了近90°，故拇指的屈、伸运动发生在冠状面上，即拇指在手掌平面上向掌心靠拢为屈，离开掌心为伸；而拇指的收、展运动发生在矢状面上，即拇指在与手掌垂直的平面上离开示指为展，靠拢示指为收。对掌运动则是拇指向掌心、拇指尖与其余四指尖掌侧面相接触的运动，这一运动加深了手掌的凹陷，为人类进行握持和精细操作时所必须。

（4）**掌骨间关节**（intermetacarpal joint）：由第2～5掌骨底侧面的相邻关节面构成，属平面关节，其关节腔与腕掌关节腔相通，只能作微动运动。

（5）**掌指关节**（metacarpophalangeal joint）：共5个，由掌骨头与近节指骨底构成，近似球窝关节。关节囊薄而松弛，周围有韧带增强。囊两侧的侧副韧带在屈指时紧张，伸指时松弛。当指处于伸位时，掌指关节可作屈、伸、收、展及环转运动，环转运动幅度甚小。当掌指关节处于屈位时，受侧副韧带紧张和掌骨头较平的掌侧面的限制，仅可作屈、伸运动。手指的收、展运动以中指的正中线为准，靠拢中线为收，远离中线为展。

（6）**指骨间关节**（interphalangeal joint）：由相邻两节指骨的底和滑车构成，是典型的屈戌关节，共9个。关节囊松弛，两侧有韧带加强，只能作屈、伸运动。

二、下肢骨连接

下肢的主要功能是支持体重和运动，以及维持身体的直立姿势，因此下肢骨连接的特点以稳定性为主，兼顾灵活性。下肢骨连接包括下肢带骨连接和自由下肢骨连接。

（一）下肢带骨连接

1．**骶髂关节**（sacroiliac joint）　由骶骨和髂骨的耳状面构成，关节面凸凹不平，彼此结合紧密。关节囊厚而紧张，前、后方有骶髂前、后韧带加强，后上方则有骶髂骨间韧带连接。骶髂关节基本不能运动，以适应支持体重的功能。妊娠妇女其活动度可稍增大。

2．髋骨与脊柱间的韧带连接　髋骨与脊柱之间常借下列韧带加强（图2-21）：

（1）**髂腰韧带**（iliolumbar ligament）：强韧肥厚，由第5腰椎横突横行向外呈扇形附着于髂嵴后上部，有防止腰椎向前下脱位的作用。

（2）**骶结节韧带**（sacrotuberous ligament）：位于骨盆后方，起自骶、尾骨的侧缘，呈扇形集中附着于坐骨结节内侧缘。

（3）**骶棘韧带**（sacrospinous ligament）：位于骶结节韧带的前方，起自骶、尾骨侧缘，呈三角形，止于坐骨棘，其起始部为骶结节韧带所遮掩。

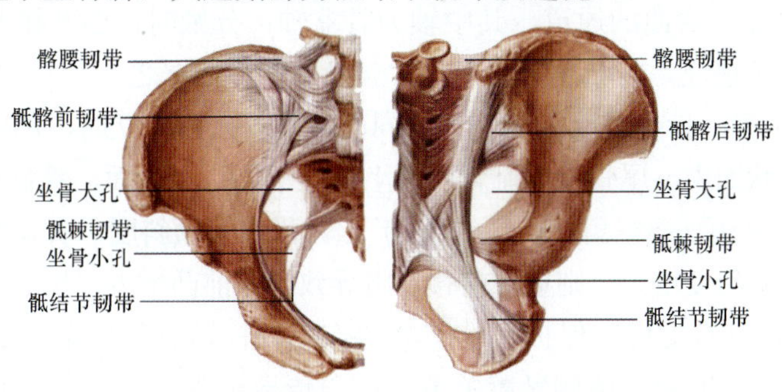

图2-21　骨盆的韧带

骶棘韧带与坐骨大切迹围成**坐骨大孔**（great sciatic foramen），骶棘韧带、骶结节韧带和坐骨小切迹围成**坐骨小孔**（lesser sciatic foramen）。有肌、血管和神经从盆腔穿坐骨大、小孔到臀部和会阴。

3．**耻骨联合**（pubic symphysis） 两侧耻骨联合面借纤维软骨构成的耻骨间盘连接，属纤维软骨连接（图2-22）。耻骨间盘中往往出现一矢状位的裂隙。女性的耻骨间盘较男性的厚，裂隙也较大。孕妇和经产妇尤为显著。在耻骨联合的上、下方分别有连接两侧耻骨的**耻骨上韧带**和**耻骨弓状韧带**。耻骨联合活动甚微，但在分娩过程中，耻骨间盘中的裂隙增宽，以增大骨盆的径线。

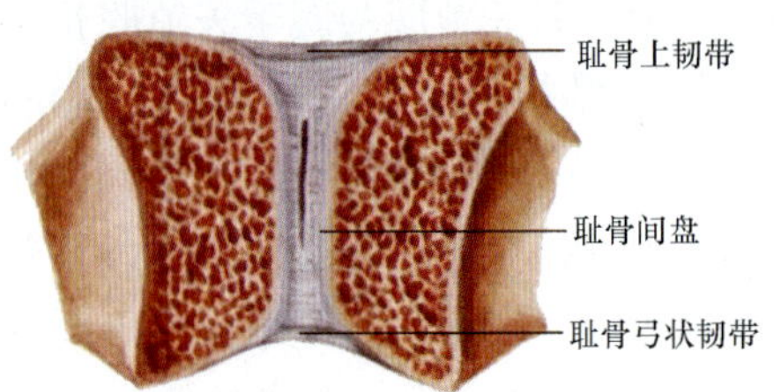

图2-22 耻骨联合（冠状切面）

4．髋骨的固有韧带 即**闭孔膜**（obturator membrane），封闭闭孔，并为盆内外的部分肌提供附着点。膜的上部与闭孔沟围成**闭膜管**（obturator canal），有神经、血管通过。

5．**骨盆**（pelvis） 由左、右髋骨和骶、尾骨及其骨连接构成。由骶岬向两侧经弓状线、耻骨梳、耻骨结节至耻骨联合上缘构成的环形骨嵴称**界线**（terminal line）。以此为界，将骨盆分为上方的大骨盆和下方的小骨盆（图2-23）。

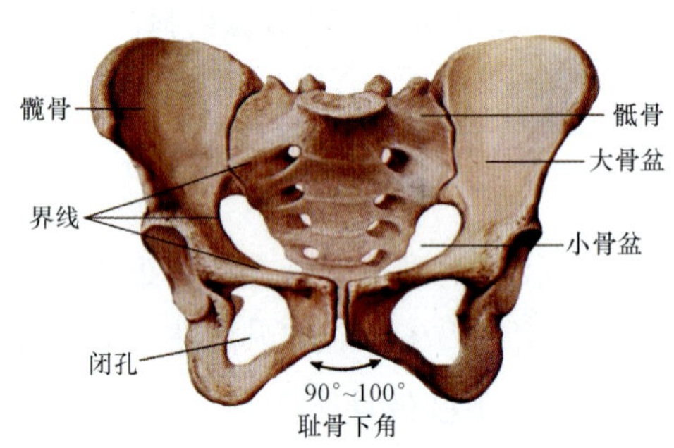

图2-23 骨盆（女性）

（1）骨盆的分类。

①**大骨盆**（greater pelvis）：又称假骨盆，不完整，几乎没有前壁，是腹腔的一部分。

②**小骨盆**（lesser pelvis）：又称真骨盆，为完整、弯曲的狭窄骨腔，前壁短，侧壁和后壁长，可分为骨盆上口、骨盆下口和骨盆腔。骨盆上口由界线围成，呈圆形或卵圆形。骨盆下口由尾骨尖、骶结节韧带、坐骨结节，坐骨支、耻骨下支和耻骨联合下缘围成，呈菱形。两侧坐骨支与耻骨下支连成**耻骨弓**，两侧耻骨弓的夹角称为**耻骨下角**，女性较男性大。骨盆上、下口之间的腔为骨盆腔，亦称为固有盆腔，保护并容纳直肠、膀胱和部分生殖器官等。骨盆腔是一弯曲的通道，其中轴为骨盆轴，分娩时，胎儿循此轴娩出。因此，骨盆与胎头径线是否适应是判断孕妇能否正常分娩的重要依据之一。

（2）骨盆的位置：骨盆可因人体姿势不同而变动。人体直立时，两侧髂前上棘与两耻骨结节位于同一冠状面内，尾骨尖与耻骨联合上缘位于同一水平面，骨盆向前倾斜，骨盆上口平面与水平面构成50°～55°角（女性约为60°），称**骨盆倾斜度**。骨盆倾斜度的增减将影响脊柱的弯曲，如倾斜度增大，则重心前移，将导致腰曲前凸增大，反之则腰曲变小。

（3）骨盆除了具有支持、保护盆腔脏器的作用外，还有传导重力的作用。人体直立时，体重自第5腰椎、骶骨经两侧骶髂关节、髋臼传导至股骨头，再经股骨头向下到达下肢，此弓形的力传递线称为股骶弓。取坐位时，重力经骶髂关节传导至两侧坐骨结节，此弓形的力传递线称为坐骶弓。骨盆前部还有两条约束弓以防止上述两弓向两侧分开

（图2-24）。

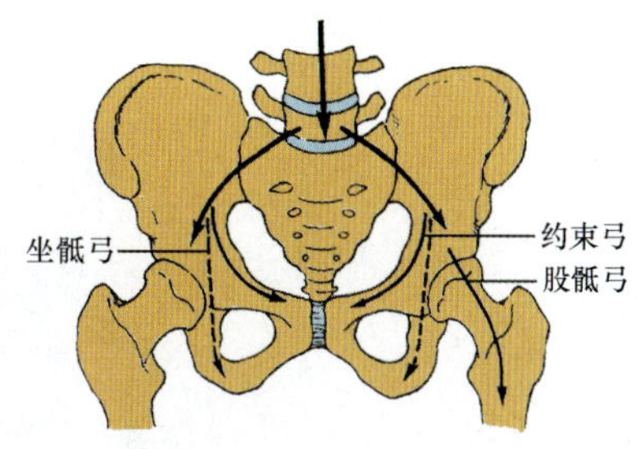

图2-24 骨盆的传导力线

（4）骨盆的性差：人全身骨骼中，骨盆的性差别最显著，约在10岁以后开始明显。骨盆的性差与女性骨盆适应妊娠和分娩的功能有关。因此，较男性而言，女性骨盆外形短、宽，髂骨翼较平展，骨盆上口近似圆形，较宽大，骨盆腔呈圆桶状，弯曲度小，骶骨短而宽，曲度小，骶岬不明显，骨盆下口和耻骨下角较大，女性耻骨下角可达90°～100°，男性的为70°～75°（图2-25）。

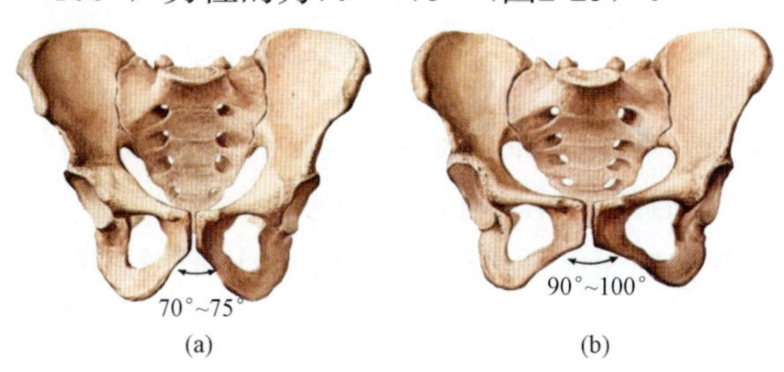

图2-25 骨盆的性差

（a）男性骨盆；（b）女性骨盆

（二）自由下肢骨连接

1. **髋关节**（hip joint） 由股骨头和髋臼构成，属典型的杵臼关节。髋臼周缘附有纤维软骨构成的**髋臼唇**，增加了髋臼深度；髋臼切迹被髋臼横韧带封闭，使半月形的髋臼关节面扩大为环形以紧抱股骨头。髓臼窝内有股骨头韧带和充填的脂肪组织（图2-26、图2-27）。

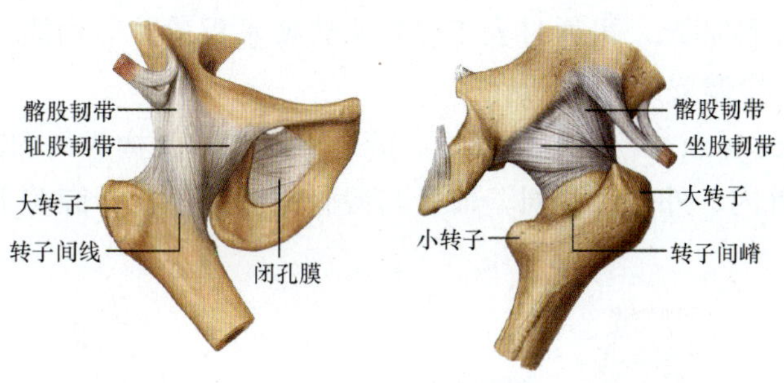

图2-26 髋关节（右侧）

髋关节囊坚韧致密，向上附着于髓臼周缘及髋臼横韧带，向下附着于股骨颈，前面达转子间线，后面覆盖股骨颈的内侧2/3（转子间嵴略上方）。因此，股骨颈骨折有囊内、囊外骨折之分。关节囊周围的韧带包括：

（1）**髂股韧带**（iliofemoral ligament）：起自髂前下棘，经囊的前方呈“人”字形向下外附于转子间线，最强韧。可限制大腿过伸，并能协助维持人体直立姿势。

（2）**耻股韧带**（pubofemoral ligament）：起自耻骨上支，行向外下，在关节囊前下壁与髂股韧带融合。可限制大腿的外展和旋外。

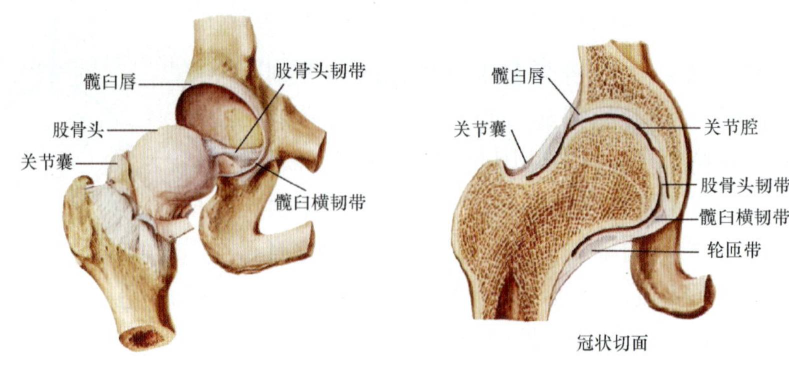

图2-27 髋关节（右侧）

（3）**坐股韧带**（ischiofemoral ligament）：起自坐骨体，斜向外上与关节囊融合，附着于大转子根部，位于关节囊后部。可限制大腿旋内。

（4）**轮匝带**：由关节囊的深层纤维围绕股骨颈的环形增厚而形成。可限制股骨头向外脱出。

（5）**股骨头韧带**（ligament of the head of femur）：为囊内韧带，连接股骨头凹和髋臼横韧带，为滑膜所包被，内含营养股骨头的血管。当大腿半屈曲并内收时，韧带紧张，外展时韧带松弛。

髋关节为三轴关节，可作屈、伸、收、展、旋内、旋外以及环转运动。由于股骨头深藏于髋臼内，关节腔狭小，关节囊相对紧张而坚韧，又受多条韧带加固，其运动幅度远小于肩关节，但具有较强的稳定性，以适应其承重和行走的功能。髋关节囊的后下部相对较薄弱，股骨头易向下方脱出。

髋关节损伤以老年人多发，股骨颈骨折或高血压、糖尿病等因素易导致股骨头血供中断，引起股骨头缺血性坏死，可通过人工股骨头置换术重建关节功能。当髋臼和股骨头同时损伤时，可行人工全髋关节置换术治疗。

2．**膝关节**（knee joint） 由股骨下端、胫骨上端和髌骨构成（图2-28至图2-30）。股骨内、外侧髁与胫骨内、外侧髁相对，髌骨与股骨的髌面相接。膝关节是人体最大、最复杂的关节。

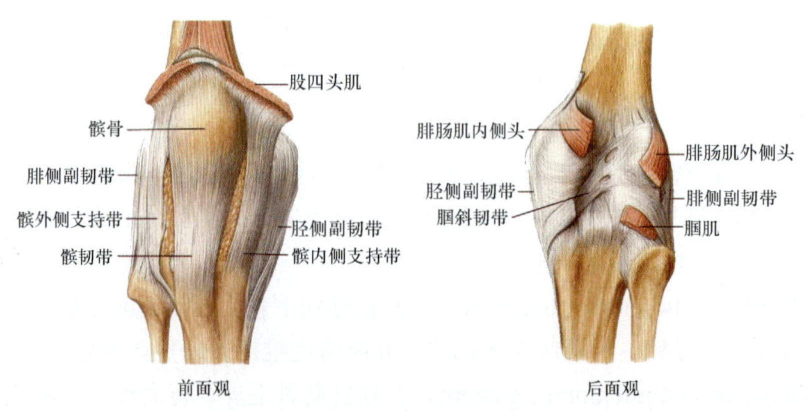

图2-28 膝关节外部结构

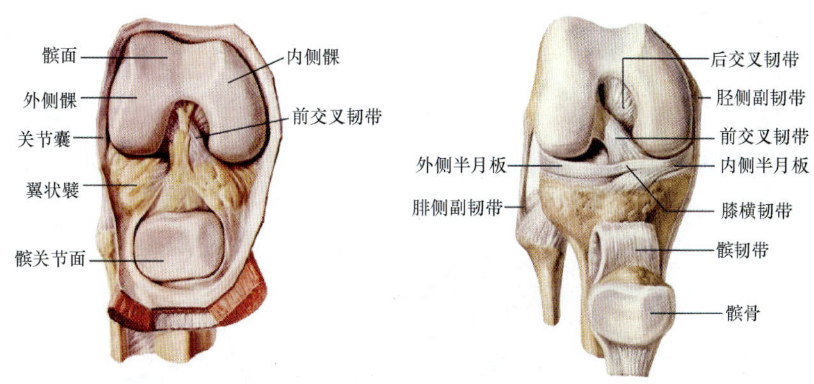

图2-29 膝关节内部结构（右侧）

膝关节囊薄而松弛，附于各关节面周缘，周围有韧带加强以增加关节的稳固性。

（1）主要韧带：

①**髌韧带**（patellar ligament）：位于关节囊前壁，是股四头肌腱自髌骨下缘向下止于胫骨粗隆的部分。

②**腓侧副韧带**（fibular collateral ligament）：位于关节囊外侧，呈条索状，起自股骨外上髁，向下止于腓骨头。腓侧副韧带与关节囊及外侧半月板不直接相连。

③**胫侧副韧带**（tibial collateral ligament）：位于关节囊内侧，起于股骨内上髁向下止于胫骨内侧髁的内侧面。胫侧副韧带与关节囊和内侧半月板紧密结合。

胫侧副韧带和腓侧副韧带在伸膝时紧张，屈膝时松弛，半屈膝时最松弛。因此，在半屈膝位时允许膝关节作少许旋内和旋外运动。

④**腘斜韧带**（oblique popliteal ligament）：起自胫骨内侧髁，斜向外上止于股骨外上髁，部分纤维与关节囊融合，可防止膝关节过伸。

⑤**膝交叉韧带**（cruciate ligaments）：为囊内韧带，表面被覆滑膜，分为前、后交叉韧带。**前交叉韧带**（anterior cruciate ligament）起自胫骨髁间隆起的前方，与外侧半月板的前角愈着，斜向后上外方止于股骨外侧髁的内侧面；**后交叉韧带**（posterior cruciate ligament）起自胫骨髁间隆起的后方，斜向前上内方止于股骨内侧髁的外侧面。膝交叉韧带牢固地连接股骨和胫骨，可限制胫骨沿股骨向前、后方移位。前交叉韧带在伸膝时最紧张，限制胫骨前移；后交叉韧带在屈膝时最紧张，限制胫骨后移。

（2）滑膜：膝关节囊的滑膜层附着于各关节面周缘，覆盖关节内除关节软骨和半月板以外的所有结构。滑膜向关节腔内突出并折叠形成滑膜襞。在髌骨下方的中线两侧，滑膜层突向关节腔内形成一对内含脂肪组织的滑膜襞称**翼状襞**，充填关节空隙。在髌骨上缘的上方，滑膜向上突出形成长约5 cm的髌上囊，位于股四头肌腱和股骨之间，用以减少肌腱与骨面之间的摩擦。

（3）**半月板**（menisci）（图2-30）：垫在股骨内、外侧髁与胫骨内、外侧髁关节面之间的半月形纤维软骨板，分别称内、外侧半月板。半月板上面凹陷，下面平坦，外侧缘厚，内侧缘薄，两端借韧带附着于胫骨髁间隆起。

内侧半月板（medial meniscus）较大，呈“C”形，前端窄后端宽，外缘与关节囊及胫侧副韧带紧密相连。**外侧半月板**（lateral meniscus）较小，近似“O”形，外缘与关节囊相连，但与腓侧副韧带分离。亚洲人盘状半月板的出现率高于欧美人，且女性高于男性。半月板具有如下作用：①稳定关节，半月板增大了关节窝的深度，使关节面相适应；②缓冲作用，半月板具有弹性，可缓冲冲击并吸收震荡，起弹性垫的作用；③协同润滑作用，在关节滑液的协同下，减少胫、股骨间的摩擦力。

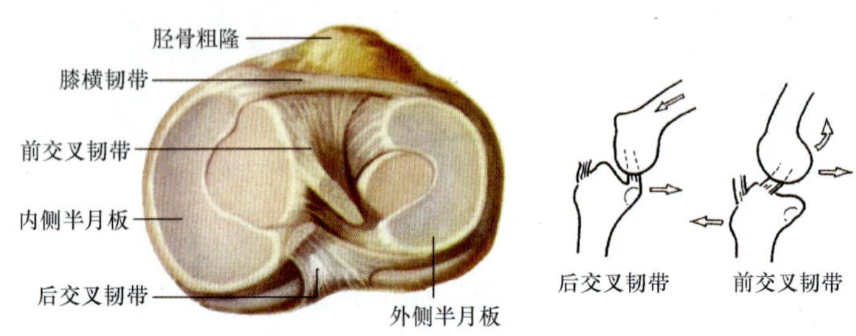

图2-30　右膝关节半月板和交叉韧带（上面观）

半月板的位置随膝关节的运动而改变。屈膝时，半月板连同胫骨两髁沿股骨两髁滑向后方，伸膝时则滑向前方。如果屈、伸的同时伴有旋转，半月板就会发生矛盾运动，此时急骤强力动作时，常造成半月板损伤。例如，当急剧伸小腿并作强力内旋（如踢足球）时，内侧半月板尚未来得及前滑，被膝关节上、下关节面挤压，即可发生半月板挤压伤或破裂。由于内侧半月板与关节囊及胫侧副韧带紧密相连，因而内侧半月板损伤的机会较多。半月板周围区有来自关节囊及滑膜的毛细血管营养，而中央区仅有滑液营养，损伤后愈合困难。

总之，膝关节运动主要为屈、伸运动，屈可达130°，伸不超过10°。在半屈膝时，还可作轻度旋转，总范围可达40°。

3．**胫腓连接**　胫、腓两骨之间，上端由胫骨外侧髁后下方的腓关节面与腓骨头关节面构成微动的**胫腓关节**；中段两骨干之间有坚韧的小腿骨间膜相连，纤维主要行向外下方；下端借胫腓前、后韧带构成坚强的韧带连接。小腿两骨间的活动度甚小。

4．**足关节**（joints of foot）　包括距小腿关节、跗骨间关节、跗跖关节、跖骨间关节、跖趾关节和趾骨间关节。

（1）**距小腿关节**（talocrural joint）：亦称踝关节（ankle joint）（图2-31和图2-32），由胫、腓骨的下端与距骨滑车构成，关节囊附着于各关节面周围，囊的前、后壁薄而松弛，两侧有韧带加强，以内侧最强大。**内侧韧带**（medial ligament）又称三角韧带，为坚韧的三角形纤维膜，起自内踝尖，向下呈扇形止于足舟骨、距骨和跟骨。**外侧韧带**（lateral ligament）由三条独立的韧带组成，前为**距腓前韧带**（anterior talofibular ligament），中为**跟腓韧带**（calcaneofibular ligament），后为**距腓后韧带**（posterior talofibular ligament），三条韧带均起自外踝，分别向前、向下和向后内止于距骨及跟骨，均较薄弱。

踝关节近似单轴的屈戌关节，能作背屈（伸）、跖屈（屈）运动。距骨滑车前宽后窄，当背屈时，较宽的滑车前部嵌入关节窝内，关节较稳定。当跖屈时，由于较窄的滑车后部进入关节窝内，尚能作轻度的收、展运动，此时关节稳定性降低，故踝关节扭伤多发生在跖屈位。

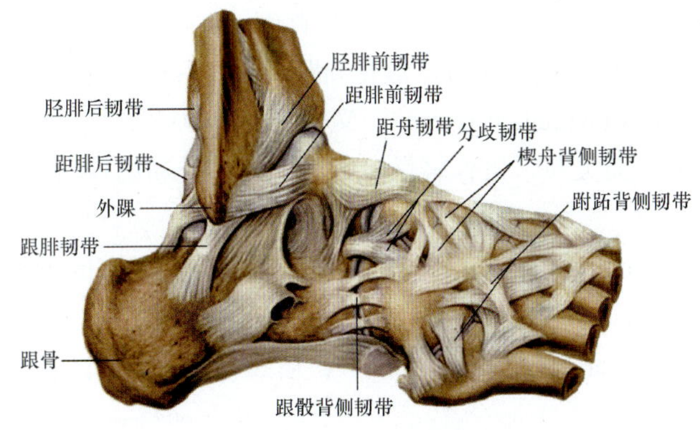

图2-31 踝关节外侧面的韧带

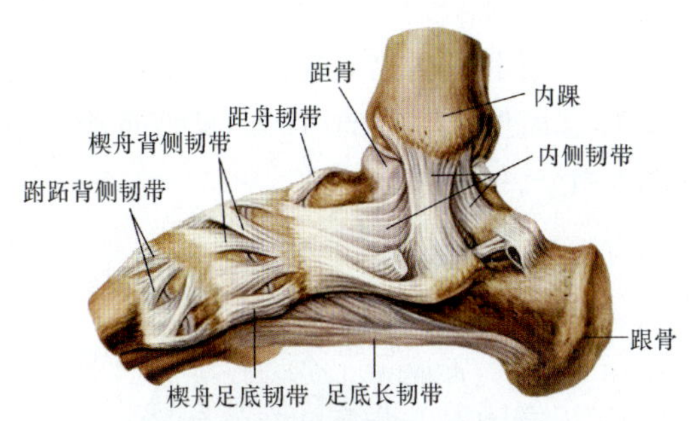

图2-32 踝关节内侧面的韧带

（2）**跗骨间关节**（intertarsal joint）：是诸跗骨间的关节，数量多，活动度小，其中以**距跟关节**（talocalcaneal joint）、**距跟舟关节**（talocalcaneonavicular joint）和**跟骰关节**（calcaneocuboid joint）较为重要（图2-33）。

距跟关节、距跟舟关节和跟骰关节在功能上是联动的。运动时，跟骨与舟骨连同其余的足骨一起对距骨作内翻或外翻运动。足内侧缘提起，足底转向内侧称为**内翻**（inversion）；足外侧缘提起，足底转向外侧称为**外翻**（eversion）。内、外翻常与踝关节协同运动，内翻常伴有足的跖屈，外翻常伴有足的背屈。跟骰关节和距跟舟关节联合构成**跗横关节**（transverse tarsal joint，又称Chopart关节），其关节线横过跗骨中部，呈横置的“s”形，内侧部凸向前，外侧部凸向后。这两个关节相互独立，关节腔不通，临床上足部离断术常沿此关节线进行。

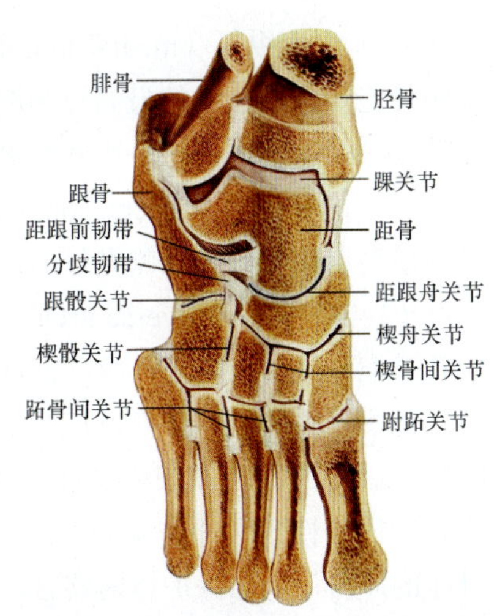

图2-33 足关节（水平切面）

跗骨各骨之间还借多条韧带相连接，主要的韧带有：**跟舟足底韧带**（又称跳跃韧带），位于足底，为连接跟骨与足舟骨间的强大纤维组织束，对维持足的内侧纵弓起重要作用；**距跟前韧带**和**距跟骨间韧带**，分别位于距、跟骨之间的前部和中部，是维持距、跟骨连接的强大韧带；**分歧韧带**，为强韧的“Y”形韧带，起自跟骨前部背面，向前分为两束，分别止于足舟骨和骰骨。在足底，尚有其他韧带连接跟骨、骰骨和跖骨底，参与足弓的维持。

（3）**跗跖关节**（tarsometatarsal joint）：又称Lisfranc关节，由3块楔骨和骰骨的前端与5块跖骨的底构成，属平面关节，可作轻微滑动。内侧楔骨和第1跖骨之间可有轻微的屈、伸运动。

（4）**跖骨间关节**（intermetatarsal joint）：位于第2～5跖骨底的毗邻面之间，属平面关节，活动甚微。

（5）**跖趾关节**（metatarsophalangeal joint）：由跖骨头与近节趾骨底构成，可作轻微的屈、伸、收、展运动。

（6）**趾骨间关节**（interphalangeal joint）：由各趾相邻趾骨的底与滑车构成，可作屈、伸运动。

5．**足弓**（arch of foot）　跗骨和跖骨借其连接形成的凸向上的弓。在灵长目动物中，只有人类的足是基于骨骼的形态而形成明显的弓形。足弓通常可分为前后方向的内、外侧纵弓和内外方向的横弓（图2-34）。

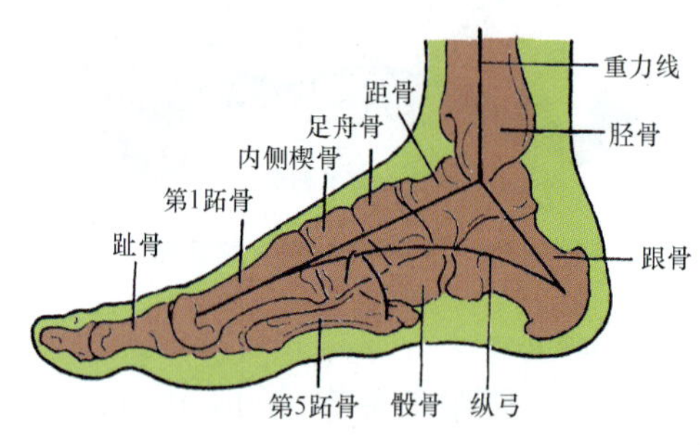

图2-34　足弓

（1）**内侧纵弓**（medial longitudinal arch）：由跟骨、距骨、舟骨、3块楔骨和内侧的3块跖骨连接构成，弓的最高点为距骨头。内侧纵弓前端的承重点在第1跖骨头，后端的承重点是跟骨结节。内侧纵弓比外侧纵弓高，活动性大，更具有弹性。

（2）**外侧纵弓**（lateral longitudinal arch）：由跟骨、骰骨和外侧的2块跖骨连接构成，弓的最高点在骰骨。外侧纵弓的运动幅度小，适于传递重力和推力。

（3）**横弓**（transverse arch）：由骰骨、3块楔骨和跖骨连接构成，弓的最高点在中间楔骨。横弓呈半穹隆形，内高外低，当两足并拢时，则形成一完整的穹隆。

足弓增加了足的弹性，使足成为具有弹性的“三脚架”。人体的重力从踝关节经距骨向前、后传递到跖骨头和跟骨结节，从而保证直立时足底着地支撑的稳固性，在行走和跳跃时发挥弹性和缓冲震荡的作用。足弓还可保护足底的血管、神经免受压迫，减少地面对身体的冲击，从而保护体内器官，特别是大脑免受震荡。

足弓的维持除了依靠各骨间的连接、足底的韧带所提供的静态因素外，肌、肌腱牵引也起着十分重要的作用。当胫骨后肌等肌肉力量下降时，韧带、关节囊等结构的受力增大，虽然韧带十分坚韧，但缺乏主动收缩能力，一旦被拉长或受损，足弓便可塌陷，成为扁平足。

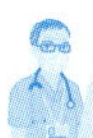

复习思考题

1. 名词解释：椎间盘、肋弓、关节面、关节唇。
2. 简述滑膜关节的基本结构和辅助结构。
3. 简述肘关节、膝关节的结构特点和功能。
4. 比较肩关节和髋关节的结构和功能的异同点。
5. 关节内有关节盘的关节有哪些？有囊内韧带的关节有哪些？
6. 简述椎体间的连接。

第三章 肌 学

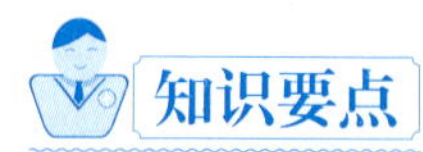

1．骨骼肌的形态和构造，及其起止和作用。

2．咀嚼肌的名称、位置与作用。胸锁乳突肌和前斜角肌的位置和作用，斜角肌间隙的概念。

3．斜方肌、背阔肌、竖脊肌的位置与主要功能。胸上肢肌、胸固有肌的位置与作用。膈的位置、形态、运动，膈的三个裂孔和穿行结构。

4．腹前外侧肌群的位置、分层。腹直肌、腹外斜肌、腹内斜肌和腹横肌的位置、配布及作用。腹直肌鞘的概念。

5．上肢带肌的配布、名称与主要作用。臂前群肌的名称、位置与作用；臂后群肌（肱三头肌）的位置与作用。

6．髋肌前群（髂腰肌）的位置与作用；髋肌后群（臀大肌、梨状肌）的位置与作用。大腿前群肌、后群肌、内侧群肌的位置、名称与功能。小腿前群肌、后群肌、外侧群肌的位置、名称与功能。

第一节 概 述

肌（muscle）按结构和功能的不同分为**平滑肌**、**心肌**和**骨骼肌**三种。平滑肌主要分布于内脏中空性器官和血管壁；心肌为心所特有，构成心壁的主要部分；骨骼肌分布于头、颈、躯干和四肢。因骨骼肌运动受意志控制，亦称**随意肌**（voluntary muscle）。骨骼肌是运动系统的动力部分，多附着于骨骼，少数附着于皮肤又称为皮肌。

人体的骨骼肌共有600多块，分布极为广泛，约占体重的40%。每块肌都有一定的形态和构造，有丰富的血管、淋巴管分布并受神经支配，具有一定的生理功能，故每块肌都可视为一个器官。

一、肌的形态和构造

肌的形态各异，按其形态大致可分为长肌、短肌、扁肌和轮匝肌4种（图3-1）。长肌

（long muscle）多分布于四肢，其肌束通常与肌的长轴相平行，收缩时长度显著缩短，产生大幅度的运动。有的长肌有两个以上的起点，后聚成一个肌腹。根据起点不同，长肌又分为二头肌、三头肌或四头肌。短肌（short muscle）小而短，多见于躯干部深层，具有明显的节段性，收缩幅度较小。扁肌（flat muscle）呈薄片状，多分布于胸腹壁，除运动功能外还兼有保护内脏的作用。轮匝肌（orbicular muscle）多呈环形，位于孔裂周围，收缩时使孔裂关闭，如眼轮匝肌。

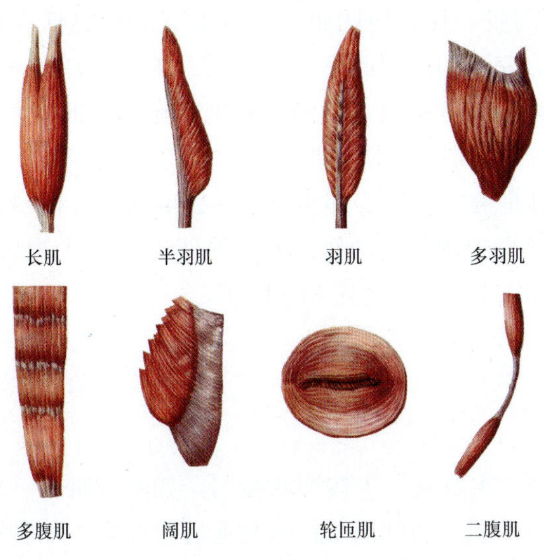

图3-1 肌的形态

每块**骨骼肌**都是由中间的**肌腹**（muscle belly）和两端的**肌腱**（tendon）构成。肌腹主要由肌纤维（肌细胞）组成，色红柔软，具有收缩功能；肌腱主要由平行致密胶原纤维构成，色白坚韧，无收缩能力，能抵抗强大的张力。长肌的肌腱多呈条索状，而阔肌的肌腱呈膜片状，称**腱膜**（aponeurosis）。有的肌腱在两个肌腹之间，称**中间腱**，这种肌称二腹肌。有的肌有多个肌腱连接肌腹，这种腱称**腱划**，如腹直肌的腱划。

二、肌的起止、配布和作用

肌通常以两端附于骨，中间跨过一个或几个关节。当肌收缩时，牵动两端的骨而产生运动。通常，运动时一骨的位置相对固定，另一骨移动。肌在固定骨上的附着点称**起点**或**定点**；在移动骨上的附着点称**止点**或**动点**。一般来说，靠近身体正中面或四肢近侧端的附着点为起点；反之为止点（图3-2）。肌的起点、止点是相对的，在一定条件下可以互换，如胸大肌起于胸廓，止于肱骨，通常收缩时使上肢向胸廓靠近，但在作引体向上动作时，胸大肌的动、定点易

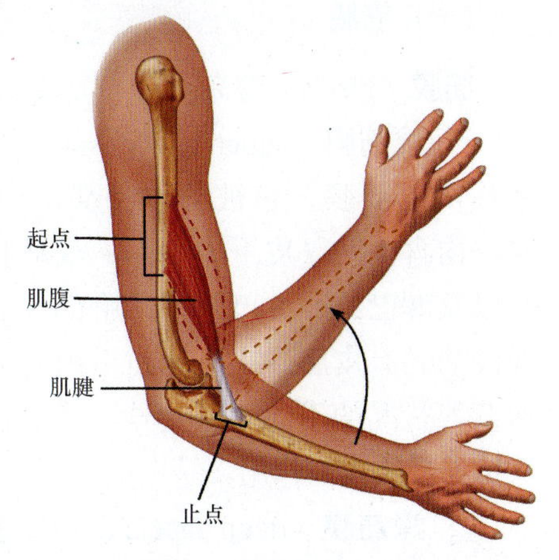

图3-2 肌的起点与止点

位，止于肱骨的一端被固定，而附着于胸廓的一端作为动点，收缩时使胸廓向上肢靠近，故能引体向上。

肌在关节周围配布的方式和多少与关节的运动轴密切相关。关节具有多少种运动形式，其周围便配布多少与之相对应的肌或肌群，如桡腕关节做屈、伸、收、展运动，关节周围配布相应的屈肌、伸肌、内收肌与外展肌。

在一个运动轴相对侧有两组作用相反的肌或肌群，互为**拮抗肌**，如**屈肌**与**伸肌**。在运动轴的同一侧功能相同的肌，称为**协同肌**，如腕关节前面的肌。关节在完成某一种运动时，通常是由几块肌配合完成的，但起不同的作用。如屈肘关节时，主要由肱二头肌和肱肌收缩，称为**原动肌**；前臂的肱桡肌、桡侧腕屈肌和旋前圆肌等协助屈肘，称**协同肌**；与原动肌起相反作用的肱三头肌则称为拮抗肌。

肌有两种作用，一种是静力作用，即肌具有一定的张力，使身体各部之间保持一定的姿势，如站立、坐位和体操中的静止动作；另一种是动力作用，即肌具有一定的收缩力，使身体完成各种动作，如伸手取物、行走和跳跃等。

三、肌的命名

肌的命名原则有多种，主要有：①按形状命名，如斜方肌、三角肌；②按位置命名，如冈上肌、冈下肌、胫骨前肌、肋间肌等；③按起止点命名，如胸锁乳突肌、胸骨舌骨肌等；④按位置和大小命名，如胸大肌、胸小肌、腰大肌等；⑤按作用命名，如旋后肌、大收肌、屈肌、伸肌等；⑥按起点和部位命名，如肱二头肌、股四头肌等；⑦按部位和肌纤维方向命名，如腹外斜肌、腹横肌等。了解肌的命名原则有助于对肌的理解和记忆。

四、肌的辅助装置

肌的辅助装置包括筋膜、滑膜囊和腱鞘等，具有保护和协助肌活动等功能。

（一）筋膜

筋膜（fascia）遍布全身，分浅筋膜和深筋膜两种（图3-3）。

1．**浅筋膜**（superficial fascia）　位于真皮之下，又称皮下筋膜，包被身体各部，由疏松结缔组织构成，内含脂肪（皮下脂肪）、浅动脉、浅静脉、皮神经以及淋巴结和淋巴管等。胸部浅筋膜还有乳腺，面部浅筋膜有皮肌。皮下脂肪组织的多少因部位、性别和营养状况的不同而有差异。浅筋膜具有维持体温和保护深部结构的作用。

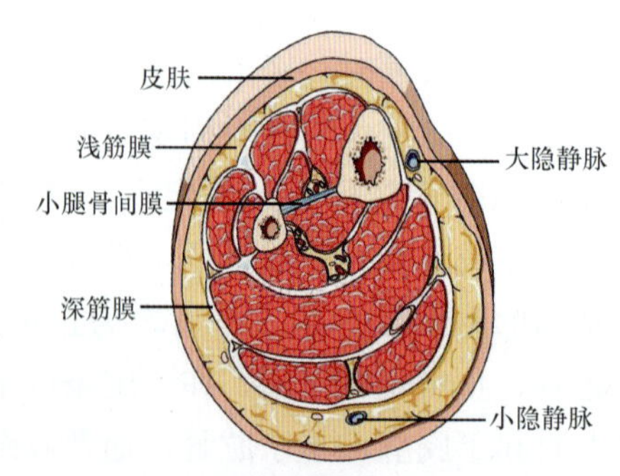

图3-3　小腿中部横断面（示筋膜）

2．**深筋膜**（deep fascia）　位于浅筋膜深面，又称固有筋膜，由致密结缔组织构成。深筋膜包被肌并深入到肌群之间附着于骨，形成肌间隔，分隔并包绕肌群形成筋膜鞘，利于肌群的活动。在腕、踝部，深筋膜增厚形成支持带，对其深部的肌腱有支持和约束的作用。深筋膜还包绕血管、神经形成血管神经鞘。深筋膜还为肌提供附着点。炎症时，深筋膜可防止脓液流动，限制炎症的扩散。

（二）滑膜囊

滑膜囊（synovial bursa）为封闭的结缔组织小囊，壁薄，内含少量滑液，多位于肌腱与骨面接触处，以减少两者间的摩擦，利于肌腱运动的灵活性。有的滑膜囊与关节腔相交通。

（三）腱鞘

腱鞘（tendinous sheath）为套在长肌腱表面的鞘管（图3-4）。多位于活动度较大的部位，如腕部、踝部、手指掌侧和足趾跖侧等处。腱鞘分两层，外层为**纤维层**（fibrous layer），又称**腱纤维鞘**（fibrous sheath of tendon），由增厚的深筋膜形成，呈管状并附着于骨面；内层为**滑膜层**（synovial layer），又称**腱滑膜鞘**（synovial sheath of tendon），由滑膜构成，呈双层圆筒状。腱滑膜鞘分脏、壁两层，脏层与肌腱相贴，壁层紧贴于腱纤维鞘的内面，两者在骨面到肌腱之间相互移行的双层滑膜称**腱系膜**（mesotendon），其内有供应肌腱的血管、神经通过。脏、壁两层之间含有少量滑液，使肌腱在鞘内能自由滑动。腱鞘起约束肌腱的作用，并可减少肌腱在运动时与骨面的摩擦。如肌腱长期劳损，与腱鞘组织过度摩擦，可诱发无菌性炎症反应，导致腱鞘组织肿胀、增生并狭窄，从而出现疼痛、肌腱滑动受阻等症状，临床称为腱鞘炎。腱鞘炎是临床上的常见疾病。

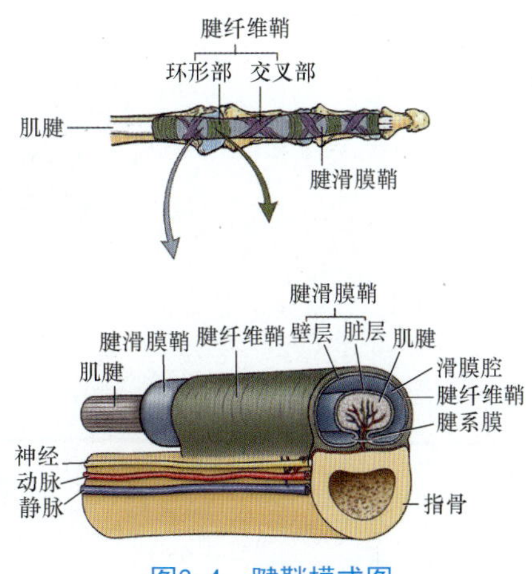

图3-4 腱鞘模式图

第二节 头 肌

头肌分**面肌**和**咀嚼肌**两部分。

一、面肌

面肌（facial muscles）为扁薄的皮肌，位置浅表，多起自颅骨止于面部皮肤，主要分布于眼裂、口裂和鼻孔周围，分为环形肌和辐射肌两种，有闭合或开大上述孔裂的作用，同时牵动面部皮肤表达喜、怒、哀、乐等各种表情，故又称**表情肌**。

1．颅顶肌（epicranius） 由成对的**枕额肌**（occipitofrontalis）组成，扁而薄，覆盖于

颅盖外面。枕额肌由位于枕部和额部的肌腹及中间的**帽状腱膜**（galea aponeurotica）组成。**额腹**（**额肌**）起自帽状腱膜，止于额部皮肤，收缩时可提睑并形成额纹；**枕腹**（**枕肌**）起自枕骨，止于帽状腱膜，收缩时向后牵拉帽状腱膜。帽状腱膜很坚韧，借纤维束垂直穿浅筋膜与浅层的皮肤相连，三者紧密结合构成头皮。帽状腱膜与深部的骨膜以疏松结缔组织相隔。头皮外伤时，易在帽状腱膜深面形成血肿或撕脱。

2．眼轮匝肌（orbicularis oculi）　位于眼裂周围呈环形排列，收缩时使眼裂闭合。

3．口周围肌　包括辐射状肌和环形肌。环绕口裂的环形肌称**口轮匝肌**（orbicularis oris），收缩时关闭口裂（闭嘴）。辐射状肌位于唇的上、下方，能提上唇，降下唇，拉口角向上、向下或向外。在面颊深部有一对**颊肌**（buccinator），收缩时使颊部紧贴牙和牙龈，协助咀嚼和吸吮（图3-5）。

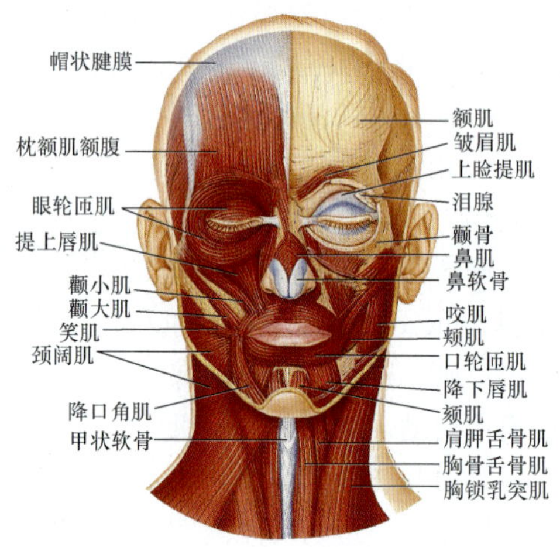

图3-5　头肌（前面观）

二、咀嚼肌

咀嚼肌共4对，包括咬肌、颞肌、翼内肌和翼外肌，为运动颞下颌关节的肌（图3-6、图3-7）。

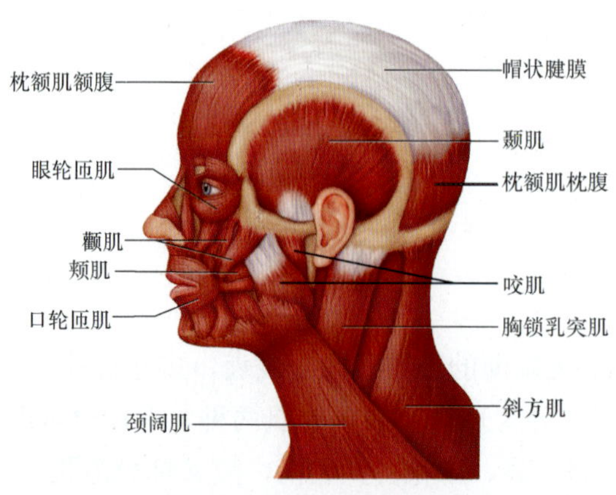

图3-6　头肌（侧面观）

1．**咬肌**（masseter） 呈长方形，起自颧弓的下缘和内面，斜向后下止于咬肌粗隆，收缩时上提下颌骨。

2 **颞肌**（temporalis） 起自颞窝，肌束呈扇形向下会聚，通过颧弓的深面止于下颌骨的冠突。作用为上提下颌骨，后部纤维使下颌骨向后。

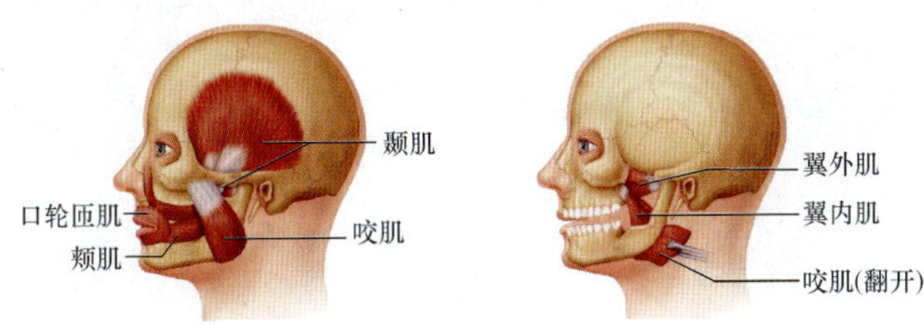

图3-7 咀嚼肌

3．**翼内肌**（medial pterygoid） 起自翼窝，向下外方止于下颌角内面的翼肌粗隆。作用为上提下颌骨，并使其向前运动。两侧同时收缩，可上提下颌骨；单侧收缩，使下颌骨移向对侧。

4．**翼外肌**（lateral pterygoid） 在颞下窝内，起自蝶骨大翼的下面和翼突的外侧面，向后外止于下颌颈和颞下颌关节的关节盘等处。两侧同时收缩，可牵下颌骨向前；单侧收缩，则使下颌骨移向对侧。

第三节 颈 肌

颈肌按位置可分为颈浅肌及颈外侧肌、颈前肌和颈深肌。

一、颈浅肌及颈外侧肌

1．**颈阔肌**（platysma） 位于颈前部两侧浅筋膜中，为扁阔的皮肌，收缩时降口角，并使颈部出现皱褶（图3-8）。

2 **胸锁乳突肌**（sternocleidomastoid） 在颈前部两侧，粗大，在颈部形成明显的标志。以两个头分别起自胸骨柄和锁骨内侧端，两头会合后斜向后上，止于颞骨乳突。作用为一侧收缩，使头偏向同侧，脸转向对侧；两侧同时收缩，使头后仰（图3-8）。

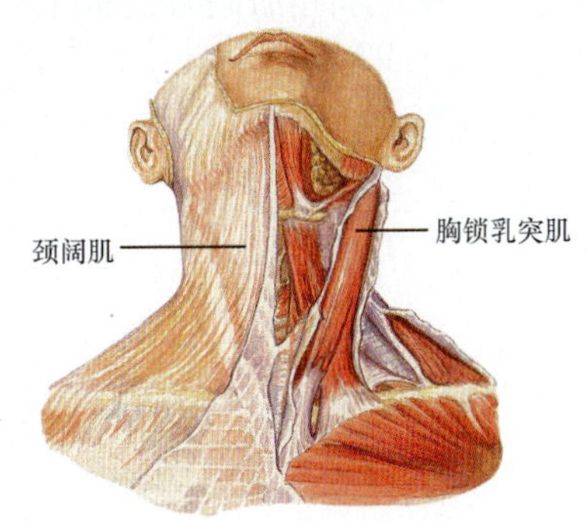

图3-8 颈浅肌（前面）

二、颈前肌

1．**舌骨上肌群** 位于舌骨、下颌骨和颅底之间，包括二腹肌、下颌舌骨肌、颏舌骨肌和茎突舌骨肌。各肌根据其起、止点命名。舌骨上肌群的作用是上提舌骨，使舌升高，协助推进食团入咽。当舌骨固定时，下颌舌骨肌、颏舌骨肌和二腹肌前腹均能拉下颌骨向下而张口（图3-9）。

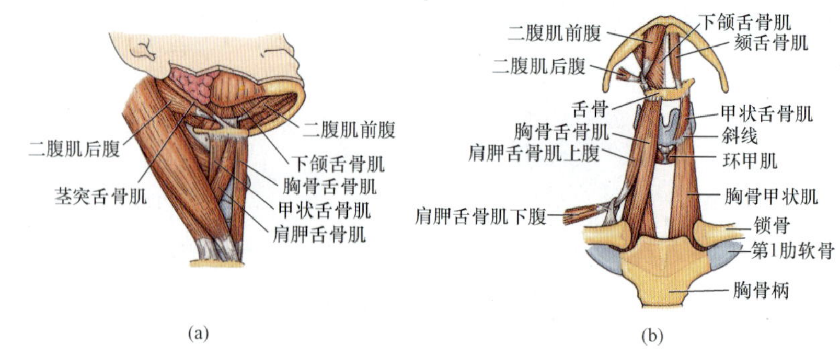

图3-9　舌骨上、下肌群

（a）侧面观；（b）前面观

2．**舌骨下肌群**　位于颈前正中线两侧，覆盖在喉、气管、甲状腺的前方，根据其起止点，分别命名为胸骨舌骨肌、肩胛舌骨肌、胸骨甲状肌和甲状舌骨肌。舌骨下肌群的作用是使舌骨和喉下降。甲状舌骨肌在吞咽时可提喉，使之靠近舌骨。

三、颈深肌

颈深肌可分为内、外侧两群。

1．外侧群　位于脊柱颈段两侧，包括**前斜角肌**（scalenus anterior）、**中斜角肌**（scalenus medius）、**后斜角肌**（scalenus posterior）（图3-10），三者均起自颈椎横突，其中前斜角肌止于第1肋斜角肌结节，中斜角肌止于第一肋中部，两肌与第1肋围成三角形间隙称**斜角肌间隙**（scalene fissure），有锁骨下动脉和臂丛由此通过进入腋窝。后斜角肌止于第2肋。前斜角肌水肿、增生或痉挛可压迫前斜角肌间隙的神经血管而产生相应的症状，称为前斜角肌综合征。两侧斜角肌同时收缩可上提第1～2肋，协助深吸气；一侧斜角肌收缩，可使颈侧屈。

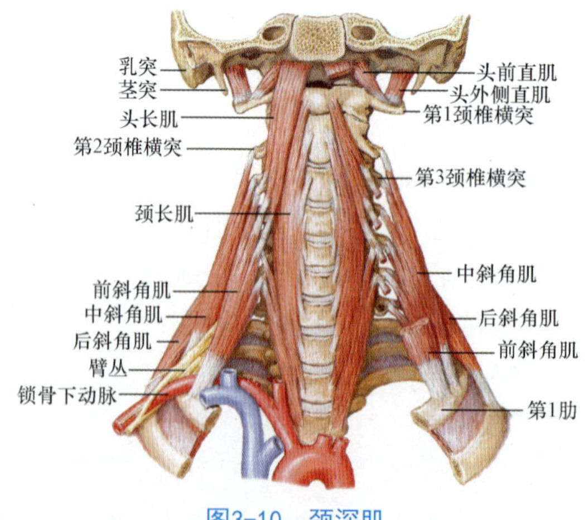

图3-10　颈深肌

2．内侧群　位于脊柱颈段前方，有头长肌、颈长肌等，作用为屈头、屈颈。

第四节 躯 干 肌

躯干肌按部位分为背肌、胸肌、膈、腹肌和会阴肌。

一、背肌

背肌为躯干后面的肌群，分浅、深两层（图3-11）。

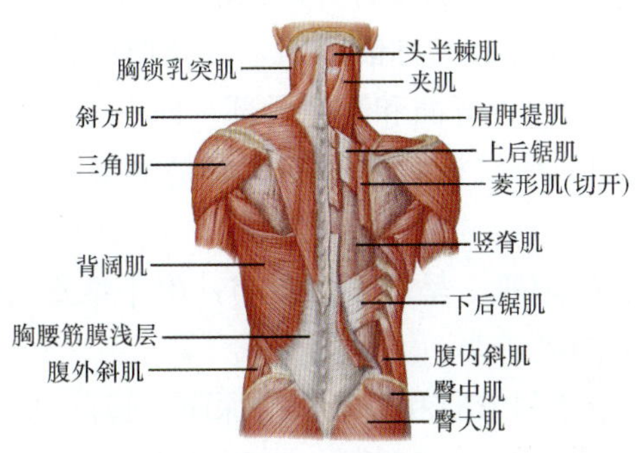

图3-11 背肌

（一）浅层肌

1. **斜方肌**（trapezius） 位于项部和背上部，一侧呈三角肌，两侧合起来为斜方形。该肌起自上项线、枕外隆凸、项韧带、第7颈椎和全部胸椎的棘突；上部肌束斜向外下，下部肌束斜向外上，中部肌束横行；止于肩胛冈、肩峰和锁骨外侧1/3。全肌收缩时使肩胛骨向脊柱靠拢；上部肌束收缩提肩胛骨（耸肩），下部肌束收缩降肩胛骨。若肩胛骨固定，一侧肌收缩，使颈向同侧屈，脸转向对侧；两侧肌同时收缩，使头后仰。斜方肌瘫痪则出现“塌肩”。

2. **背阔肌**（latissimus dorsi） 为全身最大的扁肌，位于背下部、腰部和胸侧壁。起自第6胸椎以下的全部椎骨棘突和髂嵴后部，肌束向外上方集中，以扁腱止于肱骨小结节嵴。收缩时使臂内收、内旋和后伸；当上肢上举被固定时，则可上提躯干（引体向上）。

3. **肩胛提肌**（levator scapulae） 呈带状，位于项部两侧，斜方肌深面。起自上4块颈椎横突，肌束向外下方，止于肩胛骨上角和肩胛骨脊柱缘的上部。收缩时上提肩胛骨；如肩胛骨固定，可使颈向同侧屈。

4. **菱形肌**（rhomboideus） 位于斜方肌中部深面，由大、小菱形肌合成，呈菱形。起自第6、7颈椎和第1～4胸椎棘突，肌束向外下方，止于肩胛骨内侧缘。收缩时牵拉肩胛骨移向内上方并向脊柱靠拢。

拓展阅读

斜方肌、背阔肌位置表浅，面积大，临床常用部分（上部或下部）斜方肌皮瓣修复头颈部组织缺损。背阔肌是临床应用最多的肌皮瓣，除用于修复大面积组织缺损外，还可用于肌肉功能重建、心肌成形术。

（二）深层肌

深层肌位于棘突的两侧，分为长肌和短肌。长肌位置较浅，主要有竖脊肌和夹肌。短肌位于深部，呈节段性，能运动相邻的椎骨并加强椎骨间的连接。

1．**竖脊肌**（erector spinae）　又称**骶棘肌**，为背肌中最长、最大的肌，位于背部深层、棘突两侧的纵沟内。起自骶骨背面和髂嵴后部，向上分出多条肌束分别止于椎骨、肋骨及颞骨乳突。竖脊肌收缩时使脊柱后伸和仰头，是维持人体直立的重要肌。一侧肌收缩，使脊柱侧屈。

竖脊肌深部为数目众多的短肌，呈节段性分布，附于椎骨与椎骨之间，其作用为加强椎骨的连接，增加脊柱运动的灵活性。

2．夹肌（splenius）　位于斜方肌和菱形肌的深面。起自项韧带下部和上位胸椎棘突，向上外止于颞骨乳突、上项线的外侧部和第1～3颈椎横突。一侧肌收缩，使头转向同侧；两侧收缩，头后仰。

（三）胸腰筋膜

胸腰筋膜（thoracolumbar fascia）在胸背区较为薄弱，覆于竖脊肌表面，向上续项筋膜，内侧附于胸椎棘突和棘上韧带，外侧附于肋角，向下至腰区增厚，包绕竖脊肌和腰方肌，分浅、中、深三层。浅层在竖脊肌的表面，向内侧附于腰椎棘突和棘上韧带，外侧在竖脊肌外侧缘与中层愈合形成竖脊肌鞘。其腰部显著增厚且与背阔肌的腱膜紧密结合。中层分隔竖脊肌与腰方肌，内侧附于腰椎横突尖和横突间韧带，外侧在腰方肌外侧缘与前层愈合形成腰方肌鞘，并作为腹横肌起始部的腱膜。深层覆盖于腰方肌的前面。由于腰部活动度大，剧烈运动时，胸腰筋膜常可扭伤，为腰背劳损病因之一。

二、胸肌

胸肌可分为胸上肢肌和胸固有肌。胸上肢肌起自胸廓，止于上肢骨，运动上肢。胸固有肌起、止均在胸廓，收缩时运动胸廓。

（一）胸上肢肌

1．**胸大肌**（pectoralis major）（图3-12）　位于胸前壁的浅层，呈扇形，宽而厚。起自锁骨的内侧半、胸骨和第1～6肋软骨，肌束向外汇集止于肱骨大结节嵴。作用为使肩关节内收、内旋和前屈。如上肢固定，可上提躯干，提肋、助吸气。

2．**胸小肌**（pectoralis minor）（图3-12） 位于胸大肌深面，呈三角形。起自第3～5肋外面，止于肩胛骨喙突。作用为牵拉肩胛骨向前下。当肩胛骨固定时，可上提肋、助吸气。

3．**前锯肌**（serratus anterior）（图3-13） 紧贴胸廓外侧壁，以肌齿起自第1～8肋外面，肌束斜向后上，止于肩胛骨内侧缘和下角。作用为收缩时拉肩胛骨向前，并使肩胛骨紧贴胸廓，其下部肌束拉肩胛骨下角外旋，协助举臂。如肩胛骨固定，则可提肋、助吸气。前锯肌瘫痪时，肩胛骨下角离开胸廓而翘起，称“翼状肩”。

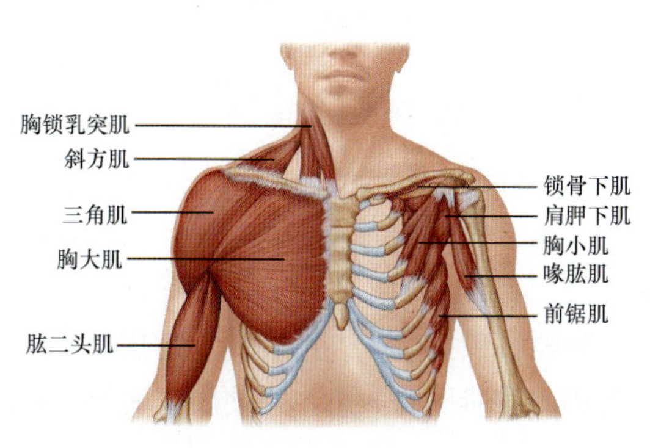

图3-12 胸肌

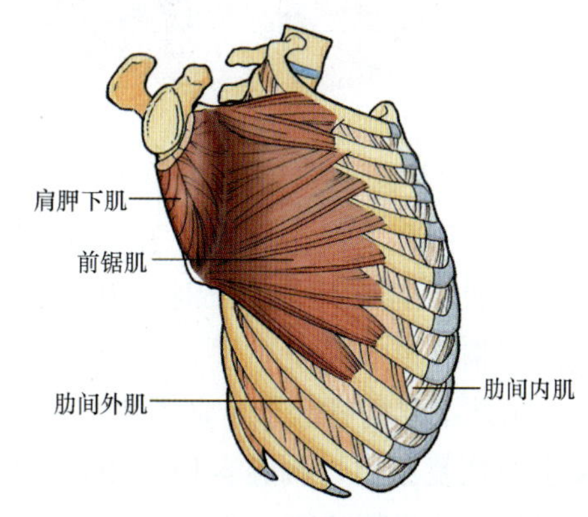

图3-13 前锯肌

（二）胸固有肌

1．**肋间外肌**（external intercostal muscle）（图3-13） 位于各肋间隙的浅层，共11对，起自上位肋骨下缘，肌束斜向前下止于下位肋骨上缘。在肋软骨间隙处，肋间外肌移行为由结缔组织形成的肋间外膜。作用为提肋、助吸气。

2．**肋间内肌**（internal intercostal muscle）（图3-13） 位于肋间外肌的深面，起自下位肋骨上缘，肌束行向前上方止于上位肋骨下缘，肌束方向恰与肋间外肌相反。后方肌束到肋角，向后内位移行为由结缔组织形成的肋间内膜。作用为降肋、助呼气。

肋间内肌深面还有一不甚完整的薄层肌称**肋间最内肌**（intercostal muscle innermost），位于肋间隙中部，肌束方向和肋间内肌相同。作用为降肋、助呼气。

三、膈

膈（diaphragm）（图3-14、图3-15）是由分隔胸、腹腔的向上膨隆呈穹隆形的扁薄阔肌及其筋膜、浆膜构成。该肌称膈肌，其周围部分为肌质，附于胸廓下口，即剑突后面、下6对肋的内面和第2～3腰椎体的前面（图3-14）。肌纤维走向中央移行为腱膜称**中心腱**。膈肌在腰椎体前面的起始部分呈弓状，称为**膈脚**。

膈上有三个裂孔：在第12胸椎前方，左右膈脚与脊柱之间有**主动脉裂孔**（aortic hiatus），有主动脉和胸导管通过；在主动脉裂孔的左前上方，约在第10胸椎水平有**食管裂**

孔（esophageal hiatus），有食管和迷走神经前、后干通过；在主动脉裂孔的右前上方，约在第8胸椎水平有**腔静脉孔**（vena caval foramen），有下腔静脉通过。

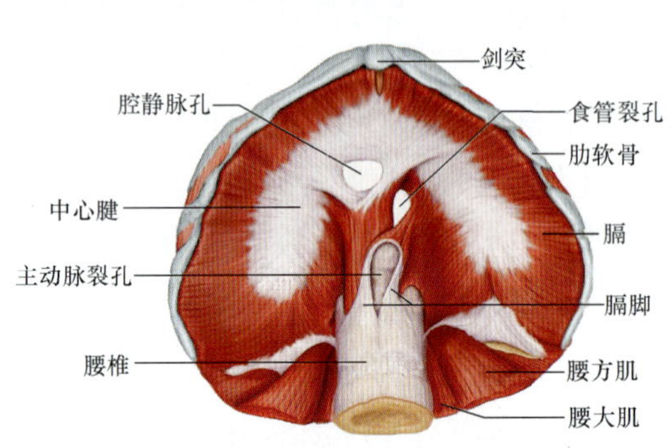

图3-14　膈

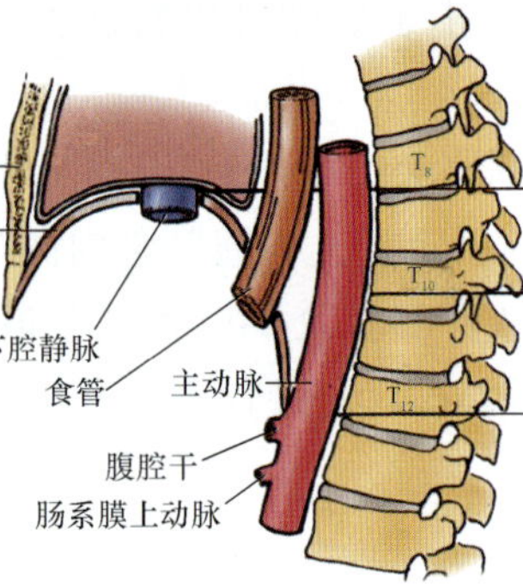

图3-15　膈的裂孔平面

膈在胸廓下口起始部，在胸骨部与肋部之间以及肋部与腰部之间，常各有一呈三角形、无肌束的小间隙，分别称为胸肋三角和腰肋三角，为膈的薄弱区。腹腔脏器有时可经此凸入胸腔形成膈疝。

膈是主要的呼吸肌，收缩时，膈穹隆下降，胸腔容积扩大，以助吸气；松弛时，膈穹隆上升恢复原位，胸腔容积变小，以助呼气。若膈与腹肌同时收缩，则使腹压增加，有协助排便、分娩等功能。

四、腹肌

腹肌（muscles of abdomen）分为前外侧群肌和腹后群肌，参与组成腹腔的前壁、侧壁和后壁。腹前外群肌由正中线两侧纵行的一对腹直肌及其外侧三层宽阔的扁肌构成，这三层扁肌的肌束方向彼此交叉，并在腹前壁处形成广阔的腱膜。

（一）腹前外侧群

1．**腹直肌**（rectus abdominis）　位于腹前正中线的两侧，为上宽下窄的带形肌，表面被腹直肌鞘包裹。起自耻骨联合与耻骨结节之间，向上止于剑突和第5～7肋软骨的前面。腹直肌被3～4条横行的**腱划**分成多个肌腹。腱划与腹直肌鞘的前层紧密结合，不能分离（图3-16）。

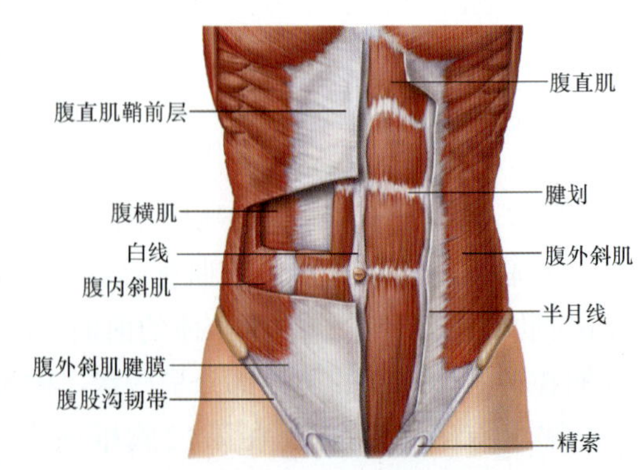

图3-16　腹前外侧群肌

2．**腹外斜肌**（oblique externus abdominis muscle）　为一宽阔的扁肌，位于腹前外侧壁的浅层，起始端呈锯齿状，起自下位第8肋骨的外面，肌束由后外上方斜向前内下方，后部分肌束止于髂嵴前部，其余部分在腹直肌外侧移行为腱膜，经过腹直肌的前面，参与组成腹直肌鞘的前层，终于腹前壁正中的白线。

腹外斜肌腱膜的下缘卷曲增厚连于髂前上棘和耻骨结节之间，称**腹股沟韧带**（inguinal ligament）。该韧带的内侧端还分出一小束腱纤维向后下方止于耻骨梳，称为**腔隙韧带**或**陷窝韧带**（lacunar ligament）。在腹股沟韧带内侧端上方，耻骨结节外上方，腹外斜肌腱膜形成三角形的裂孔，称**腹股沟管浅（皮下）环**（superficial inguinal ring）（图3-17）。

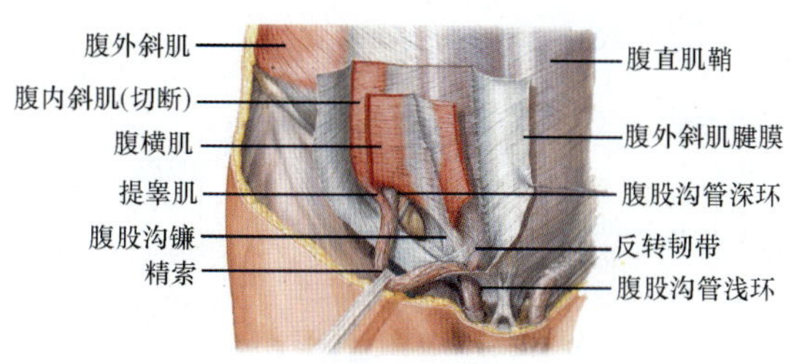

图3-17 腹前外侧群肌（下部）

3．**腹内斜肌**（obliquus internus abdominis） 位于腹外斜肌深面，起自胸腰筋膜、髂嵴和腹股沟韧带的外侧半，肌束呈扇形展开，后部肌束垂直上升止于下3位肋骨，大部分肌束向前上方行至腹直肌外侧，移行为腱膜，并分为前后两层包绕腹直肌，终于腹白线。

4．**腹横肌**（transversus abdominis） 位于腹内斜肌深面，起自下6位肋骨的内面，胸腰筋膜，髂嵴和腹股沟韧带的外1/3，肌束向前内横行，在腹直肌外侧缘移行为腹横肌腱膜参与构成腹直肌鞘，终于腹白线。

腹内斜肌最下部肌束亦呈弓形跨过精索（或子宫圆韧带）延续为腱膜，并与腹内斜肌腱膜会合形成**腹股沟镰**（inguinal falx），也称**联合腱**（conjoint tendon），止于耻骨梳和耻骨结节。腹横肌、腹内斜肌最下部发出一些细散的肌束包绕精索和睾丸，称**提睾肌**（cremaster）（图3-17），收缩时可上提睾丸。

腹前外侧肌群的作用是共同保护和支持腹腔器官，增加腹压，协助排便、呕吐和分娩。腹压的增加还可使膈穹隆上升，协助呼气和咳嗽。腹肌收缩时可使脊柱前屈、侧屈和旋转。

（二）后群

后群位于腹后壁，包括腰大肌和腰方肌，腰大肌将在下肢肌中叙述。

腰方肌（quadratus lumborum）位于腹后壁、腰椎体两侧，起自第12肋骨下缘和第1～4腰椎横突，止于髂嵴上缘。作用为下降和固定第12肋，单侧肌收缩可使脊柱侧屈。

（三）腹直肌鞘

腹直肌鞘（sheath of rectus abdominis）（图3-18）是腹前外侧群三块扁肌的腱膜包裹腹直肌而成的腱膜鞘。其中，腹外斜肌腱膜与腹内斜肌腱膜的前层融合构成鞘的前层；腹横肌腱膜与腹内斜肌腱膜的后层融合构成鞘的后层，但在脐以下3～4 cm，三层腱膜均到腹直肌的前面形成腹直肌鞘前层，鞘后层阙如，其下缘游离，呈弧形，称**弓状线**或半环线（arcuate line）。弓状线以下，三块扁肌的腱膜全部组成鞘的前层，腹直肌后面直接与腹横筋膜相贴。

（四）白线

白线（linea alba）（图3-18）为腹壁三层腹壁阔肌腱膜的纤维在正中线交织而成，上起自剑突，下抵耻骨联合。白线坚韧而少血管，上部较宽，下部较窄，约在中部有腱性的白色**脐环**，此处是腹壁弱点之一。若腹腔内容物由此膨出，则形成脐疝。因白线坚韧而少血管，故可作为腹部急救手术的入路。

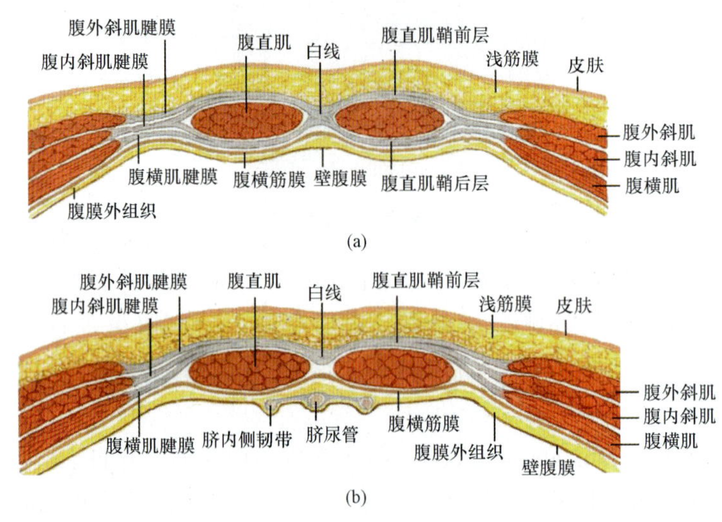

图3-18　腹直肌鞘

（a）弓状线以上；（b）弓状线以下

（五）腹肌沟管

腹股沟管（inguinal canal）位于腹股沟韧带内侧半的上方，长4～5 cm，为男性的精索或女性的子宫圆韧带所通过的一间隙。腹股沟管有两口、四壁：内口称**腹股沟管深（腹）环**（deep inguinal ring），位于腹股沟韧带中点上方约一横指处，为腹横筋膜包裹精索或子宫圆韧带并随之入腹股沟管的起始处。外口即**腹股沟管浅（皮下）环**（superficial inguinal ring）。管的前壁为腹外斜肌腱膜和腹内斜肌，后壁为腹横筋膜和腹股沟镰，上壁是腹内斜肌和腹横肌的弓状下缘，下壁为腹股沟韧带。腹股沟管是腹壁的薄弱区，是疝的好发部位。

五、会阴肌

会阴肌为封闭骨盆下口的诸肌，主要有肛提肌，会阴浅、深横肌，尿道括约肌等（图3-19）。

1．**肛提肌**（levator ani）　呈漏斗形，封闭小骨盆下口的大部分。肛提肌起自小骨盆腔的前壁和外侧壁的内面，肌束向内、向后止于会阴中心腱和尾骨等。肛提肌构成盆底，承托盆腔脏器，并对肛管、阴道有括约作用。

肛提肌的上、下面分别被盆膈上、下筋膜覆盖。肛提肌及其盆膈上、下筋膜共同构成盆膈，有直肠通过。

2．**会阴深横肌**（deep transverse muscle of perineum）　位于小骨盆下口的前下部，肌束横行附着于两侧的坐骨支。

3．**尿道括约肌**（sphincter of urethra）　位于会阴深横肌的前方，男性环绕在尿道膜部周围，称尿道外括约肌；女性环绕尿道和阴道，称尿道阴道括约肌。

会阴深横肌和尿道括约肌及其上、下两面被覆的尿生殖膈上、下筋膜，共同构成尿生殖膈，男性有尿道、女性有尿道和阴道通过（图3-20）。

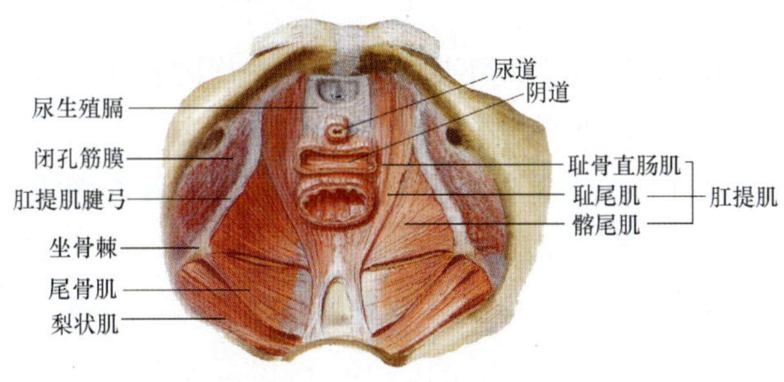

图3-19　盆底肌（女性，上面观）

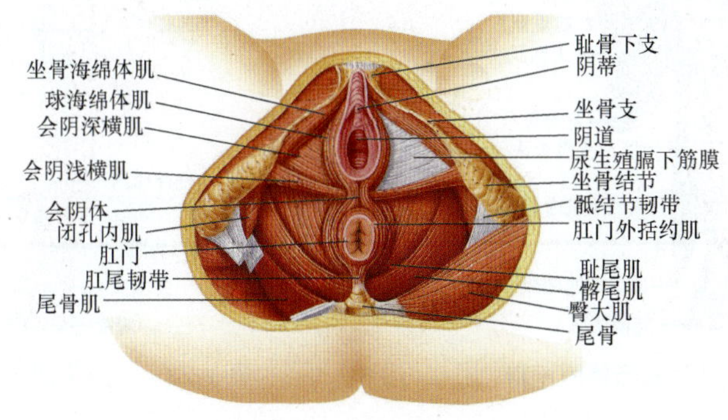

图3-20　女性会阴肌

第五节　上　肢　肌

上肢肌分为上肢带肌、臂肌、前臂肌和手肌。

一、上肢带肌

上肢带肌配布于肩关节周围，起自上肢带骨，跨越肩关节，止于肱骨，有运动肩关节和增强肩关节稳固性的作用（图3-21和图3-22）。

1．**三角肌**（deltoid）　位于肩部，呈三角形，起自锁骨外侧段、肩峰和肩胛冈，肌束从前、后和外侧三面包围肩关节，止于肱骨的三角肌粗隆。肱骨上端由于三角肌的覆盖，使肩部呈圆隆形。在肩关节脱位或三角肌瘫痪萎缩时，此圆隆消失，出现“方形肩”。作用主要是使肩关节外展，其前部肌纤维收缩可使肩关节前屈并略旋内，后部肌纤维收缩可使肩关节后伸并略旋外。

2．**冈上肌**（supraspinatus） 被斜方肌覆盖，起于冈上窝，向外经肩峰深面，从上方跨过肩关节，止于肱骨大结节上部。作用为外展肩关节。

3．**冈下肌**（infraspinatus） 起于冈下窝，向外跨过肩关节后面，止于肱骨大结节中部。作用为外旋肩关节。

4．**小圆肌**（teres minor） 位于冈下肌下方，起于肩胛骨外侧缘后面，斜向外上方跨过肩关节后面，止于肱骨大结节下部。作用为外旋肩关节。

5．**大圆肌**（teres major） 位于小圆肌下方，起于肩胛骨外侧缘和下角，向上外方绕到肱骨前面，止于肱骨小结节嵴。作用为内收、内旋肩关节。

6．**肩胛下肌**（subscapularis） 起于肩胛下窝，止于肱骨小结节。作用为内收、内旋肩关节。

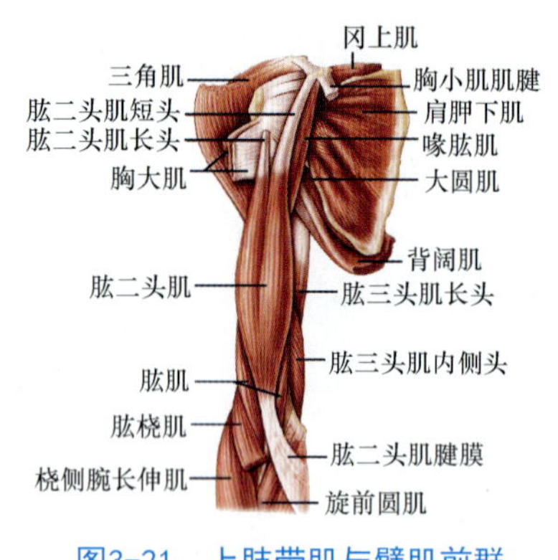

图3-21 上肢带肌与臂肌前群

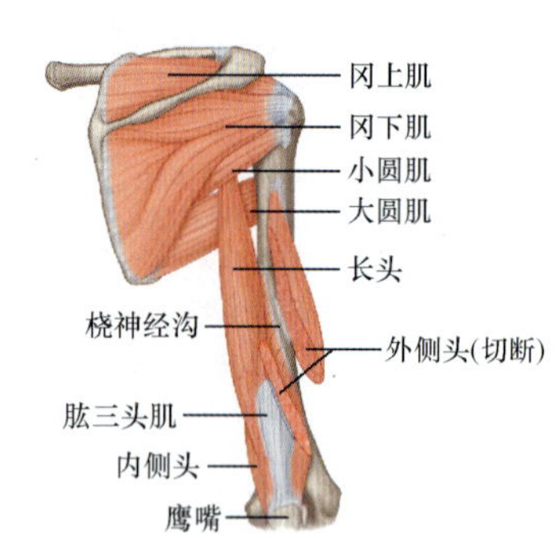

图3-22 上肢带肌与臂肌后群

肩胛下肌、冈上肌、冈下肌和小圆肌在经过肩关节上方、前方和后方时，腱纤维编入关节囊壁内，形成**“肌腱袖”**（musculotendinous cuff），对加固肩关节起着重要作用。

二、臂肌

臂肌位于肱骨的前、后方，分为前群的屈肌和后群的伸肌。

（一）前群

前群共3块，包括浅层的肱二头肌和深层的喙肱肌、肱肌（图3-21）。

1．**肱二头肌**（biceps brachii） 呈梭形，位于臂前部浅层，起端有长、短两个头，长头起自肩胛骨的盂上结节，穿过肩关节囊，沿肱骨结节间沟下降；短头起自肩胛骨喙突。两头在臂下段合成一个肌腹经肘关节前方，止于桡骨粗隆。肌腹的内、外侧各有一沟，分别称为**肱二头肌内侧沟**和**肱二头肌外侧沟**。作用为屈肘关节。当前臂处于旋前位时，能使其旋后。因其长头跨过肩关节，故可协助屈肩关节。

2．**喙肱肌**（coracobrachialis）　位于肱二头肌短头的后内侧，起自肩胛骨喙突，止于肱骨中部内侧缘。作用为协助屈曲和内收肩关节。

3．**肱肌**（brachialis）　位于肱二头肌下半部的深面，起自肱骨体下半部的前面，止于尺骨粗隆。作用为屈肘关节。

（二）后群

后群肌仅1块，即**肱三头肌**（triceps brachii）（图3-22），位于肱骨后方，起端有三个头，长头起自肩胛骨盂下结节，外侧头和内侧头分别起自肱骨背面桡神经沟外上方和内下方的骨面，三头会合形成坚韧的扁腱止于尺骨鹰嘴。作用为伸肘关节，其长头可使肩关节后伸并内收。

三、前臂肌

前臂肌包绕尺骨和桡骨，分前、后两群。

（一）前群（屈肌群）

前群位于前臂前面，共9块（图3-23、图3-24），分4层排列，主要为屈腕、屈指和使前臂旋前的肌。

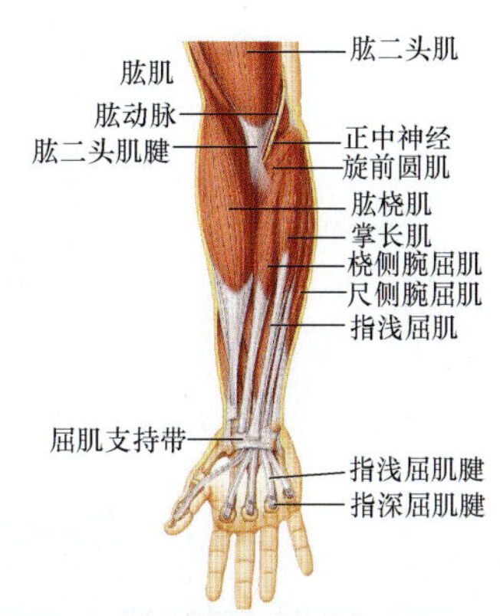

图3-23　前臂肌前群（浅层）

1．第一层　共5块，从桡侧向尺侧依次为**肱桡肌**（brachioradialis）、**旋前圆肌**（pronator teres）、**桡侧腕屈肌**（flexor carpi radialis）、**掌长肌**（palmaris longus）和**尺侧腕屈肌**（flexor carpi ulnaris）。肱桡肌起自肱骨外上髁上方，止于桡骨茎突，作用为屈肘关节。其余四块肌均以屈肌总腱起自肱骨内上髁及前臂深筋膜。旋前圆肌止于桡骨中部的外侧面，能屈肘关节，使前臂旋前。桡侧腕屈肌以长腱止于第2掌骨底，作用为屈肘、屈腕和腕外展。掌长肌的肌腹很小而腱细长，连于掌腱膜，作用为屈腕和紧张掌腱膜。尺侧腕屈肌止于豌豆骨，作用为屈腕和使腕内收。

2．第二层　仅1块，即**指浅屈肌**（flexor digitorum superficialis），起自肱骨内上髁和尺、桡骨的前面，肌腹向下移行为4条长肌腱，经腕管和手掌，分别进入第2～5指的屈肌腱鞘，在近节指骨处分叉后止于中节指骨两侧。作用为屈近侧指骨间关节，并屈腕和屈掌指关节。

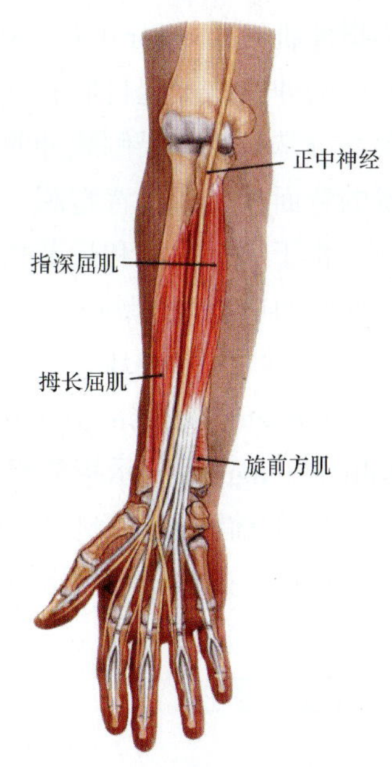

图3-24　前臂肌前群（深层）

3．第三层　共2块，桡侧的**拇长屈肌**（flexor pollicis longus）和尺侧的**指深屈肌**（flexor digitorum profundus）。两肌起自桡、尺骨上端的前面和骨间膜，肌腱经腕管入手掌。拇长屈肌止于拇指远节指骨底；指深屈肌移行为4条长肌腱，在指浅屈肌的深面下行，穿过指浅屈肌腱的分叉之间，止于第

2～5指的远节指骨底。其主要作用为拇长屈肌屈拇指，指长屈肌屈第2～5指。此外，两肌还兼有屈腕和屈掌指关节的作用。

4．第四层　仅1块，为**旋前方肌**（pronator quadratus），呈方形，位于尺、桡骨远端前面，起自尺骨，止于桡骨。作用为使前臂旋前。

（二）后群

后群位于前臂背面，共10块，分浅、深两层（图3-25、图3-26）。后群肌主要用于伸腕、伸指，使前臂旋后，并可内收、外展腕关节。

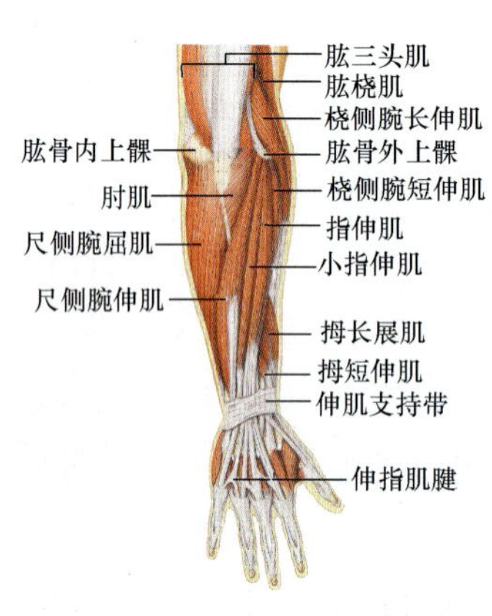

图3-25　前臂肌后群（浅层）

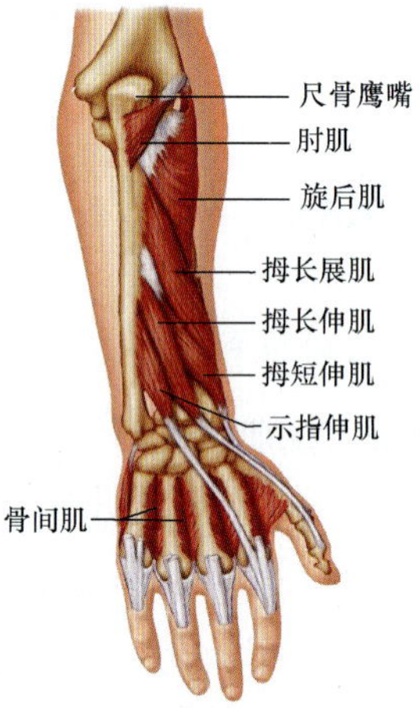

图3-26　前臂肌后群（深层）

1．浅层　共5块，由桡侧向尺侧，依次为**桡侧腕长伸肌**（extensor carpi radialis longus）、**桡侧腕短伸肌**（extensor carpi radialis brevis）、**指伸肌**（extensor digitorum）、**小指伸肌**（extensor digiti minimi）和**尺侧腕伸肌**（extensor carpi ulnaris）。这五块肌以一个共同的伸肌总腱起自肱骨外上髁及邻近的深筋膜。桡侧腕长伸肌、桡侧腕短伸肌分别止于第2、3掌骨底，尺侧腕伸肌止于第5掌骨底。指伸肌向下移行为4条长腱，分别到达第2～5指的背面扩展成指背腱膜，止于2～5指的中节和远节指骨底。小指伸肌腱加入小指指背腱膜，止于小指中节和远节指骨底。肌的功能为伸腕、伸指；此外，桡侧腕长伸肌和桡侧腕短伸肌的功能为外展腕关节；尺侧腕伸肌的功能为内收腕关节。

2．深层　共5块，自上而下，由桡侧向尺侧，依次为**旋后肌**（supinator）、**拇长展肌**（abductor pollicis longus）、**拇短伸肌**（extensor pollicis brevis）、**拇长伸肌**（extensor pollicis longus）和**示指伸肌**（extensor indicis）。这五块肌除旋后肌起自肱骨外上髁止于桡骨上1/3的前面外，拇长展肌止于第1掌骨底，拇短伸肌和拇长伸肌分别止于拇指的近节指骨底和远节指骨底，示指伸肌止于示指背腱膜。肌的作用与其名称基本一致。

四、手肌

手肌短小，集中分布于手的掌面，其作用为运动手指，分外侧、内侧和中间3群（图

3-27至图3-29）。

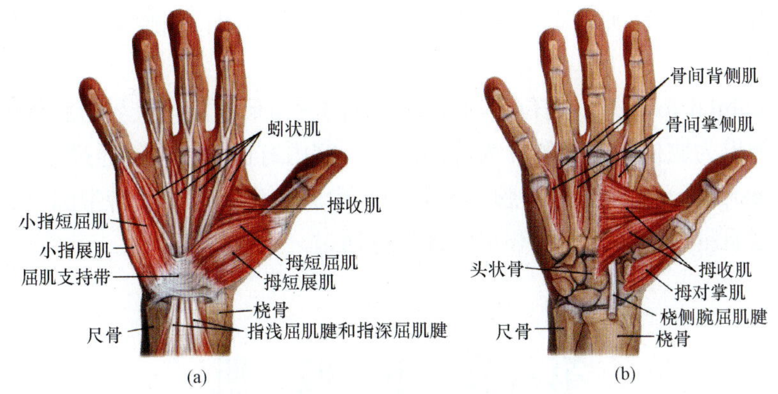

图3-27　手肌

（a）浅层；（b）深层

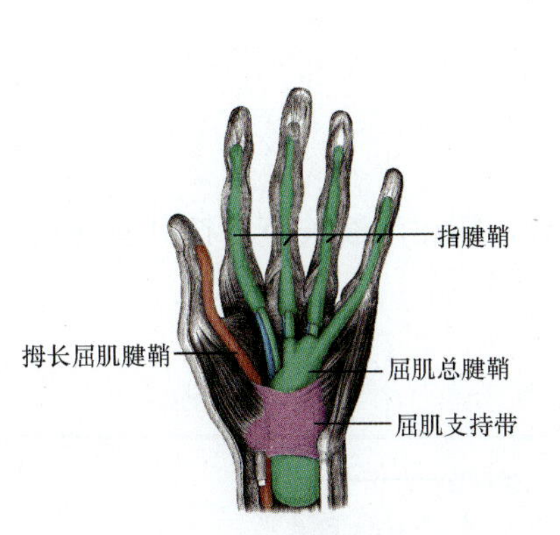

图3-28　手掌侧的腱鞘

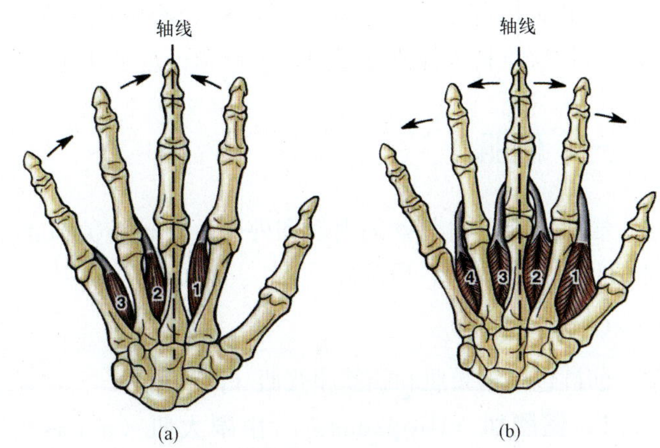

图3-29　骨间肌

（a）骨间掌侧肌（内收）；（b）骨间背侧肌（外展）

1．外侧群　位于手掌拇指侧，较为发达，外观膨隆，称**鱼际**（thenar），共4块，分两层：浅层外侧为**拇短展肌**，内侧为**指短屈肌**；深层外侧为**拇对掌肌**，内侧为**拇收肌**。各肌作用与其名称相同。

2．内侧群　位于手掌小指侧，亦较膨隆，称**小鱼际**（hypothenar），共3块，分两层：浅层内侧为**小指展肌**，外侧为**小指短屈肌**；深层为**小指对掌肌**。各肌作用与其名称相同。

3．中间群　位于掌心和掌骨之间，共11块，包括4块**蚓状肌**、3块**骨间掌侧肌**和4块**骨间背侧肌**。蚓状肌的作用是屈掌指关节、伸指骨间关节；骨间掌侧肌使第2、4、5指向中指靠拢，即内收；骨间背侧肌使第2、3、4指远离中指的中线，即外展。

五、上肢的局部结构

1．**腋窝**（axillary cavity）　为位于胸外侧壁与臂上部之间由肌围成的锥形腔隙。腋窝有四壁和一顶一底：前壁为胸大肌、胸小肌；后壁为肩胛下肌、大圆肌和背阔肌；内侧壁为胸侧壁上部和前锯肌；外侧壁为肱骨、肱二头肌和喙肱肌；顶即腋腔上口，由锁骨、第1肋和肩胛骨上缘围成，与颈部交通；底由腋筋膜和皮肤封闭。在腋窝中有臂丛、血管、淋巴结等重要结构。

2．**肘窝**（cubital fossa）　为位于肘关节前方的三角形浅窝，上界为肱骨内、外上髁之间的连线，外侧界为肱桡肌，内侧界为旋前圆肌。窝内有血管、神经通过。

3．**腕管**（carpal canal）　位于腕部掌侧面，由腕骨沟和屈肌支持带围成。管内有拇长屈肌腱，指浅屈肌腱、指深屈肌腱和正中神经等通过。

第六节　下　肢　肌

下肢肌按部位分为髋肌、大腿肌、小腿肌和足肌四部分。下肢肌远比上肢肌粗壮强大，以适应维持人体直立姿势、负重和行走等功能。

一、髋肌

髋肌主要起自骨盆的内面和外面，跨越髋关节止于股骨，能运动髋关节。按其所在的部位和作用分为前、后两群。

（一）前群

前群包括髂腰肌和阔筋膜张肌（图3-30）。

1．**髂腰肌**（iliopsoas）　由**腰大肌**（psoas major）和**髂肌**（iliacus）组合而成。腰大肌起自腰椎体侧面和横突，髂肌起自髂窝，两肌向下会合后，经腹股沟韧带深面到达股前区，止于股骨小转子。作用为使髋关节前屈和旋外。下肢固定时，可使躯干和骨盆前屈。

2．**阔筋膜张肌**（tensor fasciae latae）　位于大腿上部前外侧，起自髂前上棘，肌腹在阔筋膜的两层之间向下移行为**髂胫束**，止于胫骨外侧髁。作用为紧张阔筋膜并屈髋关节。

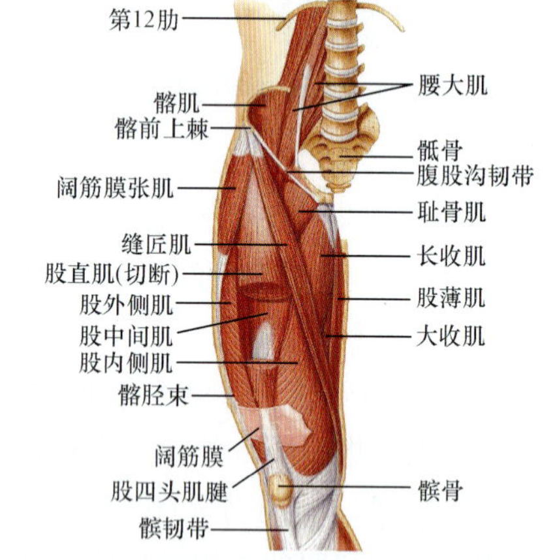

图3-30　髋肌、大腿肌前群及内侧群浅层

（二）后群

后群主要位于臀部又称臀肌，包括臀大、中、小肌和梨状肌等7块（图3-32）。

1．**臀大肌**（gluteus maximus）　位于臀部浅层，大而肥厚，与臀部皮下脂肪共同形成特有的臀部隆起。臀大肌起于髂骨翼外面和骶、尾骨的后面，肌束斜向下外，止于股骨的臀肌粗隆和髂胫束。臀大肌肌束肥厚，且其外上部没有重要的血管和神经，故为肌肉注射的常用部位。作用为使大腿后伸和外旋。下肢固定时，能伸直躯干，防止躯干前倾，是维持人体直立的主要肌肉。

2．**臀中肌**（gluteus medius） 位于臀部外上方，大部分被臀大肌覆盖。

3．**臀小肌**（gluteus minimus） 位于臀中肌深面。

臀中肌和臀小肌均起自髂骨翼外面，止于股骨大转子。两肌收缩均可使髋关节外展。

4．**梨状肌**（piriformis） 位于臀中肌内下方，起自骶骨的前面骶前孔外侧，向外经坐骨大孔出盆腔至臀部，止于股骨大转子。作用为外旋髋关节。

坐骨大孔被梨状肌分成**梨状肌上孔**和**梨状肌下孔**，孔内有血管、神经通过。

梨状肌下方有闭孔内、外肌和股方肌，收缩时外旋髋关节。

二、大腿肌

大腿肌分布于股骨周围，分为前群、后群和内侧群。

（一）前群

前群位于大腿前面，有缝匠肌和股四头肌（图3-30）。

1．**缝匠肌**（satorius） 呈扁带状，是人体最长的肌，起自髂前上棘，经大腿前面，斜向内下方经膝关节内侧，止于胫骨上端内侧面。作用为屈髋关节，屈膝关节，并使已屈的膝关节旋内。

2．**股四头肌**（quadriceps femoris） 是人体中体积最大的肌，有4个头，分别称为**股直肌、股内侧肌、股外侧肌**和**股中间肌**。股直肌位于大腿前面，起自髂前下棘；股内侧肌和股外侧肌分别起自股骨粗线内、外侧唇；股中间股位于股直肌的深面，在股内、外侧肌之间，起自股骨体的前面。4头合并向下移行为肌腱，包绕髌骨的前面和两侧，继而延续为髌韧带，止于胫骨粗隆。作用为伸膝关节，股直肌还可屈髋关节。

（二）后群

后群位于大腿后面，包括股二头肌、半腱肌和半膜肌（图3-31、图3-32）。

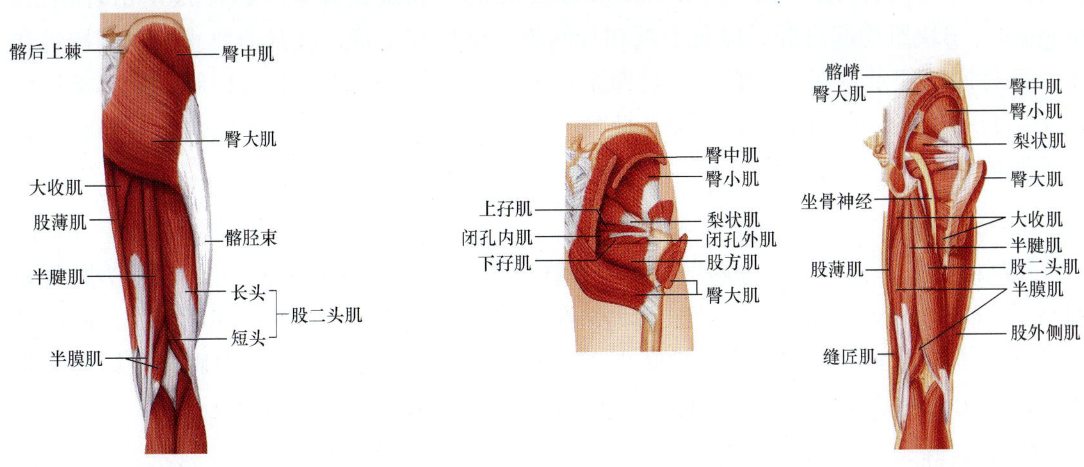

图3-31 髋肌和大腿肌后群（浅层）

图3-32 髋肌和大腿肌后群（深层）

1．**股二头肌**（biceps femoris）　位于大腿后面外侧，有长、短两个头，长头起自坐骨结节，短头起于股骨粗线，两头会合后，以长腱止于腓骨头。

2．**半腱肌**（semitendinosus）　位于股二头肌的内侧，肌腱圆细而长，约占肌的一半，起自坐骨结节，止于胫骨上端的内侧。

3．**半膜肌**（semimembranosus）　位于半腱肌深面，以扁薄的腱膜起自坐骨结节，止于胫骨内侧髁的后面。

后群肌均跨越髋关节和膝关节，具有屈膝关节和伸髋关节的功能。此外，股二头肌还可使膝关节旋外，半腱肌和半膜肌可使膝关节旋内。

（三）内侧群

内侧群位于大腿内侧，共5块，分三层（图3-33）。浅层，自外侧向内侧依次为**耻骨肌**（pectineus）、**长收肌**（adductor longus）和**股薄肌**（gracilis）；中间层是位于长收肌深面的**短收肌**（adductor brevis）；第三层**大收肌**（adductor magnus）是内侧群最宽大的三角形肌（图3-30）。此群肌均起自耻骨支、坐骨支和坐骨结节周围的骨面，除股薄肌止于胫骨上端内侧外，其余各肌都止于股骨粗线。大收肌还有一肌腱止于股骨的收肌结节，此腱与股骨骨面之间构成收肌腱裂孔。作用为使大腿内收。

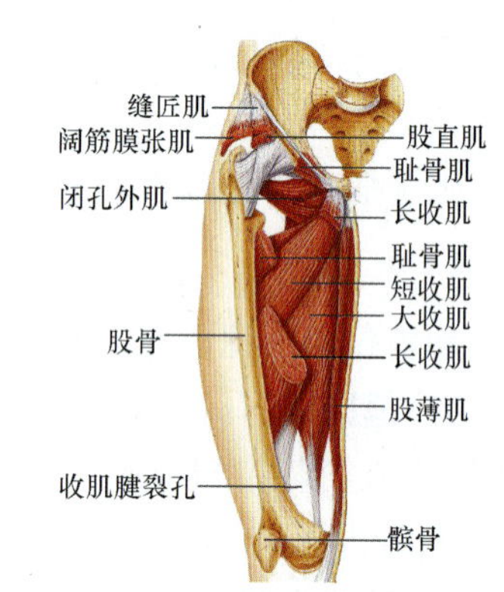

图3-33　大腿肌内侧群（深层）

三、小腿肌

小腿肌位于胫骨、腓骨周围，分前群、后群和外侧群。

（一）前群

前群位于小腿前面，有3块（图3-34）。从胫侧向腓侧依次为**胫骨前肌**（tibialis anterior）、**踇长伸肌**（extensor hallucis longus）和**趾长伸肌**（extensor digitorum longus）。3块肌均起自胫、腓骨上端和骨间膜，下行至足背，胫骨前肌止于内侧楔骨和第一跖骨底，使足背屈和内翻；踇长伸肌止于踇趾远节趾骨底；趾长伸肌分成四条长腱止于第2～5趾底。作用为伸踝关节，此外，踇长伸肌伸踇趾，趾长伸肌伸第2～5趾，胫骨前肌使足内翻。

（二）外侧群

外侧群位于腓骨外侧，分两层，浅层为**腓骨长肌**（peroneus longus），深层为**腓骨短肌**（peroneus brevis），两肌均起自腓骨外侧面，腓骨短肌位于腓骨长肌的深面，两肌腱经外踝后方转向前，长肌腱绕到足底止于第一跖骨底和内侧楔骨，短肌腱止于第五跖骨粗隆。作用为使足外翻和跖屈，此外，两肌对足弓的维持也起重要作用。

（三）后群

后群位于小腿后方，分浅、深两层。

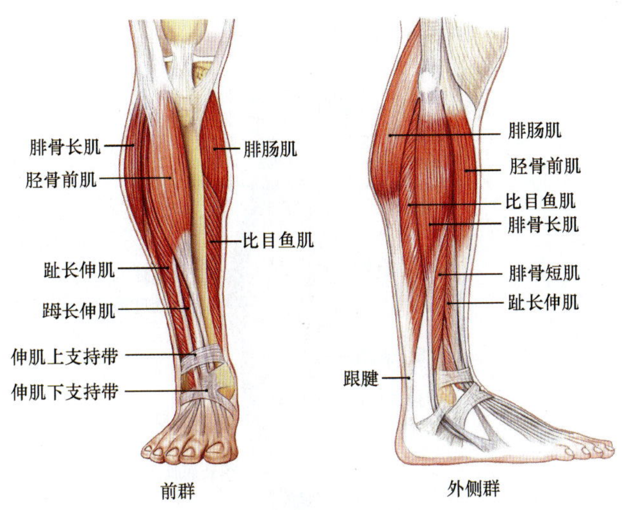

图3-34　小腿肌前群和外侧群

1．浅层（图3-35）　**小腿三头肌**（triceps surae）粗大，在小腿后方形成膨隆的外形，是**腓肠肌**（gastrocnemius）和**比目鱼肌**（soleus）的合称。腓肠肌位置表浅，分别以两头起自股骨内、外侧髁；比目鱼肌在腓肠肌深面，起自胫、腓骨上端的后面，两肌在小腿中部结合向下移行为粗壮的**跟腱**（tendo calcaneus）止于跟骨结节。作用为提足跟，使足跖屈，另外，腓肠肌还可屈膝关节。在站立时，能固定踝关节和膝关节，防止身体前倾。小腿三头肌、股四头肌和臀大肌是维持人体直立的3块主要肌。如此肌损伤或跟腱撕裂，则不能提起足跟，会严重影响行走、跑和跳跃。

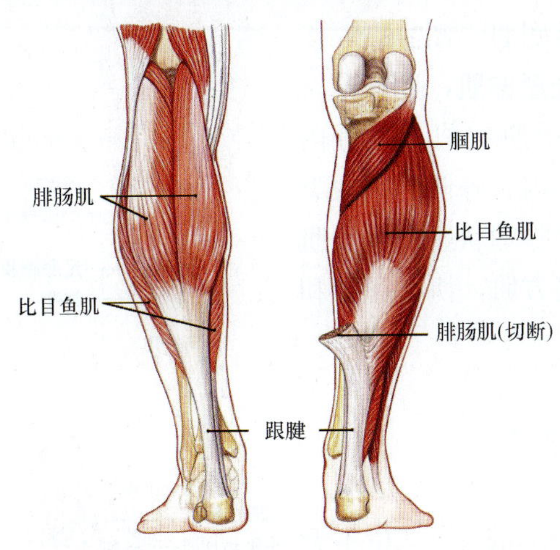

图3-35　小腿肌后群（浅层）

2．**深层**（图3-36）　与前群肌相对应，有3块肌，自内侧向外侧，依次为**趾长屈肌**（flexor digitorum longus）、**胫骨后肌**（tibialis posterior）和**踇长屈肌**（flexor hallucis longus），它们都起于胫、腓骨后面和骨间膜，向下移行为肌腱，经内踝后方转到足底，胫骨后肌止于足舟骨和内侧、中间及外侧楔骨。趾长屈肌腱分成四条，分别止于第2～5趾远节指骨底。踇长屈肌止于踇趾远节指骨底。三块肌均可屈踝关节，此外，胫骨后肌使足内翻，趾长屈肌屈第2～5趾，踇长屈肌屈踇趾。

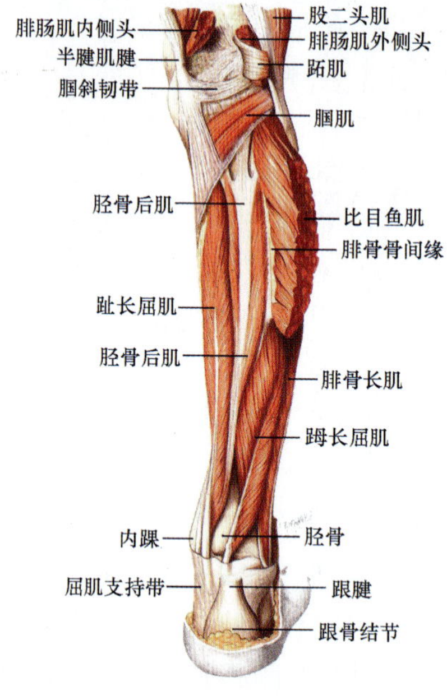

图3-36　小腿肌后群（深层）

四、足肌

足肌分为足背肌和足底肌（图3-37）。足背肌包括**踇短伸肌**和**趾短伸肌**，助伸趾。足底肌的配布和作用与手肌相似，也分内侧、外侧和中间三群，但内、外侧群中缺类似手掌的对掌肌。中间群除蚓状肌和骨间肌外，还有趾短屈肌和足底方肌，协助屈趾和维持足弓。

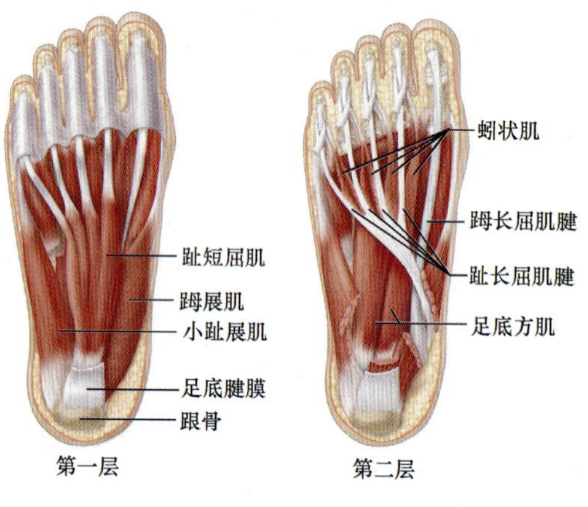

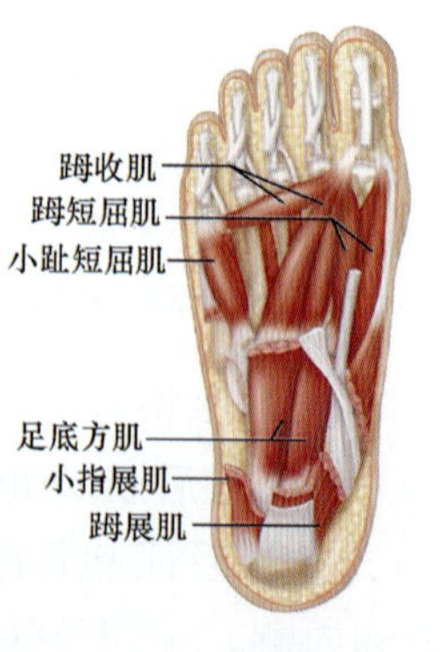

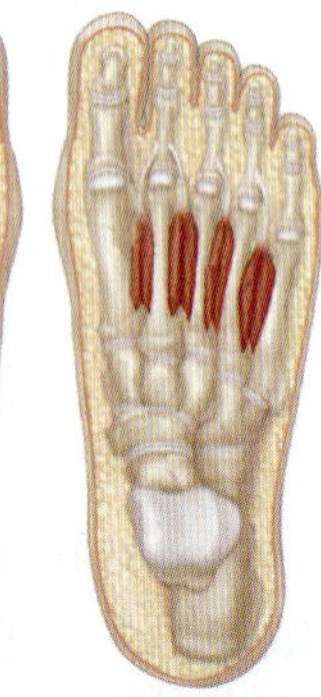

图3-37　足底肌

五、下肢的局部结构

1．**股三角**（femoral triangle）　位于大腿上部，是由腹股沟韧带、缝匠肌内侧缘和长收肌内侧缘围成的三角形区域，由内侧向外侧有股静脉、股动脉、股神经和淋巴结等。

2．股管　腹横筋膜和髂筋膜经腹股沟韧带的深面向下延续包裹股血管近端的筋膜鞘为**股鞘**（femoral sheath）。股鞘内、股静脉内侧潜在的间隙称**股管**（femoral canal）。股管的上口为**股环**（femoral ring），借菲薄的腹膜和筋膜与腹腔相分隔；下端是盲端，正对隐静脉裂孔。管内有疏松结缔组织及淋巴结等。腹压增高时，腹腔脏器（主要为肠管）可经股环被推入股管，最后由隐静脉裂孔处突出，形成股疝。尤以女性多见。

3．**收肌管**（adductor canal）　位于大腿中部，为缝匠肌、股内侧肌和大收肌之间形成的三棱形间隙，上口接股三角尖，下口是收肌腱裂孔，通至腘窝。管内有股血管、隐神经等通过。

4．**腘窝**（popliteal fossa）　位于膝关节后方，呈菱形，四个边分别由股二头肌、半腱肌、半膜肌和腓肠肌的内、外侧头围成。内有血管、神经和淋巴结等。

第七节　体表的肌性标志

通过体表的骨性标志与肌性标志可以确定解剖结构的毗邻关系和某些深部结构的体表投影，具有重要的临床意义。

（一）头颈部

1．咬肌　当牙咬紧时，在下颌角的前上方，颧弓下方可摸到的坚硬的条状隆起。

2．胸锁乳突肌　当面部转向对侧时，可明显看到颈部从前下方斜向后上方呈长条状的隆起。

（二）躯干部

1．斜方肌　在项部和背上部，可见斜方肌外上缘的轮廓。

2．背阔肌　在背下部可见此肌的轮廓，其外下缘参与形成腋后壁。

3．胸大肌　胸前壁较膨隆的肌性隆起，构成腋前壁大部分。

4．腹直肌　腹前正中线两侧的纵形隆起，肌肉发达者可见脐以上有3条横沟，即为腹直肌的腱划。

（三）上肢

1．三角肌　在肩部形成圆隆的外形，其止点在臂外侧中部呈现一小凹。

2．肱二头肌　当屈肘握拳旋后时，在臂前面可见到膨隆明显的肌腹。在肘窝中央，可摸到此肌的肌腱。在其内外侧分别为肱二头肌内、外侧沟。

3．肱三头肌　在臂的后面、三角肌后缘的下方可见到肱三头肌长头。

4．肱桡肌　当握拳用力屈肘时，在肘部可见到肱桡肌膨隆的肌腹。

5．掌长肌　当手用力半握拳并屈腕时，在腕掌的中部、腕横纹的上方，可明显见此肌的肌腱。

6．桡侧腕屈肌　同上述掌长肌的动作，在掌长肌腱的桡侧，可见此肌的肌腱。

7．尺侧腕屈肌　用力外展手指，在腕横纹上方的尺侧、豌豆骨的上方，可见此肌的肌腱。

8．鼻烟窝　在腕背侧面，当拇指伸直外展时，自桡侧向尺侧可见拇长展肌、拇短伸肌和拇长伸肌腱。在拇短伸肌和拇长伸肌腱之间有深的凹隆，称鼻烟窝。

9．指伸肌腱　在手背，伸直手指，可见此肌至第2～5指的肌腱。

（四）下肢

1．股四头肌　在屈大腿时，可见股直肌在缝匠肌和阔筋膜张肌形成的夹角内，股内侧肌和股外侧肌在大腿前面的下部，分别位于股直肌的内、外侧。

2．臀大肌　在臀部形成膨隆外形。

3．股二头肌　在腘窝的外上界，可摸到它们的肌腱止于胫骨，其中半腱肌腱较窄，位置浅表且略靠外，而半膜肌腱粗而圆钝，位于半腱肌腱的深面和靠内。

4．䠀长伸肌　当用力伸䠀趾时，在踝关节前方和足背可摸到此肌的肌腱。

5．胫骨前肌　在踝关节的前方、䠀长伸肌腱的内侧可摸到此肌的肌腱。

6．趾长伸肌　当足背屈时，在踝关节前方、䠀长伸肌腱的外侧可摸到此肌的肌腱。在伸趾时，在足背可清晰见到至2～5趾的肌腱。

7．小腿三头肌（腓肠肌和比目鱼肌）　在小腿后面，可见到该肌膨隆明显的肌腹及粗壮的跟腱。

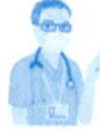

复习思考题

1．简述参与咀嚼运动的肌及其功能。

2．与呼吸有关的肌有哪些？简述这些肌的位置与作用。

4．根据肩关节、髋关节、膝关节的运动，简述参与各关节运动的肌。

5．简述膈上三个裂孔的名称、位置及通过的结构。

6．上腹经腹直肌切口、经麦氏点作切口（脐与右髂前上棘连线中外1/3交点处切口）进入腹膜腔依次经过哪些结构层次？

第二篇 内 脏 学

第四章　内脏学总论

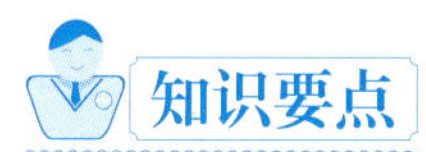

1. 内脏学的概念。
2. 内脏的一般结构。
3. 胸部的标志线和腹部的分区。

一、内脏学的概念

内脏（viscera）是消化、呼吸、泌尿和生殖4个系统的总称。研究内脏各器官的形态、结构和位置的科学称为**内脏学**（splanchnology）。内脏器官在形态、位置、发生及功能上具有共同特点，如它们大都位于胸腔、腹腔和盆腔内，并借孔道直接或间接与外界相通，以保证人体与外界进行物质交换，完成物质代谢和繁衍后代的功能。人体通过消化系统和呼吸系统分别从外界摄取营养物质和氧，通过脉管系统输送到全身各部的组织细胞，供其进行新陈代谢。代谢产物由呼吸系统、泌尿系统、消化系统和皮肤排出体外。生殖系统则产生生殖细胞，分泌性激素，完成人类繁殖的功能。此外，内脏各系统的许多器官，如胃、肠道、胰、睾丸、卵巢、前列腺等还具有分泌激素的功能，参与对机体多种功能的调节。

二、内脏的一般结构

内脏各器官的形态结构各不相同，按其构造分为中空性器官和实质性器官两大类。

（一）中空性器官

中空性器官内部有空腔，呈管状或囊状，如消化道、呼吸道、泌尿道、生殖道。消化管道的壁通常有4层，呼吸管道、泌尿管道、生殖管道的壁一般分为3层。以消化管为例，由内向外依次为黏膜、黏膜下层、肌层和外膜。呼吸道由内向外依次为黏膜、黏膜下层和外膜。

（二）实质性器官

实质性器官多属腺体，具有分泌功能，内部没有特定的空腔，表面包有被膜或浆膜。被膜伸入器官实质内，将器官实质分隔为若干小单位，称小叶，如肝小叶。实质性器官的血管、淋巴管、神经和导管出入处常为一凹陷，称**门**（hilum），如肝门、肺门、肾门等。

三、胸部的标志线和腹部的分区

内脏器官的位置可因体型、体位、性别、功能活动和年龄不同而有一定的变化，但它们在胸腹腔内的位置相对固定。为了方便描述胸腹腔内器官位置及体表投影，通常在胸、腹部表面确定若干标志线和分区（图4-1、图4-2）。

（一）胸部的标志线

1．**前正中线**（anterior median line）　沿身体前面正中所作的垂直线。

2．**胸骨线**（sternal line）　沿胸骨外侧缘所作的垂直线。

3．**锁骨中线**（midclavicular line）　经锁骨中点所作的垂直线。

4．**胸骨旁线**（parasternal line）　经胸骨线与锁骨中线之间连线的中点所作的垂直线。

5．**腋前线**（anterior axillary line）　通过腋前襞向下所作的垂直线。

6．**腋后线**（posterior axillary line）　通过腋后襞向下所作的垂直线。

7．**腋中线**（midaxillary line）　通过腋前、后线之间连线的中点所作的垂直线。

8．**肩胛线**（scapular line）　通过肩胛骨下角所作的垂直线。

9．**后正中线**（posterior median line）　经身体后面正中线即沿各椎骨棘突所作的垂直线。

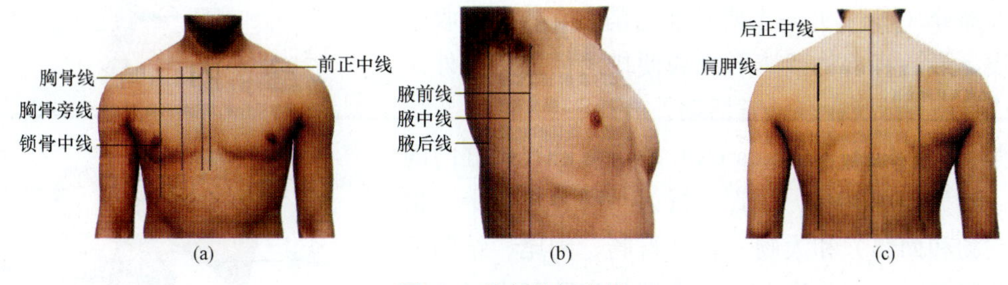

图4-1　胸部的标志线

（a）前面；（b）侧面；（c）后面

（二）腹部的分区

在临床上，通过脐作一横线和一垂直线，将腹部分为右上腹、左上腹、右下腹、左下腹4个区。此外，还用两条横线和两条纵线将腹部分成9个区（图4-2）。两条横线为通过两侧肋弓最低点（第10肋的最低点）的连线和通过两侧髂结节的连线。两条纵线为通过两侧腹股沟韧带中点所作的垂直线。上述4条线相交将腹部分为9区：上腹部中间的腹上区和两侧的左、右季肋区；中腹部中间的脐区和两侧的左、右腹外侧区（腰区）；下腹部中间的腹下区（耻区）和两侧的左、右腹股沟区（髂区）。

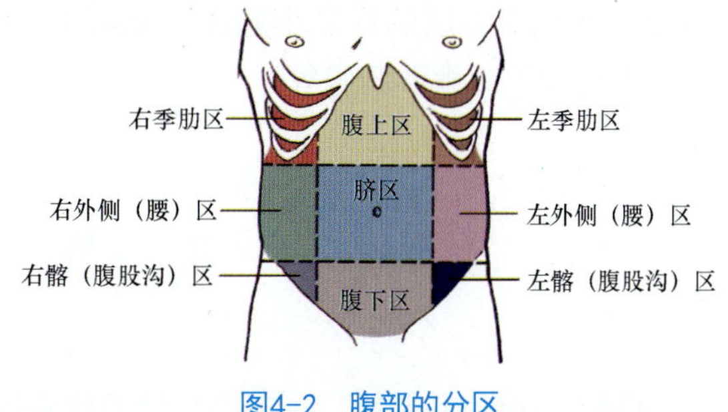

图4-2　腹部的分区

第五章　消化系统

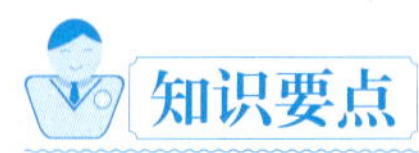

1．固有口腔的境界，咽峡的概念；舌的形态与结构，三对唾液腺的位置和导管开口；牙的形态与牙式。

2．咽的位置、分部及各部的结构特点，食管的行程与狭窄。

3．胃的位置、形态及分部；十二指肠分部及各部结构特点；空肠和回肠的差异。

4．大肠的分部，阑尾位置与阑尾根部体表投影；直肠与肛管位置及黏膜的结构特点。

5．肝的位置、形态；胆囊的位置、形态，胆囊底的体表投影和肝外胆道的组成；胰的形态和位置；胆汁排出的途径。

消化系统（alimentary system）包括消化管和消化腺两大部分（图5-1），主要功能是消化食物，吸收营养物质，最后将食物残渣形成粪便排出体外。此外，咽和口腔还参与呼吸和语言活动。

消化管（alimentary canal）是指从口腔到肛门的管道，分为口腔、咽、食管、胃、小肠（包括十二指肠、空肠和回肠）和大肠（包括盲肠、阑尾、结肠、直肠和肛管）。在临床上，通常把从口腔到十二指肠的部分称为上消化道；空肠到肛管的部分称为下消化道。**消化腺**（alimentary gland）分泌消化液并排入消化管内，对食物进行化学性消化。按其体积的大小和位置不同，分为大消化腺和小消化腺两种。大消化腺包括大唾液腺、肝和胰；小消化腺是消化管壁内位于黏膜层或黏膜下层的许多小腺体，如唇腺、颊腺、舌腺、食管腺、胃腺和肠腺等。

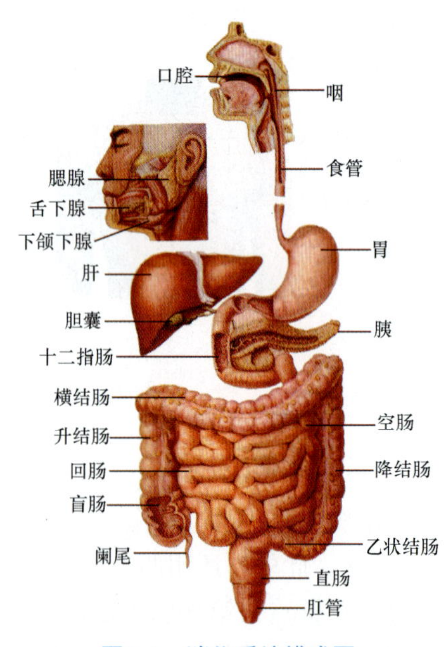

图5-1　消化系统模式图

第一节　口　　腔

口腔（oral cavity）（图5-2）是消化管的起始部，向前经口裂通体外，向后经咽峡与

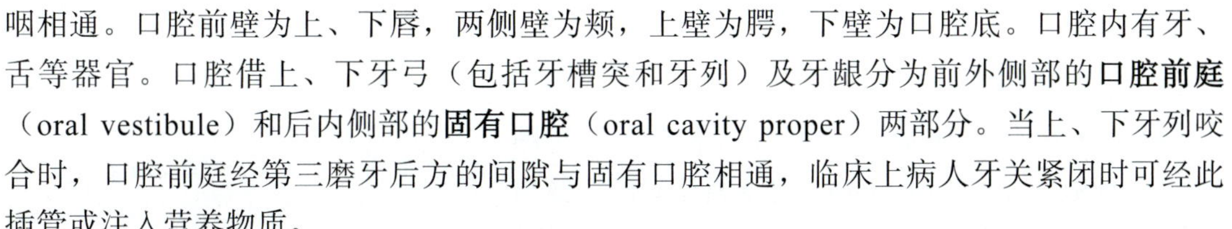

咽相通。口腔前壁为上、下唇，两侧壁为颊，上壁为腭，下壁为口腔底。口腔内有牙、舌等器官。口腔借上、下牙弓（包括牙槽突和牙列）及牙龈分为前外侧部的**口腔前庭**（oral vestibule）和后内侧部的**固有口腔**（oral cavity proper）两部分。当上、下牙列咬合时，口腔前庭经第三磨牙后方的间隙与固有口腔相通，临床上病人牙关紧闭时可经此插管或注入营养物质。

一、口唇

口唇（oral lips）（图5-2）构成口腔的前壁，分上唇和下唇。两唇间的裂隙称口裂。口裂两侧上、下唇结合处为口角。在上唇外面正中线处有一纵行浅沟称为**人中**（philtrum），昏迷病人急救时常在此处进行指压或针刺。在上唇的外面两侧与颊部交界处，有一弧形的浅沟称鼻唇沟，面瘫病人鼻唇沟变浅或消失。口唇是毛细血管最丰富的部位之一，呈红色，缺氧时则呈绛紫色，临床上称为发绀。

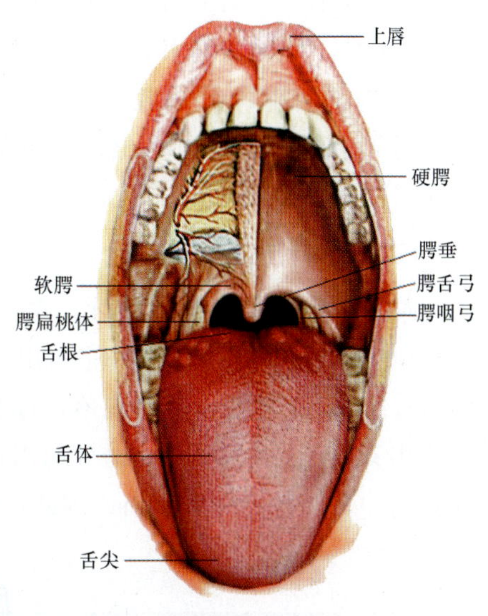

图5-2　口腔

二、颊

颊（cheek）（图5-2）构成口腔侧壁，由外面的皮肤和皮下组织、颊肌和内面的黏膜组成。在上颌第2磨牙牙冠相对的颊黏膜上有**腮腺管乳头**（papilla of parotid duct），有腮腺管的开口。

三、腭

腭（palate）（图5-2）构成口腔上壁，分隔鼻腔与口腔。腭分前2/3的硬腭和后1/3的软腭两部分。**硬腭**（hard palate）由骨腭表面覆以黏膜构成，黏膜与骨膜紧密相贴。**软腭**（soft palate）是硬腭向后延伸的部分，主要由肌和腱膜被覆以黏膜构成。软腭前部平坦，后部向后下倾斜，称**腭帆**（velum palatinum）。腭帆后缘游离，其中部有一向下突起称**腭垂**（uvula）或悬雍垂。自腭垂向两侧各有两条弓形黏膜皱襞，前方的一对向下延续于舌根，称**腭舌弓**（palatoglossal arch），后方的一对向下延至咽侧壁，称**腭咽弓**（palatopharyngeal arch）。两弓间的三角形凹陷区称扁桃体窝，容纳腭扁桃体。腭垂、腭帆游离缘、两侧的腭舌弓及舌根共同围成**咽峡**（isthmus of fauces），它是口腔与咽的分界线。

四、牙

牙（teeth）是人体最坚硬的器官，嵌于上、下颌骨的牙槽内。牙具有咀嚼食物和协助发音等功能。

（一）牙的形态

每颗牙均分为牙冠、牙颈和牙根3部分（图5-3）。**牙冠**（crown of tooth）是暴露于口腔、露出于牙龈的部分；**牙根**（root of tooth）为嵌于牙槽骨内的部分；**牙颈**（neck of tooth）是牙冠与牙根之间的部分，被牙龈所包绕。牙根内的细管称**牙根管**（root canal），开口于牙根尖端的**根尖孔**（apical foramen）。牙的血管和神经通过根尖孔与牙根管进入牙冠内的腔隙即**牙冠腔**（pulp chamber）。牙根管与牙冠腔合称**牙腔**（dental cavity）或**髓腔**（pulp cavity），容纳牙髓。

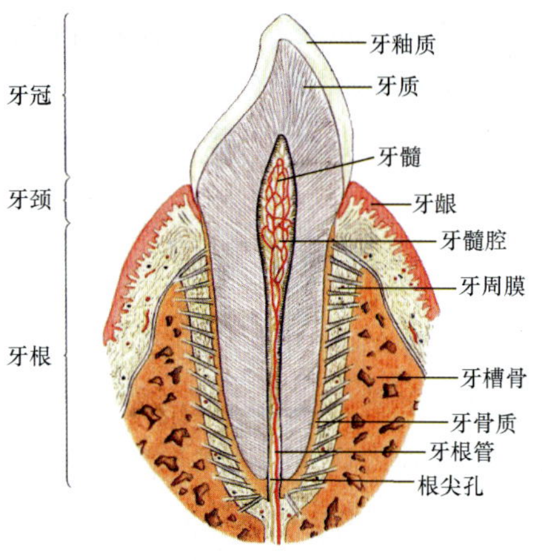

图5-3　下颌切牙（矢状切面）

（二）牙的种类和排列

人的一生中先后有两组牙，第1组牙称**乳牙**（deciduous teeth）（图5-4），一般在出生后6个月开始萌出，到3岁左右出全，共20个。第2组牙称**恒牙**（permanent teeth）（图5-5），6～7岁时乳牙开始脱落，逐渐更换成恒牙。恒牙中，第1磨牙首先长出，12～14岁逐步出齐其他各牙，而第3磨牙萌出最迟，称**迟牙**或**智牙**（wisdom tooth），一般到成年后才长出，有的甚至终生不出。因此，恒牙数28～32个。

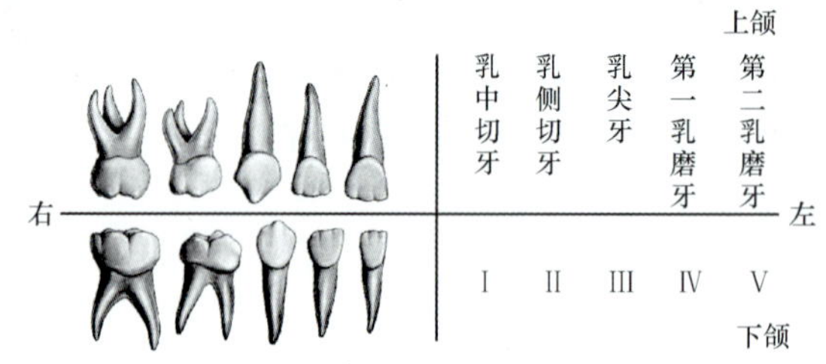

图5-4　乳牙的名称及符号

根据牙的形态和功能，牙可分为**切牙**（incisors）、**尖牙**（canine teeth）、**前磨牙**（premolars）和**磨牙**（molars）。切牙和尖牙都只有一个牙根，用以咬切食物和撕扯食物，前磨牙和磨牙有1～3个牙根，起研磨和粉碎食物的作用。

乳牙在上、下颌的左右半侧各有5个，共20个。恒牙上、下颌的左右半侧各有7～8个，共28～32个。临床上为了记录牙的位置，常以被检查者的方位为准，以“+”记号划分4区表示左、右侧及上、下颌的牙位，并以罗马数字Ⅰ～Ⅴ表示乳牙，用阿拉伯数字1～8表示恒牙，这种记录牙的方式称为牙式。如⌊6表示左上颌第一恒磨牙，Ⅴ⌉表示右下颌第二乳磨牙。

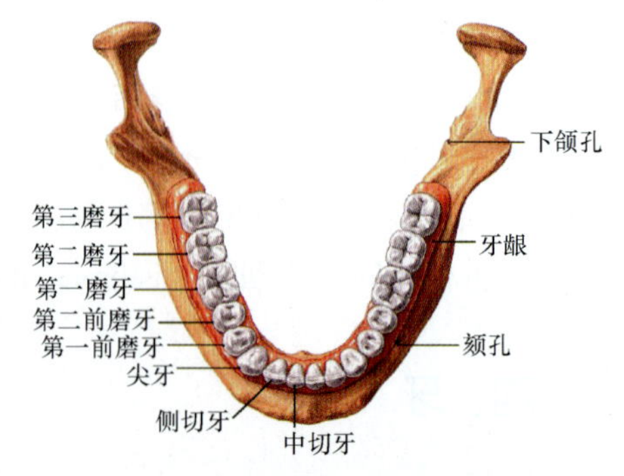

图5-5　恒牙的名称（下颌）

（三）牙组织

牙由**牙质**（dentine）、**釉质**（enamel）、**牙骨质**（cement）和**牙髓**（dental pulp）组成（图5-3）。牙质构成牙的大部分，呈淡黄色，在牙冠部的牙质表面被覆有坚硬的釉质。在牙根和牙颈的牙质外面包有牙骨质。牙髓位于牙腔内，由神经、血管和结缔组织共同构成，牙髓发炎时常可引起剧烈疼痛。

（四）牙周组织

牙周组织包括**牙周膜**（peridental membrane）、**牙槽骨**（alveolar bone）和**牙龈**（gingiva）3部分（图5-3），对牙起保护、固定和支持的作用。牙周膜是介于牙根和牙槽骨之间的致密结缔组织，具有固定牙根、缓冲咀嚼时压力的作用。牙龈是口腔黏膜的一部分，血管丰富，呈淡红色，紧贴于牙颈周围及邻近的牙槽骨。如果牙周组织发炎，易使牙松动。

五、舌

舌（tongue）是表面覆黏膜的肌性器官，位于口腔底，具有协助咀嚼和吞咽食物，感受味觉和辅助发音等功能。

（一）舌的形态

舌为长椭圆形，分**舌体**（body of tongue）和**舌根**（root of tongue）两部分（图5-6）。舌体占舌的前2/3，其前端游离的部分为舌尖；舌根占舌的后1/3。舌体与舌根在舌背以向前开放的“V”字形界沟为界。

（二）舌黏膜

舌黏膜呈淡红色，被覆于舌的表面（图5-6）。舌的上面为舌背，在舌背黏膜上有许多小突起，称**舌乳头**（papillae of tongue）。舌乳头按形状分为下列4种：①**丝状乳头**（filiform papillae）数量最多，遍布于舌背前2/3，呈丝绒状；②**菌状乳头**（fungiform papillae）稍大于丝状乳头，呈鲜红色，散在于丝状乳头之间，多见于舌尖和舌侧缘；③**轮廓乳头**（vallate papillae）体积最大，排列于界沟前方，有7～11个，其中央隆起，周围有环状沟；④**叶状乳头**（foliate papillae）位于舌体侧缘的后部，每侧为4～8条并列的叶片形的黏膜皱襞，小儿较清楚。除丝状乳头外，其他舌乳头均含有味蕾，为味觉感受器，具有感受甜、酸、苦、咸等味觉功能。

在舌背根部的黏膜内，有许多由淋巴组织集聚表面被覆以黏膜而成的突起，称**舌扁桃体**（lingual tonsil）。

舌下面的黏膜在舌中线处形成的连于口腔底的黏膜皱襞，称**舌系带**（frenulum of tongue）。在舌系带根部的两侧口腔底黏膜上的小隆起称**舌下阜**（sublingual caruncle），是下颌下腺管和舌下腺大管的开口处。由舌下阜向口底后外侧延续的带状黏膜皱襞称**舌下襞**（sublingual fold），其深面有舌下腺，其表面有舌下腺小管的开口（图5-7）。

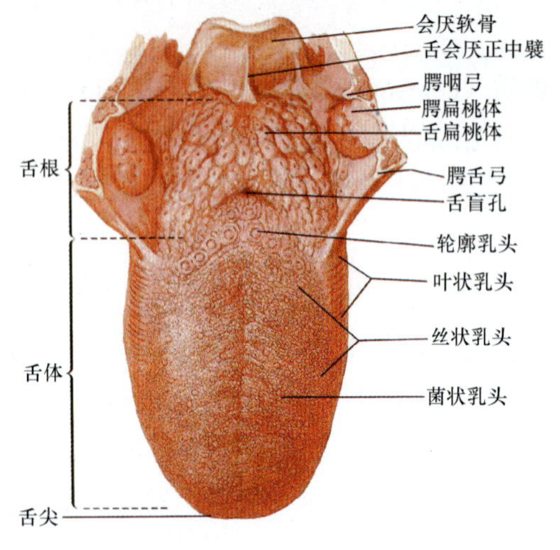

图5-6　舌的形态与黏膜

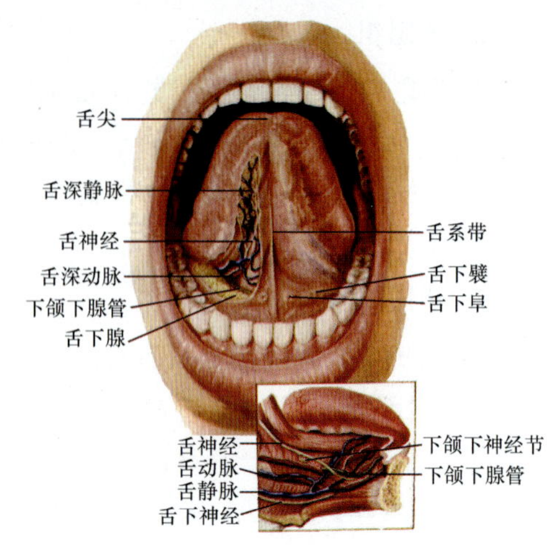

图5-7　舌下面

（三）舌肌

舌肌为骨骼肌，分舌内肌和舌外肌两部分（图5-8）。舌内肌的起止均在舌内，其肌纤维有纵行、横形和垂直3种，收缩时改变舌的形态。舌外肌起自舌外、止于舌内，有颏舌肌、舌骨舌肌和茎突舌肌等，收缩时改变舌的位置。其中，**颏舌肌**（genioglossus）在临床上较为重要，起自下颌骨的颏棘，肌纤维呈扇状向后上方进入舌内，止于舌体中线两侧。两侧颏舌肌同时收缩，拉舌向前下方，即伸舌；单侧颏舌肌收缩时可使舌尖伸向对侧。若一侧颏舌肌瘫痪，让患者伸舌时，舌尖会歪向瘫痪侧。

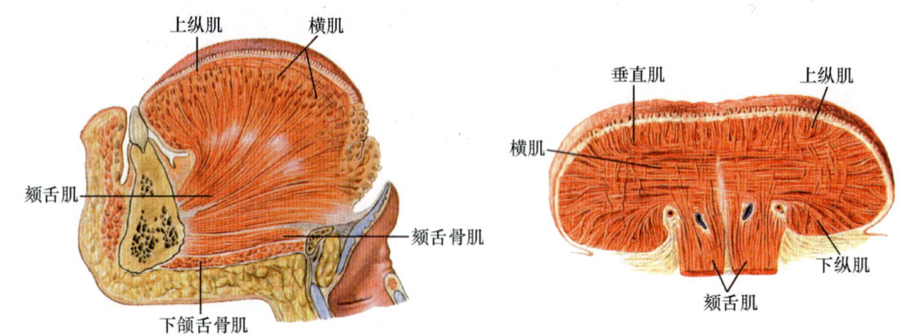

图5-8　舌肌

六、唾液腺

唾液腺（salivary gland）位于口腔周围，分泌的唾液有清洁口腔和帮助消化食物的功能。唾液腺分大、小两种。小唾液腺数目多，如唇腺、颊腺、腭腺和舌腺等；大唾液腺有3对（图5-9），即腮腺、下颌下腺、舌下腺。

（一）腮腺

腮腺（parotid gland）是最大的一对唾液腺，重15～30 g，呈不规则的三角形，位于耳廓的前下方，上达颧弓，下至下颌角，前至咬肌后1/3的浅面，后可伸入至下颌支深面的下颌后窝内。**腮腺管**（parotid duct）自腮腺前缘发出，于颧弓下方一横指处横越咬肌表面，至咬肌前缘处斜穿颊肌，开口于平对上颌第二磨牙牙冠的颊黏膜上的腮腺管乳头。

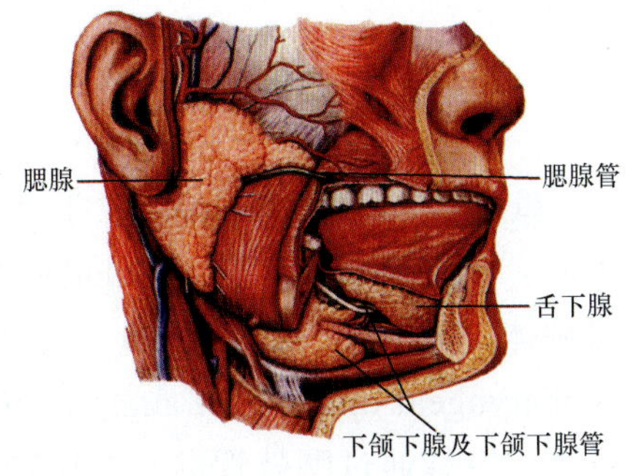

图5-9　三大唾液腺

（二）下颌下腺

下颌下腺（submandibular gland）位于下颌骨下缘与二腹肌前、后腹所围成的下颌下三角内，其导管沿腺内侧前行，开口于舌下阜。

（三）舌下腺

舌下腺（sublingual gland）为最小的一对大唾液腺，位于口腔底舌下襞的深面。腺管有大、小两种，小管有10～15条，直接开口于舌下襞表面；舌下腺大管有1条，与下颌下腺管共同开口于舌下阜。

第二节　咽

咽（pharynx）（图5-10、图5-11）是一上宽下窄、前后略扁的漏斗形肌性管道，其内腔称**咽腔**（cavity of pharynx）。咽位于第1～6颈椎的前方，上起颅底，下在第6颈椎下缘平面移行于食管。咽的后壁和侧壁完整，前壁不完整，分别与鼻腔、口腔和喉腔相通。咽腔是消化道与呼吸道的共同通道。咽以软腭游离缘和会厌上缘平面为界，分为鼻咽、口咽和喉咽3部。

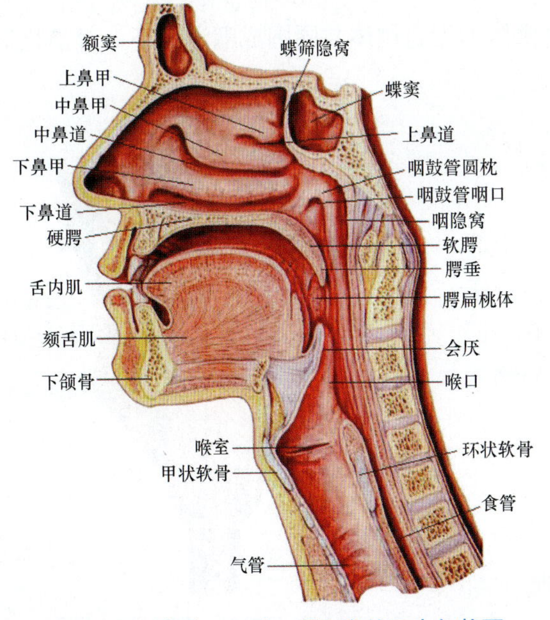

图5-10　鼻腔、口腔、咽和喉的正中矢状面

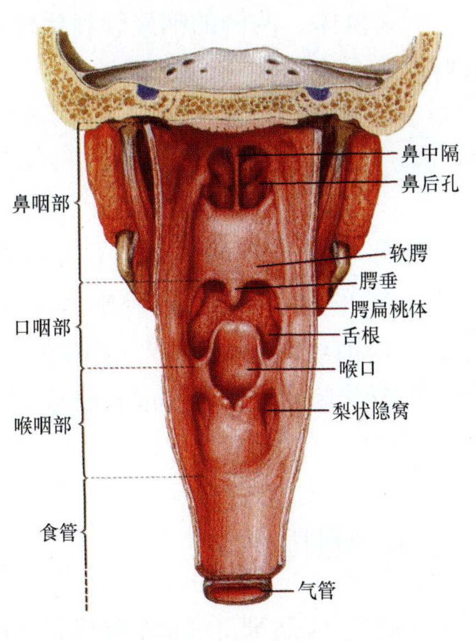

图5-11　咽后面观

一、鼻咽

鼻咽（nasopharynx）位于鼻腔的后方，介于颅底与软腭之间，向前经鼻后孔通鼻腔，向下续于口咽。鼻咽顶壁略呈拱顶状，后部黏膜下有丰富的淋巴组织，称**咽扁桃体**（pharyngeal tonsil）。在鼻咽的侧壁相当于下鼻甲后方1.0 cm处有**咽鼓管咽口**（pharyngeal opening of auditory tube），咽鼓管咽口平时是关闭的，当吞咽或大张口时打开，空气通过咽鼓管进入中耳鼓室，以维持鼓膜两侧的气压平衡。当咽部感染时，细菌可经咽鼓管上行，引起中耳炎。咽鼓管咽口的前、上和后方有明显的弧形隆起称**咽鼓管圆枕**（tubal torus），它是寻找咽鼓管咽口的标志。咽鼓管圆枕与咽后壁之间有一纵行深窝称**咽隐窝**（pharyngeal recess），是鼻咽癌的好发部位。位于咽鼓管咽口附近黏膜内的淋巴组织称**咽鼓管扁桃体**（tubal tonsil）。

二、口咽

口咽（oropharynx）位于口腔后方，介于软腭游离缘与会厌上缘平面之间，向上通鼻咽，向下通喉咽，向前经咽峡通口腔。口咽的前壁主要为舌根后部，其正中线上有一黏膜皱襞与会厌相连称**舌会厌正中襞**（median glossoepiglottic fold），其两侧的深窝称**会厌谷**（epiglottic vallecula），为异物易停留处。口咽的侧壁在腭舌弓与腭咽弓之间的凹陷称扁桃体窝，容纳**腭扁桃体**（palatine tonsil）。腭扁桃体呈椭圆形，内侧面朝向咽腔，表面有黏膜被覆，黏膜内陷形成许多小凹，称**扁桃体小窝**（tonsillar fossulae）。腭扁桃体发炎时常有红肿疼痛。腭扁桃体外侧面和前后两面均被结缔组织构成的扁桃体囊包绕，囊与咽壁连结疏松，故扁桃体切除时，易于剥离。

咽扁桃体、两侧的咽鼓管扁桃体和腭扁桃体和舌扁桃体共同围成**咽淋巴环**，对消化道和呼吸道具有防御功能。

三、喉咽

喉咽（laryngopharynx）位于喉的后方，上起会厌上缘平面，下至第6颈椎体下缘平面移行于食管。向前经喉口通喉腔，在喉口的两侧有一深窝，称**梨状隐窝**（piriform recess），常为异物滞留的部位。

四、咽肌

咽肌为骨骼肌，包括咽提肌和咽缩肌（图5-12）。咽缩肌包括上、中、下3部，呈叠瓦状排

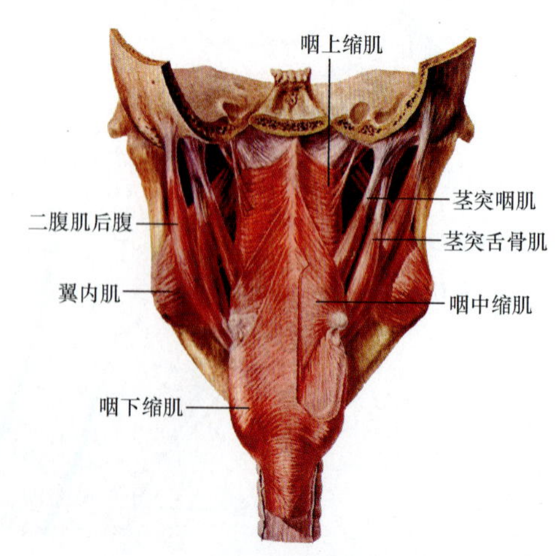

图5-12　咽肌

列，即咽下缩肌覆盖于咽中缩肌下部，咽中缩肌覆盖于咽上缩肌下部。当吞咽时，各咽缩肌自上而下依次收缩，即将食团推向食管。咽提肌位于咽缩肌深部，肌纤维纵行，起自茎突（茎突咽肌）、咽鼓管软骨（咽鼓管咽肌）及腭骨（腭咽肌），止于咽壁及甲状软骨上缘。咽提肌收缩时，上提咽和喉，舌根后压，会厌封闭喉口，食团越过会厌，经喉咽进入食管。

第三节 食 管

一、食管的位置和分部

食管（esophagus）（图5-13）是一前后扁窄的肌性管状器官，上端在第6颈椎体下缘平面与咽相接，下端约平第11胸椎体高度与胃的贲门连接，全长约25 cm。食管向下沿脊柱的前方、气管的后方进入胸腔，通过左主支气管后方，再沿胸主动脉右侧下行，下段跨过胸主动脉前方到其左侧，穿膈的食管裂孔到腹腔，续于胃的贲门。

按其行程，食管分为颈部、胸部和腹部3部。颈部自食管起始端至平对胸骨颈静脉切迹平面。胸部自胸骨颈静脉切迹平面至膈的食管裂孔。腹部自膈的食管裂孔至贲门。

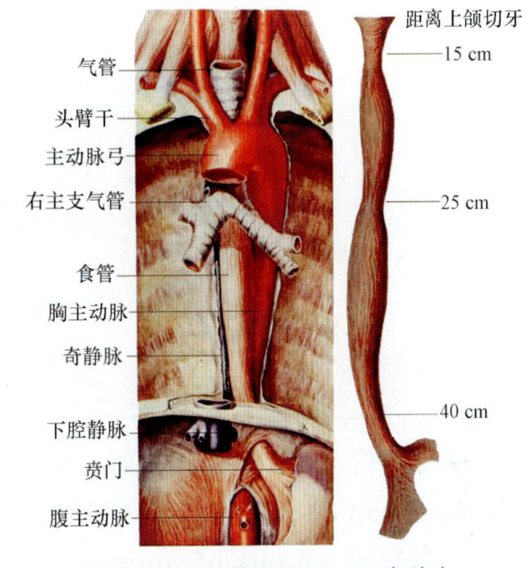

图5-13 食管的位置及三个狭窄

二、食管的狭窄

食管全长有3个生理性狭窄。第1个狭窄在食管的起始处，相当于第6颈椎体下缘水平，距中切牙约15 cm；第2个狭窄为食管与左主支气管交叉处，相当于第4～5胸椎体之间水平，距中切牙约25 cm；第3个狭窄为食管穿过膈的食管裂孔处，相当于第10胸椎水平，距中切牙约40 cm。这些狭窄为异物滞留和食管癌的好发部位。

第四节 胃

胃（stomach）是消化管各部中最膨大的部分，上连食管，下续十二指肠。成人胃的容量约1 500 mL。胃除有容纳食物、分泌胃液和初步消化食物的作用外，还有内分泌功能。

一、胃的形态和分部

胃的形态受胃的充盈状态、体型、体位、年龄和性别等影响而不同。胃在完全空虚时略呈管状，高度充盈时可呈球囊形（图5-14）。

胃分两壁、两弯和两口。胃前壁朝向前上方，后壁朝向后下方。上缘凹向右上方称**胃小弯**（lesser curvature of stomach），其最低处可见一弯折，称**角切迹**（angular incisure），它是胃体与幽门部的分界；下缘凸向左下方称**胃大弯**（greater curvature of stomach）。胃的入口称**贲门**（cardia），连接食管；胃的出口称**幽门**（pylorus），续接十二指肠。

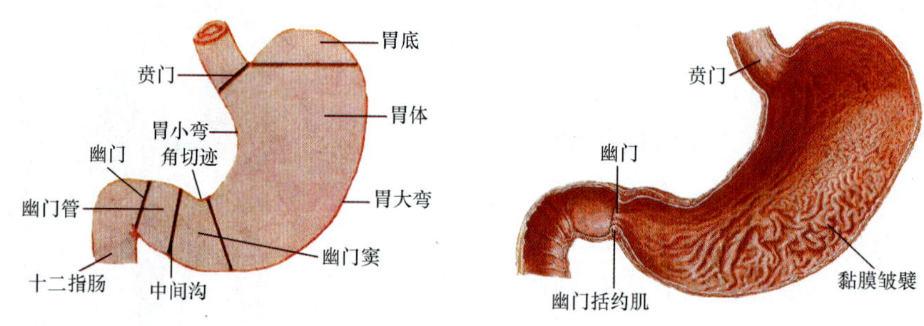

图5-14 胃

通常将胃分为4部：贲门部、胃底、胃体和幽门部。位于贲门附近的部分称**贲门部**（cardiac part）；位于贲门平面向左上方凸出的部分称**胃底**（fundus of stomach），临床有时称**胃穹隆**（fornix of stomach），内含吞咽时进入的空气，X线片上称胃泡；胃的中间大部分称**胃体**（body of stomach）；位于角切迹与幽门之间的部分称**幽门部**（pyloric part）。幽门部在胃大弯侧有一不太明显的浅沟称中间沟，此沟将幽门部分为右侧的**幽门管**（pyloric canal）和左侧的**幽门窦**（pyloric antrum）。胃溃疡和胃癌多发生于胃的幽门窦近胃小弯处。在幽门的表面常有缩窄的环形沟，为幽门括约肌之所在。幽门前方可见幽门前静脉，是手术时确认幽门的标志。

二、胃的位置

胃的位置常因体型、体位和胃充盈程度不同而有较大变化。胃在中等程度充盈时，大部分位于左季肋区，小部分位于腹上区。胃的贲门位于第11胸椎体左侧，幽门在第1腰椎体右侧。胃前壁右侧部与肝左叶和方叶相邻；左侧部与膈相邻；在剑突下方的胃的中间部分直接与腹前壁相贴，该处是临床上进行胃的触诊部位。胃后壁与胰、脾、横结肠、左肾和左肾上腺相毗邻，这些器官共同形成胃床。胃底与膈和脾相邻。

第五节 小 肠

小肠（small intestine）是消化管中最长的一段，也是进行消化吸收的重要部分，并具有内分泌功能。其上端起自幽门，下端续接盲肠，成人小肠全长5～7 m，分为十二指肠、空肠和回肠3部分。

一、十二指肠

十二指肠（duodenum）（图5-15）介于胃与空肠之间，成人长约25 cm，紧贴腹后壁，呈“C”形包绕胰头，按其位置，十二指肠分为上部、降部、水平部和升部4部。

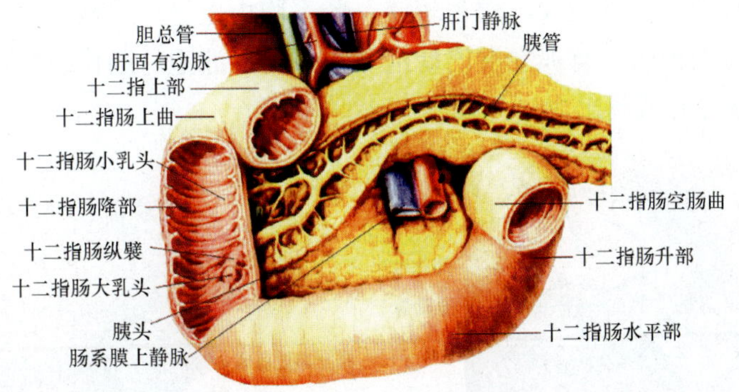

图5-15 十二指肠和胰（前面观）

1. 上部 在第1腰椎右侧，起自胃的幽门，水平行向右后方至肝门下方急转向下移行为降部，其转折处为**十二指肠上曲**（superior duodenal flexure）。上部与幽门相接约2.5 cm的一段肠管，由于其肠壁较薄，管径大，黏膜光滑无环状襞，临床常称之为**十二指肠球**（duodenal bulb），是十二指肠溃疡及其穿孔的好发部位。

2. 降部 起自十二指肠上曲，垂直下行于第1～3腰椎体和胰头的右侧，至第3腰椎体水平、弯向左侧移行为水平部，其转折处曲称**十二指肠下曲**（inferior duodenal flexure）。降部内面黏膜环状皱襞发达，在其中部后内侧壁上有一纵行皱襞称**十二指肠纵襞**（longitudinal fold of duodenum），纵襞下端有一突起称**十二指肠大乳头**（major duodenal papilla），是胆总管和胰管的共同开口处，距上颌中切牙75 cm。有时在大乳头上方可见到十二指肠小乳头，是副胰管的开口处。

3. 水平部 又称下部，起自十二指肠下曲，向左横行达第3腰椎左侧移行于升部。肠系膜上动、静脉紧贴此部前面下行，在某些情况下，肠系膜上动脉可压迫该部引起十二指肠梗阻。

4. 升部 最短，自水平部末端斜向左上方，达第2腰椎左侧急转向前下方，形成十二指肠空肠曲，移行为空肠。

十二指肠空肠曲被十二指肠悬肌固定于右膈脚。十二指肠悬肌和包绕其下段表面的腹膜皱襞共同构成**十二指肠悬韧带**（suspensory ligament of duodenum），又称Treitz韧带，是手术中确定空肠起始的重要标志。

二、空肠和回肠

空肠（jejunum）和**回肠**（ileum）（图5-16）在腹腔内迂回盘曲形成肠袢，位于腹腔的中下部、结肠所围成的方框内。空肠上端起自十二指肠空肠曲，回肠下端接盲肠。空肠与回肠二者间无明显界限，一般空肠占空回肠全长近侧的2/5，位于左腰区和脐区，在腹腔的左上部；而回肠占空回肠全长的远侧3/5，常位于脐区、右腹股沟区和盆腔内，在腹腔右下部。外观上，空肠管径较粗，肠壁较厚，血管较多，呈粉红色，肠系膜内血管弓级数较少，直血管较长，黏膜面环状皱襞密集，绒毛高而较多，有散在的孤立淋巴滤泡；而回肠管径较细，肠壁较薄，血管较少，颜色较淡，肠系膜内血管弓级数较多，直血管较短，环状皱襞少、绒毛低而稀疏，有孤立淋巴滤泡和集合淋巴滤泡。肠伤寒的病变多侵犯集合淋巴滤泡，可并发肠穿孔或肠出血。

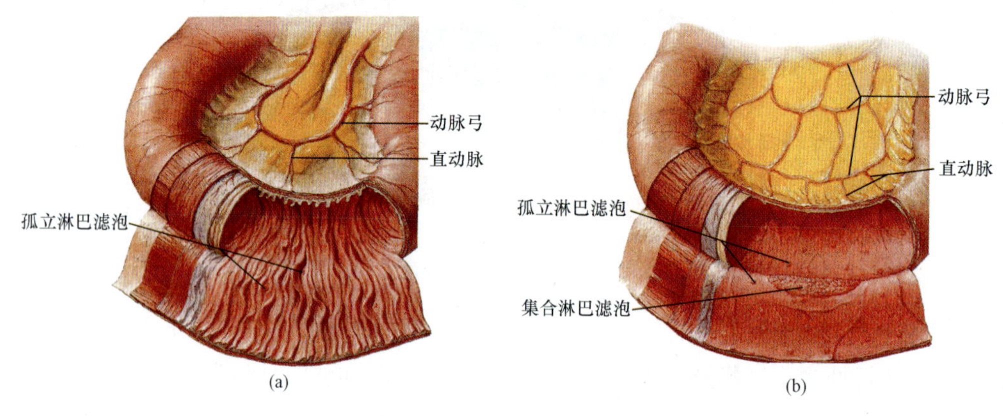

图5-16　空肠和回肠

（a）空肠；（b）回肠

约2%的成人，在回肠末端距回盲瓣0.3～1 m范围的回肠壁上，有长2～5 cm囊状向外突起，称Meckel憩室，是胚胎时期卵黄囊管的遗迹。因其位置靠近阑尾，发炎时易误诊为阑尾炎。

第六节　大　　肠

大肠（large intestine）（图5-17）围绕于空、回肠的周围，全长约1.5 m，分为盲肠、阑尾、结肠、直肠和肛管5部分。大肠的主要功能是吸收水分，分泌黏液，并将食物残渣形成粪便排出体外。

大肠管径较粗，肠壁较薄，除直肠、肛管与阑尾外，结肠和盲肠具有3种特征性结构：结肠带、结肠袋和肠脂垂。**结肠带**有3条，由肠壁的纵行肌增厚而成，沿大肠的纵轴排列，3条结肠带均汇集于阑尾根部。肠管向外膨出的囊状突起称**结肠袋**，其形成是由于结肠带较肠管短所致。**肠脂垂**（epiploicae appendices）为沿结肠带两侧分布的许多脂肪突起。这3个形态特征可作为区别大肠和小肠的标志。

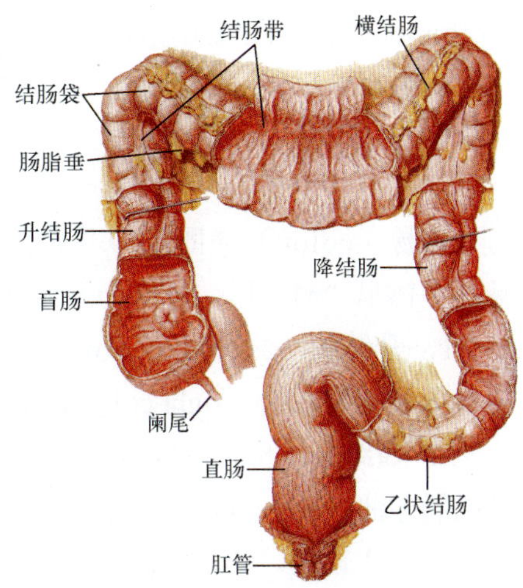

图5-17 大肠的形态

一、盲肠

盲肠（cecum）（图5-18）位于右髂窝内，是大肠的起始部，长6～8 cm，其下端为盲端，左接回肠，上续升结肠。回肠末端开口于盲肠，称**回盲口**（ileocecal orifice），口上、下两片唇样黏膜皱襞称**回盲瓣**（ileocecal valve），可控制小肠内容物进入盲肠的速度，使食物在小肠内充分消化吸收，并可防止盲肠内容物逆流回小肠。在回盲口下方约2 cm处，有阑尾的开口。

二、阑尾

阑尾（vermiform appendix）（图5-17、图5-18）形似蚯蚓，分为根、体、尖三部分。其根部较固定，附于盲肠的后内侧壁；中间大部分为体，远端游离为尖。阑尾一般长6～8 cm，外径为0.5～1.0 cm。

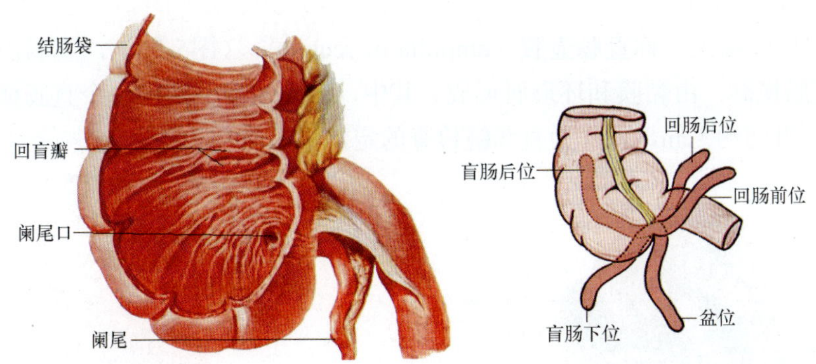

图5-18 盲肠与阑尾

根据国内体质调查统计，阑尾以回肠后位和盲肠后位较多见，其次是盆位。由于3条结肠带均在阑尾根部集中，故沿结肠带向下追踪，是手术寻找阑尾的可靠方法。阑尾的位置变化大，因人而异。既可高达肝下，亦可低至小骨盆腔内，或越过中线至左侧。

阑尾根部的体表投影，通常在脐与右髂前上棘连线的中、外1/3交点处，该点称

McBurney点。急性阑尾炎时，此点附近有明显的固定性压痛，对诊断具有重要的价值。

三、结肠

结肠（colon）（图5-17）包绕在空肠、回肠周围，是介于盲肠与直肠之间的一段大肠，整体呈“M”形，可分为升结肠、横结肠、降结肠和乙状结肠4部分。

1．**升结肠**（ascending colon）　在右髂窝处，沿腹后壁右侧上升至肝右叶下方，转折向左形成**结肠右曲**（right colic flexure）或称肝曲，移行为横结肠。

2．**横结肠**（transverse colon）　起自结肠右曲，向左横行至脾的脏面下方转折向下形成**结肠左曲**（left colic flexure）或称脾曲，向下续于降结肠。横结肠由横结肠系膜连于腹后壁，活动度较大，其中间部可形成下垂的弓形弯曲。

3．**降结肠**（descending colon）　起自结肠左曲，沿腹后壁左侧向下至左髂嵴处续于乙状结肠。

4．**乙状结肠**（sigmoid colon）　全长呈“乙”字形弯曲，在左髂嵴处起自降结肠，沿左髂窝转入盆腔内，至第3骶椎平面续于直肠。

四、直肠

直肠（rectum）（图5-19）位于小骨盆腔的后部、骶骨的前方。在第3骶椎前方起自乙状结肠，沿骶骨和尾骨前面下行，穿过盆膈移行为肛管。其全长10～14 cm。直肠并不直，在矢状面上形成两个弯曲即骶曲和会阴曲。**直肠骶曲**（sacral flexure of rectum）凸向后，与骶骨盆面弯曲一致；**直肠会阴曲**（perineal flexure of rectum）是直肠绕过尾骨尖而凸向前的弯曲。临床上进行直肠镜或乙状结肠镜检查时，应注意这些弯曲，以免损伤肠壁。直肠在冠状面上有轻微的侧屈。

直肠下段肠腔膨大，称**直肠壶腹**（ampulla of rectum）（图5-20）。直肠内面常有上、中、下3个直肠横襞，由黏膜和环形肌形成。其中，最大而且恒定的一个直肠横襞位于直肠右前壁上，距肛门约7 cm，可作为直肠镜检查的定位标志。

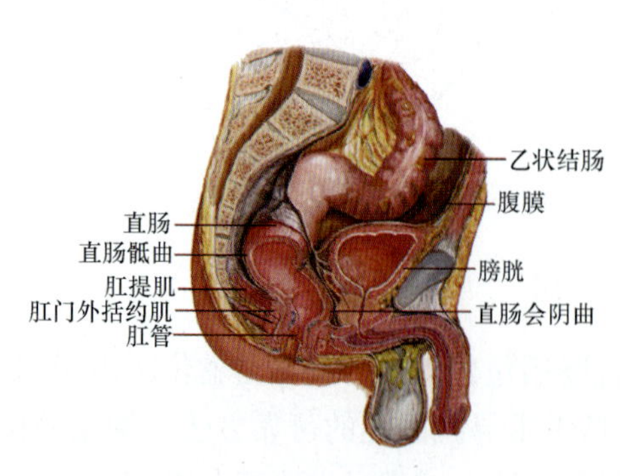

图5-19　直肠和肛管

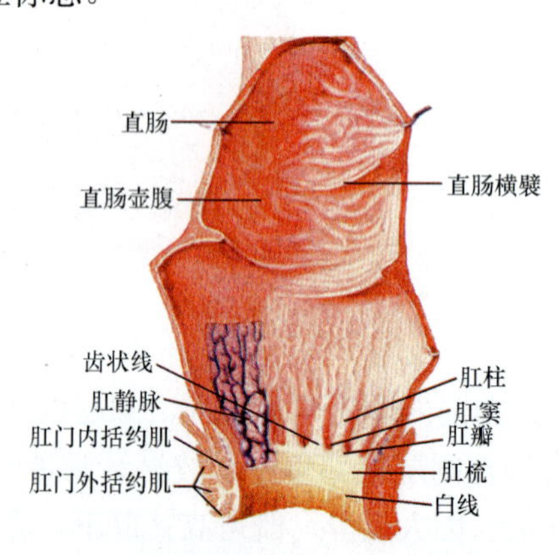

图5-20　直肠和肛管腔面的形态

男性直肠的前方有膀胱、前列腺、精囊等；女性直肠的前方有子宫及阴道等，直肠指诊可触到这些器官。

五、肛管

肛管（anal canal）（图5-20）上端在盆膈平面上续直肠，末端终于**肛门**（anus），长约4 cm。肛管内面有6～10条纵行的黏膜皱襞称**肛柱**（anal columns），肛柱下端之间有半月状的黏膜皱襞称**肛瓣**（anal valves）。肛瓣与相邻的两个肛柱下端共同围成的隐窝称**肛窦**（anal sinuses），此处感染会引起肛窦炎。

肛瓣与肛柱下端共同连成锯齿状的环形线称**齿状线**（dentate line），齿状线以上肛管内面为黏膜，以下为皮肤。齿状线上、下部分在动脉来源、静脉回流、淋巴引流以及神经支配等方面都不相同，这在临床上具有实际意义。在齿状线的下方有一宽约1 cm环形区称**肛梳**（anal pecten），其外观光滑呈浅蓝色，深部为静脉丛。肛梳下缘可触有一环行浅沟称**白线**（white line），是肛门内、外括约肌的分界处。

肛管的黏膜下和皮下有丰富的静脉丛，病理情况下，静脉丛曲张向腔内突起，称为**痔**（piles）。发生在齿状线以上的痔称内痔，齿状线以下的为外痔，跨越于齿状线上、下的称混合痔。

肛管周围有内、外括约肌和肛提肌等。**肛门内括约肌**（sphincter ani internus）属平滑肌，由肠壁环行肌增厚而形成，有协助排便的作用。**肛门外括约肌**（sphincter ani externus）为骨骼肌，位于肛门内括约肌外下方，分为皮下部、浅部和深部3部。浅部和深部受意识支配，有较强的控制排便功能，若手术损伤将导致大便失禁。

第七节 肝

肝（liver）是人体最大的腺体及消化腺，我国成年人肝的重量为男性1 154～1 447 g，女性1 029～1 379 g，占体重的1/40～1/50。肝的血液供应极为丰富，故活体肝呈红褐色。肝的质地柔软而脆弱，易受外力冲击而破裂。

肝的功能极为复杂，它是机体新陈代谢最重要的器官，具有分泌胆汁、参与代谢、贮存糖原、解毒、吞噬、防御等功能，在胚胎时期还有造血功能。肝分泌的胆汁，能促进脂肪的消化和吸收。

一、肝的形态

肝呈不规则的楔形，可分为上、下两面，前、后、左、右4缘（图5-21）。肝的上面与膈相接触，又称**膈面**（diaphragmatic surface）。膈面隆凸，借双层腹膜形成的矢状位的**镰**

状韧带（falciform ligament）把肝分为大而厚的**肝右叶**（right lobe of liver）和小而薄的**肝左叶**（left lobe of liver）。

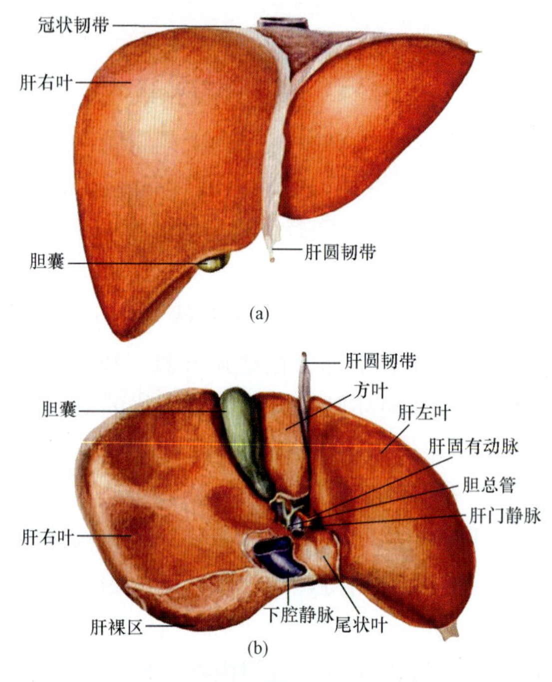

图5-21　肝

（a）膈面；（b）脏面

肝的下面凹凸不平，与腹腔器官邻接，又称**脏面**（visceral surface）。其中部有一近似“H”形的3条沟。左纵沟的前部有**肝圆韧带**（ligamentum teres hepatis），是胎儿时期脐静脉闭锁后的遗迹，向前包裹于镰状韧带的游离缘中，并连至脐；左纵沟的后部有**静脉韧带**（ligamentum venosum），是胎儿时期静脉导管的遗迹。右纵沟的前部为一浅窝，可容纳胆囊，称**胆囊窝**（fossa for gallbladder）；右纵沟的后部为**腔静脉沟**（sulcus for vena cava），有下腔静脉经过。连接左右纵沟中部的横沟即为**肝门**（porta hepatis），有肝左、右管，肝固有动脉左、右支，肝门静脉左、右支，肝的神经和淋巴管等出入，这些结构被结缔组织包绕，共同构成肝蒂。

肝表面大部分被腹膜所覆盖，但肝膈面的后部与膈之间有呈冠状位的、由腹膜形成的冠状韧带，其前、后层之间的肝膈面无腹膜覆盖，称**裸区**（bare area）。冠状韧带前、后层在肝的左、右端融合在一起分别形成左、右三角韧带，尤其是左三角韧带比较宽厚。肝右叶的裸区，有肝左、中、右静脉出肝，此处称**第2肝门**（secondary porta of liver）。

肝的脏面借“H”形沟分为4个叶：右纵沟右侧为右叶；左纵沟左侧为左叶；左、右纵沟之间在肝门前方为**方叶**（quadrate lobe）；肝门后方为**尾状叶**（caudate lobe）。脏面的肝左叶与膈面的一致；脏面的肝右叶、方叶和尾状叶一起相当于膈面的肝右叶。

肝前缘是肝的膈面与脏面的分界线，薄而锐利。在胆囊窝处有一胆囊切迹，胆囊底常在此处露出肝前缘；在肝圆韧带通过处有一肝圆韧带切迹，或称脐切迹。肝后缘钝圆，朝向脊柱。肝的右缘亦钝圆。肝的左缘薄而锐利。

二、肝的位置和毗邻

肝大部分位于右季肋区和腹上区，小部分位于左季肋区。肝的前面大部分被胸廓所掩盖，仅在腹上区的左、右肋弓之间有一小部分直接与腹前壁相接触。

肝的上界与膈穹隆一致，在右侧锁骨中线平第5肋，前正中线平剑胸结合处，向左至左锁骨中线附近平第5肋间。肝下界与肝前缘一致，在右侧与右肋弓一致，中部超出剑突下约3 cm，左侧被肋弓掩盖。因此，成人在右肋弓下缘不能触到肝，在剑突下方可触及约3 cm。但3岁以下幼儿，由于腹腔的容积较小，而肝体积相对较大，肝前缘常低于右肋弓下1～2 cm，到7岁以后在右肋弓下已不能触及。

肝上方为膈，膈上有右侧胸膜腔、右肺及心等，故肝脓肿有时可与膈粘连，并经膈侵入右肺。肝的脏面在右叶从前向后分别邻接结肠右曲、十二指肠上部、右肾和右肾上腺；肝左叶下面与胃前壁相邻，后上方邻接食管的腹部。

三、肝的分叶和分段

肝按外形可分为左叶、右叶、方叶和尾状叶。近代研究证明，肝内有4套管道，形成2个系统。肝管、肝固有动脉和肝门静脉的各级分支在肝内均伴行，三者的分布基本一致，并由结缔组织包裹组成Glisson系统，另一个是肝静脉系统，肝静脉及其属支行于相邻的肝叶及肝段之间，是肝分叶和分段的标志。

四、肝外胆道

肝外胆道是指肝门以外的输送胆汁的管道，包括胆囊和输胆管道（肝左管、肝右管、肝总管和胆总管）（图5-22）。这些管道与肝内胆道一起，将肝分泌的胆汁输送到十二指肠腔。

1. **肝总管**（common hepatic duct） 肝左、右管出肝门之后立即合成肝总管，长约3 cm，其下端与胆囊管结合成胆总管。

2. **胆囊**（gallbladder） 位于肝下面的胆囊窝内，为贮存和浓缩胆汁的囊状器官，似梨形，容量40～60 mL，胆囊上面借结缔组织与肝相连。胆囊分为底、体、颈、管4部分，但各部之间无明显的分界。**胆囊底**（fundus of gallbladder）是胆囊游离的盲端，在肝前缘的胆囊切迹处露出并与腹前壁相贴。胆囊底的体表投影在右锁骨中线与右肋弓相交处，当胆囊病

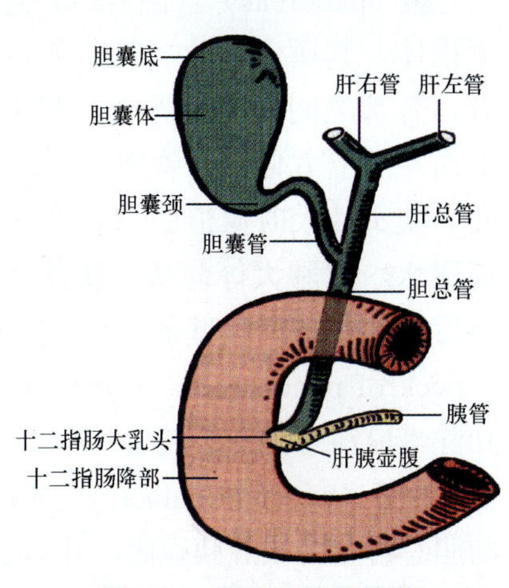

图5-22 胆囊及输胆管道

变时，此处可有压痛；**胆囊体**（body of gallbladder）是胆囊的主体部分；**胆囊颈**（neck of gallbladder）是胆囊体向下延续并变细的部分，常以直角向左下移行于胆囊管；**胆囊管**（cystic duct）长3～4 cm，直径0.3 cm，在肝十二指肠韧带内与其左侧的肝总管会合形成胆总管。

胆囊内面衬有黏膜，其中颈和管部分的黏膜皱襞呈螺旋状突入腔内，形成**螺旋襞**（spiral fold）。螺旋襞可控制胆汁的进出，结石也易嵌顿于此。

胆囊管、肝总管和肝的脏面围成的三角形区域称**胆囊三角**（Calot三角），三角内常有胆囊动脉通过，该三角是胆囊手术中寻找胆囊动脉的标志。

3．**胆总管**（common bile duct） 由肝总管和胆囊管会合而成，长4～8 cm，直径0.6～0.8 cm。胆总管在肝十二指肠韧带内下行，经十二指肠上部的后方至胰头与十二指肠降部之间与胰管会合，形成一略膨大的**肝胰壶腹**（hepatopancreatic ampulla）（又称Vater壶腹），开口于十二指肠降部的后内侧壁的十二指肠大乳头（图5-22、图5-23）。肝胰壶腹周围有环行增厚的平滑肌，称**肝胰壶腹括约肌**（sphincter of hepatopancreatic ampulla）（又称Oddi括约肌）。此外，在胆总管末段及胰管末段周围亦有少量包绕的平滑肌，分别称为胆总管括约肌和胰管括约肌。

在平时，肝胰壶腹括约肌保持收缩状态，肝细胞分泌的胆汁经肝左、右管和肝总管、胆囊管进入胆囊储存和浓缩。进食后，尤其进高脂肪食物，在神经体液因素调节下，引起胆囊收缩，肝胰壶腹括约肌舒张，使胆囊内的胆汁通过胆囊管、胆总管经十二指肠大乳头排入十二指肠腔内，参与消化食物。肝外胆道可因结石、蛔虫或肿瘤等造成阻塞，使胆汁排出受阻，引发胆囊炎或阻塞性黄疸。

第八节 胰

胰（pancreas）（图5-23）是人体第二大腺体，位于腹后壁，呈长条形，平对第1～2腰椎体。其质地柔软，灰红色，全长17～20 cm，重80～117 g，分头、颈、体、尾4部分，各部之间无明显界限。**胰头**（head of pancreas）较膨大，被十二指肠环绕，其下部向左后上方伸出一**钩突**（uncinate process）。胰头后面有胆总管、肝门静脉经过，因此，胰头肿大时压迫胆总管可出现阻塞性黄疸；压迫肝门静脉，影响其血液回流，可出现腹水、脾肿大等症状。**胰体**（body of pancreas）占胰的大部分。胰体前面隔网膜囊与胃相邻，故胃后壁的溃疡穿孔或癌肿常与胰粘连。胰头与胰体之间的狭窄部分称**胰颈**（neck of pancreas）。胰体的末端变细称**胰尾**（tail of pancreas），胰尾常抵达脾门。脾切除术应注意勿伤及胰尾。

胰管（pancreatic duct）位于胰的实质内，贯穿胰的全长，其走行与胰的长轴一致，它与胆总管会合成肝胰壶腹，开口于十二指肠大乳头，将胰液输送到十二指肠腔内。在胰头内胰管上方常有一条**副胰管**（accessory pancreatic duct），开口于十二指肠小乳头。

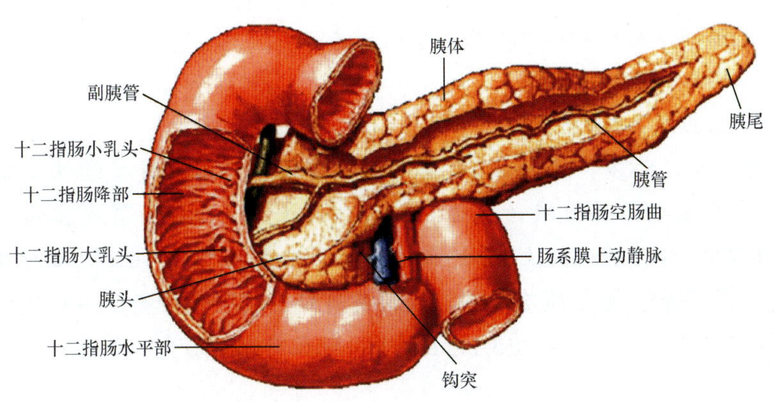

图5-23　十二指肠和胰

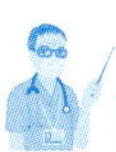

复习思考题

1. 名词解释：咽峡、咽淋巴环、肝门、肝蒂、胆囊三角。
2. 简述三对唾液腺的位置及其导管的开口。
3. 简述咽的分部及各部的形态特点。
4. 简述胃的位置、形态和分部，以及十二指肠位置、分部及各部的结构特点。
5. 简述空肠与回肠的差异。
6. 简述阑尾的形态、位置，阑尾根部体表投影，以及手术时寻找阑尾的标志。
7. 简述肝的位置和肝脏面的解剖结构。
8. 简述胰的位置和分部。
9. 肝外胆道的组成是什么？简述胆汁的产生部位和排出途径。
10. 案例分析

（1）患者，男，28岁。4年来经常右上腹痛及夜间痛，伴反酸、嗳气及胃部烧灼感，常自觉通过进食缓解。有不规则进食及暴饮暴食史；体格检查：体温37.5℃，血压120/75 mmHg，脉搏98次/分。腹部平坦，右上腹轻度压痛，无肌紧张及反跳痛，肠鸣音无亢进及减弱。诊断：十二指肠球部溃疡。

问题：

①该病的诊断依据是什么？

②简述消化性溃疡的分类及好发部位。

③该病的解剖学机制是什么？

（2）患者，女，17岁。1天前无明显诱因出现脐周钝痛，6小时前疼痛转到右下腹急诊入院，伴恶心，呕吐。体格检查：体温38.6 ℃，血压106/76 mmHg，脉搏92次/分。右下腹麦氏点肌紧张，有压痛，反跳痛。血常规检查：血红蛋白110 g/L，中性粒细胞0.85，淋巴细胞0.15。诊断：急性阑尾炎。

问题：

①指出阑尾根部体表投影和手术找阑尾的方法。

②阑尾手术切口的层次有哪些？

③阑尾为什么易发炎症？

（3）患者，女，58岁，已婚。2天前无明显诱因突发右上腹持续性绞痛、阵发性剧痛，疼痛向右肩部放射，伴寒战、发热，恶心、呕吐，呕吐物为胃内容物。体检：体温39.3℃，心率124次/分，呼吸28次/分，血压78/54 mmHg；神志淡漠、精神萎靡，皮肤、巩膜明显黄染。腹平胆，右上腹有压痛，反跳痛可疑。实验室检查：白细胞19.2×10^{9}/L，中性粒细胞0.85×10^{12}/L；细红细胞3.1×10^{12}/L。既往有胆结石史。诊断：急性梗阻性化脓性胆管炎。

问题：

①肝外胆道系统的组成是什么？

②诊断依据和处理原则是什么？

第六章　呼吸系统

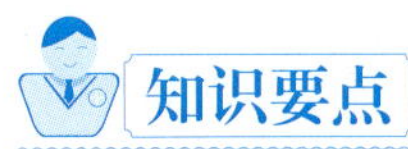

1. 固有鼻腔的构成及各壁的形态特点，鼻旁窦的位置及开口。

2. 喉软骨形态，弹性圆锥、方形膜的构成，喉腔的分部及形态特点；左、右主支气管的差异。

3. 肺的形态特点；肺段概念。

4. 胸膜分部与胸膜腔、肋膈隐窝的概念。

呼吸系统（respiratory system）由呼吸道和肺组成（图6-1）。呼吸道包括鼻、咽、喉、气管和各级支气管。通常将鼻、咽和喉称为上呼吸道，气管和各级支气管称为下呼吸道。呼吸道是气体进出的通道，肺是气体进行交换的场所。呼吸系统的功能是与外界气体进行交换，呼出二氧化碳，吸进新鲜氧气。此外，鼻是气体出入的门户，又是嗅觉感受器；咽不仅是气体的通道，还是食物的通道；喉兼有发音的功能。

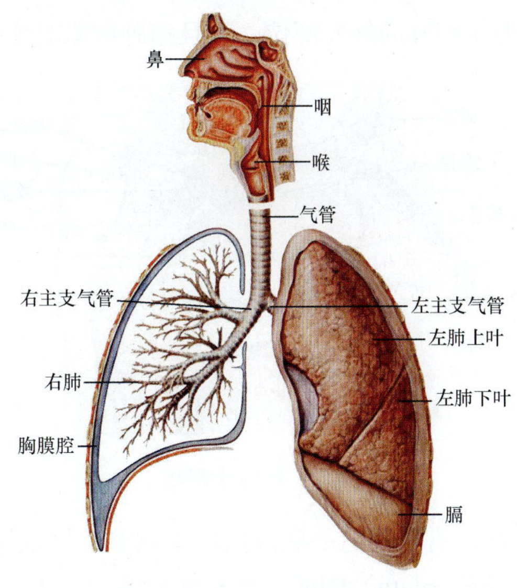

图6-1　呼吸系统全貌

第一节　鼻

鼻（nose）分为外鼻、鼻腔和鼻旁窦3部分。它既是呼吸道的起始部，又是嗅觉器官。

一、外鼻

外鼻（external nose）以骨和软骨构成支架，外被覆皮肤和少量皮下组织、内覆黏膜构成。外鼻上端与额相连的狭窄部分称鼻根，向下延续为鼻背，其下端称鼻尖，其两侧呈弧状扩大称鼻翼。在呼吸困难时，可见鼻翼翕动。外鼻皮肤因其富含皮脂腺和汗腺，成为痤疮、酒渣鼻和疖肿的好发部位。

二、鼻腔

鼻腔（nasal cavity）（图6-2）为一顶窄底宽的狭长腔隙，被鼻中隔分为左右两部。鼻腔由骨和软骨围成，内覆皮肤和黏膜。鼻腔向前经鼻前孔（nostril）通外界，向后经鼻后孔（choanae）通鼻咽。鼻腔内面皮肤与黏膜交界处呈一弓形隆起称鼻阈。鼻腔以鼻阈为界，分为前方的鼻前庭和后方的固有鼻腔。

1．鼻前庭　由皮肤覆盖，生有鼻毛，借以滤过和净化空气。因其缺少皮下组织且富有皮脂腺和汗腺，所以它不但是疖肿的好发部位，而且疖肿肿胀时疼痛剧烈。

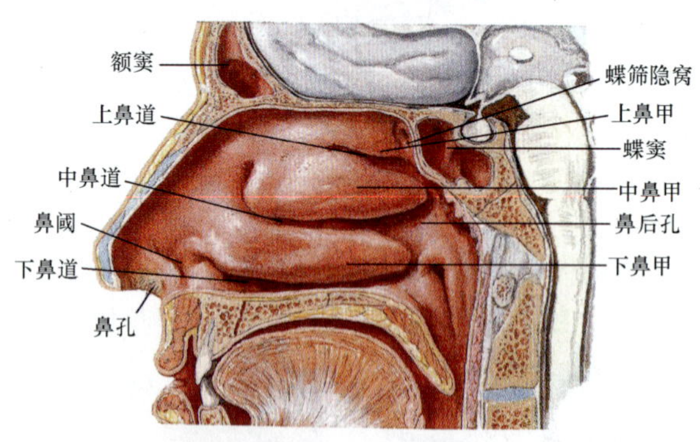

图6-2　鼻腔外侧壁

2．固有鼻腔　又称鼻腔，有一顶、一底及内、外侧壁。顶壁呈狭小的拱形，由额骨、鼻骨和**筛骨水平板**（cribriform plate）构成。此板薄而脆，并有很多小孔，呈筛状，嗅神经由此穿过进入颅前窝。外伤或手术时易骨折致脑脊液鼻漏，成为感染入颅的途径。底即硬腭，与口腔相隔。内侧壁即**鼻中隔**（nasal septum），以筛骨垂直板、犁骨和鼻中隔软骨为支架，被覆黏膜而构成，位置往往偏向一侧。其前下部有一易出血区，即Little区或Kiesselbach区。此区血管丰富，位置浅表，受外伤或干燥空气刺激，血管易破裂引起出血。鼻腔外侧壁自上而下可见由三个卷曲的骨片被覆黏膜而形成的上鼻甲、中鼻甲和下鼻甲。各鼻甲下方的空隙称为鼻道，即上、中、下鼻道。有时上鼻甲的后上方出现最上鼻甲。最上鼻甲或上鼻甲的后上方与鼻腔顶之间有一凹陷，称**蝶筛隐窝**（sphenoethmoidal recess）。上、中鼻道及蝶筛隐窝分别有鼻旁窦的开口，下鼻道前部有鼻泪管的开口。

固有鼻腔被覆黏膜，分为嗅区与呼吸区。**嗅区**（olfactory region）位于上鼻甲及其相对应的鼻中隔及两者上方鼻腔顶部的黏膜，活体呈苍白或淡黄色，富有感受嗅觉刺激的嗅细胞。鼻腔其余部分为**呼吸区**，活体呈淡红色，含有丰富的鼻腺，能产生大量分泌物，润湿鼻腔。

三、鼻旁窦

鼻旁窦（paranasal sinuses）（图6-3）是鼻腔周围的含气空腔，由骨性鼻旁窦被覆黏膜而构成，有温暖、湿润吸入的空气及对发音起共鸣的作用。由于鼻旁窦内黏膜与鼻腔黏膜相延续，故鼻腔炎症易引起鼻旁窦发炎。

鼻旁窦共有4对，左右对称，即额窦、筛窦、蝶窦和上颌窦。**额窦**（frontal sinus）位于额骨体内、眉弓的深面，呈三棱锥体形。**筛窦**（ethmoidal sinus）由位于鼻腔外侧壁上方与两眶之间的筛骨迷路构成，根据其部位分为前筛窦、中筛窦和后筛窦。**蝶窦**（sphenoidal sinus）位于蝶骨体深面，又被中隔分为左右二腔。**上颌窦**（maxillary sinus）位于上颌骨体内。额窦、上颌窦、前筛窦和中筛窦都开口于中鼻道；后筛窦开口于上鼻道；蝶窦开口于蝶筛隐窝。上颌窦是鼻旁窦中最大的一对，开口于中鼻道（图6-4）。

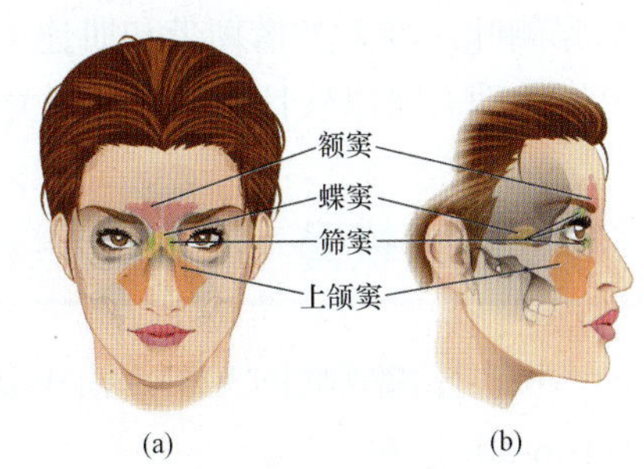

图6-3　鼻旁窦的体表投影

（a）前面观；（b）侧面观

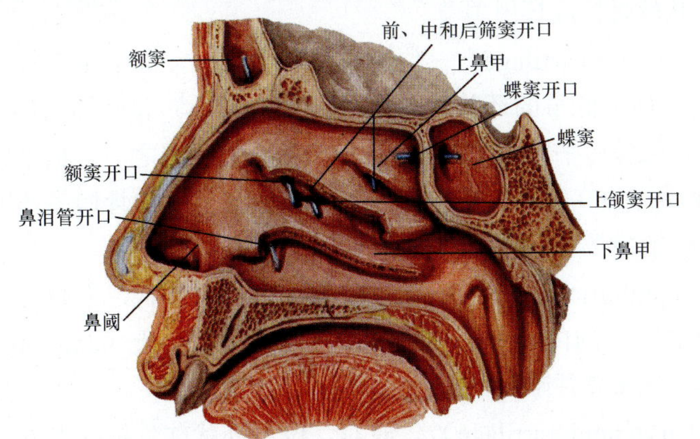

图6-4　鼻旁窦开口（鼻甲切除）

拓展阅读

上颌窦因开口位置较高，窦口高于窦底，故上颌窦积液在直立时不易引流，同时，其窦底与上颌磨牙牙根相邻，此处骨质菲薄，有时牙根感染可波及上颌窦，引起牙源性的上颌窦炎，上颌窦的炎症或肿瘤也可累及上颌牙。上颌窦炎时，可采取体位引流窦内脓液；效果不佳时，临床常通过下鼻道上部穿刺冲洗上颌窦内脓液。

第二节　喉

喉（larynx）既是呼吸的通道，又是发音的器官。喉位于颈前正中部，成年人的喉在第3～6颈椎之间，女性略高于男性，小儿比成人高。

喉的前方是皮肤、颈筋膜、舌骨下肌群，其后为咽，两侧是颈部的大血管、神经及甲状腺侧叶。喉上方借韧带和肌连于舌骨，下方借环气管韧带连气管。喉可随吞咽或发音而上下移动。喉以软骨为基础，借关节、韧带和肌连接而成。

一、喉软骨

喉软骨构成喉的支架，由甲状软骨、环状软骨、会厌软骨和成对的杓状软骨等构成（图6-5）。

1．**甲状软骨**（thyroid cartilage）　构成喉的前外侧壁，由前缘互相愈着的两块甲状软骨板合成。愈着处称前角，前角上端向前突出，在成年男子尤为明显，称**喉结**（laryngeal prominence）。板的后缘游离，向上、下发出突起，称上角和下角。上角借韧带与舌骨大角相连，下角与环状软骨构成环甲关节。

2．**环状软骨**（cricoid cartilage）　位于甲状软骨下方，向下接气管，是喉软骨中唯一完整的软骨环。它由前部低窄的**环状软骨弓**（cricoid arch）和后部的**环状软骨板**（cricoid lamina）构成。环状软骨弓平对第6颈椎，是颈部的重要标志之一。板上缘两侧各有小关节面与杓状软骨构成环杓关节，弓与板交界处有关节面与甲状软骨构成环甲关节。环状软骨对维持呼吸道的通畅有重要作用，损伤后能产生喉狭窄。

3．**会厌软骨**（epiglottic cartilage）　呈上宽下窄的树叶状，上缘游离呈弧形，茎在下端，附着于甲状软骨前角的内面。会厌软骨被覆黏膜构成**会厌**（epiglottis），吞咽时，喉随咽上提并向前移，会厌盖住喉口，防止食物误入喉腔。

4．**杓状软骨**（arytenoid cartilage）　成对，位于环状软骨板的上方，呈尖向上的三棱锥体，分为一尖一底和二突起。其底与环状软骨板上缘构成环杓关节。由底向前伸出的突起称**声带突**（vocal process），有声韧带附着。底向外侧伸出的突起称**肌突**（muscular process），大部分喉肌附着于此。

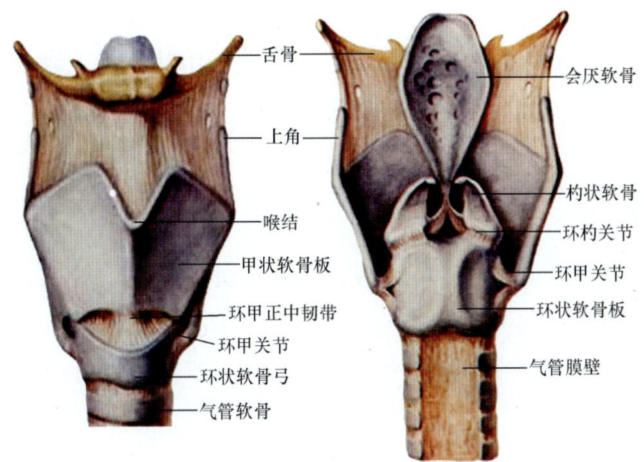

图6-5　喉软骨及其连接

二、喉的连接

喉的连接包括喉软骨之间以及喉与舌骨和气管间的连接（图6-5、图6-6）。

1．**环杓关节**（cricoarytenoid joint）　由环状软骨板上缘的关节面和杓状软骨底构成。杓状软骨可沿此关节的垂直轴作向内、外侧的旋转运动，内旋使声带突互相靠近，缩小声门；外旋则作用相反，开大声门。杓状软骨还可作前、后、内、外等方向的滑动。

2．**环甲关节**（cricothyroid joint）　由环状软骨侧方关节面和甲状软骨下角构成，两侧为联合关节。甲状软骨在冠状轴上可作前倾和复位运动，甲状软骨前倾时，甲状软骨前角与杓状软骨声带突之间距离加大，使声带紧张；复位时，两者间距缩小，使声带松弛。

3．**方形膜**（quadrangular membrane）　起始于甲状软骨前角后面和会厌软骨两侧缘，向后附着于杓状软骨前内侧缘。其下缘游离称**前庭韧带**（vestibular ligament），构成前庭襞的支架；上缘游离构成杓会厌襞的支架。

4．**弹性圆锥**（conus elasticus）　是圆锥形的弹性纤维膜。起自甲状软骨前角后面，呈扇形向后、向下止于杓状软骨声带突和环状软骨上缘。其上缘游离增厚，紧张于甲状软骨前角与杓状软骨声带突之间形成**声韧带**（vocal ligament），较前庭韧带厚而短。声韧带连同声带肌及覆盖于其表面的喉黏膜一起构成**声带**（vocal cord）。弹性

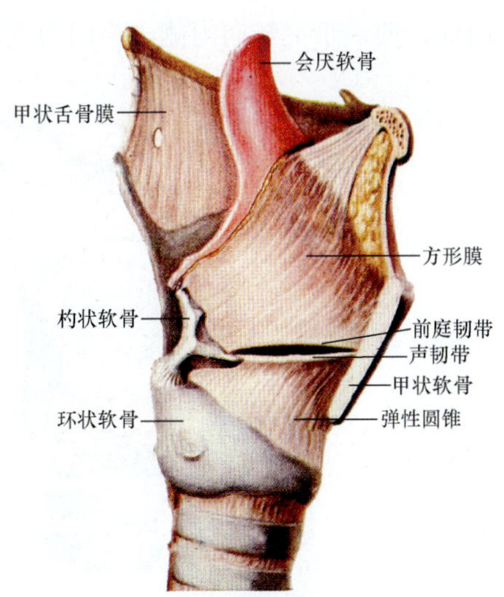

图6-6　方形膜和弹性圆锥

圆锥的前部增厚，连于甲状软骨下缘与环状软骨弓上缘之间，称**环甲正中韧带**（median cricothyroid ligament）。当急性喉阻塞时，可在此作穿刺或切开，建立暂时的通气道，以抢救病人的生命。

5. **甲状舌骨膜**（thyrohyoid membrane） 是连于甲状软骨上缘与舌骨之间的结缔组织膜。

拓展阅读

在呼吸困难或窒息急救时，常选甲状软骨与环状软骨之间作一长3～4 cm的皮肤切口，暴露环甲正中韧带，在此韧带上作长约1 cm的横切口，插入橡皮管或塑料管，也可以用粗注射针头，经环甲正中韧带刺入声门下腔。

三、喉肌

喉肌（laryngeal muscle）（图6-7）属横纹肌，可分为内、外两群。一群作用于环甲关节，使声带紧张或松弛；另一群作用于环杓关节，使声门裂开大或缩小，因此喉肌的运动可控制发音的强弱和调节音调的高低。主要的喉肌如下：

1. **环甲肌**（cricothyroid muscle） 起自环状软骨弓前外侧面，止于甲状软骨下缘，该肌收缩有紧张声带的作用。

2. **环杓后肌**（posterior cricoarytenoid muscle） 起自环状软骨板后面，斜向外上方止于杓状软骨肌突后面，该肌收缩有紧张声带和开大声门裂的作用。

3. **环杓侧肌**（lateral cricoarytenoid muscle） 起自环状软骨弓上缘和弹性圆锥的外面，自甲状软骨板的内侧斜行向后上方，止于杓状软骨肌突前面。该肌收缩时，牵引肌突向前，使声带突转向内侧，声门裂变窄。

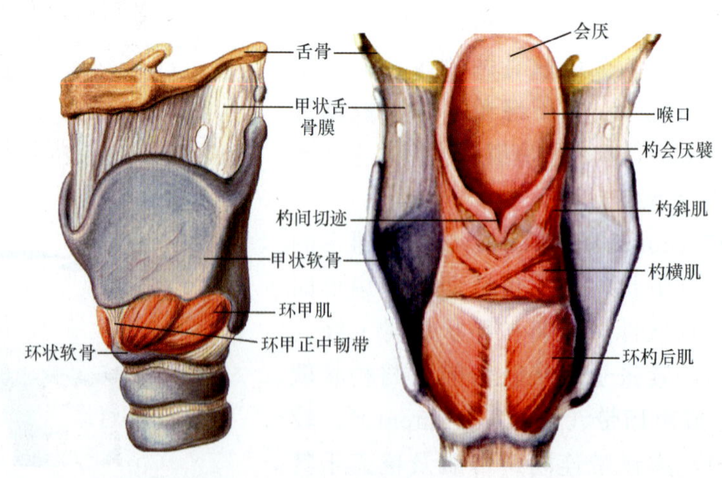

图6-7 喉内肌

四、喉腔

喉腔（laryngeal cavity）（图6-8）是由喉软骨借韧带和纤维膜连接并附以喉肌为基础，内面衬以黏膜等围成的管腔。喉黏膜极为敏感，受异物刺激可引起咳嗽。喉腔向上经喉口通喉咽，向下通气管。

喉口（laryngeal inlet）是喉腔的入口，朝向后上方，由会厌上缘、杓状会厌襞和杓间切迹围成。连接杓状软骨尖与会厌软骨的皱襞称**杓会厌襞**（plica aryepiglottica）。

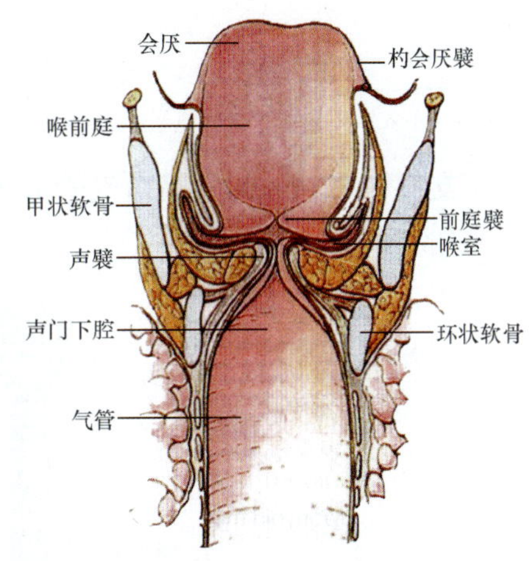

图6-8 喉冠状切面

喉腔的侧壁有上、下两对突入腔内的黏膜皱襞，上方的一对黏膜皱襞称**前庭襞**（vestibular fold），呈矢状位，活体粉红色，连于甲状软骨前角与杓状软骨声带突稍上方，左右前庭襞之间的裂隙称**前庭裂**（rima vestibuli）。下方一对黏膜皱襞位于甲状软骨与杓状软骨声带突之间，称**声襞**（vocal fold），在活体颜色较白，它比前庭襞更突向喉腔。左右声襞、杓状软骨基底部及声带突之间的裂隙，称**声门裂**（fissure of glottis），是喉腔最狭窄的部位。声门裂前三分之二在两侧声带之间，称膜间部；后三分之一位于两侧杓状软骨底和声带突之间，称软骨间部。声带和声门裂合称为**声门**（glottis）。

喉腔借两对黏膜皱襞分为三部分：①**喉前庭**（laryngeal vestibule）：位于喉口与前庭襞之间；②**喉中间腔**（intermediate cavity of larynx）：为前庭襞与声襞之间的部分，向两侧经前庭襞和声襞间突出的裂隙称**喉室**（ventricle of larynx）；③**声门下腔**（infraglottic cavity）：声门裂至环状软骨下缘的部分，此区黏膜下组织比较疏松，炎症时易引起喉水肿。婴幼儿喉腔较窄小，常因喉水肿引起喉阻塞，可导致呼吸困难。

第三节 气管与支气管

一、气管

气管（trachea）（图6-9）位于食管前方，上端起于环状软骨下缘（平第6颈椎体下缘），下端在胸骨角平面（平第4胸椎体下缘）分为左、右主支气管。其分叉处称**气管杈**（bifurcation of trachea），在气管杈内面有一向上凸出的半月状嵴称**气管隆嵴**（carina of trachea），常偏左，是支气管镜检查的定位标志。

气管由14～17个“C”字形的气管软骨以及连接各环之间的平滑肌和结缔组织构成，气管后壁缺口由纤维组织膜封闭，称**膜壁**（membranous wall）。临床上遇急性喉阻塞时，常在第3～5气管软骨环处进行气管切开术。

二、支气管

支气管（bronchi）是由气管分出的各级分支。由气管分出的一级支气管，即左、右主支气管（图6-9）。

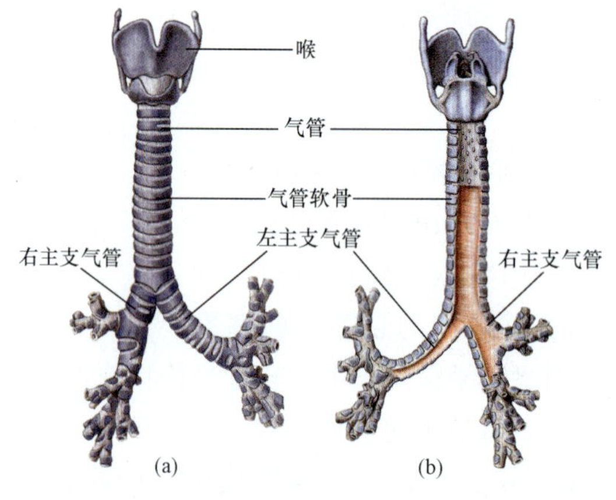

图6-9　气管与支气管

（a）前面；（b）后面

1. **左主支气管**（left principal bronchus）　细而长，平均长4～5 cm，气管中线与主支气管下缘间的夹角称**嵴下角**（subcarinal angle），左嵴下角为36°～39°，故左主支气管走行较倾斜，经左肺门入左肺。

2. **右主支气管**（right principal bronchus）　粗而短，平均长约2 cm，右嵴下角为21°～25°，故右主支气管走行较陡直，经右肺门入右肺。临床上气管坠入的异物易进入右主支气管，在施行支气管镜检查或支气管插管时，易于进入右主支气管。

第四节　肺

一、肺的位置和形态

肺（lungs）位于胸腔内，左、右两肺位于膈的上方、纵隔的两侧。

肺表面覆有脏胸膜，透过脏胸膜可见多边形的**肺小叶**（pulmonary lobule），其发炎时称小叶性肺炎。婴幼儿肺呈淡红色，随着年龄增长，吸入空气中的尘埃和炭粒等在肺内沉积增多，使肺的颜色变为暗红色或深灰色。生活在烟尘污染重的环境中的人或吸烟者的肺呈棕黑色。肺质软呈海绵状，富有弹性，内含空气，比重小于1，能浮于水面。而未经呼吸的胎儿和新生儿肺内不含空气，比重大，可沉于水底。这在法医鉴定上有重要价值。

肺呈圆锥形，有一尖一底、二面和三缘（图6-10）。

肺尖（apex of lung）钝圆，经胸廓上口凸至颈根部，在锁骨内侧1/3段向上凸至锁骨上方达2～3 cm。**肺底**（base of lung）位于膈上面，故又称膈面。**肋面**（costal surface）膨隆，与胸壁的肋和肋间隙相邻。内侧面邻纵隔，又称**纵隔面**（mediastinal surface），此面中央有椭圆形凹陷，称**肺门**（hilum of lung），是主支气管、肺血管、支气管血管、淋巴管和神经等进出之处（图6-11）。这些出入肺门的结构被结缔组织包裹在一起构成**肺根**（root of lung）。肺根内的结构排列自前向后为：肺上静脉、肺动脉、主支气管。左肺根的结构自上而下是：肺动脉、左主支气管、肺静脉；右肺根的结构自上而下为：上叶支气管，肺动脉，中、下叶支气管和肺静脉。

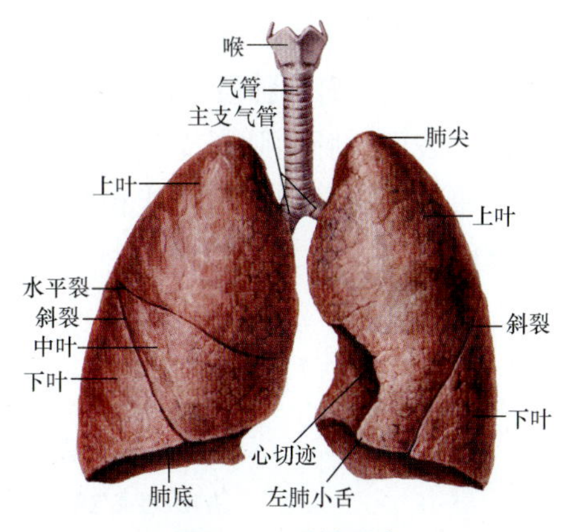

图6-10 肺的形态

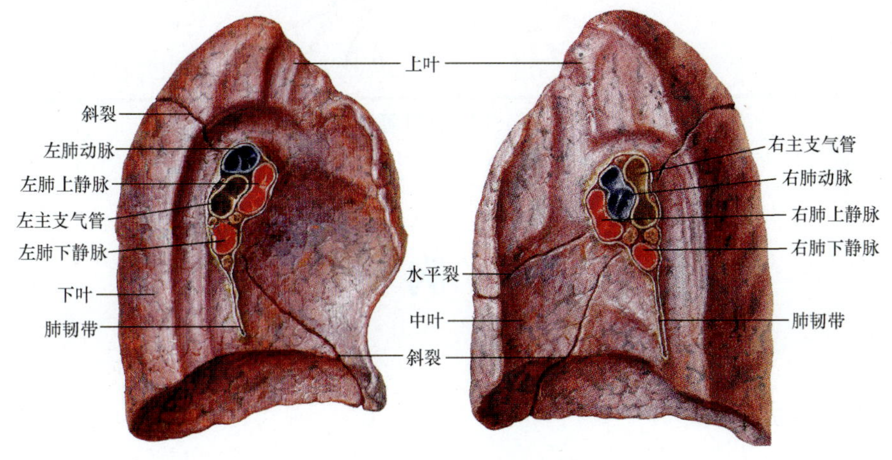

图6-11 左、右肺纵隔面

肋面和纵隔面在前面、后面的交界处分别形成**肺前缘**和**肺后缘**。肺前缘锐利，左肺前缘下部有一切迹，称**心切迹**（cardiac notch），其下方有一突起，称**左肺小舌**（lingula of left lung）。肺后缘圆钝，在脊柱两侧的沟中。肋面、纵隔面与膈面的交界形成肺下缘。下缘亦较薄锐，伸向膈与胸壁所夹的间隙内，其位置随呼吸运动而上下移动。

左肺由从后上斜向前下的一条**斜裂**（oblique fissure）分为上、下两叶。右肺除斜裂外，还有一条近于水平方向的**水平裂**（horizontal fissure of right lung），将右肺分为上、中和下三叶（图6-10、图6-11）。

二、肺内支气管和支气管肺段

在肺门处，左、右主支气管分为**肺叶支气管**（lobar bronchi）进入肺叶。左肺有上叶和下叶支气管；右肺有上叶、中叶和下叶支气管。肺叶支气管在肺叶内再分为**肺段支气管**（segmental bronchi）。肺段支气管在肺内反复分支，呈树枝状称**支气管树**（bronchial tree）（图6-12）。每一肺段支气管及其所属的肺组织称**支气管肺段**（bronchopulmonary segments），简称**肺段**（pulmonary segment）。支气管肺段呈圆锥形，其尖朝向肺门，底朝向肺表面。肺动脉与支气管的分支伴行于肺段内，肺静脉行于相邻的肺段间的结缔组织内。每一肺段是结构、功能相对独立的单位，临床上可行肺段切除。左、右肺各可分为10个肺段。

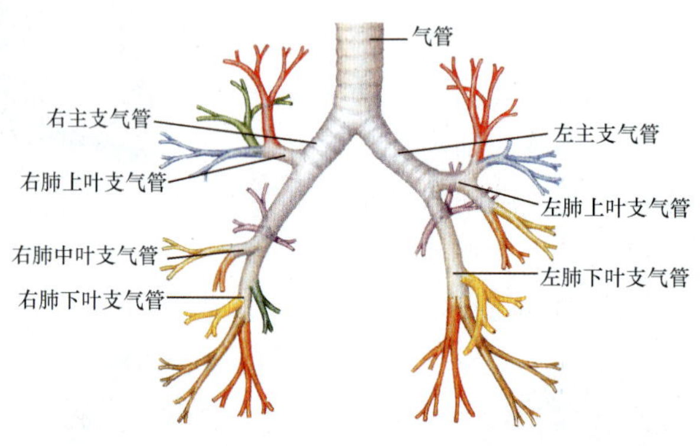

图6-12 支气管树

第五节 胸 膜

一、胸腔与胸膜

1．**胸腔**（thoracic cavity） 由胸廓与膈围成，上界为胸廓上口与颈部相通；下界借膈与腹腔分隔，胸腔容纳肺、胸膜和胸膜腔、纵隔等。

2．**胸膜**（pleura）（图6-13） 是覆盖在胸壁内面、膈上面和肺表面的一层浆膜。被覆于胸腔各壁内面的称**壁胸膜**（parietal pleura），覆在肺表面并伸入肺裂内的称**脏胸膜**（visceral pleura），两层胸膜在肺根处相互移行，形成左、右两个封闭的间隙称**胸膜腔**（pleural cavity）。左右胸膜腔互不相通，腔内呈负压，仅有少量浆液，可减少摩擦。由于胸膜腔内的负压使两层胸膜相互贴附在一起，因此，胸膜腔实际上是两个潜在性的腔隙。

二、胸膜分部及胸膜隐窝

壁胸膜根据贴附部位不同分为4部分。

1．**膈胸膜**（diaphragmatic pleura） 覆盖于膈上面，与膈紧密相连。

2．**肋胸膜**（costal pleura） 衬覆于肋与肋间隙内面，其前缘位于胸骨后方，后缘达脊柱两侧。

3．**纵隔胸膜**（mediastinal pleura） 衬覆于纵隔两侧面。纵隔胸膜的中部包绕肺根并在肺根下方两层胸膜移行重叠形成的冠状位皱襞称**肺韧带**（pulmonary ligament），对肺有固定作用。

4．**胸膜顶**（cupula of pleura） 是肋胸膜和纵隔胸膜向上的延续，突出胸廓上口伸向颈根部，覆盖于肺尖上方，在锁骨中、内1/3上方可高出锁骨2.5 cm。针灸或作锁骨上臂丛神经麻醉时，应注意胸膜顶的位置，以免造成气胸。

在壁胸膜各部相互移行转折处、即使在深吸气时肺缘仍不能充填的胸膜腔部分，称为**胸膜隐窝**（pleural recesses）。其中，最大、最重要的胸膜隐窝是由肋胸膜和膈胸膜相互返折形成的**肋膈隐窝**（costodiaphragmatic recess）。肋膈隐窝是人体直立时胸膜腔的最低部位，胸膜腔积液首先积聚于此。**肋纵隔隐窝**位于覆盖心包表面的纵隔胸膜与肋胸膜相互移行处。

三、胸膜与肺的体表投影

胸膜的体表投影是指壁胸膜各部互相移行形成的反折线在体表的投影。肋胸膜与纵隔胸膜前缘的返折线是胸膜前界；肋胸膜与纵隔胸膜后缘的返折线是胸膜后界；肋胸膜、纵隔胸膜与膈胸膜的返折线则是胸膜下界。

胸膜前界两侧均起自胸膜顶，向内下斜行，在第2胸肋关节水平，两侧互相靠拢在正中线附近垂直下行直到第四胸肋关节分开。左侧胸膜前界在第4胸肋关节转向外下方，沿胸骨的外侧缘2.0～2.5 cm处下行，于第6肋软骨后方与胸膜下界相移行。右侧胸膜前界于第6胸肋关节处右转，与胸膜下界相移行。由于左、右胸膜前返折线上、下两端相互分开，因此在胸骨后面形成两个三角形间隙。上方的呈倒三角形区，称**胸腺区**（region of thymus），儿童的较宽，内有胸腺，成人的较窄，内有胸腺遗迹和结缔组织；下方的三角形区位于胸骨体下部与左侧第4、5肋软骨后方，称**心包区**（pericardial area），行心包穿刺术常在左剑肋角处。

胸膜下界右侧起自第6胸肋关节处，左侧起自第6肋软骨，两侧均斜向外下方，在锁骨中线与第8肋相交，在腋中线与第10肋相交，在肩胛线与第11肋相交，在脊柱旁平第12胸椎棘突高度。

肺的前界几乎与胸膜前界相同（图6-13）。肺尖与胸膜顶的体表投影一致，两肺下缘体表投影比胸膜下界的返折线高出约两个肋骨，即在锁骨中线与第6肋相交，在腋中线与第8肋相交，在肩胛线与第10肋相交，在脊柱旁平第10胸椎棘突。

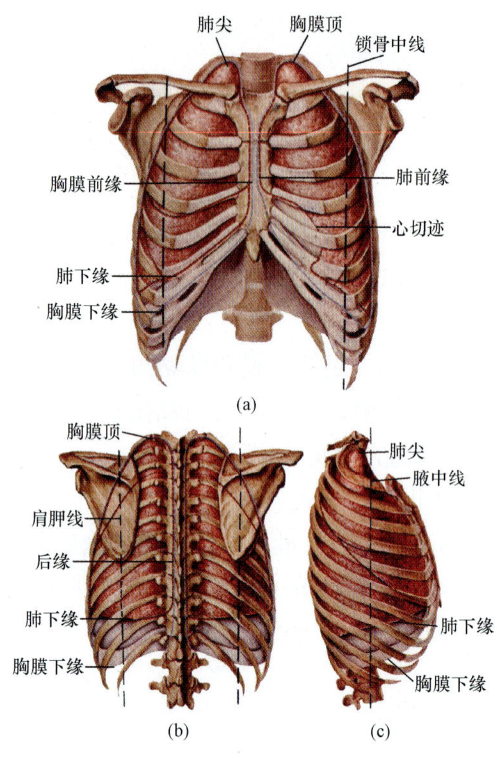

图6-13　胸膜和肺体表投影

（a）前面观；（b）后面观；（c）右侧面观

第六节　纵　　隔

纵隔（mediastinum）是两侧纵隔胸膜之间全部器官、结构与结缔组织的总称。其前界为胸骨，后界为脊柱胸段，两侧界为纵隔胸膜，上界是胸廓上口，下界为膈。通常以胸骨角平面为界将纵隔分为上纵隔与下纵隔（图6-14）。

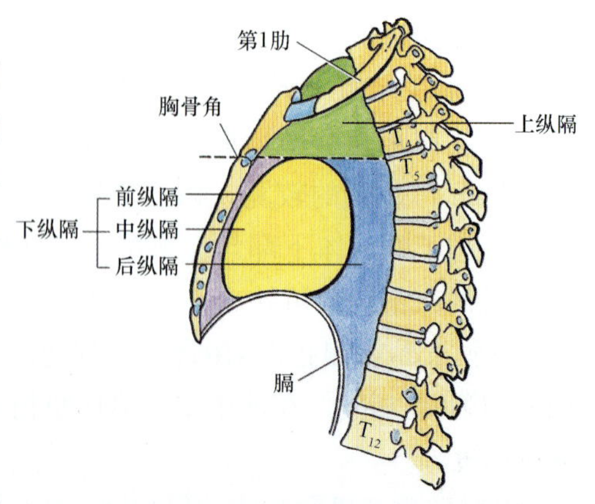

图6-14　纵隔的分部

一、上纵隔

上纵隔（superior mediastinum）的上界为胸廓

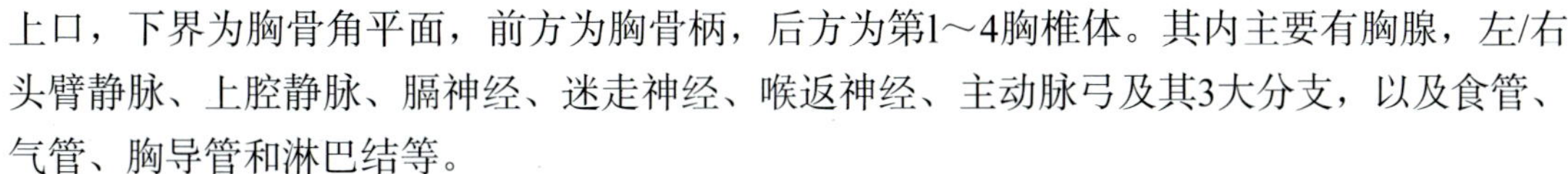

上口，下界为胸骨角平面，前方为胸骨柄，后方为第1～4胸椎体。其内主要有胸腺，左/右头臂静脉、上腔静脉、膈神经、迷走神经、喉返神经、主动脉弓及其3大分支，以及食管、气管、胸导管和淋巴结等。

二、下纵隔

下纵隔（inferior mediastinum）的上界是上纵隔的下界，下界是膈，两侧为纵隔胸膜。以心和心包为界，将下纵隔分为3部：①**前纵隔**（anterior mediastinum）：位于胸骨体与心包前壁之间，内有胸腺下部或胸腺遗迹、纵隔前淋巴结及疏松结缔组织。②**中纵隔**（middle mediastinum）：心和心包所占据的部位，有心包、心及出入心的大血管、膈神经、奇静脉弓、心包膈血管及淋巴结等。③**后纵隔**（posterior mediastinum）：位于心包后壁与脊柱胸部之间，内有气管杈及左、右主支气管、食管、胸主动脉、胸导管、奇静脉、半奇静脉、迷走神经、胸交感干和淋巴结等。

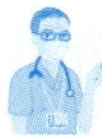

复习思考题

1. 名词解释：肺段、肺门、肺根、肋膈隐窝、声门裂。
2. 简述鼻旁窦的名称、位置和开口部位。
3. 简述喉的连接及喉腔的分部。
4. 简述左、右主支气管的差异。
5. 简述肺形态特点，及胸膜的分部。

第七章 泌尿系统

知识要点

1. 肾的位置、形态和结构。
2. 输尿管的行程与分部，输尿管的狭窄。
3. 膀胱的形态、位置、膀胱三角。

泌尿系统（urinary system）由肾、输尿管、膀胱和尿道组成（图7-1、图7-2）。当血液流经肾时，肾通过滤过、分泌和重吸收等过程将代谢废物和多余的水从血液中分离出来，生成尿液。尿液经输尿管输送至膀胱暂时储存，最后通过尿道排出体外。在临床上，肾和输尿管称上尿路，膀胱和尿道称下尿路。

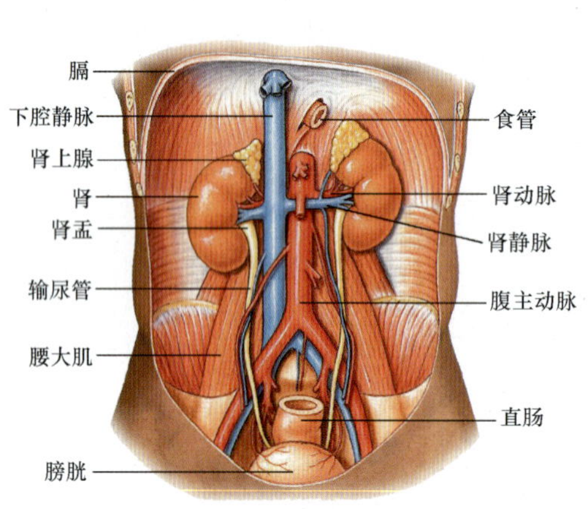

图7-1 腹后壁的器官与结构

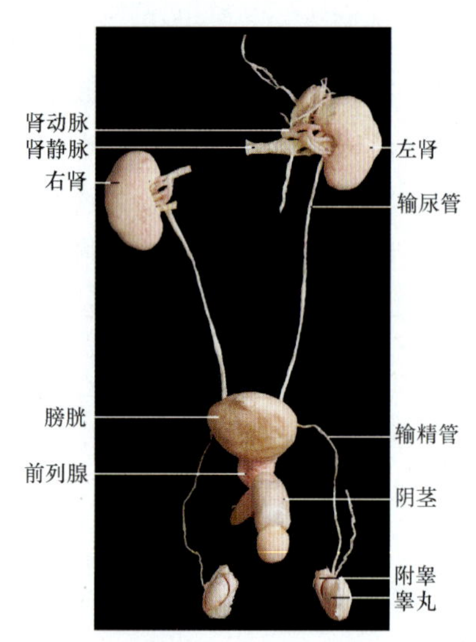

图7-2 男性泌尿生殖系统概观（硅橡胶塑化标本）

第一节 肾

肾是生成尿液的实质性器官，左、右各一。

一、肾的形态

肾（kidney）形似蚕豆，上下径约10 cm，左右径约6 cm，前后径约4 cm，重约135 g。肾的形态有内、外侧缘，前、后两面及上、下两端。内侧缘中部凹陷称**肾门**（renal hilum），为肾动脉、肾静脉和肾盂等结构出入肾的门户。出入肾门的结构被结缔组织包裹称**肾蒂**（renal pedicle）。经肾门可进入肾内部腔室称**肾窦**（renal sinus），容纳肾血管、肾盏和肾盂及脂肪组织等。

二、肾的结构

肾由肾实质构成（图7-3）。肾实质包括浅层的**肾皮质**（renal cortex）和深层的**肾髓质**（renal medulla）两部分。皮质主要位于肾实质的浅层，富含血管，新鲜标本为红褐色，是血液滤过的主要场所。肾髓质位于肾实质的深层，色淡红，约占肾实质厚度的2/3，由15～20个**肾锥体**（renal pyramid）组成。在相邻的肾锥体之间少量的肾皮质称**肾柱**（renal column）。肾锥体主要由**肾直小管**和血管平行密集排列构成，在断面上可见放射状条纹。肾锥体大致呈圆锥形，底朝向皮质，2～3个肾锥体尖端合并成肾乳头。包绕肾乳头的漏斗形的膜性囊称肾小盏。肾乳头顶端有许多小孔称乳头孔，肾产生的终尿经乳头孔进入肾小盏。2～3个肾小盏合成一个肾大盏，2～3个肾大盏会合形成肾盂。肾盂向内下方延伸到肾门外，逐渐变细延续为输尿管。肾乳头产生的尿液进入肾小盏，经肾大盏、肾盂入输尿管。

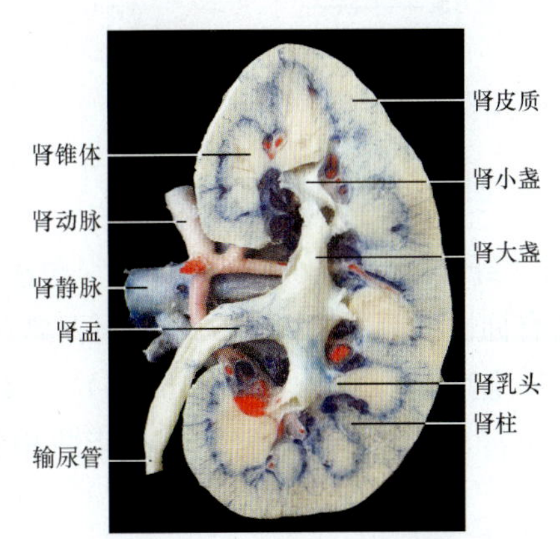

图7-3　右肾冠状切面（肾血管灌注塑化标本）

三、肾的位置与毗邻

肾紧贴腹腔后壁（图7-1、图7-4），呈“八”字形位于脊柱两侧。左肾在第11胸椎椎体下缘至第2～3腰椎椎间盘之间；右肾则在第12胸椎椎体上缘至第3腰椎椎体上缘之间。因受肝的影响，右肾较左肾低1～2 cm。肾门约在第1腰椎椎体平面，在正中线外侧约5 cm。第12肋分别斜过左肾后面中部和右肾后面上部。在腰背部，肾门的体表投影点在竖脊肌外侧缘与第12

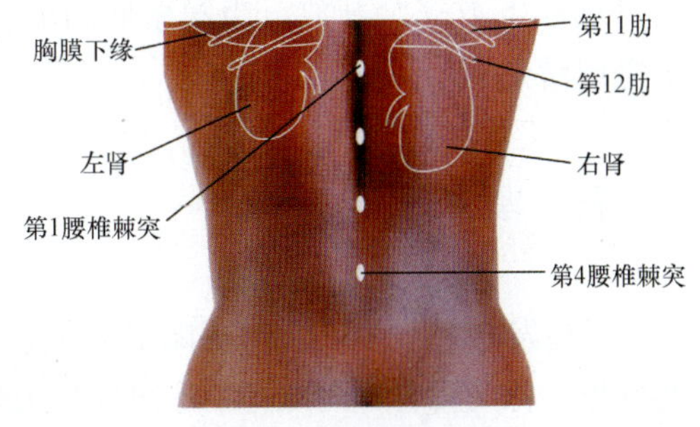

图7-4　肾的体表投影

肋的夹角处，称**肾区**（renal region），肾疾病患者叩击该处可引起疼痛。

肾的上内侧有肾上腺。左肾前上部与胃底相邻，中部与胰尾相接触，下部邻接空肠和结肠左曲。右肾前上部与肝相邻，下部与结肠右曲相接触，内侧缘邻接十二指肠降部。肾后面的上1/3与膈相邻，下部自内侧向外侧分别与腰大肌、腰方肌及腹横肌相邻。

四、肾的被膜

肾的被膜由深及浅为纤维囊、脂肪囊和肾筋膜（图7-5、图7-6）。

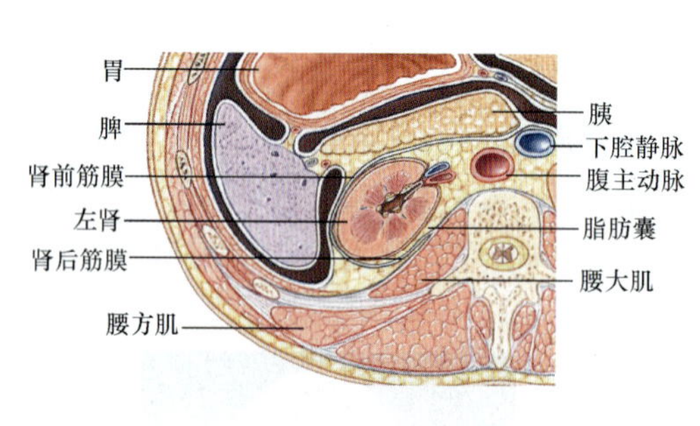

图7-5　肾的被膜（水平切面）

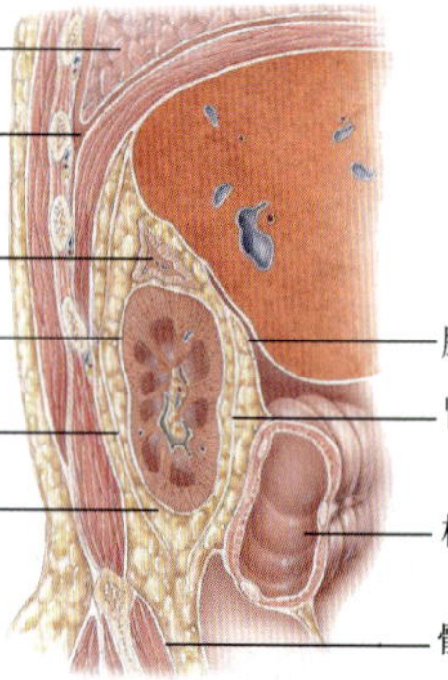

图7-6　肾的被膜（右侧矢状切面）

1．**纤维囊**（fibrous capsule）　包裹于肾的表面，由致密结缔组织和弹性纤维构成。纤维囊有韧性而且致密，易从肾表面剥离。

2．**脂肪囊**（fatty renal capsule）　又称肾床，是位于纤维囊外围的脂肪层。肾的边缘部脂肪丰富，并经肾门与肾窦内的脂肪相延续。临床上做肾囊封闭，就是将药物注入肾脂肪囊内。

3．**肾筋膜**（renal fascia）　位于脂肪囊的浅面，包裹肾上腺和肾。肾筋膜分前、后两层。位于肾前面的称为肾前筋膜，位于肾后面的称为肾后筋膜，二者在肾上腺的上方和肾外侧缘处均互相愈着，在肾的下方则互相分离，其间有输尿管通过。在肾的内侧，肾前筋膜跨过肾血管的表面、腹主动脉和下腔静脉表面与对侧的肾前筋膜相移行。肾后筋膜向内侧经肾血管和输尿管的后方，与腰大肌及其筋膜会合并向内附于椎体筋膜。由于肾筋膜下方完全开放，当腹壁肌力弱、肾周脂肪少、肾的固定结构薄弱时，可发生肾下垂或游走肾。

五、肾的畸形与异常

肾在发育过程中，可出现畸形或位置与数量异常。例如，两侧肾的下端互相连接呈马蹄铁形，称马蹄肾。马蹄肾畸形出现率为1%～3%，其易引起肾盂积水、感染或结石等。胚胎肾发育异常时，可出现肾小管分泌物排出困难，引起肾小管膨大成囊状，称多囊肾。随

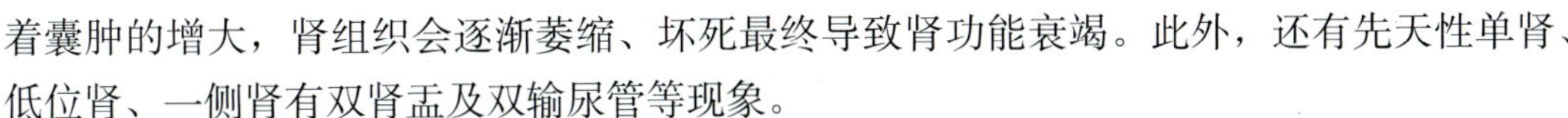

着囊肿的增大，肾组织会逐渐萎缩、坏死最终导致肾功能衰竭。此外，还有先天性单肾、低位肾、一侧肾有双肾盂及双输尿管等现象。

第二节　输　尿　管

输尿管（ureter）是一对紧贴腹后壁的肌性管道（图7-1）。约平第2腰椎上缘，起自肾盂，下端开口于膀胱。输尿管长20～30 cm，管径平均0.5～1.0 cm，最窄处口径只有0.2～0.3 cm。

一、输尿管的行程与分部

输尿管全长分为腹部、盆部和壁内部。输尿管腹部起自肾盂下端，经腰大肌前面下行，到达小骨盆入口处，左输尿管越过左髂总动脉末端前方，右输尿管则经过右髂外动脉起始部的前方进入盆腔。输尿管盆部自小骨盆入口处，沿盆腔侧壁下行。男性输尿管走向前、内、下方，经直肠前外侧壁与膀胱后壁之间下行，在输精管后外方与之交叉，从膀胱底外上角向内下穿入膀胱壁。女性输尿管经子宫颈外侧约2.5 cm处，从子宫动脉后下方绕过，行向下内至膀胱底穿入膀胱壁内。

输尿管壁内部是输尿管斜穿膀胱壁的部分，长约1.5 cm。膀胱空虚时，膀胱三角内两输尿管口间距约2.5 cm；当膀胱充盈时，膀胱内压升高可引起壁内部的管腔闭合，阻止尿液由膀胱向输尿管逆流。

二、输尿管的狭窄

输尿管全程有3处生理性狭窄（图7-7）：肾盂与输尿管移行处；输尿管跨髂血管处；输尿管壁内部。

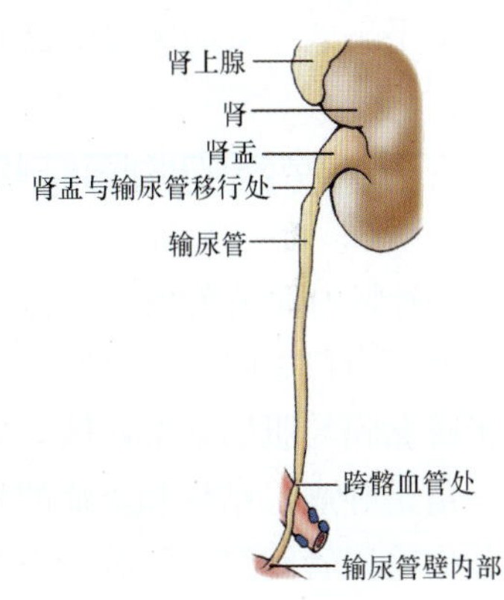

图7-7　输尿管的狭窄部

第三节　膀　　胱

膀胱（urinary bladder）是储存尿液的肌性囊状器官，其形状、大小、位置和壁的厚度随尿液充盈程度而异。一般正常成年人的膀胱容量为350～500 mL，最大容量为800 mL，女性的容量小于男性；新生儿膀胱容量约为成人的1/10；老年人因膀胱肌张力低而容量增大。

一、膀胱的形态

空虚的膀胱呈尖向前的三棱锥形（图7-2、图7-8），分为尖、体、底和颈4部分，但各部分无明显界限。**膀胱尖**（apex of bladder）朝向前上方，**膀胱底**（fundus of bladder）朝向后下方，呈三角形。膀胱尖与底之间为**膀胱体**（body of bladder）。膀胱的最下部称**膀胱颈**（neck of bladder）。膀胱颈与男性的前列腺底或女性的盆膈相接。

二、膀胱的位置与毗邻

空虚的膀胱位于盆腔内（图7-1）。膀胱前方为耻骨联合。在男性，膀胱的后方与精囊、输精管壶腹和直肠相邻；在女性，膀胱的后方与子宫和阴道相邻。充盈的膀胱可升至耻骨联合上缘以上，腹膜返折线亦随之上移，膀胱前外侧壁则直接邻贴腹前壁。此时，在耻骨联合上缘实行膀胱穿刺术不会伤及腹膜。新生儿膀胱的位置高于成年人，尿道内口在耻骨联合上缘水平。老年人的膀胱位置偏低。

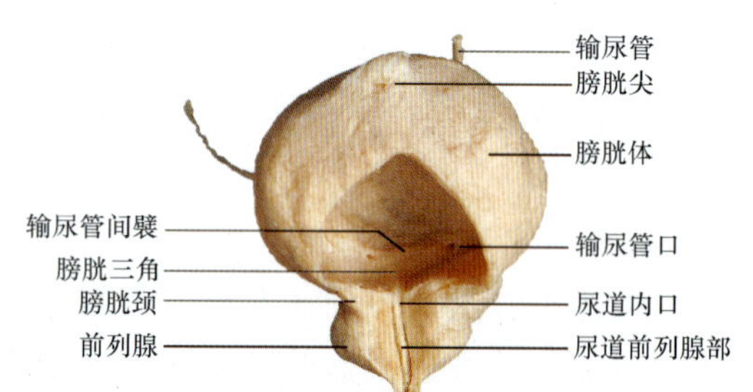

图7-8　膀胱体前下壁和前列腺部分切除，示膀胱三角（硅橡胶塑化标本）

三、膀胱的内面结构

膀胱内面被覆黏膜，膀胱空虚时有许多黏膜皱襞。在膀胱底内面，在左、右输尿管口和尿道内口之间的三角形区域称**膀胱三角**（trigone of bladder），此处缺少黏膜下层组织，膀胱黏膜与肌层紧密连接，无论膀胱充盈与空虚，膀胱黏膜始终保持平滑（图7-8）。膀胱三角是肿瘤、结核和炎症的好发部位，膀胱镜检查时应特别注意。两个输尿管口之间的皱襞称输尿管间襞，膀胱镜下所见为一苍白带，是临床寻找输尿管口的标志。在男性尿道内口后方的膀胱三角处，受前列腺中叶推挤形成纵嵴状隆起，称膀胱垂。

第四节　尿　　道

尿道（urethra）是自膀胱颈向下延续的管道。尿道上端在膀胱的开口称**尿道内口**（internal orifice of urethra），尿道下端在外生殖器的开口称**尿道外口**（external orifice of urethra）。尿道的形态和结构存在明显的性别差异。男性尿道在男性生殖系统章节叙述，此处主要叙述女性尿道。

女性尿道长3～5 cm，直径约0.6 cm，与男性尿道相比，具有短、宽、直的特点，仅有排尿功能。女性尿道位于耻骨联合后方，自膀胱颈向前下方走行，穿过尿生殖膈，开口于阴道前庭。尿道穿经尿生殖膈处有尿道阴道括约肌环绕，其为随意肌，可控制排尿。尿道外口位于阴道口前方、阴蒂后方2.0～2.5 cm处。在尿道下端有尿道旁腺，又称Skene腺，其导管开口于尿道周围。尿道旁腺发生感染时可形成囊肿，并可压迫尿道引起尿路不畅。

拓展阅读

慢性肾衰竭是指各种肾脏病导致肾脏功能渐进性不可逆性减退，直至功能丧失所出现的一系列症状和代谢紊乱所组成的临床综合征，简称慢性肾衰。慢性肾衰的终末期即为人们常说的尿毒症。尿毒症不是一个独立的疾病，而是各种晚期的肾脏病共有的临床综合征。尿毒症需要肾脏替代治疗，即透析治疗。如能长期坚持合理的透析，不少患者能存活10～20年。肾移植是尿毒症病人最合理、最有效的治疗方法，但由于供体的缺乏，绝大多数尿毒症患者需要长期维持性血液透析或腹膜透析治疗。

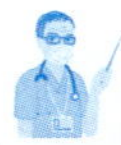

复习思考题

1. 名词解释：膀胱三角、肾门、肾窦。
2. 请以椎骨为标志描述出双肾的高度。在腰部如何寻找肾区？
3. 肾实质包括哪些结构？在肾内，尿液经肾乳头孔流出后经何管道流入输尿管？
4. 简述输尿管行程，以及输尿管的生理性狭窄位于何处。
5. 膀胱在空虚和充盈时位置有何变化？在膀胱充盈时，在耻骨联合上缘实行膀胱穿刺术不会伤及腹膜和污染腹膜腔，为什么？

第八章　男性生殖系统

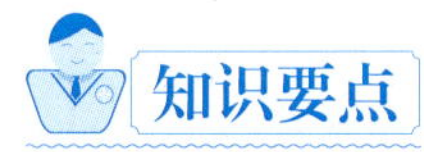

1．睾丸的形态、位置和功能；输精管的行程与分部；前列腺的形态和位置。

2．阴茎的形态、分部及构成；男性尿道的分部与形态特点。

生殖系统（reproductive system）的功能是产生生殖细胞，繁殖新个体，分泌性激素和维持第二性征。按照部位和功能分为内生殖器和外生殖器两部分。内生殖器由生殖腺、生殖管道和附属腺三部分组成；外生殖器为生殖器官外露的部分，男性包括阴茎、阴囊；女性的即女阴。男性和女性生殖系统的具体器官明显不同。本章主要阐述男性生殖系统，女性生殖系统在第九章讲述。

第一节　男性内生殖器

男性内生殖器包括生殖腺、输精管道和附属腺（图8-1）。男性的生殖腺是睾丸，产生精子和分泌雄性激素。输精管道包括附睾、输精管、射精管和男性尿道。附属腺包括精囊、前列腺和尿道球腺。睾丸产生精子并分泌雄性激素，精子贮存于附睾内，当射精时精子经输精管、射精管和尿道排出体外。精囊、前列腺和尿道球腺的分泌液参与精液的组成，并供给精子营养且有利于精子的活动。

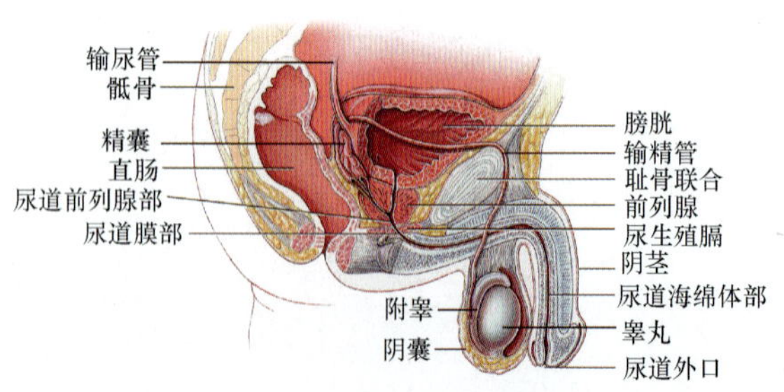

图8-1　男性生殖系统概观

一、睾丸

睾丸（testis）位于阴囊内，左右各一，成人睾丸重10～15 g。睾丸呈微扁的卵圆形，分前后缘、上下端和内外侧面。睾丸后缘和上端与附睾相邻（图8-1）。

睾丸表面有一层坚厚的纤维膜，称白膜（图8-2）。白膜在睾丸后缘增厚突入睾丸内形成**睾丸纵隔**。从纵隔发出许多睾丸小隔呈扇形伸入睾丸实质，将睾丸实质分为许多睾丸小叶。每个小叶内含有2～4条盘曲的精曲小管，精曲小管上皮细胞产生精子。精曲小管向睾丸纵隔方向集中并会合成精直小管，进入睾丸纵隔后交织成睾丸网。从睾丸网发出睾丸输出小管，出睾丸后缘的上部进入附睾形成附睾管。精曲小管间的结缔组织内有分泌雄性激素的间质细胞。

二、附睾

附睾（epididymis）呈新月形，由睾丸输出小管和迂曲的附睾管组成，紧贴睾丸的上端和后缘（图8-2）。附睾分为上端膨大的附睾头、中部的附睾体和下端的附睾尾。睾丸输出小管弯曲盘绕形成膨大的附睾头，末端会合形成一条附睾管。附睾管形成附睾的体和尾。附睾尾向上弯曲移行为输精管。附睾储存精子，分泌附睾液营养精子，促进精子进一步成熟。

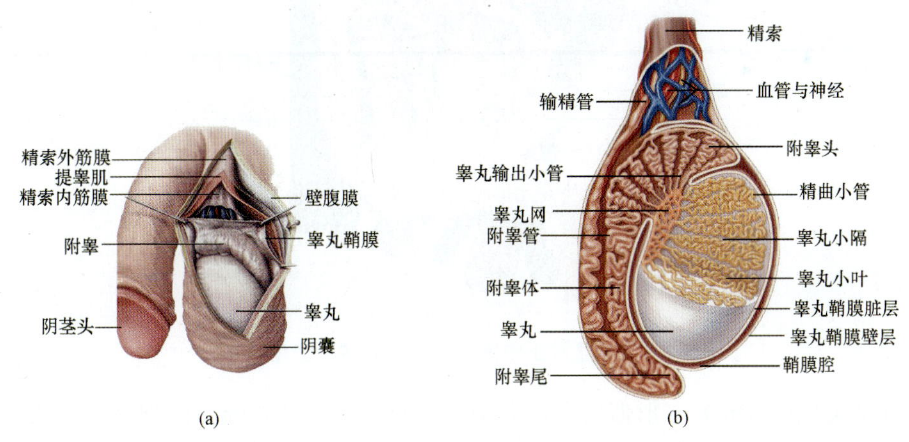

图8-2　睾丸与附睾

（a）睾丸与附睾（左侧）；（b）睾丸与附睾的结构

三、输精管和射精管

1．**输精管**（deferent duct）　管壁厚硬，管腔细小，是附睾管的直接延续，由附睾尾开始在阴囊内上行，穿经腹股沟管，再进入盆腔到达膀胱后方，全长约50 cm。依据行程，输精管分为四部分（图8-1、图8-2）：①睾丸部：从附睾尾至睾丸上端的部分；②精索部：介于睾丸上端与腹股沟管皮下环之间，此段位置表浅，为输精管结扎的理想部位；③腹股沟管部：位于腹股沟管内；④盆部：为输精管最长的一段，经腹股沟管腹环进入腹腔，弯向内下越过小骨盆上口，沿盆侧壁行向后下，至膀胱底的后面，两侧输精管在此处形成膨大的**输精管壶腹**。壶腹下端变细，与精囊的排泄管会合成射精管，穿入前列腺，开口于尿道的前列腺部。

位于睾丸上端和腹股沟管腹环之间的圆索状结构称作**精索**，其主要结构是输精管，此外还有营养睾丸和附睾的血管、神经、淋巴管及其表面的3层被膜等。

2. **射精管**（ejaculatory duct）　由输精管的末段与精囊的排泄管汇合而成，长约2 cm，向前下穿前列腺实质，开口于尿道的前列腺部（图8-1）。

四、附属腺

1. **精囊**（seminal vesicle）　又称精囊腺，位于膀胱底后方、输精管壶腹外下方。呈长椭圆形，多囊状，长10～15 cm。精囊排泄管与输精管末端汇合成射精管（图8-3）。精囊分泌物，参与组成精液。

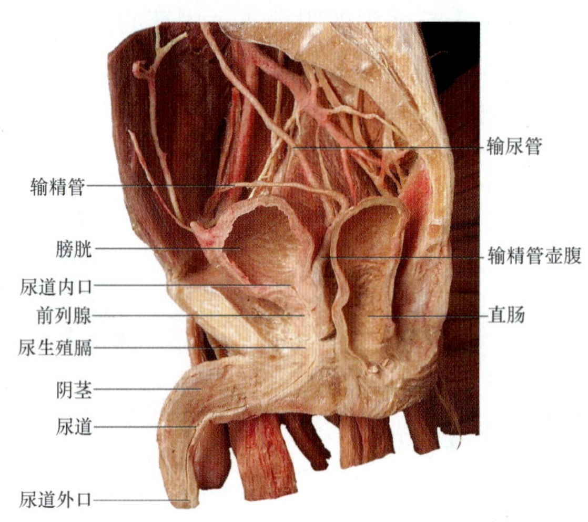

图8-3　男性盆腔正中矢状切面（硅橡胶塑化标本）

2. **前列腺**（prostate）　形似栗子，大小为4 cm×2 cm×3 cm；前列腺上端宽大为底，邻接膀胱颈，下端尖细为前列腺尖，与尿生殖膈紧贴（图8-3）。底与尖之间为前列腺的体。体后面中间有一纵行的浅沟称前列腺沟，活体直肠指诊可触及此沟（图8-4）。前列腺肥大时，此沟消失。男性尿道在前列腺底进入，经腺实质下行，由前列腺尖穿出。近前列腺底的后缘处，有一对射精管穿入前列腺，斜向前下方，开口于尿道前列腺部后壁的精阜上。前列腺的排泄管开口于尿道前列腺部后壁尿道嵴两侧。前列腺分为五叶：前叶、中叶、后叶和两侧叶（图8-5）。前列腺肥大常发生在中叶和侧叶，压迫尿道，造成排尿困难甚至尿潴留。后叶位于中叶和两侧叶的后方，是前列腺肿瘤的易发部位。前列腺的分泌物是精液的主要成分。

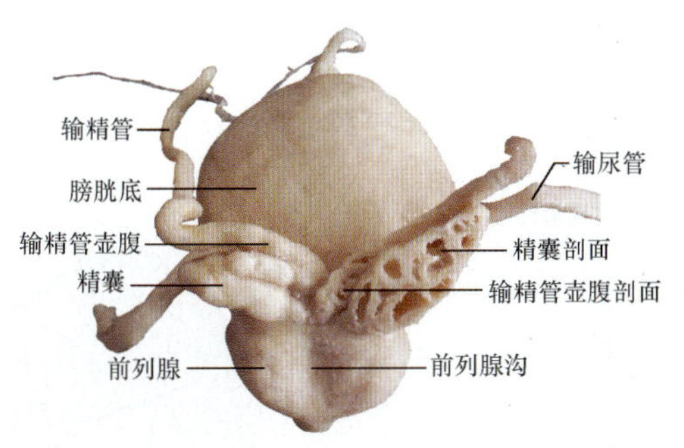

图8-4 膀胱底、精囊和前列腺（硅橡胶塑化标本）

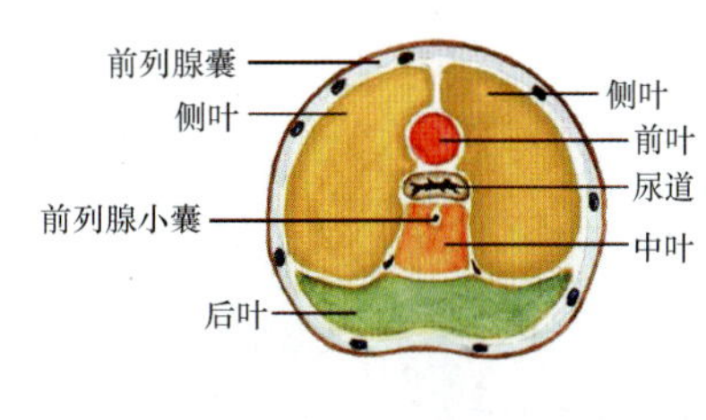

图8-5 前列腺的分叶（横切面）

3．尿道球腺 是一对豌豆大的球形腺体，位于会阴深横肌内。腺的排泄管开口于尿道球部。尿道球腺的分泌物参加精液的组成，有利于精子的活动。

精液由输精管道及附属腺特别是前列腺和精囊的分泌物组成，内含精子。精液呈乳白色，弱碱性。健康男性一次射精量为2～5 mL，精子总数为3亿～5亿个。

第二节 男性外生殖器

男性外生殖器为阴茎和阴囊，前者是男性交媾器官，后者容纳睾丸和附睾等结构。

一、阴茎

阴茎（penis）分为头、体和根三部分［图8-6（a）］。阴茎根固定于会阴的耻骨下支和坐骨支。阴茎体借韧带悬于耻骨联合的前下方，可动。阴茎前端膨大称阴茎头，尖端有尿道外口。头与体交界处缩窄为阴茎颈。

阴茎主要由两条阴茎海绵体和一条尿道海绵体组成［图8-6（b）（c）］。阴茎海绵体为两端细的圆柱体，位于阴茎的背侧，左右各一，两者紧密相连。阴茎海绵体前端变细，嵌入阴茎头后面的凹陷内；阴茎海绵体后端称阴茎脚，左、右分离并附于两侧的耻骨下支和坐骨支。尿道海绵体位于阴茎海绵体的腹侧，尿道贯穿其全长。尿道海绵体前端膨大为阴茎头，后端膨大称尿道球，位于两侧阴茎脚之间，固定在尿生殖膈下面。海绵体内部由许多海绵体小梁和与血管相通的腔隙构成。当腔隙充血时，阴茎即变粗变硬而勃起。

阴茎皮肤薄而柔软，颜色较深，富有伸展性。皮肤在阴茎颈的前方形成双层的环形皱襞，包绕阴茎头，称阴茎包皮。包皮内层和阴茎头之间的窄隙腔隙称包皮腔，腔内常有包皮垢。包皮与阴茎头腹侧中线处连有一皮肤皱襞，称包皮系带。

幼儿的包皮较长，包裹整个阴茎头。随着年龄的增长，包皮逐渐向后退缩，阴茎头暴露于外。如果成年后包皮不能退缩暴露阴茎头，称包皮过长；如果包皮口过小，导致包皮包裹阴茎头，阴茎头不能外露则称包茎。

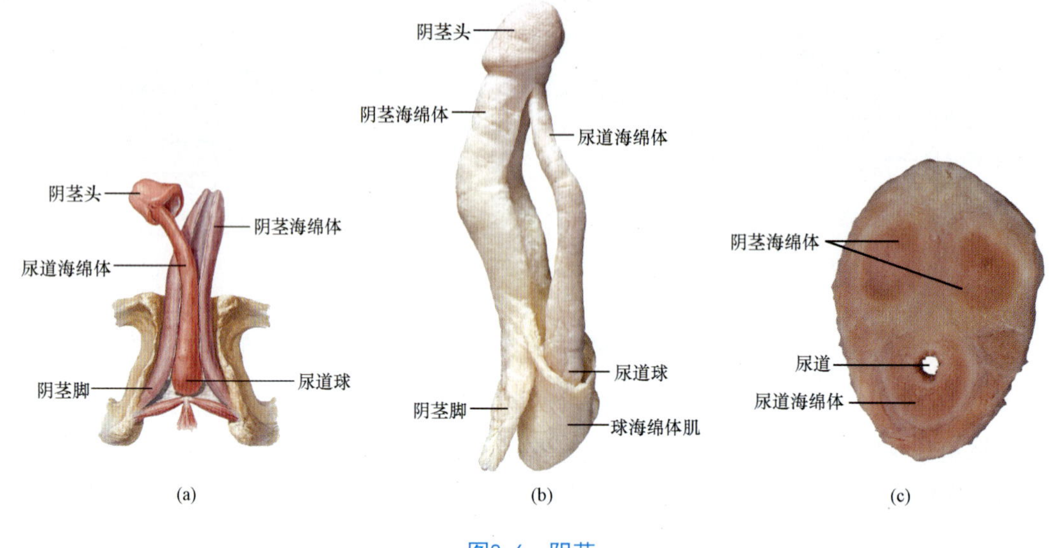

图8-6 阴茎

（a）阴茎腹侧面观；（b）阴茎侧面观（硅橡胶塑化标本）；（c）阴茎横断面（硅橡胶塑化标本）

二、阴囊

阴囊（scrotum）是位于阴茎后下方的皮肤囊袋，由皮肤和肉膜组成。皮肤薄而柔软，颜色较深；其皮脂腺分泌物有特殊气味。肉膜为浅筋膜，含有平滑肌纤维，可随外界温度变化而舒缩，以调节阴囊内的温度，有利于精子的发育与生存。阴囊皮肤表面中线有纵行的阴囊缝，该处深部有阴囊中隔，将阴囊分为左右两腔，容纳睾丸、附睾和精索等。

三、男性尿道

男性尿道（male urethra）兼有排尿和排精的功能，属泌尿系统和生殖系统共用器官。男性尿道起自膀胱的尿道内口，止于阴茎头的尿道外口。成人尿道长16～22 cm，管道直径平均5～7 mm。

按其行程，尿道分为前列腺部、膜部和海绵体部三部分（图8-1、图8-3）：

1．**前列腺部** 为尿道穿过前列腺的部分，长约3 cm，管腔宽大。后壁有一纵行隆起称尿道嵴，嵴中部隆起称精阜。精阜中央的小凹陷称前列腺小囊，其两侧有细小的射精管口。精阜两侧有许多细小的前列腺排泄管开口。

2．**膜部** 为尿道穿过尿生殖膈的部分，长约1.5 cm，管腔狭窄，周围有尿道外括约肌环绕。该肌为横纹肌，有控制排尿的作用。临床上将尿道前列腺部和膜部合称为后尿道。

3．**海绵体部** 为尿道穿过尿道海绵体的部分，长12～17 cm，临床上称为前尿道。尿道球内的尿道管腔扩大，称尿道球部，尿道球腺开口于此。阴茎头内的尿道扩大称尿道舟状窝。

尿道全长有两个弯曲。①**耻骨前弯**：凸向前上的弯曲，位于耻骨联合前下方。当阴茎

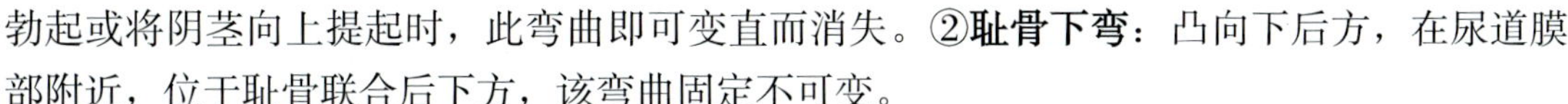

勃起或将阴茎向上提起时，此弯曲即可变直而消失。②**耻骨下弯**：凸向下后方，在尿道膜部附近，位于耻骨联合后下方，该弯曲固定不可变。

尿道有三处狭窄、三处扩大。三处狭窄分别位于尿道内口、尿道膜部和尿道外口，以外口最窄。尿道结石常易嵌顿在这些狭窄部位。三处扩大分别位于尿道前列腺部、尿道球部和舟状窝。临床上进行膀胱镜检查或导尿时应注意尿道的弯曲部位和狭窄部位。

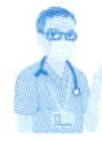

复习思考题

1. 名词解释：精索。
2. 精子在哪里产生？射精时，精子经何途径排出体外？
3. 简述输精管的行程与分部。
4. 男性内生殖器附属腺包括哪些？
5. 简述男性尿道的行程、分部、狭窄和弯曲部位。

第九章　女性生殖系统

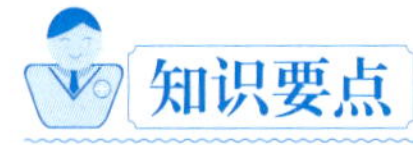

1. 卵巢的形态、位置及固定装置；输卵管的分部。
2. 子宫的形态、分部、位置和固定装置。
3. 阴道的位置及阴道穹的概念。

女性生殖系统由内生殖器和外生殖器构成。内生殖器包括生殖腺（卵巢）、输送管道以及附属腺体；外生殖器即女阴。卵巢产生卵细胞，并分泌雌激素和孕激素；输卵管、子宫和阴道属于生殖管道（输卵管输送卵细胞并受精，子宫孕育胎儿，阴道排出经血和分娩胎儿等）；女阴包括阴阜、阴唇及阴道前庭等结构。

第一节　女性内生殖器

一、卵巢

卵巢（ovary）为女性生殖腺，是产生女性生殖细胞（卵子或卵细胞）和分泌女性激素的器官。卵巢左、右各一。

（一）卵巢的位置和形态

卵巢位于盆腔侧壁，一般位于髂内动脉和髂外动脉的分叉处的卵巢窝内，被子宫阔韧带后层包绕。卵巢呈扁卵圆形，成年女性的卵巢如远节拇指大小（图9-1至图9-3）。卵巢分为内、外侧两面，前、后两缘和上、下两端。内侧面朝向盆腔，和后缘游离。外侧面与卵巢窝相贴。青春期前，卵巢体积小、表面光滑；青春期开始排卵后，表面逐渐凹凸不平，成年女性卵巢体积最大，后逐渐缩小。

（二）卵巢的固定装置

卵巢在盆腔内的正常位置主要靠卵巢悬韧带、卵巢固有韧带和卵巢系膜维持。**卵巢悬韧带**（suspensory ligament of ovary）是由腹膜形成的皱襞，起自小骨盆上口侧缘，向内下延至卵巢的上端，韧带内含有卵巢动静脉等。卵巢固有韧带呈索状，自卵巢下端连至输卵管与子宫结合处的后下方。卵巢系膜是卵巢与子宫阔韧带间的腹膜。子宫阔韧带是自子宫两侧发出，附着于盆腔侧壁的双层腹膜。子宫阔韧带后层包裹卵巢，以卵巢系膜相连。

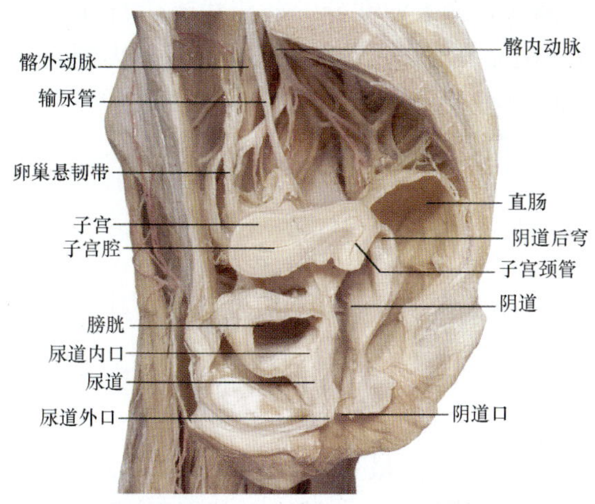

图9-1　女性盆腔正中矢状切面观（硅橡胶塑化标本）

二、输卵管

输卵管（uterine tube）是输送卵子的肌性管道（图9-2）。卵子受精发生在输卵管内，形成的受精卵在输卵管发育并向子宫移动，最后进入子宫内膜着床。

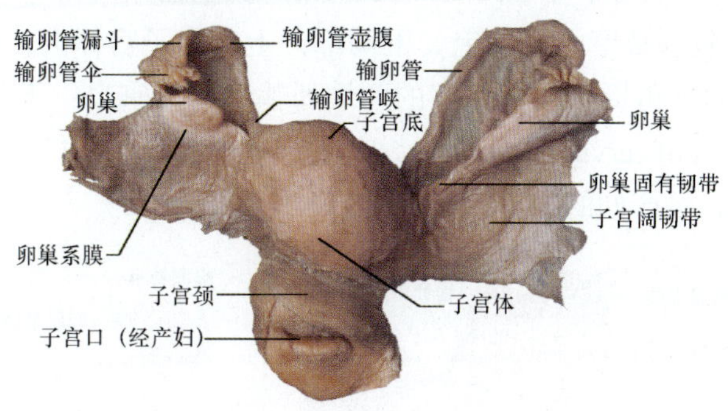

图9-2　女性内生殖器后面观（硅橡胶塑化标本）

（一）输卵管的位置

输卵管位于子宫底的两侧，包裹在子宫阔韧带的上缘内。其内侧端以输卵管子宫口与子宫腔相通，外侧端悬附于卵巢上端，并以输卵管腹腔口开口于腹膜腔。

（二）输卵管的分部

输卵管长10～14 cm，粗细不均，由内侧向外侧分为4部分：①**输卵管子宫部**（uterine part of uterine tube）：为输卵管穿过子宫壁的部分，以输卵管子宫口通子宫腔。②**输卵管峡**（isthmus of uterine）：短直而狭窄，此部是输卵管结扎术的常选部位。③**输卵管壶腹**

（ampulla of uterine tube）：约占输卵管全长的2/3，粗而弯曲，血管丰富，卵细胞通常在此部受精。受精卵经输卵管子宫口入子宫，植入子宫内膜中发育成胎儿。若受精卵未能迁移入子宫而在输卵管或腹膜腔内发育，即宫外孕。④**输卵管漏斗**（infundibulum of uterine tube）为输卵管外侧端呈漏斗状膨大的部分，漏斗状末端的边缘形成许多细长的指状突起称**输卵管伞**（fimbriae of uterine tube），覆盖于卵巢后缘和内侧面。漏斗末端的中央有输卵管腹腔口开口于腹膜腔。卵巢排出的卵子即由此进入输卵管。

三、子宫

子宫（uterus）是壁厚腔小、富于扩展性的肌性器官，其形状、大小、位置和结构受年龄、月经周期和妊娠的影响。

（一）子宫的形态和分部

子宫呈倒置梨形，长7～9 cm，最宽径4～5 cm，厚2～3 cm。子宫由上而下分为底、体、峡、颈4部分（图9-1至图9-3）。子宫上部宽而圆凸的部分称**子宫底**（fundus of uterus），位于输卵管子宫口水平以上。子宫底与输卵管相接处称子宫角。子宫下端较窄呈圆柱状的部分称**子宫颈**（neck of uterus）。子宫颈的下部突入阴道内称子宫颈阴道部，未突入阴道的部分称子宫颈阴道上部。前者为炎症、肿瘤的好发部位。子宫底与子宫颈之间大部分为**子宫体**（body of uterus）。**子宫峡**（isthmus of uterus）是子宫颈与子宫体相接的部分。非妊娠时，子宫峡不明显，长约1 cm；妊娠期，子宫峡逐渐伸展变长，形成“子宫下段”，至妊娠末期，此部可延长至7～11 cm，峡壁逐渐变薄，产科常在此处进行剖宫术。子宫内的腔隙较为狭窄，分为上、下两部：上部在子宫体内，称**子宫腔**（cavity of uterus），呈前后扁的三角形，在子宫底的两端通输卵管子宫口；下部在子宫颈内，呈梭形，称**子宫颈管**（canal of cervix of uterus），其上端通子宫腔，下口通阴道，称子宫口。未产妇的子宫口呈圆形，经产妇的则为横裂状（图9-2）。

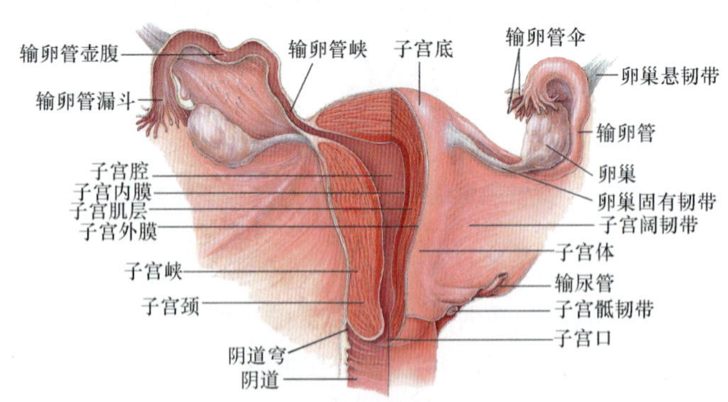

图9-3　女性内生殖器（冠状面）

（二）子宫的位置和毗邻

子宫位于盆腔中央，膀胱与直肠之间，下端接阴道，两侧有输卵管和卵巢（图9-1、图

9-2、图9-4）。临床上称输卵管和卵巢为子宫附件。当膀胱空虚时，成人子宫呈轻度的前倾前屈位。前倾是指子宫长轴与阴道长轴形成的向前开放的约90°夹角；前屈是指子宫体长轴与子宫颈长轴之间约呈170°的夹角。未妊娠时，子宫底在小骨盆上口平面稍下方，子宫颈在坐骨棘平面稍上方。子宫有较大的活动性，膀胱和直肠的充盈程度可影响子宫的位置。子宫位置异常，是女性不孕的原因之一，常见为后倾后屈，即子宫后位。

（三）子宫的固定装置

子宫借韧带、尿生殖膈和盆底肌等保持其正常位置。子宫的韧带有子宫阔韧带、子宫圆韧带、子宫主韧带和子宫骶韧带等（图9-2、图9-4、图9-5）。

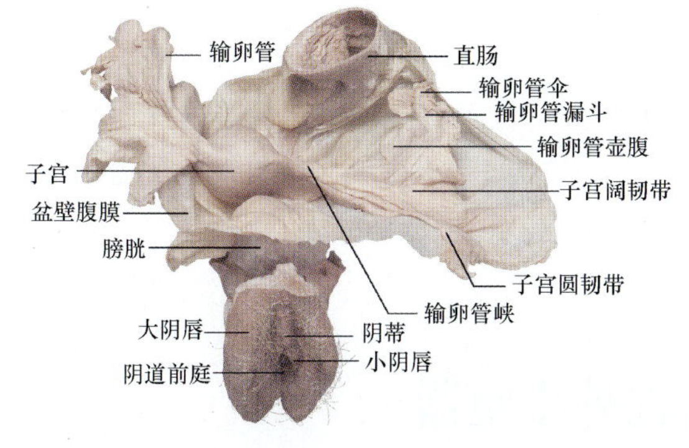

图9-4　子宫、输卵管和女阴（硅橡胶塑化标本）

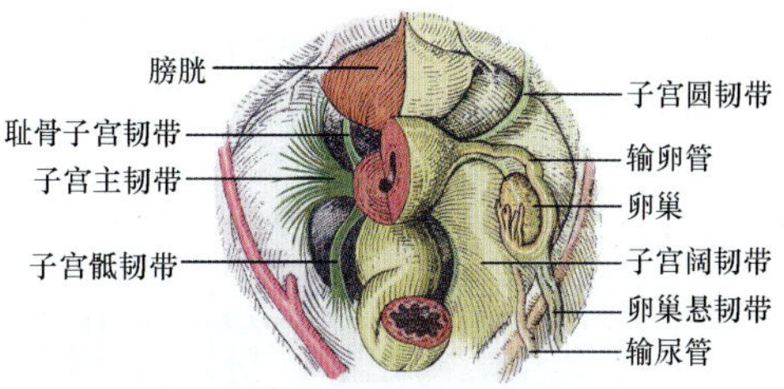

图9-5　子宫的韧带（上面观）

1．**子宫阔韧带**（broad ligament of uterus）　位于子宫两侧，略呈冠状位，由子宫前、后面的腹膜自子宫侧缘向两侧延伸至盆侧壁和盆底的双层腹膜构成，可限制子宫向两侧移动。子宫阔韧带的上缘游离，包裹输卵管。前、后层之间的疏松结缔组织内还有子宫动脉、静脉等结构。

2．**子宫圆韧带**（round ligament of uterus）　为一对扁索状韧带，起于子宫角的下方，在阔韧带内向前外侧行，由腹股沟管腹环进入腹股沟管，出皮下环后分散为纤维束，止于阴阜和大阴唇皮下。子宫圆韧带有维持子宫前倾的作用。

3．**子宫主韧带**（cardinal ligament of uterus）　位于子宫阔韧带的基部，从子宫颈两侧缘延至盆侧壁。子宫主韧带较强韧，是维持子宫颈正常位置、防止子宫向下脱垂的重要结构。

4．**子宫骶韧带**（uterosacral ligament）　由结缔组织和平滑肌纤维构成，从子宫颈后面的上外侧向后弯行，绕过直肠的两侧，止于第2、3骶椎前面的筋膜。其表面覆以腹膜形成的弧形的直肠子宫襞。此韧带向后上牵引子宫颈，与子宫圆韧带协同维持子宫的前倾前屈位。

四、阴道

阴道（vagina）为前后扁的肌性管道。阴道前有膀胱和尿道，后邻直肠（图9-1、图9-3）。阴道连接子宫和女阴，是经血排出和胎儿娩出的通道。阴道有前、后壁和两侧壁，前、后壁互相贴近。阴道的长轴由后上方伸向前下方。阴道下部较窄，下端以**阴道口**（vaginal orifice）开口于阴道前庭（图9-4、图9-6）。阴道口周围有处女膜附着，处女膜可呈环形、半月形、伞状或筛状，处女膜破裂后，阴道口周围留有处女膜痕。阴道的上端宽阔，包绕子宫颈阴道部，两者之间的环形空间称**阴道穹**（fornix of vagina）。阴道穹分为前部、后部和侧部，以阴道穹后部最深，与其后上方的直肠子宫陷凹仅隔以阴道后壁和覆盖其上的腹膜，故临床上可经阴道穹后部穿刺以引流直肠子宫陷凹内的积液或积血，进行诊断和治疗。

五、前庭大腺

前庭大腺是女性生殖系统的附属腺体，形如豌豆，位于女阴前庭球后端的深面，前庭大腺导管向内侧开口于阴道前庭、阴道口的两侧（图9-7）。该腺相当于男性的尿道球腺，其分泌物有润滑阴道口的作用。如因炎症导致导管阻塞，可形成前庭大腺囊肿。

第二节　女性外生殖器

女性外生殖器，即**女阴**（vulva），包括阴阜、大阴唇、小阴唇、阴蒂和阴道前庭等结构（图9-6、图9-7）。

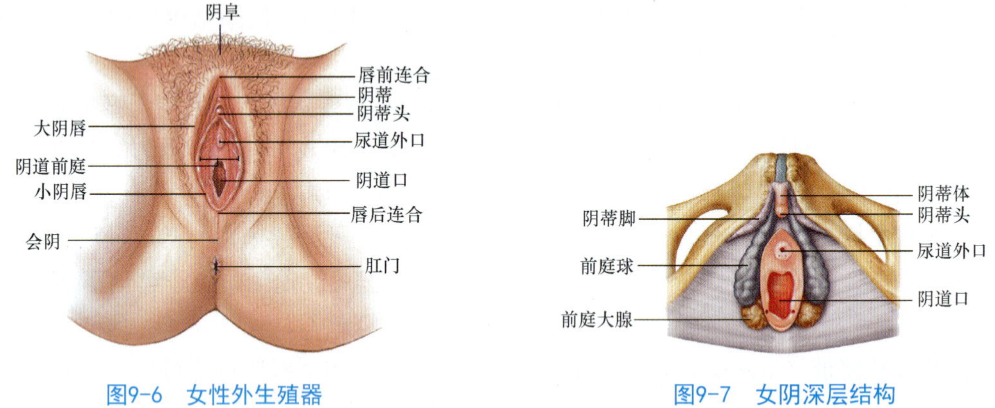

图9-6　女性外生殖器

图9-7　女阴深层结构

一、阴阜

阴阜（mons pubis）为耻骨联合前方的皮肤隆起，皮下富有脂肪。性成熟以后，生有阴毛。

二、大阴唇

大阴唇（greater lip of pudendum）为一对纵长隆起的较厚的皮肤皱襞。大阴唇的前端和后端左右互相连合，形成唇前连合和唇后连合。

三、小阴唇

小阴唇（lesser lip of pudendum）位于大阴唇的内侧，为一对较薄的皮肤皱襞，表面光滑无毛。其前端延伸为阴蒂包皮和阴蒂系带，后端两侧互相会合，形成阴唇系带。

四、阴道前庭

阴道前庭是位于两侧小阴唇之间的裂隙。阴道前庭的前部有尿道外口，后部有阴道口，阴道口两侧各有一个前庭大腺导管的开口。

五、阴蒂

阴蒂（clitoris）由两个阴蒂海绵体组成，后者相当于男性的阴茎海绵体，亦分脚、体、头3部。阴蒂脚附于耻骨下支和坐骨支，向前与对侧阴蒂脚结合成阴蒂体，表面有阴蒂包皮包绕。阴蒂头露于表面，含丰富的神经末梢。

六、前庭球

前庭球（bulb of vestibule）相当于男性的尿道海绵体，呈蹄铁形，分为较细小的中间部和较大的外侧部。中间部位于尿道外口与阴蒂体之间的皮下，外侧部位于大阴唇的皮下。

复习思考题

1. 名词解释：阴道穹。
2. 简述卵巢的固定装置。
3. 简述输卵管的分部。
4. 简述子宫的形态与位置。
5. 简述子宫的固定装置。

【附一】 乳 房

女性乳房的形态和构造特点。

乳房（mamma，breast）由皮肤、乳腺和脂肪等组织构成。男性乳房不发达，乳头的位置较为恒定，多位于第4肋间隙和锁骨中线相交处，常作为定位标志。女性乳房于青春期后开始发育生长，妊娠期和哺乳期有分泌活动。

一、乳房的位置

乳房位于胸前部，胸大肌和胸肌筋膜的浅面（图9-8），上起第2～3肋，下至第6～7肋，内侧至胸骨旁线，外侧可达腋中线。有些女性的乳房外上部常有乳腺组织伸入腋窝，称腋突。

二、乳房的形态

成年未产妇女的乳房呈半球形，紧张而有弹性。乳房中央有乳头，其位置因发育程度和年龄而异，通常在第4肋间隙或第5肋与锁骨中线相交处。乳头顶端有输乳管的开口（图9-9、图9-10）。乳头周围的皮肤色素较多，形成乳晕，表面有许多小隆起，其深面为乳晕腺，可分泌脂性物质滑润乳头。乳头和乳晕的皮肤较薄，易受损伤而感染。

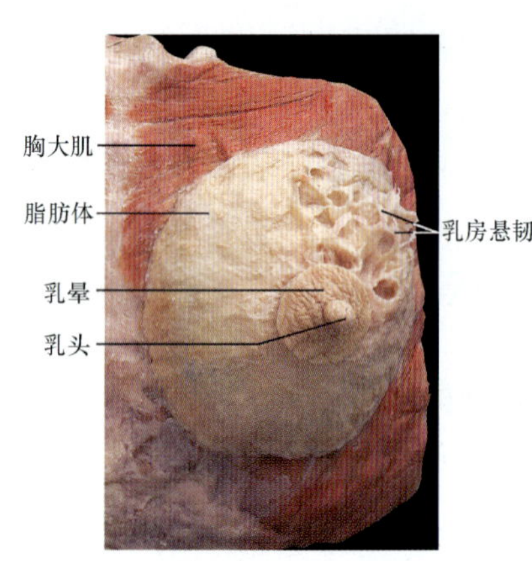

图9-8 乳房（硅橡胶塑化标本）

三、乳房的结构

乳房主要由**乳腺**（mammary gland）和脂肪等组织构成。乳腺包括15～20个**乳腺叶**（lobes of mammary gland），每个乳腺叶又分为若干乳腺小叶。一个乳腺叶有一个排泄管，称输乳管，行向乳头，在近乳头处膨大为输乳管窦，其末端变细，开口于乳头。乳腺叶和输乳管均以乳头为中心呈放射状排列，故乳房手术时宜做放射状切口，可减少对乳腺叶和输乳管的损伤。乳腺周围的纤维组织发出许多小的纤维束，连于胸筋膜与皮肤和乳头之间，对乳房起支持和固定作用，称为**乳房悬韧带**（suspensory ligament of breast）或

Cooper韧带（图9-8、图9-10）。当乳腺癌侵及乳房悬韧带时，纤维组织增生，韧带缩短，向内牵引皮肤，致使皮肤表面出现凹陷，称“酒窝征”。在乳腺癌晚期，皮下淋巴管被癌细胞堵塞，引起淋巴回流障碍，出现真皮水肿，皮肤呈“橘皮样”改变。

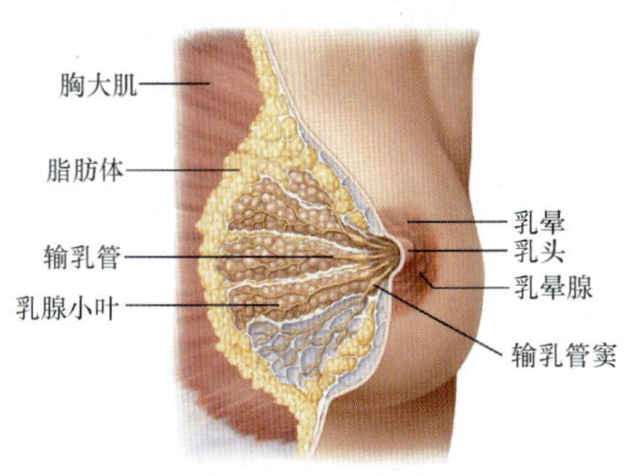

图9-9　女性乳房（前面观）

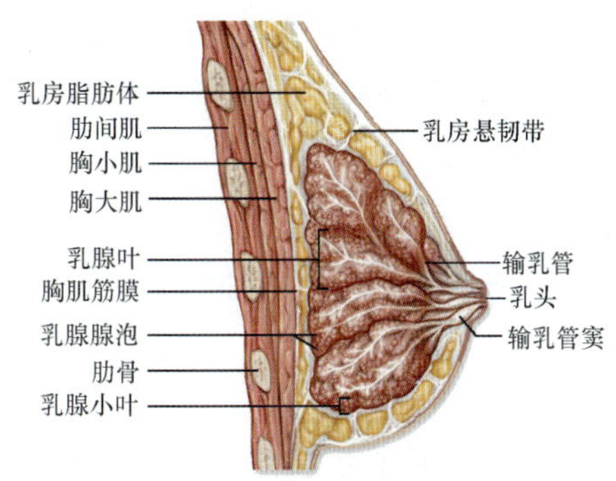

图9-10　女性乳房矢状切面

拓展阅读

人工授精

人工授精是指采用非性交的方式将精子递送到女性生殖道中，以达到使女子受孕目的的一种辅助生殖技术。按照其精子的来源，人工授精可分为来自丈夫精子的夫精人工授精和来自第三方精子的供精人工授精。按照不同授精部位，分别称为阴道内人工授精、宫颈管内人工授精、宫腔内人工授精和输卵管内人工授精。其中，夫精人工授精和宫腔内人工授精应用最多。夫精宫腔内人工授精的适应证有：男性性功能障碍、轻度弱精症；排卵障碍；不明原因不孕；子宫内膜异位症（轻中度）；宫颈性不孕等。

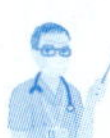

复习思考题

1. 乳房手术时为何宜作放射状切口？
2. 发生乳腺癌时为什么易出现“酒窝征”？

【附二】　会　　阴

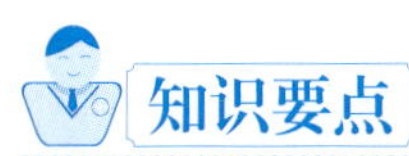

知识要点

1. 会阴的界线和区分，狭义会阴的概念。

2．盆膈构成；会阴浅隙、会阴深隙和尿生殖膈的构成；会阴中心腱。

会阴（perineum）有狭义和广义之分。广义的会阴指盆膈以下封闭小骨盆下口的所有软组织。狭义的会阴即产科会阴，指肛门与外生殖器（女性为唇后连合）之间狭小区域的软组织。由于孕妇分娩时此区承受的压力较大，易发生撕裂（会阴撕裂），因此，助产时应注意保护此区。

一、会阴的边界和分区

会阴的前界为耻骨联合下缘，后界为尾骨尖，两侧界为坐骨结节，前外侧界为耻骨下支和坐骨支，后外侧界为骶结节韧带（图9-11）。以坐骨结节连线为界，将会阴分为前、后两个三角形的区域，二者不在一个平面上。前上方三角形区域为**尿生殖区**（urogenital area），又称尿生殖三角，男性有尿道通过，女性有尿道和阴道通过；后上方三角形区域为**肛区**（anal area），又称肛三角，有肛管通过。

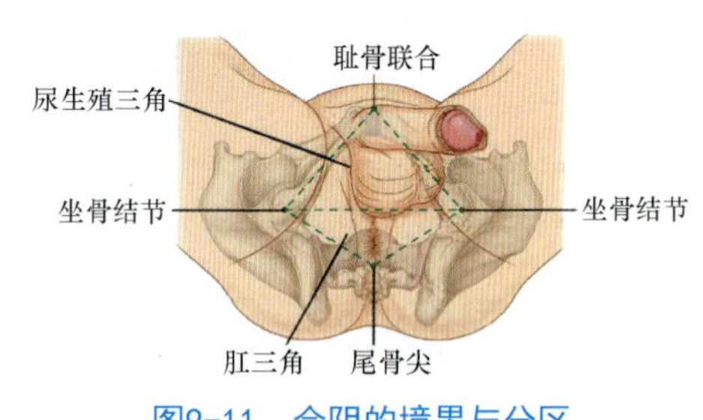

图9-11　会阴的境界与分区

二、会阴的结构

除生殖器和肛门外，会阴还包括肌和筋膜。

（一）盆膈

盆膈是封闭小骨盆下口的重要结构，分隔盆腔和会阴。盆膈由肛提肌和尾骨肌及其覆盖在它们上、下面的筋膜共同构成，有承托盆腔脏器的作用，其中央有直肠穿过。两侧肛提肌的前内侧之间留有一个三角形的裂隙称为盆膈裂孔，位于直肠和耻骨联合之间，男性有尿道通过，女性有尿道和阴道通过。肛提肌对肛管和阴道有括约作用。尿生殖膈从下方封闭盆膈裂孔（图9-12、图9-13）。

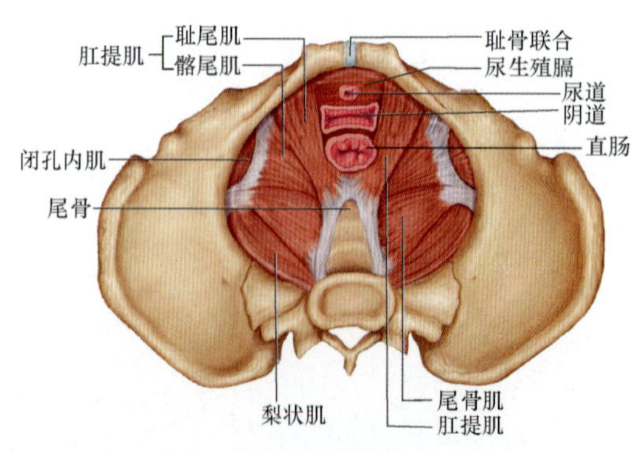

图9-12　肛提肌和尾骨肌（上面观）

（二）尿生殖膈

在尿生殖区，两侧坐骨支之间存在会阴深横肌，肌纤维横行，其上、下覆盖有尿生殖膈上、下筋膜。会阴深横肌及尿生殖膈上、下筋膜构成尿生殖膈。尿生殖膈封闭盆膈裂孔，尿道和（或）阴道穿经尿生殖膈。在尿生殖膈中围绕在尿道膜部周围的环形肌称尿道外括约肌，控制排尿。在女性，此肌还围绕阴道，称尿道阴道括约肌，可缩紧尿道和阴道（图9-13、图9-14）。

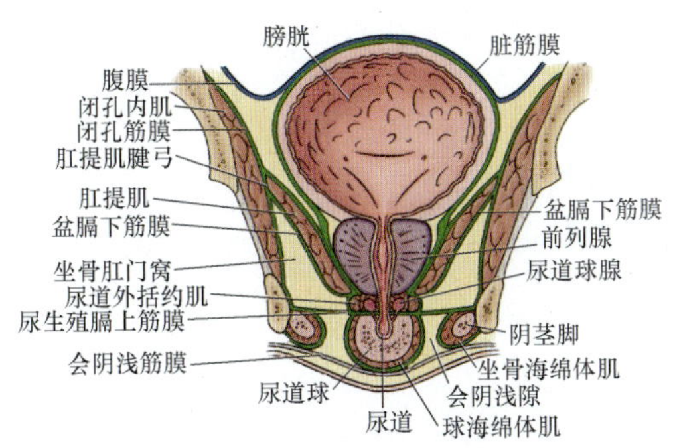

图9-13　男性盆腔经膀胱冠状切面模式图

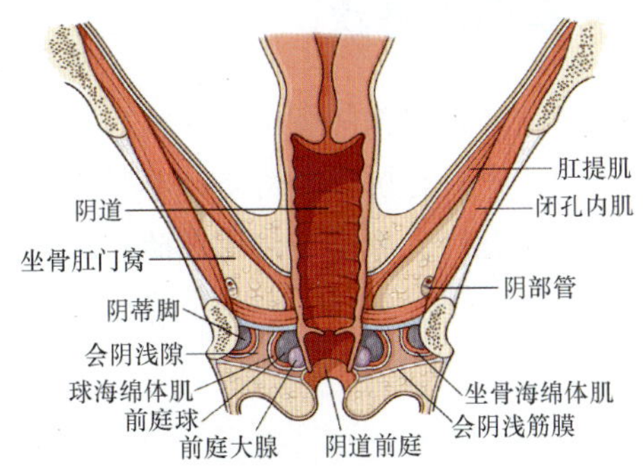

图9-14　女性盆腔经阴道冠状切面模式图

（三）尿生殖区的结构

尿生殖区的浅筋膜分为浅、深两层：浅层富含脂肪，深层呈膜状。浅筋膜深层称为会阴浅筋膜，又称Colles筋膜。Colles筋膜和尿生殖膈下筋膜之间的间隙称会阴浅隙。在会阴浅隙内有阴茎脚或阴蒂脚、前庭球以及覆盖在它们表面的肌，还有会阴血管和神经等（图9-13、图9-14）。尿生殖膈上、下筋膜之间的间隙称会阴深隙，其内有会阴深横肌、尿道（阴道）括约肌，男性还有尿道球腺等。

（四）肛区的结构

肛区中央为**肛门**（anus）和**肛门外括约肌**（sphincter ani externus）（9-15、图9-16）。在肛门与坐骨结节之间，有底朝下、尖向上的锥形间隙，称**坐骨肛门窝**（ischioanal fossa）。坐骨肛门窝内填充着大量的脂肪组织，其间有血管、神经通过。坐骨肛门窝是肛周脓肿的好发部位。

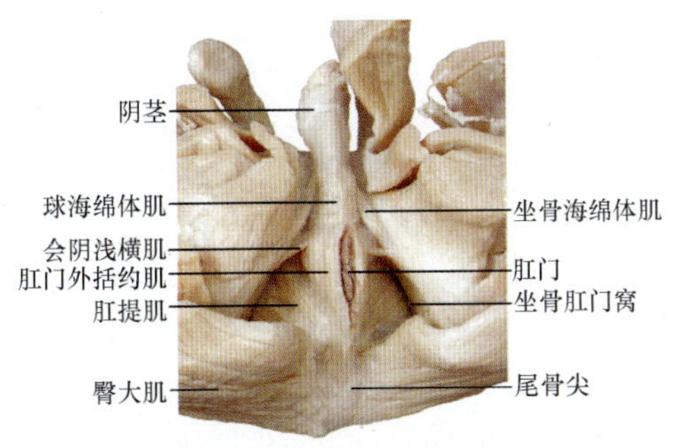

图9-15　男性会阴肌（硅橡胶塑化标本）

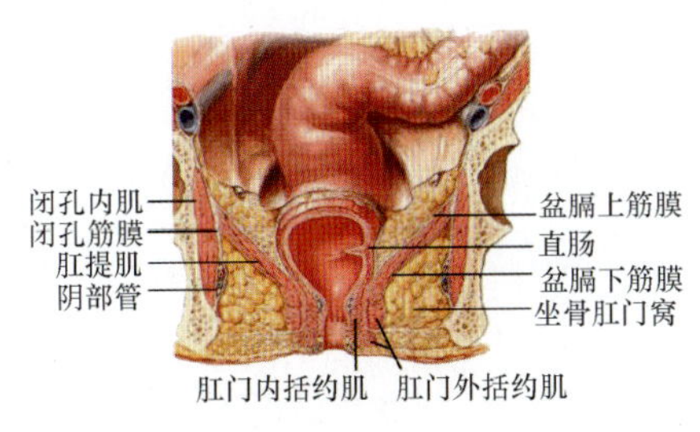

图9-16　盆腔经直肠冠状切面模式图

（五）会阴中心腱

会阴中心腱（perineal central tendon）又称**会阴体**（perineal body），是狭义会阴深面的一个腱性结构，长约1.3 cm，许多会阴肌附着于此，有加固盆底的作用。在女性，此腱较大且有韧性和弹性，在分娩时有重要作用。

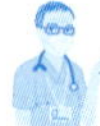

复习思考题

1. 名词解释：会阴中心腱、盆膈、尿生殖膈。
2. 产科会阴位于何处？孕妇分娩时为何要注意保护该处？
3. 会阴浅隙是如何构成的？该间隙内有哪些结构？

第十章　腹　　膜

知识要点

1. 腹膜与腹膜腔的概念。
2. 腹膜形成的结构：网膜、系膜、肝及胃的韧带。
3. 直肠膀胱陷凹和直肠子宫陷凹的位置。

第一节　概　　述

一、腹膜

腹膜（peritoneum）是覆盖于腹腔、盆腔壁内表面及腔内脏器表面的一层薄而光滑的浆膜（图10-1、图10-2）。衬于腹、盆腔壁内表面的腹膜称为壁腹膜或腹膜壁层；覆盖于腹、盆腔脏器表面的腹膜称为脏腹膜或腹膜脏层。壁腹膜和脏腹膜互相延续形成的不规则潜在腔隙称**腹膜腔**（peritoneal cavity）。腹膜腔内仅有少量具有润滑作用的浆液。某些病变可导致腹膜腔内大量积液，称腹水。男性腹膜腔为一封闭的腔隙，女性腹膜腔则借输卵管腹腔口，经输卵管、子宫、阴道和阴道口与外界相通。

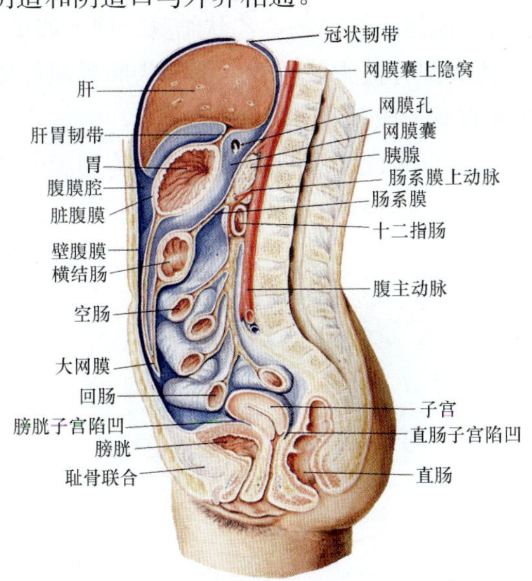

图10-1　女性腹盆腔正中矢状切面模式图

腹膜能分泌少量浆液，减少腹腔内摩擦；同时腹膜又能吸收腹膜腔内渗出液、漏出液、血液或气体等而有助于腹腔病变恢复；腹膜有较强的修复和再生能力，可促进腹腔伤口的愈合和炎症的局限化。此外，腹膜在腹腔内形成系膜、韧带等结构，具有支持和固 定脏器的作用。

二、腹膜与腹盆腔脏器的关系

根据脏器被腹膜覆盖的范围大小，将腹、盆腔脏器分为3类，即腹膜内位器官、腹膜间位器官和腹膜外位器官（图10-3）。

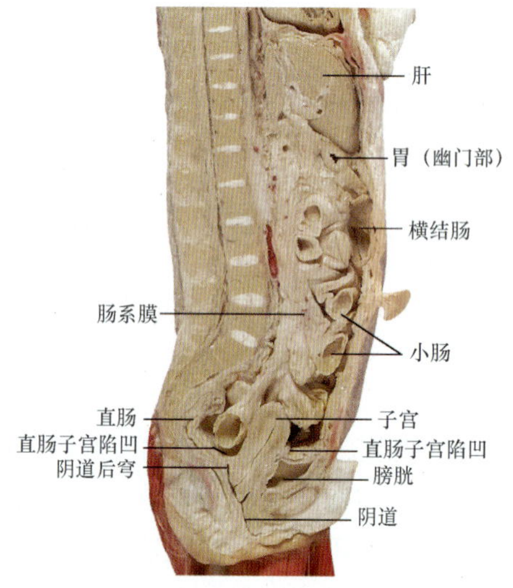

图10-2　女性腹盆腔正中矢状切面（硅橡胶塑化标本）

1．腹膜内位器官　表面几乎全部被腹膜所覆盖的器官为腹膜内位器官，如胃、十二指肠上部、空肠、回肠、盲肠、阑尾、横结肠、乙状结肠、脾、卵巢和输卵管等。

2．腹膜间位器官　表面大部分被腹膜覆盖的器官为腹膜间位器官，如肝、胆囊、升结肠、降结肠、子宫、膀胱和直肠上段等。

3．腹膜外位器官　仅小部分表面被腹膜覆盖的器官为腹膜外位器官，如肾、肾上腺、输尿管、十二指肠降部、水平部和升部、直肠中下段及胰等。

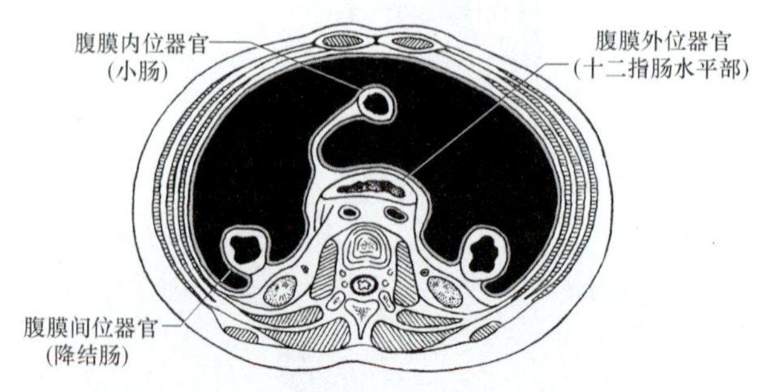

图10-3　腹腔器官与腹膜被覆关系示意图

第二节　腹膜形成的结构

壁腹膜与脏腹膜在腹壁与脏器之间或脏腹膜在器官之间互相返折移行形成许多结构，如网膜、系膜和韧带等。一方面，这些结构对器官起着连接和固定作用，另一方面，支配和营养脏器的神经、血管等也借助这些结构分布到器官。

一、网膜

网膜（omentum）是位于肝门与胃之间、胃与横结肠之间的双层腹膜皱襞（图10-4至图10-6）。

1．**小网膜**（lesser omentum）　是由肝门向下移行至胃小弯和十二指肠上部的双层腹膜。从肝门连于胃小弯的部分称**肝胃韧带**，内含有胃左、右血管等结构。从肝门连于十二指肠上部的部分称**肝十二指肠韧带**，在该韧带内，右前方为胆总管，左前方为肝固有动脉，两者之后为肝门静脉。

2．**大网膜**（greater omentum）　是最大的腹膜皱襞，形似围裙覆盖于空、回肠的前面。大网膜的前两层由覆盖胃前、后壁的腹膜自胃大弯会合处形成，向下至脐平面稍下方后返折向上，形成大网膜的后两层。后两层向上包裹横结肠并形成横结肠系膜将横结肠系于腹后壁。随着年龄的增长，大网膜前两层与后两层常粘连愈合，在胃大弯和横结肠之间的大网膜（前两层）称**胃结肠韧带**。在胃结肠韧带内（相当于胃大弯下约1 cm处）有胃网膜左、右血管吻合而成的胃网膜动脉弓。

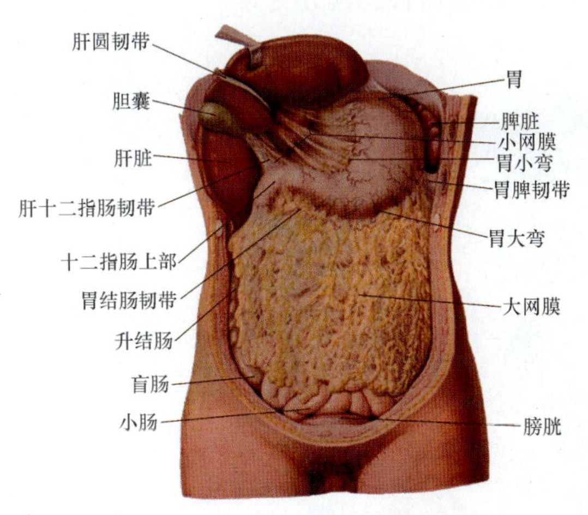

图10-4　小网膜和大网膜

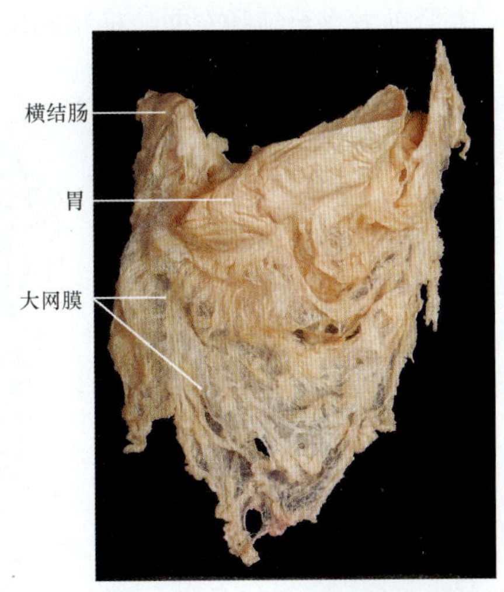

图10-5　大网膜前面观
（硅橡胶塑化标本）

3．网膜囊和网膜孔

（1）**网膜囊**（omental bursa）：是小网膜和胃后壁与腹后壁的腹膜之间的一个扁窄而不规则的间隙，又称小腹膜腔，为腹膜腔的一部分。网膜囊的前壁为小网膜、胃后壁和大网膜前两层（或胃结肠韧带）；后壁为大网膜后两层、横结肠及其系膜，以及覆盖在胰、左肾、左肾上腺等处的腹膜；上壁为肝尾状叶和膈下方的腹膜；下壁为大网膜前、后层的愈着处。网膜囊的左侧为脾、胃脾韧带和脾肾韧带；右侧借网膜孔与腹膜腔的其余部分相通。

（2）**网膜孔**（Winslow孔）：上界为肝尾状叶，下界为十二指肠上部，前界为肝十二指肠韧带，后界为覆盖在下腔静脉表面的腹膜。在第12胸椎与第2腰椎体的前面，成人网膜孔可容1～2指。

二、系膜

系膜是将肠管固定于腹后壁的双层腹膜结构，其内有到该肠管的血管、神经、淋巴管等。主要的系膜有肠系膜、阑尾系膜、横结肠系膜和乙状结肠系膜等（图10-2、图10-6）。

1．**肠系膜**（mesentery） 是将空肠和回肠固定于腹后壁的双层腹膜结构。在腹后壁附着的部分为肠系膜根，长约15 cm，自第2腰椎左侧斜跨至右骶髂关节前方。肠系膜呈扇形展开，游离缘包裹空、回肠，长达5～7 m。肠系膜的两层腹膜间含有肠系膜上血管及其属支和淋巴管、淋巴结等。

2．**阑尾系膜**（mesoappendix） 呈三角形，将阑尾连于肠系膜下方。阑尾的血管走行于系膜的游离缘，故切除阑尾时，应在系膜游离缘结扎血管。

3．**横结肠系膜**（transverse mesocolon） 是将横结肠连于腹后壁的双层腹膜结构。其腹后壁附着的部分为横结肠系膜根，起自结肠右曲，向左跨过右肾中部、十二指肠降部、胰、左肾前方直至结肠左曲。横结肠系膜内含有中结肠血管及其分支等。

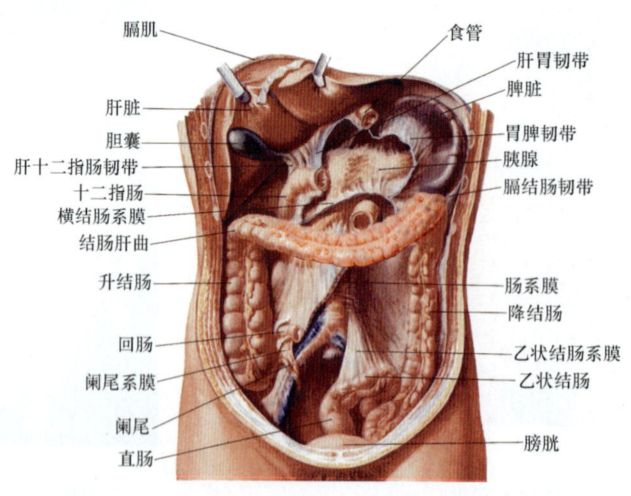

图10-6 腹膜形成的结构

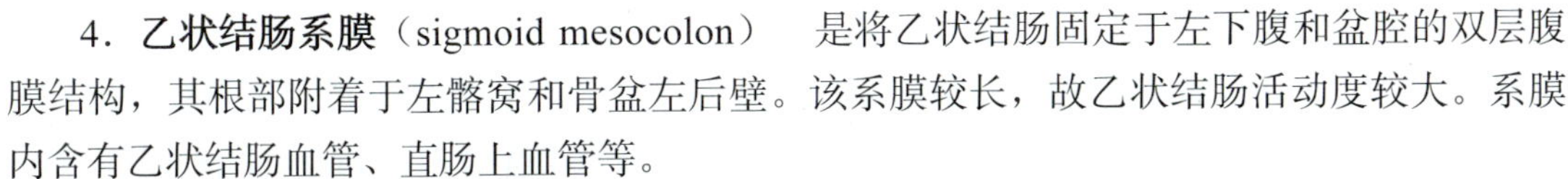

4．**乙状结肠系膜**（sigmoid mesocolon）　是将乙状结肠固定于左下腹和盆腔的双层腹膜结构，其根部附着于左髂窝和骨盆左后壁。该系膜较长，故乙状结肠活动度较大。系膜内含有乙状结肠血管、直肠上血管等。

三、韧带

1．肝的韧带　肝脏面有肝胃韧带和肝十二指肠韧带，二者合称小网膜（图10-6）。在肝膈面与腹前壁和膈下面之间有双层腹膜结构，呈矢状位的称镰状韧带，呈冠状位的称冠状韧带。冠状韧带的前、后两层之间分开，导致肝膈面的后部无腹膜被覆，称肝裸区。冠状韧带的前后两层在肝的左右两端彼此黏合增厚形成左、右三角韧带。

2．胃的韧带　包括肝胃韧带、胃脾韧带、胃结肠韧带和胃膈韧带，它们是位于胃与周围器官之间的双层腹膜结构。

3．脾的韧带　包括胃脾韧带、脾肾韧带、膈脾韧带，它们是位于脾与周围器官之间的双层腹膜结构。

四、皱襞、隐窝和陷凹

腹膜皱襞是腹膜在腹、盆腔壁上或者是脏器之间形成的隆起。在皱襞之间或皱襞与腹、盆壁之间形成的腹膜凹陷称腹膜隐窝，较大的隐窝称陷凹。

1．腹前壁的皱襞和隐窝　腹前壁内面有5条腹膜皱襞（图10-7）。脐与膀胱尖之间为脐正中襞，内含脐尿管闭锁后形成的脐正中韧带。位于脐正中襞的两侧是脐内侧襞，内含脐动脉闭锁后形成的脐内侧韧带；位于脐内侧襞的外侧有脐外侧襞，内含腹壁下动、静脉，故又称腹壁动脉襞。在腹股沟韧带上方，上述5条皱襞之间形成3对隐窝，由中线向外侧依次为膀胱上窝、腹股沟内侧窝和腹股沟外侧窝。腹股沟内侧窝和外侧窝分别与腹股沟管皮下环和腹环的位置相对应。

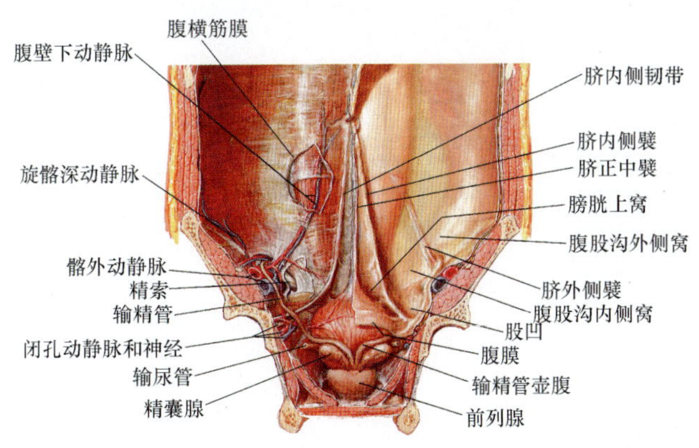

图10-7　下腹部前壁腹膜皱襞和凹陷

2．陷凹　主要的腹膜陷凹位于盆腔内，由腹膜深陷相邻脏器之间的间隙而成。男性在膀胱与直肠之间有**直肠膀胱陷凹**（rectovesical pouch）。女性在膀胱与子宫之间有**膀胱子宫陷凹**（vesicouterine pouch），在直肠与子宫之间有**直肠子宫陷凹**（rectouterine pouch）（图10-1和图10-2）。直肠子宫陷凹又称Douglas腔，较深，凹底与阴道穹后部之间仅以阴道后壁和腹膜相隔。站立位或坐位时，男性的直肠膀胱陷凹和女性的直肠子宫陷凹是腹膜腔的最低部位，故腹膜腔内的积液多积存于此。

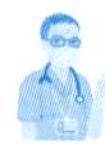

复习思考题

1．名称解释：网膜孔、直肠子宫陷凹。

2．简述小网膜的形成与分部。

3．简述腹腔内有系膜的器官及其系膜。

第三篇　脉管系统

脉管系统（angiology）是人体内执行运输功能的连续管道系统，包括心血管系统和淋巴系统。

脉管系统的主要功能是把营养物质和氧等输送到全身各器官、组织和细胞；同时，又将组织和细胞的代谢产物如二氧化碳、尿素等运送到肺、肾、皮肤等器官排出体外。内分泌系统所分泌的激素也有赖于脉管系统运送到靶器官和靶细胞，以实现身体的体液调节。此外，脉管系统对维持身体内环境理化特性的相对稳定以及机体防卫功能的实现均有重要作用。最近的研究表明，脉管系统还具有重要的内分泌功能。

第十一章　心血管系统

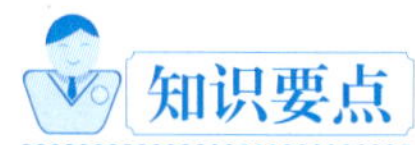

1. 心脏的位置、外形及各腔的形态结构。

2. 心传导系统的组成和功能；左、右冠状动脉的行程及其主要分支；心静脉回流，冠状窦的概念。

3. 心包分部与心包腔。

4. 身体各部的动脉主干的来源和分支分布。

5. 静脉系的组成及静脉的结构特点。

第一节　总　　论

一、心血管系统的组成

心血管系统由心、动脉、毛细血管和静脉组成，其中循环流动着血液。淋巴系统由淋巴管道、淋巴器官和淋巴组织构成。淋巴管道常被看作静脉的辅助管道。

血液由心室射出，经动脉、毛细血管、静脉回心房，这种周而复始的循环流动称血液循环。依照循环途径不同，分为体循环（大循环）和肺循环（小循环）。两个循环同时进行，彼此相通（图11-1）。

1．体循环（systemic circulation）　当心室收缩时，血液由左心室射入主动脉，再经主动脉的各级分支到达全身毛细血管，借助组织液与组织细胞进行物质和气体交换。经过交换后，动脉血变成了静脉血，再经过小静脉、中静脉，最后经上、下腔静脉及冠状窦回右心房。体循环的特点是流程长，流经范围广，其主要功能是将含氧高和营养物质丰富的动脉血输送到全身各器官、组织和细胞，并将其代谢产物运回心。

2．肺循环（pulmonary circulation）　当心室收缩时，血液由右心室射出，经肺动脉干及其各级分支到达肺泡毛细血管，血液在此进行气体交换，使静脉血变成含氧丰富的动脉血，经肺内各级肺静脉属支，最后合成四条肺静脉进入左心房。肺循环的特点是流程短，血液只经过肺，其主要功能是使静脉血转变成氧饱和的动脉血。

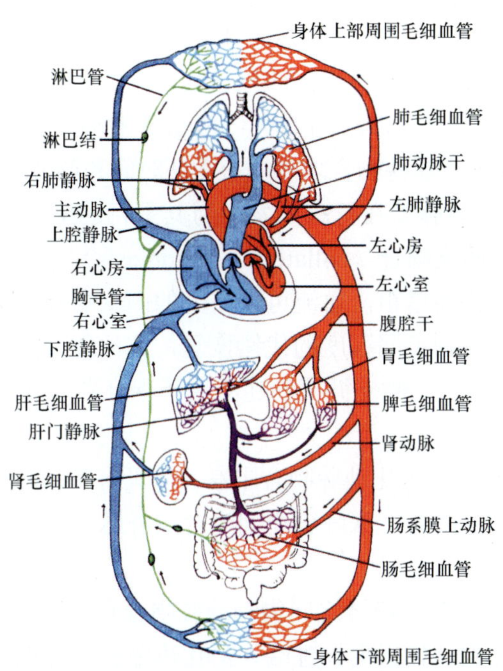

图11-1　全身血液循环示意图

二、血管吻合及其意义

血管吻合形式具有多样性。通常是动脉-毛细血管-静脉形式，在动脉与动脉之间，静脉与静脉之间，甚至动脉与静脉之间，可借吻合支或交通支彼此相连，形成**血管吻合**（vascular anastomosis）（图11-2）。

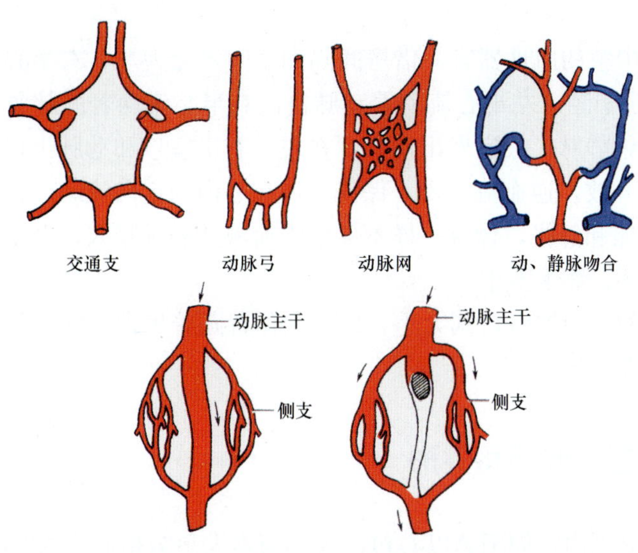

图11-2　血管吻合和侧支循环示意图

1．动脉间吻合　人体内许多部位两条动脉干之间可借交通支相连，如脑底动脉之间形成的脑底动脉环。在经常活动或易受压部位，其邻近的多条动脉分支常互相吻合成动脉网，如关节动脉网。在经常改变形态的器官，两动脉末端或其分支可直接吻合形成动脉弓，如手、胃肠的动脉弓等。这些吻合均有缩短循环时间和调节血流量的作用。

2．侧支吻合　较大的动脉干在行程中发出与其平行的侧副管。发自主干不同高度的侧副管之间彼此吻合，称**侧支吻合**（collateral anastomosis）。正常状态下，侧副管较细，但当主干阻塞时，侧副管逐渐增粗，血流可经扩大的侧支吻合到达阻塞以下的血管主干，使血管受阻区的血液供应得到不同程度的代偿恢复，这种通过侧支吻合建立的循环称**侧支循环**（collateral circulation）。侧支循环的建立对于保证器官在病理状态下的血液供应有重要意义。

3．静脉间吻合　静脉吻合远比动脉吻合丰富，除具有和动脉相似的吻合形式外，在浅静脉之间常吻合成静脉弓（网），深静脉之间吻合成静脉丛，以保证在脏器扩大或腔壁受压时的血流畅通。

4．动静脉吻合　小动脉和小静脉之间借动静脉吻合直接连通，称**动静脉吻合**。此吻合形式存在于体内的许多部位，如指尖、趾端、消化道黏膜、肾皮质、生殖器勃起组织和甲状腺等处。这种吻合具有缩短循环途径、调节局部血流量和局部温度的作用。

在体内有少数器官的动脉与相邻动脉之间无吻合，这种动脉称终动脉（end artery），终动脉阻塞时可导致其供应区域的组织缺血甚至坏死。视网膜中央动脉被认为是典型的终动脉。

第二节　心

心（heart）是中空的肌性器官，借房间隔和室间隔分为左、右半心。每半心又分为心房和心室，故心有4个腔。左半心流动着动脉血，右半心流动着静脉血。心房和心室经房室口相通。心房接纳静脉，心室发出动脉。在左、右房室口和动脉出口处均有瓣膜，结构颇似阀门，顺血流开放，逆血流关闭，保证血液在心内的定向流动。在神经和体液的调节下，心有节律地收缩和舒张，像泵一样不停地将血液从静脉吸入，经动脉射出，使血液在心血管内不停地循环，终生不止。

心是血液循环的动力器官，其大小、形态和位置随着生理功能、年龄、体型、性别和健康状况不同而存在差异。

一、心的位置、毗邻和外形

心位于胸腔中纵隔内，周围裹以心包，大小与本人拳头相似，约2/3位于正中矢状切面的左侧，1/3在其右侧。心上方有出入心的大血管，下方是膈。前方对向胸骨体和第2～6肋软骨，后方平对第5～8胸椎。两侧借纵隔胸膜与胸膜腔、肺相邻。心的前方大部分被肺和胸膜所覆盖，只在左肺心切迹内侧的部分与胸骨体下部左半及左侧第4、5肋软骨相邻（图11-3）。故临床上为了不伤及肺和胸膜，心内注射时常在胸骨左侧第4肋间隙处进针，将药物注射到右心室内。青春期以前，心包的前上方有未退化的胸腺。

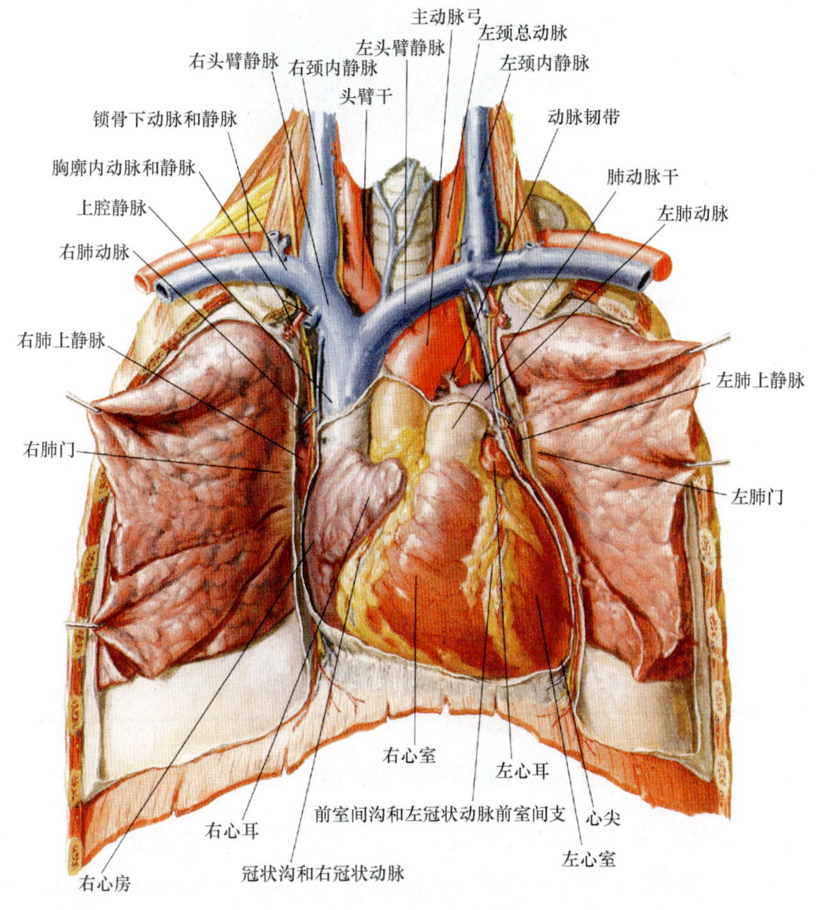

图11-3　心的位置

心脏形似倒置的、前后稍扁的圆锥体。它分为一尖、一底、两面、三缘，表面尚有三条沟。心的长轴呈斜向，与身体矢状面和水平面均呈约45°的角（图11-4、图11-5）。

心尖（cardiac apex）：朝向左前下方，圆钝，游离。由左心室构成，在胸骨左侧第5肋间隙锁骨中线内侧1～2 cm处，可扪及心尖搏动。

心底（cardiac base）：朝向右后上方，大部分由左心房、小部分由右心房构成。上、下腔静脉从上、下方注入右心房，左、右两对肺静脉注入左心房。心底后面与食管、迷走神经及胸主动脉相邻。

两面：**胸肋面**（前面）朝向前上方，大部分由右心房和右心室构成，小部分由左心耳和左心室构成。**膈面**（diaphragmatic surface）（下面）几乎呈水平位，朝向下方并略朝向后，借心包与膈毗邻。该面大部分由左心室、小部分由右心室构成。

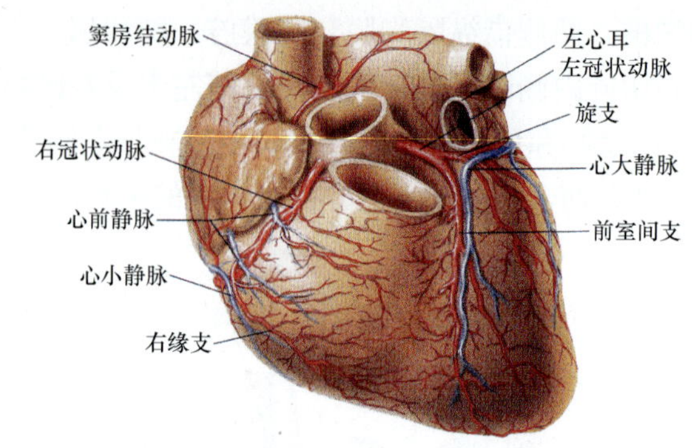

图11-4　心的外形和血管（前面观）

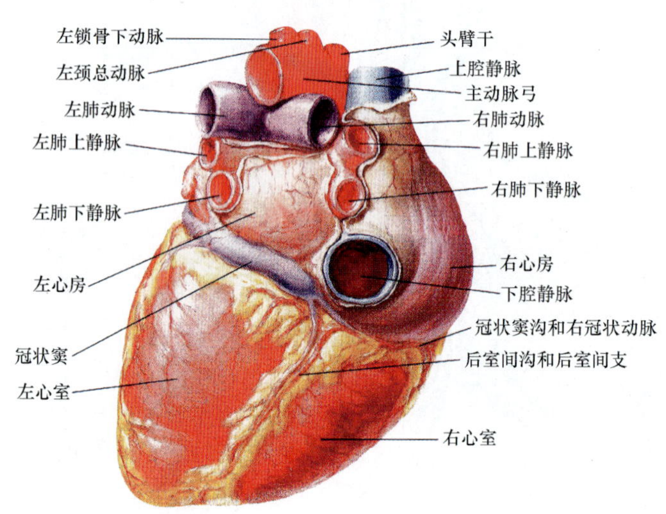

图11-5　心的外形和血管（后下面观）

三缘：**下缘**（锐缘）介于膈面和胸肋面之间，近水平位。大部分由右心室构成，仅心尖处由左心室构成。**左缘**（钝缘）圆钝斜向左下，大部分由左心室、小部分由左心耳构成。**右缘**（不明显）圆钝，由右心房构成，近乎垂直位，向上延续为上腔静脉。

三条沟：心表面有三条沟可作为心腔表面的分界，沟内有血管走行并被脂肪组织覆盖。**冠状沟**（coronary sulcus）位于心底处、近冠状位，几乎绕心一周，前方被肺动脉干阻断，该沟是心房和心室在心的表面分界的标志。在心胸肋面和膈面各有一条自冠状沟向心下缘延伸的浅沟，分别称**前室间沟**和**后室间沟**。此两沟在心尖右侧的会合处略微凹，称为**心尖切迹**。前、后室间沟是左、右心室在心表面分界的标志。后室间沟、房间沟与冠状沟交会的区域称**房室交点**（crux），是心表面的一个重要标志。

二、心腔

（一）右心房

右心房（right atrium）位于心的右上部，壁薄而腔大。它分为前方的**固有心房**和后方的**腔静脉窦**两部分（图11-6）。两部之间以表面的界沟和内面相对应的界嵴分界。固有心房构成右心房的前部，它向左前方突出的部分称**右心耳**（right auricle），在固有心房及右心耳内面，有许多大致平行排列的梳状隆起称**梳状肌**。当心功能发生障碍，血流淤滞时，易在心耳内形成血凝块，它一旦脱落形成栓子，可致血管栓塞。**腔静脉窦**位于右心房的后部，内壁光滑，无肌性隆起，有三个开口：在腔静脉窦的上方、下方分别有**上腔静脉口**、**下腔静脉口**，在下腔静脉口与右房室口之间有**冠状窦口**，它们分别是上腔静脉、下腔静脉和冠状窦在右心房的开口。右心房的后内侧壁主要由房间隔组成，其下部有一浅凹的**卵圆窝**（fossa ovalis），此处较薄，为胚胎时期卵圆孔闭锁后的遗迹，此孔一般在出生后一岁左右闭合，先天性心脏病的房间隔缺损多发生于此。右心房出口为右房室口，位于右心房的前下方，通右心室。

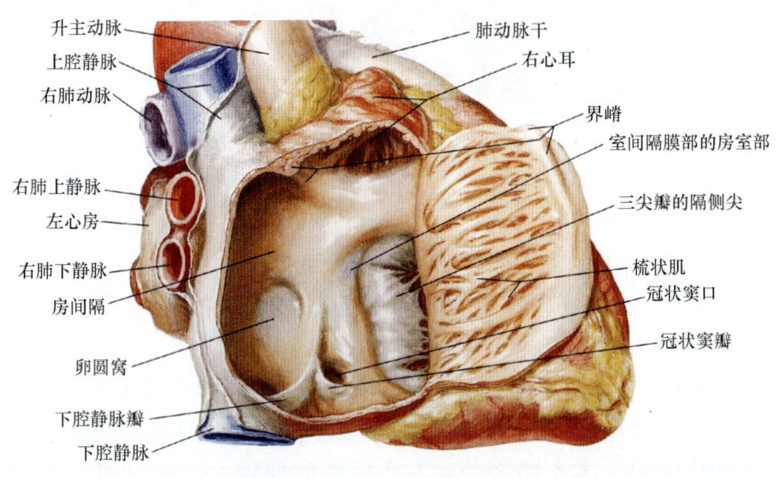

图11-6　右心房的内面观

（二）右心室

右心室（right ventricle）位于右心房的前下部，构成胸肋面的大部分，是最靠前的一个心腔。室腔呈尖向下的锥体形，室腔的底被后上方的右房室口和左上方的肺动脉口所占据。两口之间的室壁上有一弓形的肌性隆起称室上嵴，将室腔分为流入道（窦部）和流出道（漏斗部）两部分（图11-7）。

1. 流入道　又称固有心腔，是右心室的主要部分，内壁不光滑，有许多纵横交错的肌性隆起称**肉柱**；还有基部附于室壁、尖端游离并突入室腔的锥体形肌隆起称**乳头肌**（papillary muscle），有前、后、内三组，其基底部分别附于右心室前壁、后壁和室间隔。右心室的入口是**右房室口**（right atrioventricular orifice），呈卵圆形，口周围的纤维环上附有3个三角形的瓣膜，称**三尖瓣**（tricuspid valve），按位置分别称为前尖、后尖和隔侧尖，瓣膜垂向室腔，其游离缘借**腱索**连于相邻的乳头肌。纤维环、三尖瓣、腱索和乳头肌构成一个功能整体，称**三尖瓣复合体**（tricuspid complex）。当心室收缩时，由于血流的推动，使三尖瓣互相对合，封闭房室口，又由于乳头肌的收缩及腱索的牵拉，三片瓣膜恰好对紧而不致翻向心房，从而防止血液逆流入心房。室腔内还有一条从室间隔至前乳头肌根部的肉柱称**隔缘肉柱**（节制索），内含心传导系的纤维。

2．流出道　又称**动脉圆锥**，是右心室腔向左前上方延伸的部分，形似倒置的漏斗。流出道内壁光滑。其上端即右心室出口，称肺动脉口，口周围的纤维环上附有三个袋口向上的半月形瓣膜，称**肺动脉瓣**（pulmonary valve）。每个瓣膜游离缘的中央有一个半月瓣小结，在右心室舒张时有利于肺动脉口的闭合。

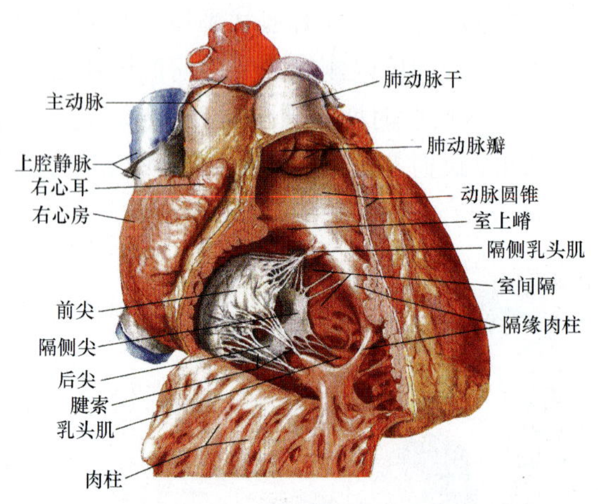

图11-7　右心室内面观

（三）左心房

左心房（left atrium）位于右心房的左后方，是最靠后的一个心腔，构成心底的大部（图11-8）。它向右前突出的部分称**左心耳**，内有与右心耳相似的梳状肌，因其与二尖瓣邻近，为心外科常用的手术入路之一。左心房的后部较大，壁光滑，有5个开口。后方两侧分别有左、右侧肺上、肺下静脉的4个入口，开口处无瓣膜，但心房肌纤维围绕肺静脉延伸1～2 cm，具有括约肌样作用。一个出口是前下方通向左心室的**左房室口**（left atrioventricular orifice）。

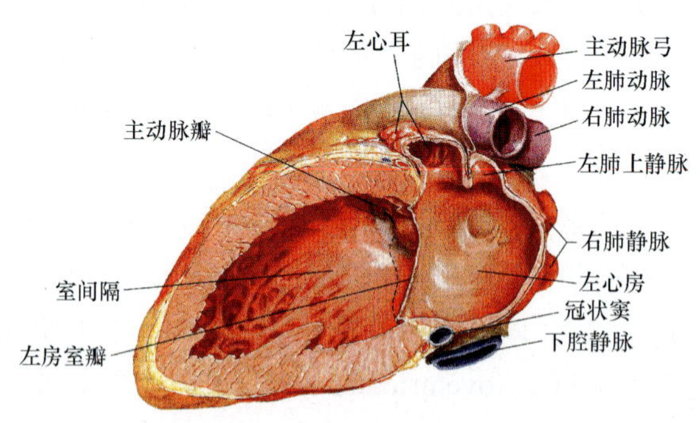

图11-8　左心房和左心室内面观

（四）左心室

左心室（left ventricle）位于右心室的左后方，构成心尖及心的左缘。壁厚约为右心室的3倍，达9～12 mm。左心室腔近似圆锥形，以二尖瓣前瓣为界分为流入道（窦部）和流出道（主动脉前庭）两部分（图11-8）。

流入道是左心室的主要部分，内壁粗糙不平，有肉柱和乳头肌。左心室乳头肌较右心室强大，有前、后两组位于左心室的前、后壁。左心室入口是左房室口，口周围的致密组织纤维环上有两片近似三角形的瓣膜称**二尖瓣**（mitral valve），按位置分为前尖和后尖。二尖瓣前、后尖有许多腱索连于前、后乳头肌。纤维环、二尖瓣、腱索、乳头肌构成一个功能整体，称**二尖瓣复合体**（mitral complex），其作用与三尖瓣复合体相似，防止血液由左心室逆流到左心房。

流出道是左心室前内侧的部分，壁光滑无肉柱，缺乏伸展性和收缩性，其出口是主动脉口，口周围的纤维环上也有三个袋口向上的半月形瓣膜，称**主动脉瓣**（aortic valve），其大而坚韧，半月瓣小结明显。每个瓣膜与主动脉壁之间形成的空间称**主动脉窦**，分左、右、后三个窦。左、右冠状动脉分别开口于左、右窦的动脉壁上。

三、心的构造

（一）心纤维性支架

心的结缔组织在肺动脉口、主动脉口、右房室口和左房室口周围形成四个纤维环和左、右两个**纤维三角**（图11-9），它们构成心壁的纤维支架，在心肌运动中起支持和稳定的作用。心房肌和心室肌不相延续，均各自附着于纤维支架上。因此，心房、心室可以分别收缩。

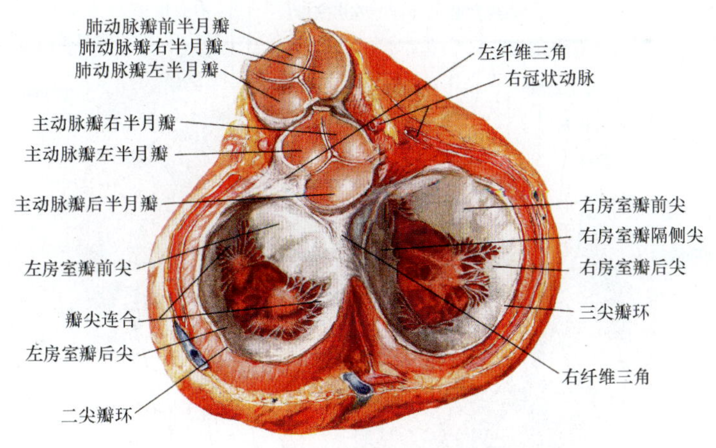

图11-9　心瓣膜、纤维环和纤维三角（上面观）

（二）心壁

心壁由心外膜、心内膜和心肌构成。心肌是其中的主要部分。

1．心外膜　即浆膜心包的脏层，被覆于心肌和大血管根部的表面，是透明光滑的浆膜。

2．心内膜　是被覆于心腔内面的一层滑润的薄膜，与大血管的内膜相延续，心的各瓣膜是由心内膜向心腔折叠并夹一层致密结缔组织而构成。

3．心肌　为构成心壁的主体，由心肌细胞和结缔组织支架组成（图11-10）。心肌细胞包括特殊心肌细胞和普通心肌细胞。普通心肌细胞构成心房和心室肌，其中心房肌较薄，心室肌肥厚，尤以左心室肌最发达。心室肌一般分为浅、中、深三层，其走行方向是浅层斜行、中层环行、深层纵行，其主要功能是收缩。

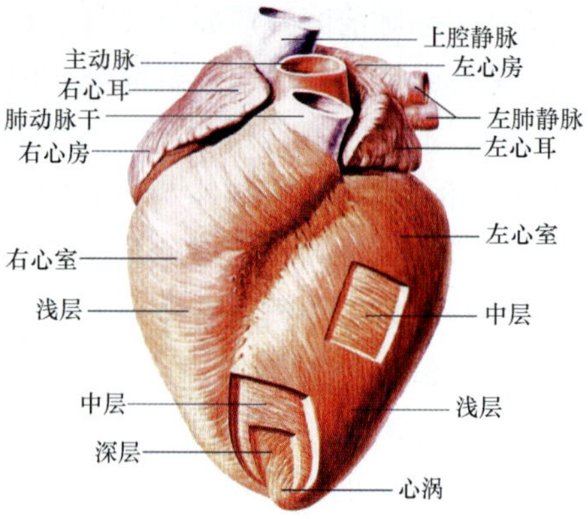

图11-10　心肌层

（三）心间隔

房间隔位于左右心房之间，由两层心内膜夹少量心肌和结缔组织构成，厚1～4 mm，卵圆窝处最薄，约为1 mm（图11-11）。**室间隔**位于左右心室之间，较厚，由心肌和心内膜构成。室间隔分为前下方的肌部和后上方的膜部，肌部构成室间隔的大部分，由心肌覆盖心内膜构成。膜部紧靠主动脉口的下方，由两层心内膜构成，缺乏肌质，面积大约为0.8 cm^2。膜部又被三尖瓣隔侧尖的附着缘分为房室部和室间部。室间部范围甚小，先天性心脏病室间隔缺损多发生在室间隔膜部的室间部。

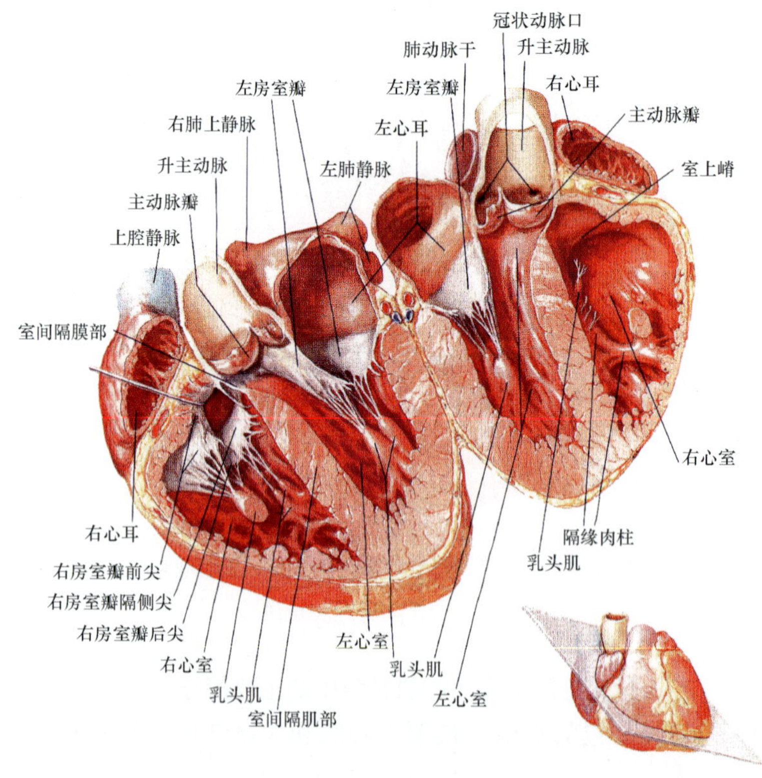

图11-11　房间隔和室间隔

四、心传导系统

心传导系统由特殊分化的心肌细胞组成，包括窦房结、房室结、房室束、左右束支及浦肯野纤维网。其位于心壁内，具有产生兴奋、传导冲动和控制心正常节律性搏动的功能（图11-12）。

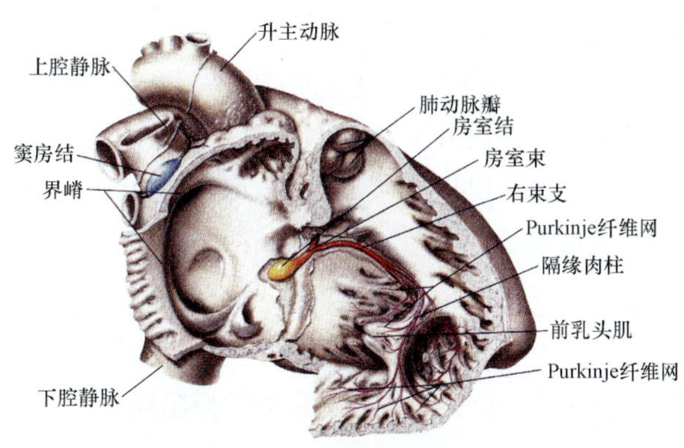

图11-12　心传导系统示意图

（一）窦房结

窦房结（sinuatrial node）是心的正常起搏点，呈长梭形，位于上腔静脉与右心房交界处界沟上部的心外膜深面。肉眼在心表面不易辨认。窦房结动脉一般沿结的长轴贯穿其中央。

（二）房室结

房室结（atrioventricular node）呈扁椭圆形，位于冠状窦口与右房室口之间的心内膜深面，结的前下方续为房室束。房室结的主要功能是将窦房结传来的冲动经过短暂延搁传向心室，保证心房收缩后心室再开始收缩，使心房和心室肌依次交替收缩。

关于窦房结产生的兴奋如何传导到心房肌和房室结，至今尚无定论，有学者认为是经窦房结和房室结之间的结间束传导的，并从生理学证实有结间束存在，但形态学上的证据尚不充分。

（三）房室束

房室束（atrioventricular bundle）又称**His束**，是连接心房和心室传导的唯一重要通路。起自房室结前端，穿右纤维三角前行，沿室间隔膜部后下缘至室间隔肌部上缘分为左束支和右束支。

正常情况下，房室束是心房到心室兴奋传导的唯一通路。少数人除房室束外尚存在副房室束，副房室束可使心室肌提前接受兴奋而收缩，因而产生心律失常。

（四）左、右束支

1. **左束支**（left bundle branch）　呈扁带状，在室间隔左侧心内膜深面走行，于肌性室间隔上、中1/3交界处分为三组，其分支从室间隔上部的前、中、后三处分散到整个左室内面，分散交织续于浦肯野纤维，相互间无明显界限。

2．**右束支**（right bundle branch） 呈单一细长的圆索状，起于房室束分叉部的末端，沿室间隔右侧心内膜深面下行，经隔缘肉柱至右心室前乳头肌根部分散形成浦肯野纤维分支分布于右心室壁。

（五）浦肯野纤维网

浦肯野（Purkinje）**纤维网**为左、右束支的分支在心内膜深面交织而成，由该网发出的纤维进入心肌，在心肌内形成浦肯野纤维网。

房室束、左右束支和浦肯野纤维网的功能是将心房传来的兴奋迅速传播到整个心室。

一般情况下，窦房结自身兴奋的频率最高，这种兴奋依次至心房肌、房室结、房室束及左右束支和心室肌，引起心房肌和心室肌规律的依次交替收缩。

（六）心传导系统的常见变异

心脏传导系统的常见变异是心脏传导阻滞，冲动在传导系统的任何部位均可发生减慢或阻滞。发生在窦房结与心房之间称窦房传导阻滞，发生在心房与心室之间称房室传导阻滞，位于心房内为房内传导阻滞，位于心室内为室内传导阻滞。

五、心的血管

（一）冠状动脉

心的动脉供应来自左、右冠状动脉，它们均发自升主动脉，其分支按营养部位命名（图11-4、图11-13）。

1．**左冠状动脉**（left coronary artery） 起自升主动脉的左冠状动脉窦，向左行于左心耳与肺动脉干之间，然后分为前室间支和旋支。

（1）**前室间支**（anterior interventricular branch）：又称前降支，沿前室间沟下行，多数绕心尖切迹止于后室间沟，与右冠状动脉的后室间支的末梢吻合。前室间支向左侧、右侧和深面发出3组分支，分布于左心室前壁、右心室前壁的一部分和室间隔的前2/3。

（2）**旋支**（circumflex branch）：又称左旋支，沿冠状沟左行，绕心左缘至左心室膈面，多在心左缘与后室间沟之间的中点附近分支而终。旋支及其分支分布于左心房、左心室侧面、膈面，以及约40%人的窦房结。旋支闭塞时常引起左室侧壁或膈壁心肌梗死。

2．**右冠状动脉**（right coronary artery） 起自升主动脉的右窦，在右心耳与肺动脉干根部之间进入冠状沟向右行到心膈面，一般至房室交点附近分为后室间支和左室后支。右冠状动脉分布于右心房、右心室、室间隔后1/3、部分左心室膈壁、窦房结和房室结（图11-4）。其主要分支有：

（1）**窦房结支**：约60%的人此支起于右冠状动脉起始段1～2 cm以内，沿右心耳内侧面向上腔静脉口走行，分布于窦房结。

（2）**右缘支**：较粗大而恒定，沿心下缘左行，分布于邻近的心室壁。

（3）**后室间支**：较粗大，沿后室间沟下行，分布于后室间沟两侧的心室壁和室间隔后

1/3部，可与前室间支的末梢吻合。

（4）**动脉圆锥支**：与前室间支的动脉圆锥支吻合，分布于动脉圆锥上部。

（5）**左室后支**：向左行，分支至左心室膈壁的右侧部和后乳头肌。

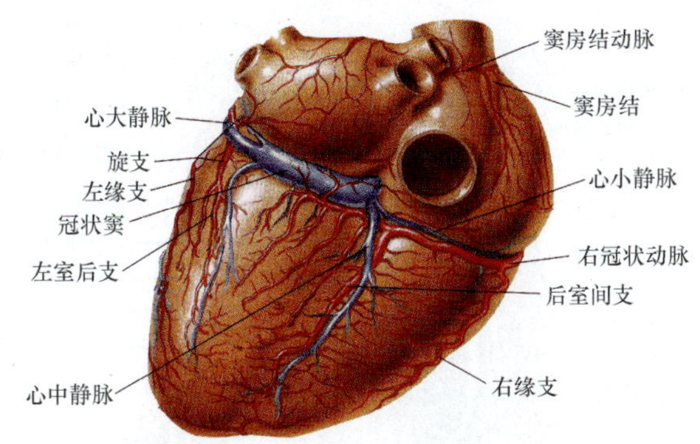

图11-13　心的血管

3．冠状动脉的分布类型　左、右冠状动脉在心胸肋面的分布较恒定，但在膈面的分布范围则有较大变异。以后室间沟为标准，根据左、右冠状动脉在心膈面分布区的大小分为3型，即右优势型、左优势型和均衡型。

（二）心的静脉

心壁回流的静脉血，绝大部分经冠状窦汇入右心房，小部分直接流入右心房（图11-13）。**冠状窦**（coronary sinus）位于心膈面，左心房和左心室之间的冠状沟内，其右端开口于右心房。其主要属支有：

1．心大静脉　在前室间沟内伴前室间支向上行走，向后上至冠状沟，注入冠状窦左端。

2．心中静脉　在后室间沟内伴后室间支向上行走，注入冠状窦右端。

3．心小静脉　在冠状沟内与右冠状动脉伴行，向左注入冠状窦右端或心中静脉。

此外，**心前静脉**起于右心室前壁，跨过冠状沟注入右心房。**心最小静脉**位于心壁内，直接开口于各心腔，主要是右心房。

六、心的神经

支配心脏的神经有内脏感觉神经和内脏运动神经，内脏运动神经包括交感神经和迷走（副交感）神经。

七、心包和心包腔

心包（pericardium）呈圆锥体，为包裹心和出入心的大血管根部的纤维浆膜囊，分内、外两层，外层为纤维性心包，内层为浆膜性心包（图11-14）。

纤维性心包是坚韧的纤维结缔组织囊，上方与出入心的大血管的外膜相延续，下方与膈的中心腱愈着。

浆膜性心包薄而光滑，分脏、壁两层。脏层为紧贴在心和大血管根部表面的浆膜；壁层衬贴于纤维心包的内面。脏、壁二层在大血管根部相互移行，两层之间的潜在腔隙称**心包腔**（pericardial cavity），内含少量浆液起润滑作用。

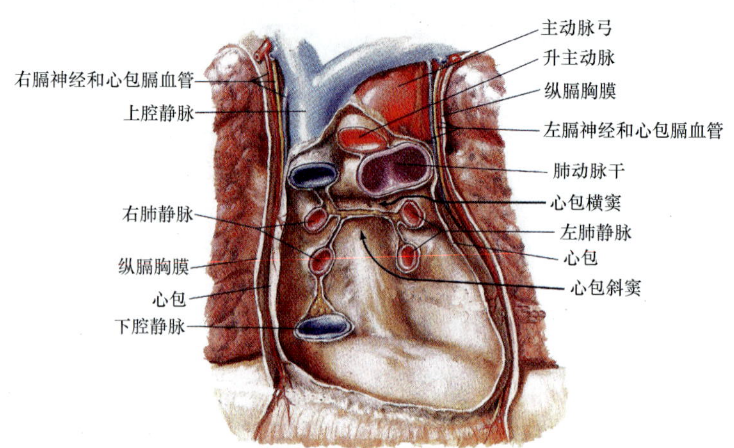

图11-14　心包

心包腔在升主动脉、肺动脉干与上腔静脉、左心房前壁之间的间隙称**心包横窦**。当心直视手术需阻断主动脉、肺动脉血流时，可通过横窦从前后钳夹这两大动脉。心包腔位于左心房后壁、左右肺静脉、下腔静脉与心包后壁之间的间隙称**心包斜窦**。手术需阻断下腔静脉血流时，可经心包斜窦下部进行。

心包的主要功能：减少心脏搏动时的摩擦；防止心过度扩张，以保持血容量的相对恒定；作为屏障，有效防止邻近部位的感染波及心脏。

八、心的体表投影

心外形的体表投影存在个体差异，通常采用下列4点及其连线来确定（图11-15）：①左上点：于左侧第2肋软骨下缘，距胸骨左侧缘约1.2 cm处。②右上点：于右侧第3肋软骨上缘，距胸骨右侧缘约1 cm处。③左下点：于左侧第5肋间隙，左锁骨中线内侧1～2 cm或距前正中线7～9 cm处。④右下点：于右侧第7胸肋关节处。

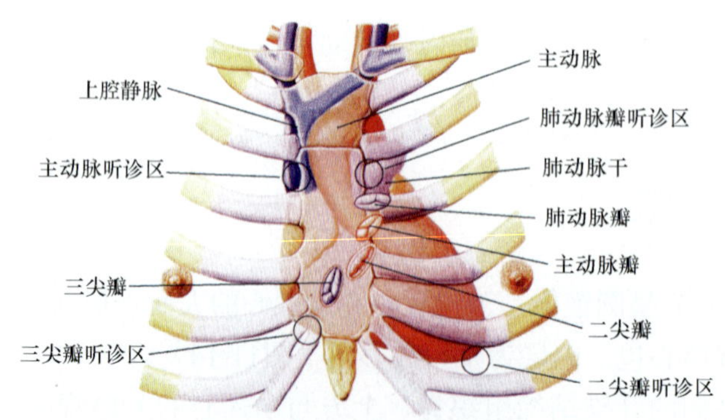

图11-15　心的体表投影

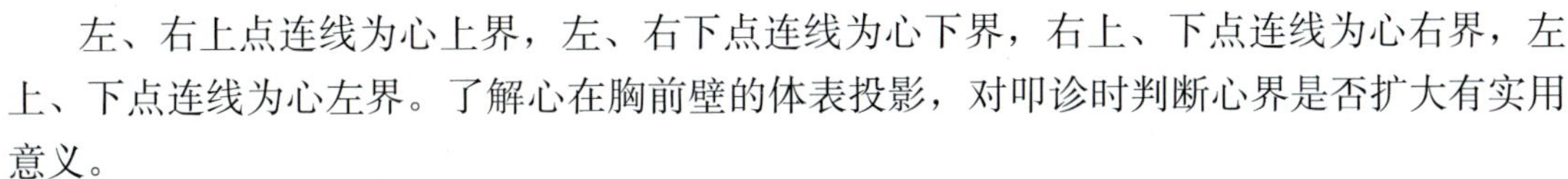

左、右上点连线为心上界，左、右下点连线为心下界，右上、下点连线为心右界，左上、下点连线为心左界。了解心在胸前壁的体表投影，对叩诊时判断心界是否扩大有实用意义。

第三节　动　　脉

动脉是从心运送血液到全身各器官的血管。由左心室发出的主动脉及其各级分支运送动脉血（含氧较多的血液），而由右心室发出的肺动脉干及其分支则运送静脉血（含氧较少的血液）。

动脉分支离开主干进入器官前的一段称为**器官外动脉**，进入器官内的分支称为**器官内动脉**。动脉的命名多与其营养的器官（如肾动脉）、所在的位置（如肋间后动脉）、方位（如冠状动脉）和所伴行骨的名称一致（如肱动脉、股动脉）。

器官外动脉分布的基本规律：①对称性和节段性分布：人体左、右对称，动脉分支也基本左、右对称。躯干部在结构上有体壁和内脏之分，动脉也分为壁支和脏支，壁支一般保留原始分节状态，如肋间后动脉和腰动脉。人体每一个大的局部都有1～2条动脉主干。②与血管神经伴行：动脉常与静脉、神经和淋巴管伴行，并外包结缔组织形成血管神经束。在四肢，这些血管神经束的行程常与长骨平行。③隐蔽和短距离分布：动脉在行程中多居身体的屈侧、深部或安全隐蔽处。动脉自主干发出后，常以最短的距离到达其所分布的器官。④与器官的形态和功能相一致：动脉的粗细、动脉分布的形式、分支的多少与器官的形态、大小和功能密切相关。

器官内动脉分布的基本规律：①实质性器官的动脉（如肝、肾等），由门进入，呈放射型分布，其分支常作为该器官分叶或分段的依据。②空腔性器官的动脉（如肠，输尿管等），有的呈横行分布，有的呈纵行分布。

一、肺循环的动脉

肺动脉干（pulmonary trunk）系一短粗的动脉干，起自右心室，在升主动脉的右侧向左后上方斜行，至主动脉弓下方分为左、右肺动脉（图11-3）。

左肺动脉（left pulmonary artery）较短，水平向左，经食管、胸主动脉前方至左肺门，分上、下两支进入左肺上、下叶。**右肺动脉**（right pulmonary artery）较长，水平向右，经升主动脉、上腔静脉后方达右肺门，分3支进入右肺上、中、下叶。

在肺动脉干分叉处稍左侧有一结缔组织索，连于主动脉弓下缘，是胚胎时期动脉导管闭锁后的遗迹，称**动脉韧带**（arterial ligament）（图11-3）。动脉导管若在出生后6个月尚未闭锁，则称动脉导管未闭，是常见的先天性心脏病之一。

二、体循环的动脉

主动脉（aorta）是全身最粗大的动脉，也是体循环的动脉主干。由左心室发出，先斜向右上前方达右侧第2胸肋关节处，再弯向左后至第4胸椎体下缘水平，沿脊柱左前方下降至第4腰椎体下缘分为左、右髂总动脉。髂总动脉沿腰大肌内侧下行，至骶髂关节处分为髂内动脉和髂外动脉（图11-16）。主动脉按其行程，分为升主动脉、主动脉弓和降主动脉。降主动脉以穿膈的主动脉裂孔为界分为胸主动脉和腹主动脉。

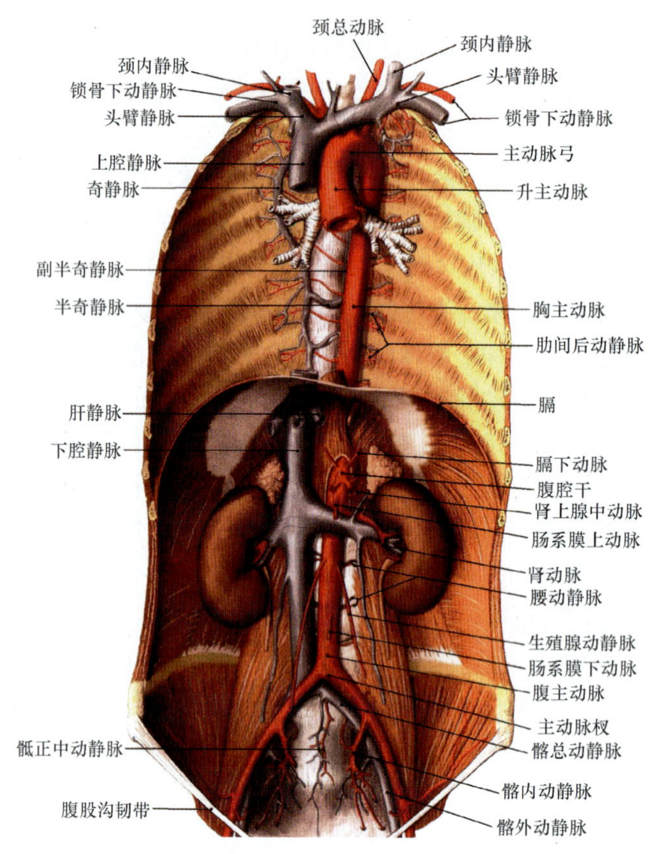

图11-16　主动脉及其分支

升主动脉（ascending aorta）发自左心室主动脉口，斜向右上到右侧第2胸肋关节处移行为主动脉弓。升主动脉位于肺动脉干与上腔静脉之间，其分支是左右冠状动脉。

主动脉弓（aortic arch）在右侧第2胸肋关节起自升主动脉，弓形弯向左后至第4胸椎体下缘移行为胸主动脉。主动脉弓壁内有压力感受器，具有调节血压的作用。在动脉弓下方近动脉韧带处有2～3个粟粒状小体，称**主动脉小球**，属化学感受器，参与调节呼吸。主动脉弓的凹侧发出数条细小的**气管支**和**支气管支**，营养支气管和肺。主动脉弓的凸侧从右向左发出3大分支：头臂干、左颈总动脉和左锁骨下动脉。其中，头臂干向右上斜行至右侧胸锁关节的后方分为右颈总动脉和右锁骨下动脉。

（一）颈总动脉

颈总动脉（common carotid artery）是头颈部的主要动脉干，左侧起自主动脉弓，右侧起自头臂干。两侧颈总动脉均在胸锁关节的后方进入颈部，沿气管、食管和喉的外侧上行，至甲状软骨上缘高度分为颈内动脉和颈外动脉（图11-17）。颈总动脉（内侧）与颈内静脉（外侧）以及迷走神经（后方）三者共同包在一个颈动脉鞘内。颈总动脉上段位置浅表，在活体上可摸到搏动。

颈总动脉分叉处有两个重要的结构：①**颈动脉窦**（carotid sinus）是颈总动脉末端和颈内动脉起始处的膨大部分，此处的动脉壁内富含游离神经末梢，称压力感受器，当血压增高时，可反射性地引起心跳变慢，血管扩张，血压下降。②**颈动脉小球**（carotid glomus）是一扁椭圆形小体，借结缔组织连于颈总动脉分叉处的后方，为化学感受器。它能感受血液中二氧化碳浓度和氧浓度的变化，当血中氧分压降低或二氧化碳浓度增高时，可反射性地促使呼吸加深、加快。

当头面部大失血时，在胸锁乳突肌前缘，相当于环状软骨弓平面，可将颈总动脉向后压向第6颈椎的颈动脉结节，进行止血急救。

1．**颈外动脉**（external carotid artery）　起自颈总动脉，初居颈内动脉的前内侧，后经其前方转至前外侧，上行穿腮腺实质至下颌颈水平分为颞浅动脉和上颌动脉两个终支（图11-17）。其主要分支有：

（1）**甲状腺上动脉**（superior thyroid artery）：起自颈外动脉的起始处，行向前下方，分布到甲状腺和喉。

（2）**舌动脉**（lingual artery）：平下颌角高度，约在甲状腺上动脉的稍上方发出，分支布于舌、舌下腺和腭扁桃体。

（3）**面动脉**（facial artery）：在舌动脉稍上方发出，向前经下颌下腺深面，于咬肌前缘越过下颌骨下缘至面部，沿口角和鼻翼的外侧，迂曲上行至眼内眦，易名为**内眦动脉**。面动脉分布于下颌下腺、面部软组织和腭扁桃体等。面动脉在咬肌止点前缘绕下颌骨下缘处位置浅表，在活体可摸到此动脉的搏动。当面部出血时，可在此处将面动脉压向下颌骨止血。

（4）**颞浅动脉**（superficial temporal artery）：在外耳门前方上行，越颧弓根至颞部皮下，此动脉分支分布于腮腺和额、颞、顶部软组织。在活体外耳门前上方的颧弓根部易触及其搏动。当头前外侧部出血时，可在此处进行压迫止血。

（5）**上颌动脉**（maxillary artery）：经下颌颈深面入颞下窝，在翼内、外肌之间向前内走行至翼腭窝。沿途分支分布于外耳道、鼓室、颊、腭扁桃体、上下颌牙齿及牙龈、咀嚼肌、鼻腔、腭部及硬脑膜等处。其中，分布于硬脑膜的一支称**脑膜中动脉**，由上颌动脉发出后向上穿颅底的棘孔入颅腔，分前、后两支紧贴颅骨内面行走，分布于颅骨和硬脑膜。前支经过颅骨翼点内面，当颞区骨折时易受损伤，引起硬脑膜外血肿。

颈外动脉的分支还有向后走行的枕动脉、耳后动脉和咽升动脉，分别分布于枕部、耳后和咽。

2．**颈内动脉**（internal carotid artery）　由颈总动脉发出后，垂直上升至颅底，经颈动脉管入颅中窝，分支分布于脑和视器。颈内动脉在颈部无分支，借此可与颈外动脉相鉴别，其颅内分支见中枢神经系统（图11-17）。

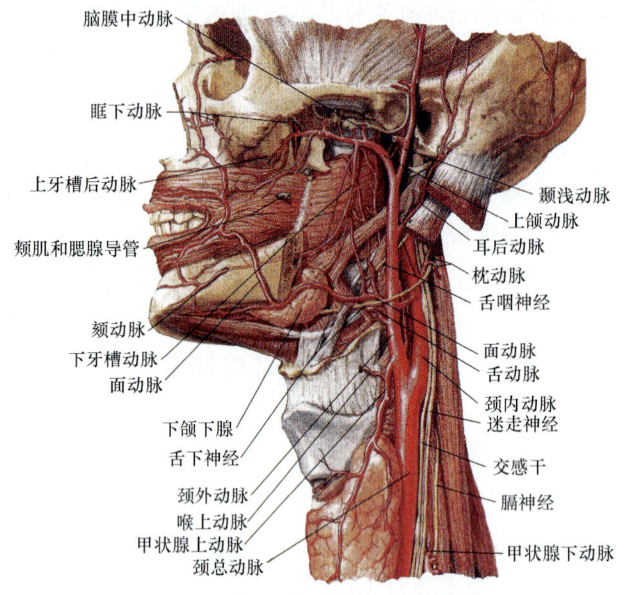

图11-17 颈总动脉，颈外动脉及其分支

（二）锁骨下动脉

锁骨下动脉（subclavian artery）左侧起自主动脉弓，右侧起自头臂干。锁骨下动脉从胸锁关节后方斜向外至颈根部，呈弓状经胸膜顶前方，穿斜角肌间隙，至第1肋外侧缘延续为腋动脉（图11-18）。当上肢出血时，可于锁骨中点上方的锁骨上窝处向后下方将该动脉压向第1肋进行止血。锁骨下动脉的主要分支有：

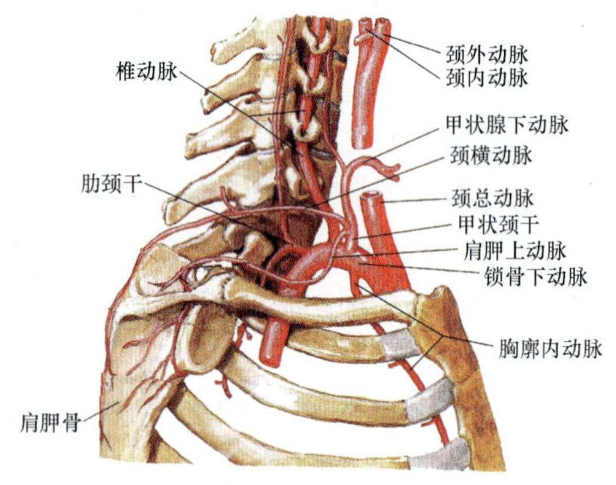

图11-18 锁骨下动脉及其分支

1．**椎动脉**（vertebral artery） 在前斜角肌内侧起始于锁骨下动脉，向上穿第6～1颈椎横突孔，经枕骨大孔入颅腔，分支分布于脑和脊髓。

2．**胸廓内动脉**（internal thoracic artery） 在椎动脉起始处的相对侧发自锁骨下动脉，此动脉向下行进入胸腔，距胸骨外侧缘1.5 cm处、经第1～6肋软骨后面下降，分为肌膈动脉和腹壁上动脉二终末支。后者穿膈进入腹直肌鞘，在腹直肌深面下行，并与腹壁下动脉吻合。胸廓内动脉沿途分支分布于胸前壁、心包、膈和乳房。

3．**甲状颈干**（thyrocervical trunk） 为一短干，起自锁骨下动脉，立即分成数支至颈部和肩部。其中，**甲状腺下动脉**向内上经颈动脉鞘后方至甲状腺下端，分支入腺，并分布于咽、食管、喉和气管；肩胛上动脉至冈上、下窝，分布于冈上、下肌和肩胛骨。

此外，锁骨下动脉还发出肋颈干和肩胛背动脉。

4．**腋动脉**（axillary artery） 是锁骨下动脉的直接延续，从第1肋外缘进入腋腔，至大圆肌下缘处移行为肱动脉。腋动脉分支分布于肩肌、胸肌、背阔肌和乳房等（图11-19）。主要的分支有：

（1）**胸肩峰动脉**（thoracoacromial artery）：在胸小肌上缘起于腋动脉，穿出锁胸筋膜即分支，分布于三角肌，胸大、小肌和肩关节。

（2）**胸外侧动脉**（lateral thoracic artery）：沿胸外侧壁下行，分布于前锯肌，胸大、小肌和乳房。

（3）**肩胛下动脉**（subscapular artery）：于肩胛下肌下缘附近发出，并沿该肌向后下行，分为**胸背动脉**和**旋肩胛动脉**。前者分布于前锯肌和背阔肌，后者穿三边孔至冈下窝营养附近诸肌。

（4）**旋肱后动脉**：于肩胛下动脉起点下方发自腋动脉，伴腋神经穿四边孔，绕肱骨外科颈分布于三角肌和肩关节等处。

腋动脉还发出胸上动脉至第1、2肋间隙；发出旋肱前动脉至肩关节及其邻近肌。

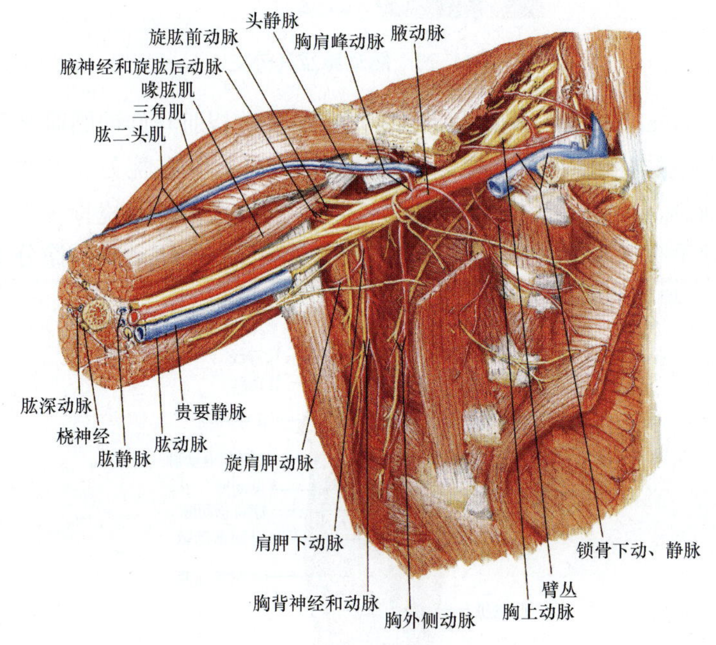

图11-19 腋动脉及其分支

5．**肱动脉**（brachial artery） 在大圆肌下缘续于腋动脉，沿肱二头肌内侧沟与正中神经相伴下行，至肘窝平桡骨颈高度分为桡动脉和尺动脉（图11-20）。在肘窝内上方，肱二头肌腱内侧可触到肱动脉搏动，此处是测量血压时的听诊部位。当前臂和手部出血时，可在臂中部肱二头肌内侧，将该动脉压向肱骨暂时止血。肱动脉最主要的分支是**肱深动脉**（deep brachial artery），它与桡神经伴行，经桡神经沟下行，分支营养肱三头肌和肱骨。肱动脉还发出尺侧上副动脉、尺侧下副动脉。腋动脉及肱动脉的体表投影相当于将上肢外展90°，手掌向上，从锁骨中点至肘窝中点的连线，上1/3为腋动脉，下2/3为肱动脉。

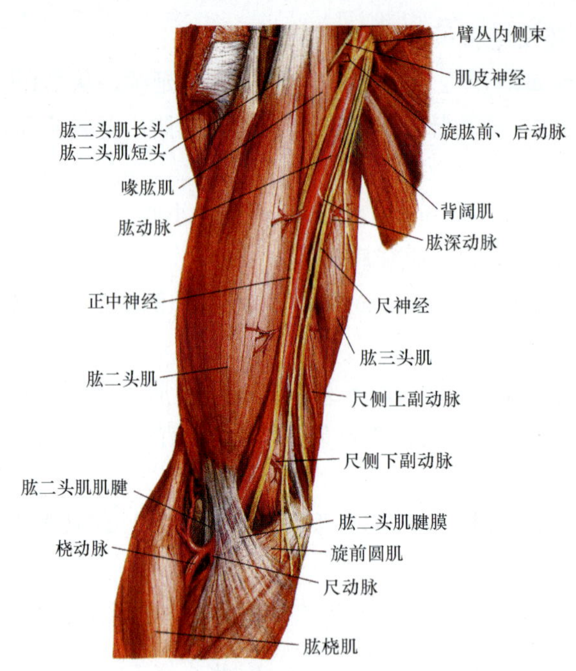

图11-20 肱动脉及其分支

6．**桡动脉**（radial artery） 由肱动脉分出，先经肱桡肌与旋前圆肌之间，继而在肱桡肌腱与桡侧腕屈肌腱之间，在前臂桡侧伴桡神经浅支下行，在腕关节上方的位置表浅，可触到其搏动，是临床诊脉的常用部位（图11-21）。然后桡动脉经桡骨茎突远端转至手背，穿第1掌骨间隙达手掌深面，与尺动脉掌深支吻合成掌深弓。桡动脉沿途分支分布于前臂桡侧肌，并参与肘、腕关节网的组成。其主要分支有：

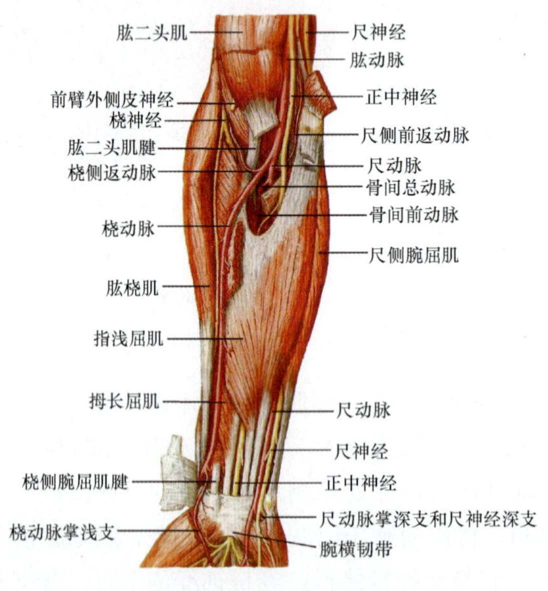

图11-21 前臂的动脉

（1）掌浅支：它自桡动脉在腕关节上方分出，沿鱼际肌表面或穿过其浅层下行至手掌，与尺动脉的终末支吻合成掌浅弓。

（2）拇主要动脉：在桡动脉入手掌处发出，立即分成3支，分布于拇指掌面两侧和示指桡侧缘。

7．**尺动脉**（ulnar artery） 从肱动脉发出后斜向内下，在尺侧腕屈肌和指浅屈肌之间伴尺神经下行，经屈肌支持带的浅面、豌豆骨桡侧至手掌（图11-21）。当手部出血时，可在腕关节上方的两侧同时压迫桡、尺动脉暂时止血。尺动脉沿途分支分布于前臂尺侧肌，并参与肘、腕关节网的组成。其主要分支有：

（1）**掌深支**：在豌豆骨桡侧由尺动脉发出，穿小鱼际至掌深部与桡动脉终末支吻合成掌深弓。

（2）**骨间总动脉**：从尺动脉上端发出，立即分为骨间前动脉和骨间后动脉。分别沿前臂骨间膜前、后面下降，沿途分支分布于前臂肌、桡骨、尺骨，并分支参与肘、腕关节网的组成。

8．**掌浅弓**（superficial palmar arch） 由尺动脉终末支和桡动脉的掌浅支吻合而成，位于掌腱膜和屈指肌腱之间（图11-22）。从掌浅弓发出3支指掌侧总动脉和1支小指尺掌侧动脉。前者行至掌指关节附近，分为2支指掌侧固有动脉，分别分布到第2～5指的相对缘；后者分布于小指掌面尺侧缘。手指出血时可在手指两侧压迫止血。

9．**掌深弓**（deep palmar arch） 由桡动脉终末支与尺动脉掌深支吻合而成，位于屈指肌腱的深面（图11-22）。弓的凸侧约平腕掌关节高度，由此发出3条掌心动脉行至掌指关节附近，分别与相对应的指掌侧总动脉吻合。

掌浅弓和掌深弓以及弓间的交通支保证了手在握持物体时的血液供应。

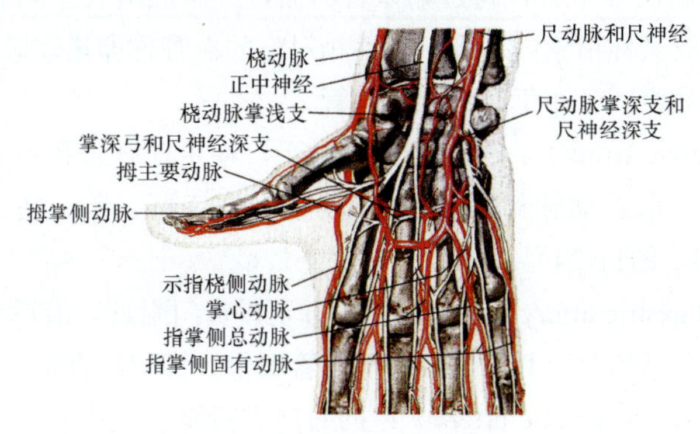

图11-22 掌浅弓和掌深弓

（三）胸主动脉

胸主动脉（thoracic aorta）是胸部的动脉主干，其分支有壁支和脏支两种（图11-16）。

1．壁支 包括**肋间后动脉**（posterior intercostal arteries）和**肋下动脉**（subcostal artery）。其中，第1、2对肋间后动脉来自锁骨下动脉的肋颈干，第3～11对肋间后动脉和肋下动脉由胸主动脉的后外侧壁发出。每支肋间后动脉均发出细小的后支，分布于脊髓、背部的肌肉和皮肤。前支粗大，与肋间后静脉和肋间神经伴行于肋间隙内，分布于胸壁和腹壁上部。

2．脏支　主要是一些细小的分支，包括支气管支、食管支和心包支，分布于气管、支气管、食管和心包。

（四）腹主动脉

腹主动脉（abdominal aorta）是腹部的动脉主干，沿脊柱左侧下行，其右侧为下腔静脉，前方有胰、十二指肠水平部和小肠系膜根越过。腹主动脉的分支也分为壁支和脏支（图11-16）。

1．壁支　主要有腰动脉、膈下动脉和骶正中动脉等。

（1）腰动脉：起自腹主动脉后壁，横行向外，共4对，分布于腹后壁、背肌和脊髓。

（2）膈下动脉：起自腹主动脉的上端，斜行向外上方，分布于膈，并发出**肾上腺上动脉**至肾上腺。

2．脏支　包括成对脏支和不成对脏支。成对的有肾动脉、肾上腺中动脉、睾丸动脉（男）或卵巢动脉（女）。不成对的有腹腔干、肠系膜上动脉和肠系膜下动脉。

（1）**肾动脉**（renal artery）：约平第1、2腰椎椎间盘高度起自腹主动脉侧壁，横行向外至肾门附近分为前、后两干，经肾盂前、后方入肾。在肾内再分为肾段动脉至各肾段组织。肾动脉在入肾门前发出1支至肾上腺的动脉，称**肾上腺下动脉**。右肾动脉比左侧者稍长，故右肾手术在处理肾蒂时，较左侧容易。

（2）肾上腺中动脉：约平第1腰椎处起自腹主动脉侧壁，横行向外，分布到肾上腺中部，并在腺内与肾上腺上、下动脉吻合。

（3）**睾丸动脉**（testicular artery）：细而长，在肾动脉起始处的稍下方由腹主动脉前壁发出，沿腰大肌前面斜向外下方，跨过输尿管前面，经腹股沟管至阴囊，参与精索组成，分布于睾丸和附睾，故又称精索内动脉。女性相对应的血管称**卵巢动脉**（ovarian artery），经卵巢悬韧带下行入盆腔，分布于卵巢和输卵管。

（4）**腹腔干**（celiac trunk）：为短粗的动脉干，在主动脉裂孔稍下方起自腹主动脉前壁，即分为胃左动脉、肝总动脉和脾动脉。其分支分布于肝、胆、胰、脾、胃、十二指肠和食管腹段（图11-23、图11-24）。

①**胃左动脉**（left gastric artery）：斜向左上方至胃贲门附近，沿胃小弯向右行于小网膜两层之间，并与胃右动脉吻合。其沿途分支至食管腹段、贲门和胃小弯侧的前、后壁。

②**肝总动脉**（common hepatic artery）：向右前方行至十二指肠上部的上缘进入肝十二指肠韧带，分为肝固有动脉和胃十二指肠动脉。**肝固有动脉**（proper hepatic artery）继续上行于肝十二指肠韧带内至肝门，分为左、右支分别进入肝的左、右叶。右支在进入肝门前通常发出一支**胆囊动脉**，经胆囊三角分布于胆囊。肝固有动脉起始段尚发出**胃右动脉**，沿胃小弯向左，在小网膜内与胃左动脉吻合，沿途分支分布于十二指肠上部和胃小弯侧的前、后壁。**胃十二指肠动脉**（gastroduodenal artery）经十二指肠上部后方下降，在胃幽门后方至下缘分为**胃网膜右动脉**和**胰十二指肠上动脉**。前者沿胃大弯从右向左行于大网膜内，分布于胃大弯和大网膜，其终末支与胃网膜左动脉吻合。后者在胰头与十二指肠降部之间下降，分布于胰头和十二指肠，并与胰十二指肠下动脉吻合。

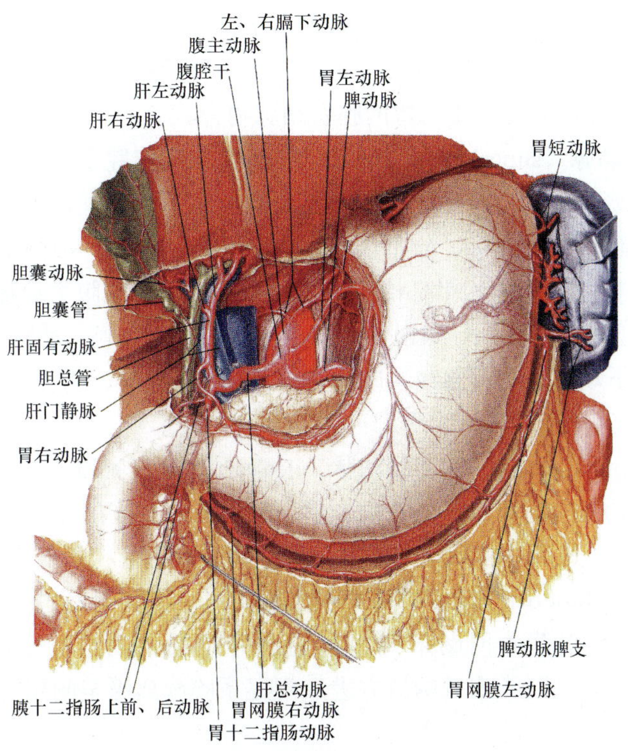

图11-23　腹腔干及其分支（胃前面观）

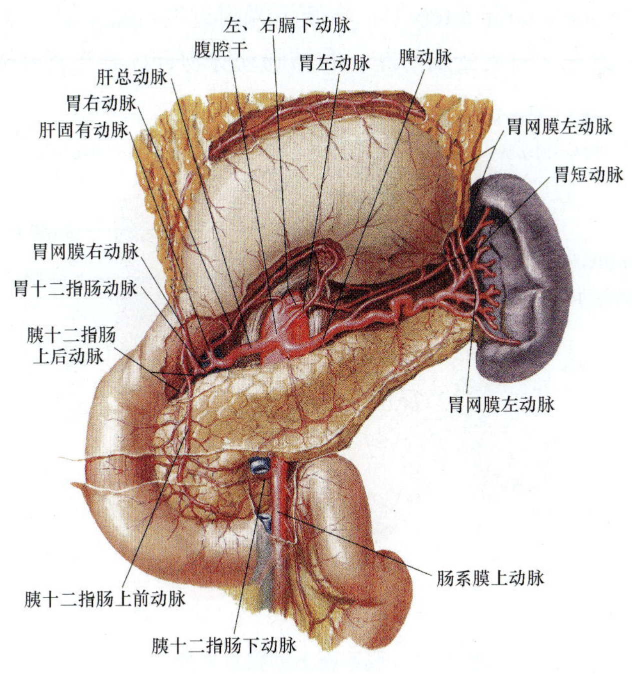

图11-24　腹腔干及其分支（胃后面观）

③**脾动脉**（splenic artery）：为腹腔干最粗大的分支。沿胰上缘与脾静脉伴行，蜿蜒向

左行至脾门，分数支入脾。沿途的分支：**胰支**多条较细小，分布于胰体和胰尾；**胃短动脉**在脾门处发出，有3～5支，经胃脾韧带分布于胃底；**胃网膜左动脉**沿胃大弯从左向右行，分布于胃大弯和大网膜，其终末支与胃网膜右动脉吻合。

（5）**肠系膜上动脉**（superior mesenteric artery）：在腹腔干起点稍下方，约平第一腰椎高度起自腹主动脉前壁，经胰头和胰体交界处的后方下行，越过十二指肠水平部前面进入肠系膜根，向右髂窝方向走行，分布于胰、十二指肠、空肠、回肠至结肠左曲之间的消化管（图11-25）。因十二指肠水平部恰好位于肠系膜上动脉与腹主动脉形成的夹角内，故有时该动脉可能压迫十二指肠，导致慢性十二指肠梗阻。肠系膜上动脉的分支主要有：

①胰十二指肠下动脉：行于胰头与十二指肠之间，分前、后支与胰十二指肠上动脉前、后支吻合，分支营养胰和十二指肠。

②**空肠动脉**（jejunal artery）和**回肠动脉**（ileal artery）：有12～18支，由肠系膜上动脉左侧发出，行于肠系膜内，反复分支并吻合形成动脉弓，空肠的动脉弓通常为1～2级，回肠的弓可多至3～5级，最后一级动脉弓再发出直动脉进入肠壁，分布于空肠和回肠。

③**回结肠动脉**（ileocolic artery）：为肠系膜上动脉右侧发出的最下一分支，斜向右下至盲肠附近分数支营养回肠末端、盲肠和升结肠。回结肠动脉发出的**阑尾动脉**（appendicular artery）经回肠末端的后方进入阑尾系膜游离缘至阑尾尖端，沿途分支至阑尾（图11-25）。

④**右结肠动脉**（right colic artery）：在回结肠动脉的上方发出，向右行，分为升、降支与中结肠动脉和回结肠动脉的分支吻合，分布于升结肠。

⑤**中结肠动脉**（middle colic artery）：在胰下缘附近发自肠系膜上动脉，向前并稍偏右侧进入横结肠系膜，分左、右支分别与左、右结肠动脉吻合，分支营养横结肠。

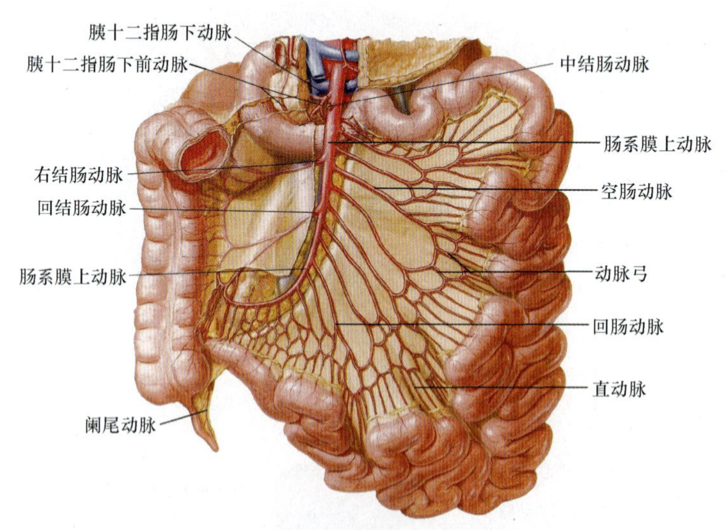

图11-25　肠系膜上动脉及其分支

（6）**肠系膜下动脉**（inferior mesenteric artery）：约平第3腰椎高度起于腹主动脉前壁，在腹后壁腹膜深面向左下方行进入乙状结肠系膜，分布于降结肠、乙状结肠和直肠上部（图11-26）。肠系膜下动脉的主要分支有：

①**左结肠动脉**（left colic artery）：沿腹后壁向左横行，至降结肠附近分升、降两支，分别与中结肠动脉和乙状结肠动脉相吻合，分布于降结肠。

②**乙状结肠动脉**（sigmoid artery）：常为1～3支，斜向左下方进入乙状结肠系膜，各支间互相吻合成动脉弓，分支营养乙状结肠。

③**直肠上动脉**（superior rectal artery）：为肠系膜下动脉的直接延续，在乙状结肠系膜内下行至第3骶椎处分为两支，沿直肠上部两侧下降分布于直肠上部，并与直肠下动脉和肛动脉吻合。

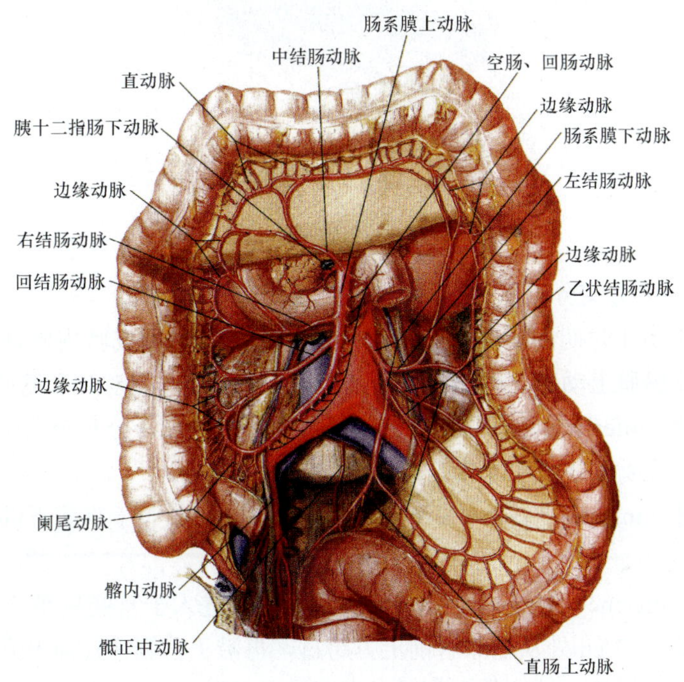

图11-26　肠系膜下动脉及其分支

（五）髂总动脉

髂总动脉（common iliac artery）左右各一，于第4腰椎体下缘起自腹主动脉，沿腰大肌内侧走向外下方，至骶髂关节前分为髂内动脉和髂外动脉。

1．**髂内动脉**（internal iliac artery）　为一短干，沿盆腔侧壁下行，发出壁支和脏支（图11-27、图11-28）。

（1）壁支：主要有闭孔动脉和臀上、下动脉。

①闭孔动脉：沿盆腔侧壁行向前下方，伴闭孔神经穿闭膜管至大腿内侧，分支至大腿内侧群肌和髋关节。

②臀上动脉：经梨状肌上孔穿出盆腔至臀部，分支营养臀中肌、臀小肌和髋关节。

③臀下动脉：经梨状肌下孔穿出盆腔至臀部，分支营养臀大肌、臀部和股后部皮肤。

此外，髂内动脉还发出髂腰动脉和骶外侧动脉，分布于髂腰肌、盆腔后壁以及骶管内结构。

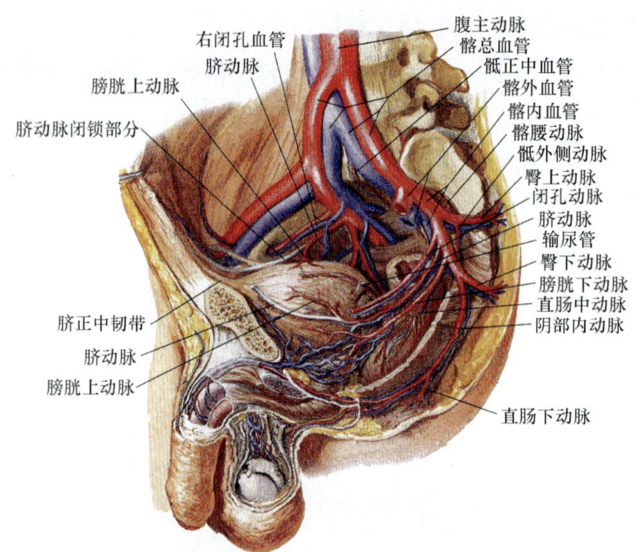

图11-27　盆腔的动脉（男性）

（2）脏支：主要分支分布于盆腔脏器和外生殖器。

①脐动脉：是胎儿时期的动脉干，出生后其远侧段闭锁形成脐内侧韧带，近侧段管腔未闭，发出2～3支**膀胱上动脉**（superior vesical artery）分布于膀胱尖和膀胱体。

②**膀胱下动脉**（inferior vesical artery）：沿盆腔侧壁下行，分布至膀胱底、精囊、前列腺和输尿管下段。在女性还发出小支至阴道。

③**直肠下动脉**（inferior rectal artery）：行向内下方，分布于直肠下部，并与直肠上动脉和肛动脉吻合。

④**子宫动脉**（uterine artery）：沿盆腔侧壁下行，进入子宫阔韧带底部的两层腹膜之间，在子宫颈外侧1～2 cm处从输尿管前上方跨过，再沿子宫侧缘迂曲上升至子宫底。子宫动脉分支营养子宫、阴道、输卵管和卵巢，并与卵巢动脉吻合（图11-28）。子宫切除术结扎子宫动脉时，要注意该动脉与输尿管的关系，防误结扎输尿管。

⑤**阴部内动脉**（internal pudendal artery）：穿梨状肌下孔出盆腔，再经坐骨小孔至坐骨直肠窝，分布于肛门、会阴部和外生殖器。其主要分支如下：**肛动脉**分布于肛门周围的肌和皮肤；会阴动脉分布于会阴肌和相应区的皮肤；**阴茎（蒂）动脉**分布于尿道、尿道球和阴茎。

2．**髂外动脉**（external iliac artery）　沿腰大肌内侧缘下行，经腹股沟韧带中点深面至股前区，移行为股动脉。髂外动脉在腹股沟韧带稍上方发出分支腹壁下动脉，进入腹直肌鞘，分布于该肌并与腹壁上动脉吻合。另有一支旋髂深动脉，斜向外上方，营养髂嵴及邻近肌。

3．**股动脉**（femoral artery）（图11-29）　是髂

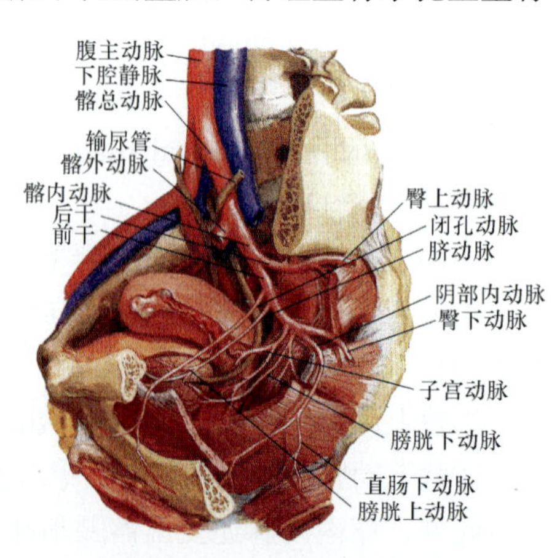

图11-28　盆腔的动脉（女性）

外动脉的直接延续，在股三角内下行，经收肌管出收肌腱裂孔至腘窝，移行为腘动脉。在腹股沟韧带中点稍下方，股动脉位置表浅，在活体上可触到其搏动。当下肢出血时，可在该处将股动脉压向耻骨上支进行压迫止血。股动脉也是动脉穿刺和插管最方便的血管。股动脉的主要分支为**股深动脉**（deep femoral artery），在腹股沟韧带下方2～5 cm处起于股动脉，沿途发出旋股内侧动脉至大腿内侧肌，旋股外侧动脉至大腿前群肌以及3～4条穿动脉至大腿后群肌和股骨。

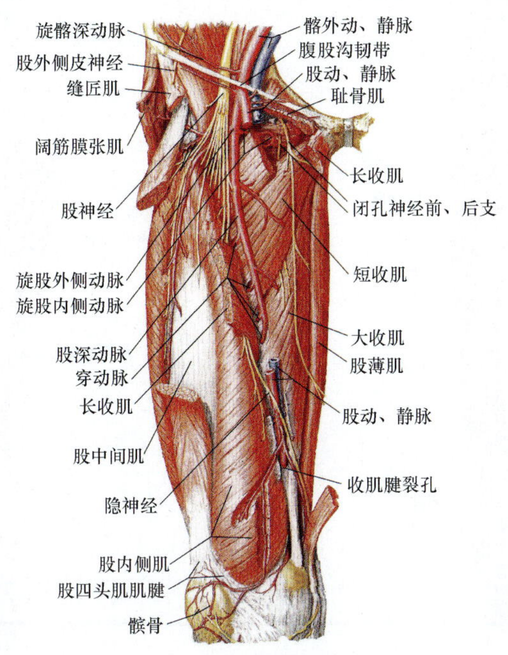

图11-29 股动脉及其分支

4. **腘动脉**（popliteal artery） 股动脉在收肌腱裂孔处移行为腘动脉，经腘窝下行至腘肌下缘分为胫前动脉和胫后动脉（图11-30）。分布于膝关节及邻近肌，参与膝关节动脉网。

5. **胫后动脉**（posterior tibial artery） 为腘动脉的分支，沿小腿后面浅、深层肌之间下行，经内踝后方转至足底，分为足底内、外侧动脉两终支。另有一主要分支腓动脉。

（1）**腓动脉**（peroneal artery）：起于胫后动脉上部，沿腓骨内侧下行，分支营养邻近诸肌和胫、腓骨。

（2）足底内侧动脉：沿足底内侧前行，分布于足底内侧肌和皮肤。

（3）足底外侧动脉：沿足底外侧前行，向外侧斜行至第5跖骨底处，转向内侧至第1跖骨间隙，与足背动脉的足底深支吻合，形成足底弓。从弓的凸缘发出4条趾足底总动脉，前行至跖趾关节附近，又各分为两条趾足底固有动脉，分布于各相邻足趾的相对缘。足底外侧动脉营养足大部分的肌肉。

6. **胫前动脉**（anterior tibial artery） 由腘动脉发出后，穿小腿骨间膜至小腿前面，在小腿前群肌之间下行，至踝关节前方移行为足背动脉。它沿途发支分布于小腿前群肌、附近皮肤并分支参与膝关节网的组成。

7. **足背动脉**（dorsal artery of foot） 是胫前动脉的直接延续，经踇长伸肌腱和趾长伸肌腱之间前行（图11-31），至第一跖骨间隙近侧，分为第一趾背动脉和足底深动脉两终支，沿途分支分布于足背、足趾等处。足背动脉位置表浅，在踝关节前方，内、外踝连线中点，踇长伸肌腱的外侧可触及其搏动。下肢脉管炎时，足背动脉搏动可以减弱和消失。

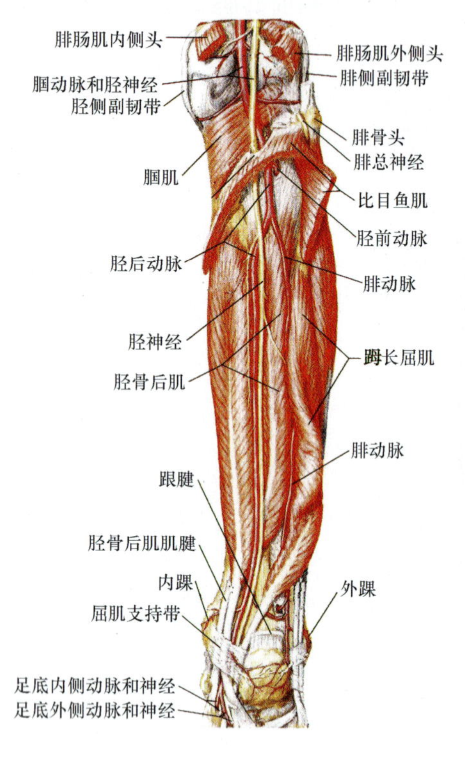

图11-30　小腿的动脉（后面观）

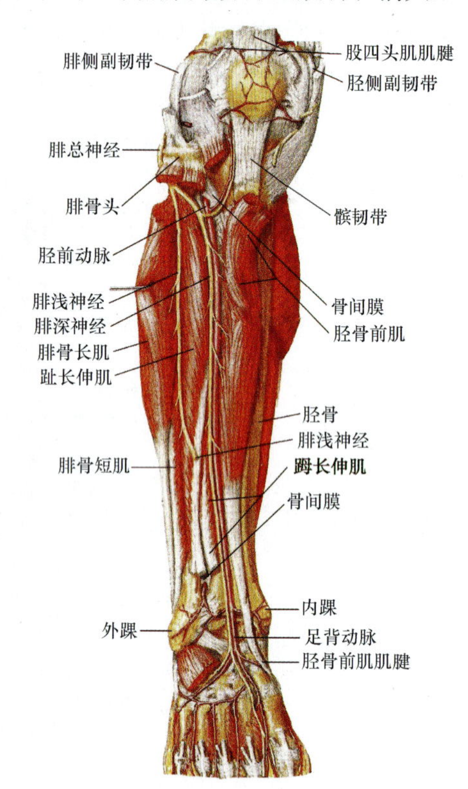

图11-31　小腿的动脉（前面观）

拓展阅读

冠心病介入性治疗的新进展

冠状动脉粥样硬化性心脏病是由于冠状动脉血管发生动脉粥样硬化病变而引起血管腔狭窄或阻塞，造成心肌缺血、缺氧或坏死而导致的心脏病，常被称为“冠心病”，是老年人的常见病。现代冠心病的治疗方法可分为药物治疗、介入治疗、手术方法等。

冠心病介入性治疗的常用方法主要有经皮穿刺冠状动脉腔内成形术、冠状动脉内支架置入术（PCI）等。这些治疗损伤小，症状消除率较高，患者恢复快，疗效远远超过药物，适用于各期患者。在传统的金属裸支架（BMS）和药物洗脱支架（DES）治疗的基础上，生物可吸收支架已成为新的关注热点，它可以从根本上解决再狭窄和晚期血栓形成的问题。

对于复杂、多支病变的最佳选择是外科手术搭桥，又称旁路移植术，即采用患者自身的一小段血管（大隐静脉或胸廓内动脉）将主动脉与冠状动脉狭窄下方相连，术后心肌的各种症状很快可得以消除，症状消除率达85%～95%。

第四节　静　　脉

静脉（vein）是运送血液回心的血管，起始于毛细血管，在向心回流行程中不断接受属支，管径变粗，最终以上、下腔静脉注入右心房。与动脉相比，静脉数量多、管腔较大、管壁较薄，其内血流缓慢，压力较低，缺乏弹性，收缩力弱。静脉在结构和配布上与动脉有相似之处，但又具有自身的特点：①静脉壁内有静脉瓣（venous valve），由静脉内膜形成，成对存在，呈袋口向心的半月形（图11-32）。静脉瓣是防止血液逆流的重要装置，其功能特点是顺血流开放，逆血流关闭。人体受重力影响较大的部位（如四肢）静脉瓣数量较多，反之则较少或无静脉瓣。②体循环的静脉分为浅静脉和深静脉。浅静脉位于皮下组织内，又称**皮下静脉**。浅静脉数目较多，多不与动脉伴行，最后注入深静脉。临床上常利用浅静脉进行注射、输液（血）或采血。深静脉位于深筋膜深面或体腔内，多与同名动脉伴行，又称**伴行静脉**，如肱动脉与肱静脉。深静脉收集同名动脉分布区的静脉血。③静脉间具有丰富的吻合。浅静脉常吻合成静脉网，深静脉在某些容积经常变化的脏器（如膀胱、直肠等）周围吻合成静脉丛。此外，浅、深静脉之间也存在丰富的交通支。④人体还有几种特殊结构的静脉，包括硬脑膜窦（详见第十六章中枢神经系统相关内容）和板障静脉（diploic vein）。板障静脉位于颅盖骨板障内，壁薄无瓣膜，借导血管向外连通头皮静脉与硬脑膜窦（图11-33）。

全身的静脉可分为肺循环的静脉和体循环的静脉两部分。

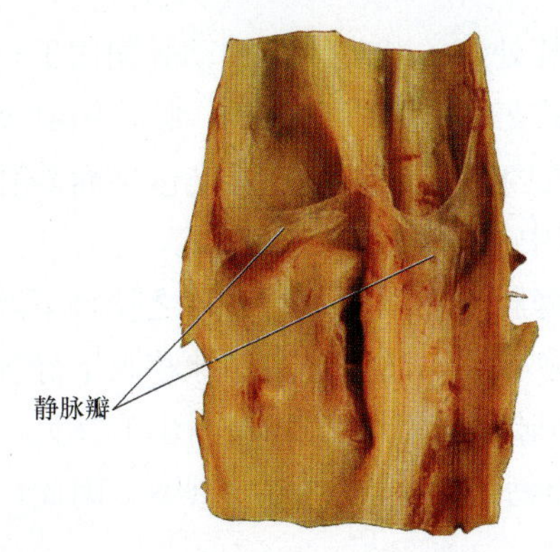

图11-32　静脉瓣

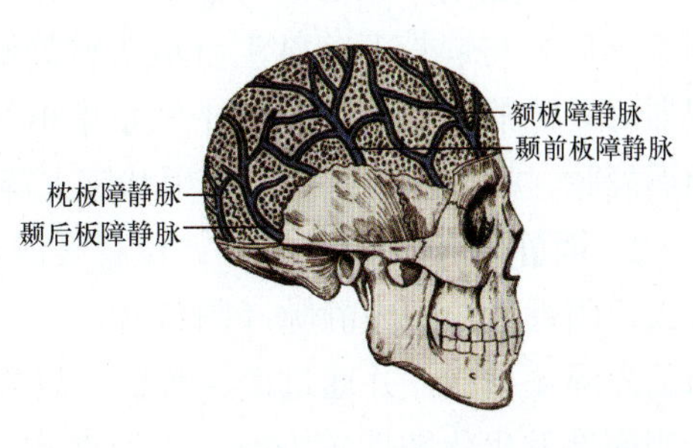

图11-33　板障静脉

一、肺循环的静脉

肺静脉（pulmonary vein）共4条，左、右各2条，分别称左肺上、下静脉和右肺上、下静脉。肺静脉起自肺门，注入左心房。肺静脉将肺循环后含氧量高的动脉血运送到左心房。

二、体循环的静脉

体循环的静脉包括上腔静脉系、下腔静脉系（包括肝门静脉系）和心静脉系（见本章第二节）。

（一）上腔静脉系

上腔静脉系由上腔静脉及其属支组成，收集头颈、上肢和胸、背部（心除外）等处的静脉血，最后经上腔静脉回流到右心房。

1．**上腔静脉**（superior vena cava）　为一粗大的静脉干，由左、右头臂静脉在右侧第1胸肋软骨结合处后方汇合而成，沿升主动脉右侧下行至第3胸肋关节下缘注入右心房，注入右心房前有奇静脉汇入（图11-34）。

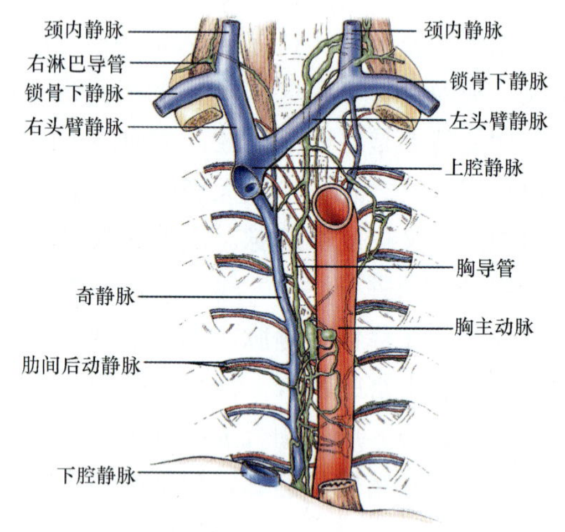

图11-34　上腔静脉及属支

2．**头臂静脉**（brachiocephalic vein）　左右各一，由同侧的颈内静脉和锁骨下静脉在胸锁关节后方汇合而成，汇合处形成的夹角称**静脉角**（venous angle），左静脉角有胸导管汇入，右静脉角有右淋巴导管汇入（图11-34）。

3．头颈部的静脉

（1）**颈内静脉**（internal jugular vein）：在颈静脉孔处续乙状窦，在颈动脉鞘内下行至胸锁关节后方与锁骨下静脉汇合成头臂静脉。其颅内属支收集颅骨、脑膜、脑、泪器及前庭蜗器等处的静脉血（详见第十六章中枢神经系统相关内容）。其颅外属支包括面静脉、下颌后静脉、咽静脉、舌静脉、甲状腺上静脉、甲状腺中静脉等（图11-35）。

（2）**面静脉**（facial vein）：位置表浅，起于内眦静脉，在面动脉后方与之伴行下降至舌骨大角附近注入颈内静脉（图11-35）。面静脉缺少静脉瓣，通过眼上静脉和眼下静脉与颅内的海绵窦相通，并通过面深静脉、翼静脉丛、导静脉等与海绵窦交通（图11-36）。因此，当面部发生化脓性感染时，若处理不当，可蔓延至海绵窦，导致颅内感染。因此，将鼻根与两侧口角之间的三角形区域称为“危险三角”。

（3）**下颌后静脉**（retromandibular vein）：由颞浅静脉和上颌静脉在腮腺内汇合而

成，至腮腺下端分为前、后两支，前支注入面静脉，后支与耳后静脉和枕静脉汇合成颈外静脉（图11-35）。

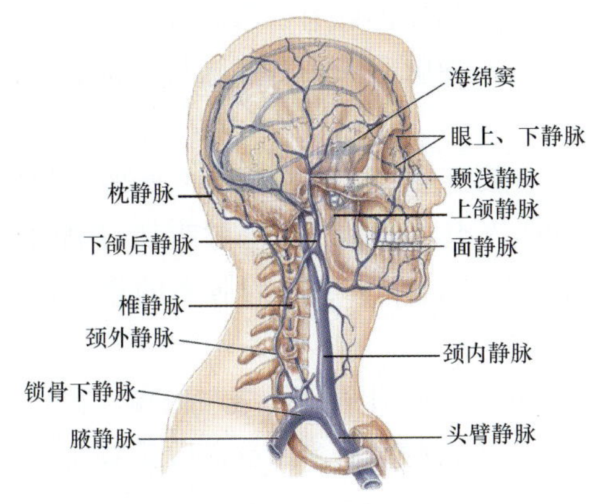

图11-35　头颈部的静脉

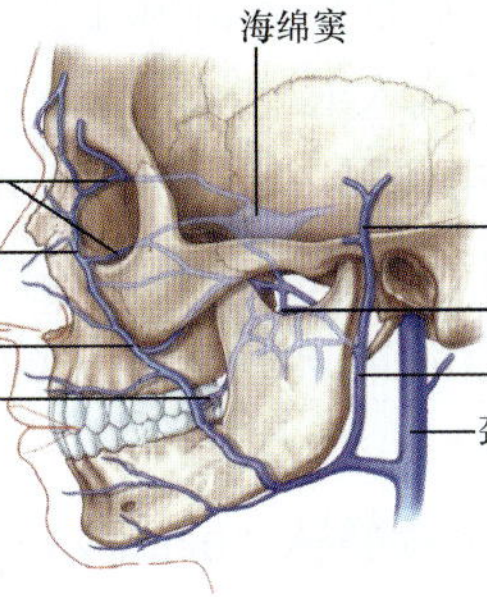

图11-36　面静脉与颅内海绵窦的交通

（4）**锁骨下静脉**（subclavian vein）：在第1肋外侧缘续腋静脉，至胸锁关节后方与颈内静脉汇合成头臂静脉，其主要属支为颈外静脉和腋静脉（图11-35）。

（5）**颈外静脉**（external jugular vein）：为颈部最粗大的浅静脉，由下颌后静脉后支与耳后静脉（posterior auricular vein）和枕静脉（occipital vein）汇合而成，沿胸锁乳突肌表面下行，在锁骨中点上方穿深筋膜注入锁骨下静脉（图11-35）。

4．上肢的静脉

（1）上肢浅静脉：主要包括头静脉、贵要静脉、肘正中静脉等。

①**头静脉**（cephalic vein）：起自手背静脉网的桡侧（图11-37、图11-38），逐渐转至前臂前面的桡侧上行，在肘窝处借肘正中静脉与贵要静脉交通，继而沿肱二头肌外侧沟以及三角肌胸大肌间沟上行，穿深筋膜注入腋静脉或锁骨下静脉。头静脉收集手和前臂桡侧浅层结构的静脉血。

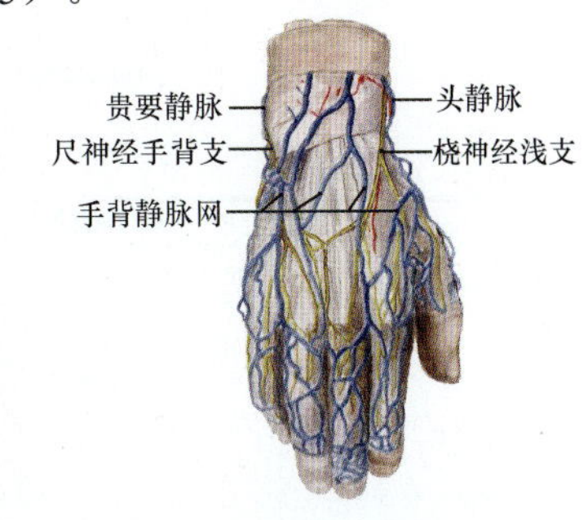

图11-37　手背的浅静脉和皮神经

②**贵要静脉**（basilic vein）（图11-37、图11-38）：起自手背静脉网的尺侧，逐渐转至前臂前面，在尺侧上行，至肘窝处接受肘正中静脉，再经肱二头肌内侧沟行至臂中点高度，穿深筋膜注入肱静脉或伴肱静脉上行注入腋静脉。贵要静脉收集手和前臂尺侧浅层结构静脉血。

③肘正中静脉（median cubital vein）（11-38）：是肘窝的浅静脉，连接头静脉和贵要静脉。该静脉变异较多，常接受前臂正中静脉。临床上静脉采血常在此处进行。

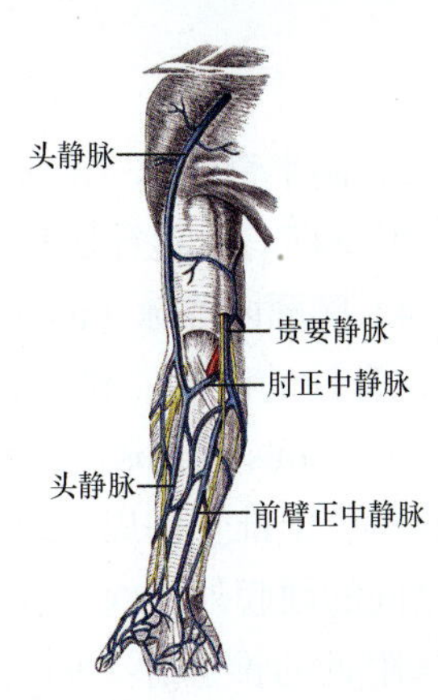

图11-38　上肢的浅静脉

（2）上肢深静脉：多为两条，与同名动脉伴行。深静脉之间及深、浅静脉之间有广泛的吻合。两条肱静脉在大圆肌下缘处汇合成腋静脉，腋静脉在第1肋外侧缘续锁骨下静脉。腋静脉收集上肢浅、深静脉的静脉血。

5．胸部的静脉　包括胸后壁静脉和胸前壁的静脉。胸后壁静脉有奇静脉及其属支、椎静脉丛等；胸前壁的静脉主要是胸廓内静脉。胸腔器官的静脉回流入奇静脉与半奇静脉，心的静脉回流入冠状窦（见本章第二节心的静脉）。

（1）**奇静脉**（azygos vein）（图11-39）：起自右腰升静脉，穿右膈脚入胸腔，沿胸椎体右侧上行，至第4胸椎高度向前勾绕右肺根上方注入上腔静脉。奇静脉收集右侧肋间后静脉、食管静脉、支气管静脉及半奇静脉。奇静脉是沟通上、下腔静脉系的重要途径之一。

（2）**半奇静脉**（hemiazygos vein）（图11-39）：起自左腰升静脉，穿左膈脚入胸腔，沿胸椎体左侧上行，约达第8胸椎体向右跨越脊柱前方注入奇静脉。半奇静脉收集胸左下部肋间后静脉、副半奇静脉和食管静脉的血液。

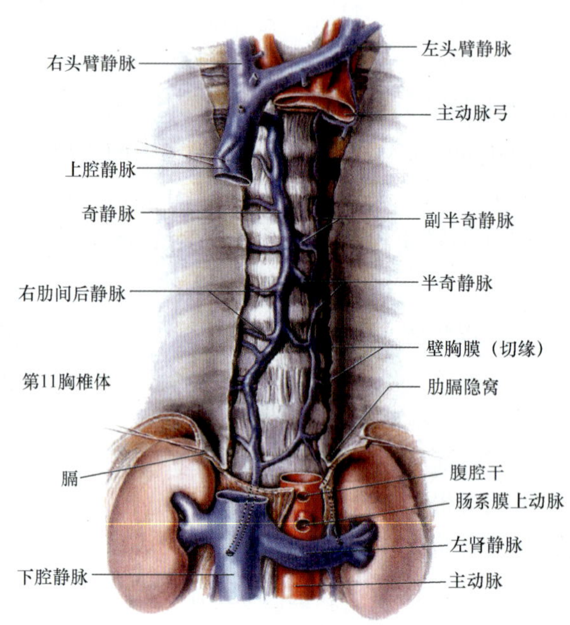

图11-39　胸后壁的静脉

（3）**副半奇静脉**（accessory hemiazygos vein）（图11-39）：沿胸椎体左侧下行，注入半奇静脉或向右跨越脊柱前面注入奇静脉。副半奇静脉收集左侧中、上部的肋间后静脉。

（4）**胸廓内静脉**（internal thoracic vein）：与胸廓内动脉伴行，注入头臂静脉。

6．脊柱的静脉　椎管内、外有丰富的静脉丛。按部位可分为**椎外静脉丛**（external vertebral venous plexus）和**椎内静脉丛**（internal vertebral venous plexus）（图11-40）。椎外静脉丛位于椎管外周，收集椎体及脊柱附近的静脉血。椎内静脉丛位于椎管内骨膜与硬脊膜之间的硬膜外隙内，收集椎骨、脊髓及其被膜的静脉血。椎内、外静脉丛互相吻合，并注入附近的椎静脉、肋间后静脉、腰静脉等。椎静脉丛向上经枕骨大孔与硬脑膜窦交通，向下与盆腔静脉丛交通。因此，椎静脉丛是沟通上、下腔静脉系和颅内、外静脉的重要通道。同时，腹、盆腔的感染、肿瘤或寄生虫也可经椎静脉丛入侵颅内或远处部位的其他器官。

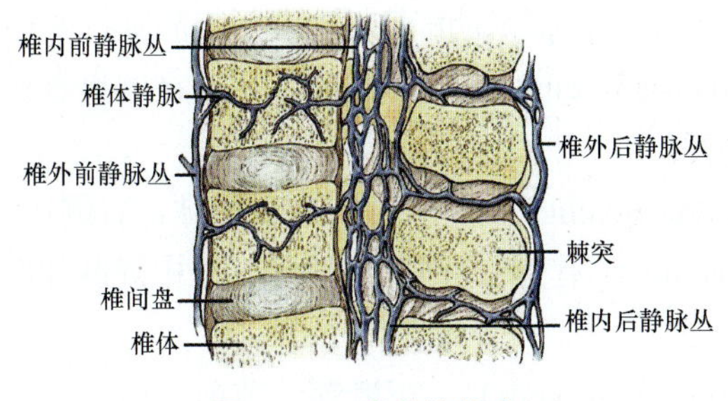

图11-40　脊柱的静脉

（二）下腔静脉系

下腔静脉系由下腔静脉及其属支组成，收集腹部、盆部、下肢的静脉血，最后经下腔静脉注入右心房。

1．**下腔静脉**（inferior vena cava）　是人体最粗大的静脉干，由左、右髂总静脉在第4～5腰椎体右前方汇合而成，在脊柱右前方、腹主动脉右侧上行，经肝的腔静脉沟，穿膈的腔静脉孔进入胸腔注入右心房。下腔静脉的属支包括壁支（腹壁的静脉）和脏支（腹部成对脏器的静脉以及肝静脉），脏支多数与同名动脉伴行。下腔静脉收集膈以下，腹、盆部及下肢的静脉血（图11-41）。

腹前外侧壁的浅静脉较丰富，彼此吻合成网。脐平面以上的浅静脉经胸腹壁静脉、胸外侧静脉汇入腋静脉；脐平面以下的浅静脉经腹壁浅静脉汇入大隐静脉。腹前外侧壁的深静脉包括腹壁上、下静脉，下5对肋间后静脉和1对肋下静脉、4对腰静脉，旋髂深静脉等，其均与同名动脉伴行。腹后壁的静脉直接或间接汇入下腔静脉。下腔静脉的属支有：

（1）壁支：包括1对**膈下静脉**（inferior phrenic vein）和4对**腰静脉**（lumbar vein），均与同名动脉伴行，并直接注入下腔静脉（图11-41）。各腰静脉之间有纵行的腰升静脉相连。

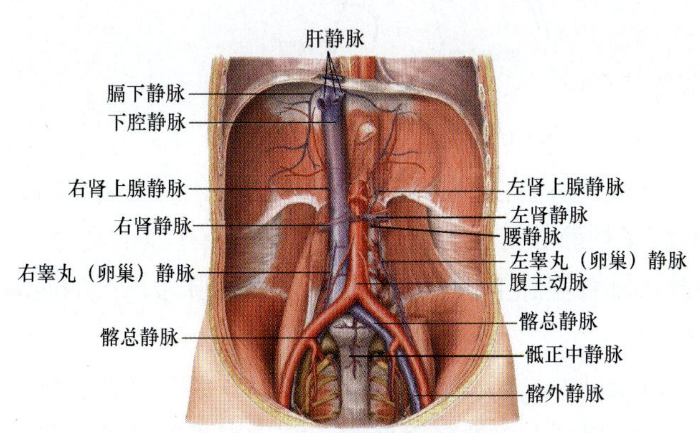

图11-41　下腔静脉及其属支

（2）脏支：包括肾静脉、睾丸（卵巢）静脉、肾上腺静脉、肝静脉等（图11-44）。

①**肾静脉**（renal vein）：经肾动脉前面向内侧行，注入下腔静脉。左肾静脉比右肾静

脉长，跨越腹主动脉的前面，并接受左睾丸（卵巢）静脉和左肾上腺静脉。

②**睾丸静脉**（testicular vein）：起自睾丸和附睾的小静脉吻合成的蔓状静脉丛，向上逐渐合并成睾丸静脉。右侧睾丸静脉以锐角直接注入下腔静脉，左侧睾丸静脉则以直角汇入左肾静脉。卵巢静脉（ovarian vein）起自卵巢静脉丛，在卵巢悬韧带内上行并汇合为卵巢静脉，注入部位同睾丸静脉。

③**肾上腺静脉**（suprarenal vein）：左侧注入左肾静脉，右侧注入下腔静脉。

④**肝静脉**（hepatic vein）：有3条，即肝右静脉、肝中静脉和肝左静脉，在腔静脉沟处注入下腔静脉。

2．**髂总静脉**（common iliac vein）　于骶髂关节前方由髂内静脉和髂外静脉汇合而成（图11-42）。

（1）**髂内静脉**（internal iliac vein）：主要收集盆部的静脉，包括脏支和壁支，与同名动脉伴行，多起于盆腔内的静脉丛（如直肠静脉丛、膀胱静脉丛、子宫静脉丛、阴道静脉丛等）。

（2）**髂外静脉**（external iliac vein）：是股静脉的直接延续，至骶髂关节前方与髂内静脉汇合成髂总静脉。其主要属支有腹壁下静脉和旋髂深静脉。

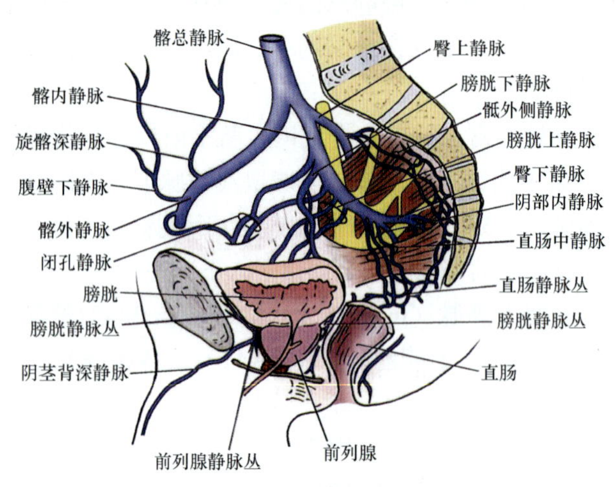

图11-42　盆部的静脉

3．下肢的静脉　下肢静脉有浅静脉和深静脉两种，因受重力影响，下肢静脉血回流阻力较大，故静脉内有较多的静脉瓣。下肢浅、深静脉间有丰富的交通支。

（1）下肢浅静脉：趾背静脉上行至足背形成足背静脉弓，弓的两端汇合成小隐静脉和大隐静脉。

①**小隐静脉**（small saphenous vein）（图11-43）：起自足背静脉弓外侧端，经外踝后方，沿小腿后面上行，至腘窝下角处穿深筋膜，注入腘静脉。小隐静脉收集足背外侧部和小腿后部浅层结构的静脉血。

②**大隐静脉**（great saphenous vein）（图11-44）：起自足背静脉弓内侧端，经内踝前方，沿小腿内侧上行，经膝关节内后方至大腿内侧并逐渐转移至大腿前面上行，至耻骨结

节外下方3～4 cm处穿隐静脉裂孔注入股静脉。在注入股静脉前接受股内侧浅静脉、股外侧浅静脉、阴部外静脉、腹壁浅静脉和旋髂浅静脉共5条属支。大隐静脉是全身最长的浅静脉，除收集小隐静脉收集区以外的下肢浅静脉外，还收集脐以下腹前壁浅层及外阴部的静脉血。大隐静脉在内踝前方的位置表浅而恒定，是输液和静脉切开的常用部位。由于下肢浅静脉血液回流较为困难，故当其瓣膜功能不全等因素存在时，静脉回流受阻形成静脉曲张，大、小隐静脉是静脉曲张的好发部位。

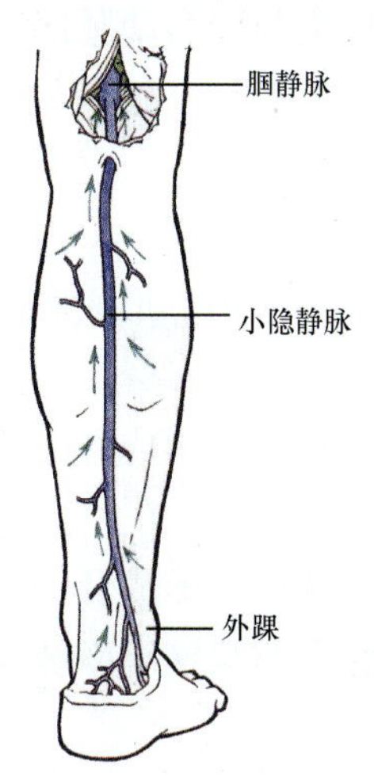

图11-43　小隐静脉

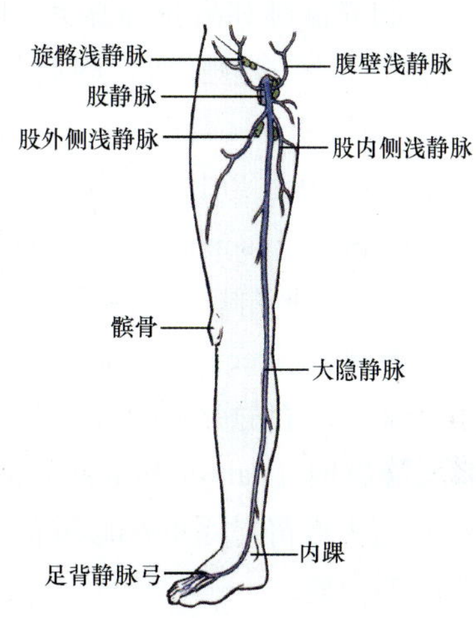

图11-44　大隐静脉及其属支

（2）下肢深静脉：足和小腿的深静脉与同名动脉伴行，均为两条。胫前静脉和胫后静脉汇合成腘静脉。腘静脉穿收肌腱裂孔移行为股静脉，股静脉伴股动脉上行，在腹股沟韧带深面续髂外静脉。股静脉在腹股沟韧带的稍下方位于股动脉内侧，临床上常在此处作静脉穿刺插管。

4．肝门静脉系（图11-45）　由肝门静脉及其属支组成，收集腹腔内不成对脏器（除肝外）的静脉血。其主要功能是将消化道吸收的营养物质运送至肝内分解、合成、解毒、贮存，因此，肝门静脉系是肝的功能性血管。

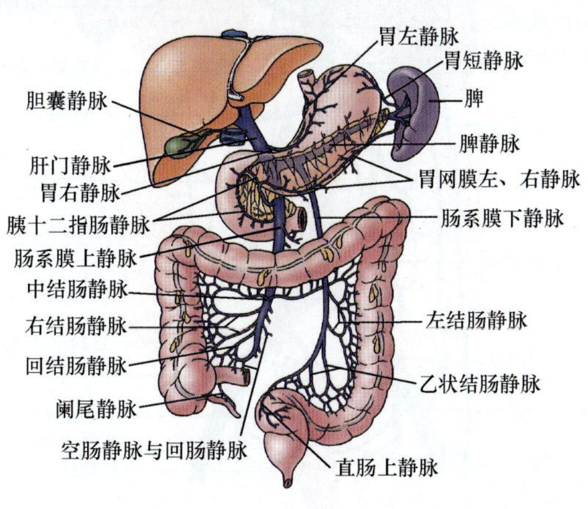

图11-45　肝门静脉及其属支

肝门静脉系的特点：起始端和末端均为毛细血管；肝门静脉及属支缺乏瓣膜；与上、下腔静脉系之间有丰富的吻合。

（1）**肝门静脉**（hepatic portal vein）：多由肠系膜上静脉和脾静脉在胰颈后方汇合而成，向右上进入肝十二指肠韧带，至肝门处分为左、右两支分别进入肝左叶和肝右叶，在肝内反复分支，最后注入肝血窦。

（2）肝门静脉的属支：主要包括肠系膜上静脉、肠系膜下静脉、脾静脉、胃左静脉、胃右静脉、胆囊静脉和附脐静脉等。除附脐静脉外，肝门静脉的属支与同名动脉伴行，收集同名动脉分布区的静脉血。附脐静脉起始于脐周静脉网，沿肝圆韧带行走注入门静脉（图11-45、图11-46）。

（3）肝门静脉系与上、下腔静脉系之间的交通（图11-46）。

①**食管静脉丛**（esophageal venous plexus）：位于食管腹段黏膜下层内，形成肝门静脉系的胃左静脉与上腔静脉系的奇静脉和半奇静脉之间的交通。

②**直肠静脉丛**（rectal venous plexus）：位于直肠下段的黏膜下层内，形成肝门静脉系的直肠上静脉与下腔静脉系的直肠下静脉和肛静脉之间的交通。

③**脐周静脉网**（paraumbilical venous network）：位于脐周浅筋膜内，形成肝门静脉系的附脐静脉与上腔静脉系的胸腹壁静脉和腹壁上静脉或与下腔静脉系的腹壁浅静脉和腹壁下静脉之间的交通。

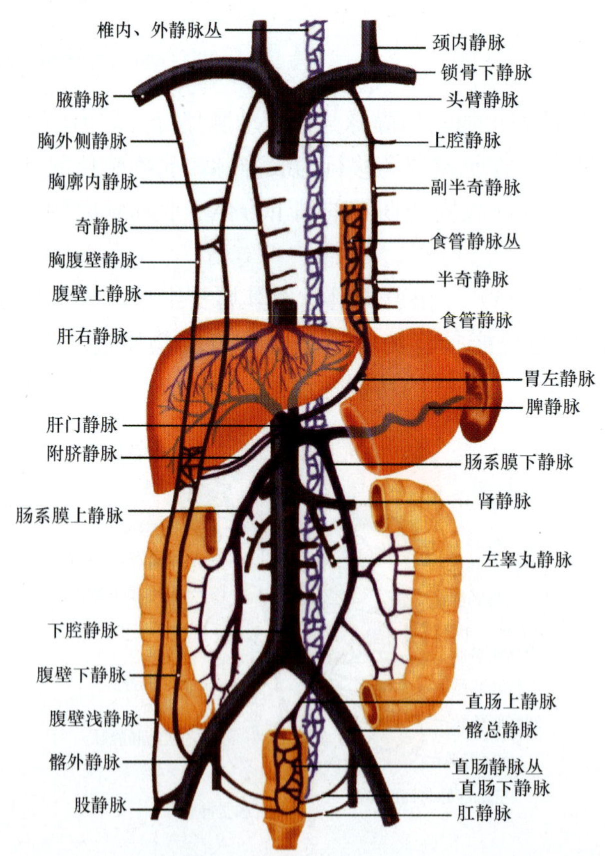

图11-46　肝门静脉系与上、下腔静脉系之间的吻合模式图

④**椎内、外静脉丛**（internal and external vertebral venous plexus）：形成腹后壁前面的肝门静脉系的小静脉与上、下腔静脉系的肋间后静脉和腰静脉之间的交通。

正常情况下，肝门静脉系与上、下腔静脉系之间的交通支细小、血流量少。某些疾病（如肝硬化、肝肿瘤、胰头肿瘤等）可能会压迫肝门静脉，导致肝门静脉血液回流受阻，肝门静脉压力增高，此时肝门静脉系血液经上述交通支回流，通过上、下腔静脉系回流。由于血流量增多，导致吻合部位的小静脉增粗和弯曲，出现静脉曲张，甚至破裂出血。若食管静脉丛曲张、破裂，则导致呕血；直肠静脉丛曲张、破裂，则导致便血；脐周静脉网曲张则形成“海蛇头”征。肝门静脉系侧支循环失代偿时，则腹部器官瘀血，出现脾肿大、腹水等临床表现。

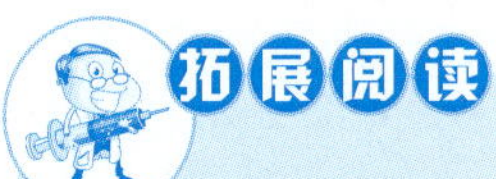

经外周静脉穿刺中心静脉置管

经外周静脉穿刺中心静脉置管（peripherally inserted central catheter，PICC）是利用导管从外周手臂的浅静脉进行穿刺，插入中心静脉的置管方法，适用于长期静脉输液治疗、肿瘤化疗、肠外营养、老年人输液等，在临床上应用广泛。

PICC需要选择弹性及显露性好的血管。首选贵要静脉，90%的PICC放置于此。贵要静脉具有直、粗、静脉瓣较少等特点，经腋静脉、锁骨下静脉、头臂静脉达上腔静脉。次选肘正中静脉，该静脉粗直，但个体差异较大，静脉瓣较多，在静脉穿刺前需仔细定位，经肘正中静脉加入贵要静脉，形成最直接的途径。第三选择头静脉，该静脉在锁骨下方汇入腋静脉，汇入处角度较大，导致推进导管较为困难，且导管易反折进入腋静脉。

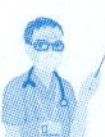

复习思考题

1. 名词解释：心尖切迹、冠状窦、房室交点、室上嵴、心包横窦、颈动脉窦、掌浅弓、腹腔干、静脉瓣、静脉角、肝门静脉、面部“危险三角”。
2. 简述心脏位置与形态。在心脏前面可见到什么结构？
3. 简述左、右心室腔的结构特点。
4. 正常时血液在心内的流向如何？有哪些结构保证其正常定向流动？
5. 简述营养心脏的动脉名称、来源、行程和主要分支和分布区域？
6. 简述心传导系统的组成和功能。
7. 请用箭头表示从手背静脉网注入药液到达胆囊所经过的结构。
8. 简述腹主动脉的分支与分布。
9. 简述颈外动脉、腋动脉、锁骨下动脉的分支。

10. 简述下肢动脉的行程与分支。
11. 口服黄连素后排出黄色尿液，试述黄连素吸收及排出的途径。
12. 试述面部疖肿致海绵窦血栓性静脉炎的栓子运行径路。
13. 肝门静脉高压可以引起哪些部位静脉曲张？并分析其血流途径。
14. 简述大隐静脉、贵要静脉、头静脉的起始、行程、注入部位和收纳范围。
15. 静脉穿刺常用的浅静脉有哪些？
16. 简述奇静脉的行程、属支及收集范围。

【附】

一、头颈部动脉和上肢动脉主要分支示意表

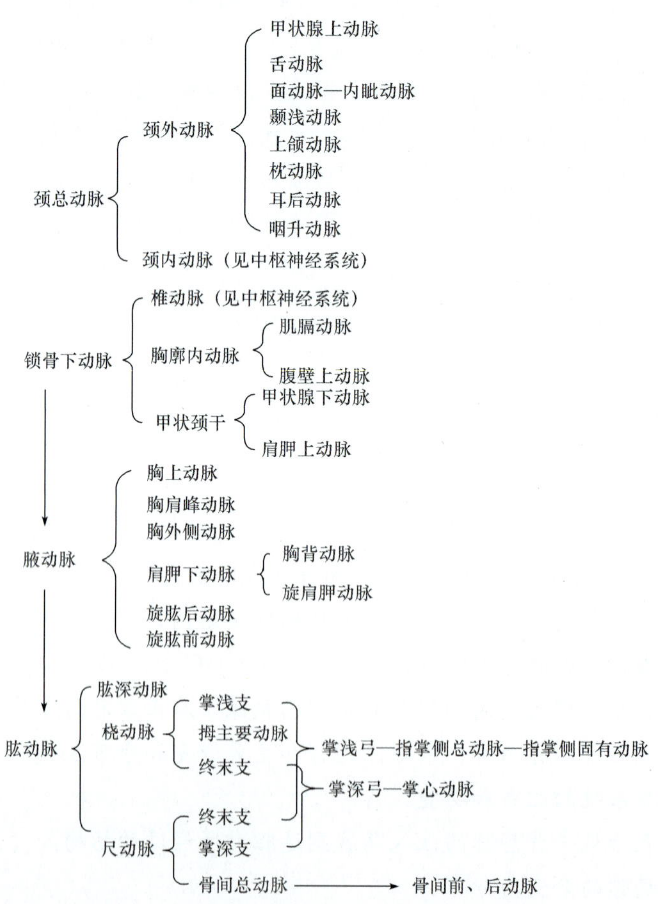

二、胸、腹、盆部动脉和下肢动脉的主要分支示意表

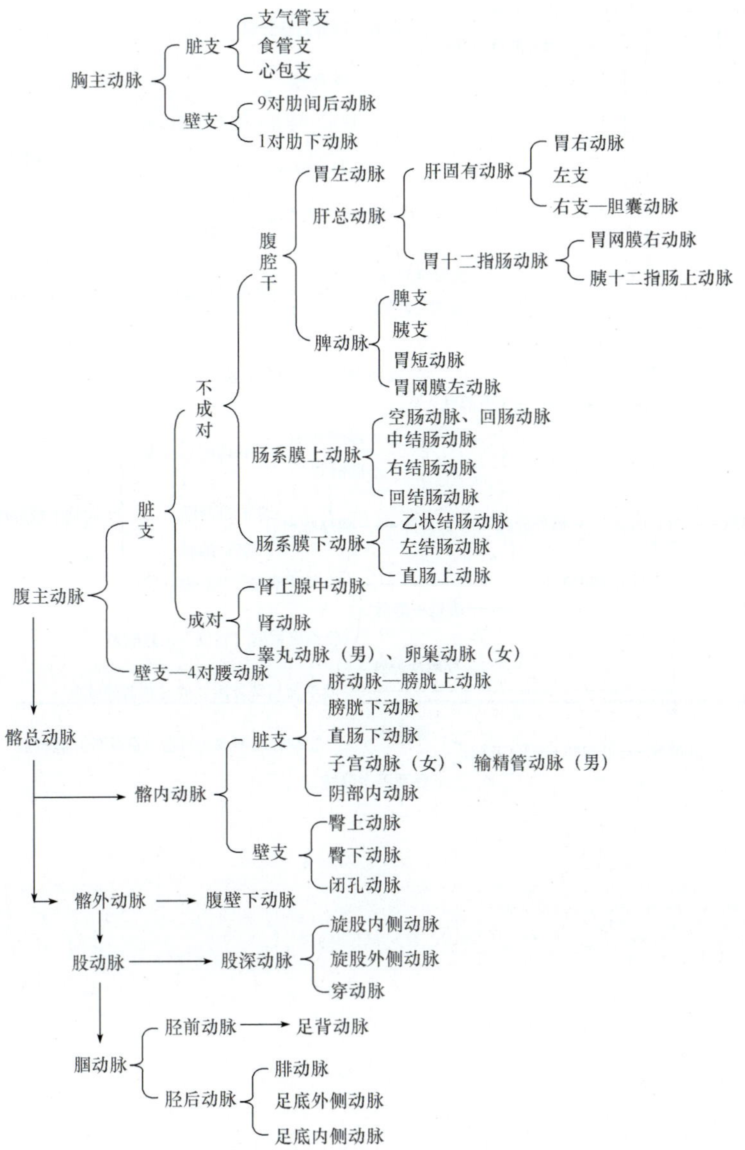

三、体循环静脉回流简表

上腔静脉
头臂静脉
颈内静脉
颈外静脉（浅）
收纳头颈部的静脉血
头静脉
肘正中静脉
手背静脉网（浅）
贵要静脉
收纳上肢静脉血
尺静脉
锁骨下静脉
腋静脉
肱静脉
桡静脉
胸腹壁静脉（浅）
收纳胸前壁及腹前壁（脐以上）静脉血
右心房
胸廓内静脉
奇静脉
收纳胸后壁及腹腔脏器（心除外）静脉血
半奇静脉
副半奇静脉
大隐静脉
足背静脉弓（浅）
小隐静脉
胫前静脉
收纳下肢静脉血
下腔静脉
髂总静脉
髂外静脉
股静脉
腘静脉
胫后静脉
髂内静脉
收纳盆壁和盆腔脏器静脉血
腹壁下静脉
收纳腹前壁（脐以下）静脉血
旋髂深静脉
收纳腹后壁及腹腔成对脏器静脉血
脾静脉
肝静脉
肝血窦
肝门静脉
收纳腹腔不成对脏器（肝除外）静脉血
肠系膜上静脉

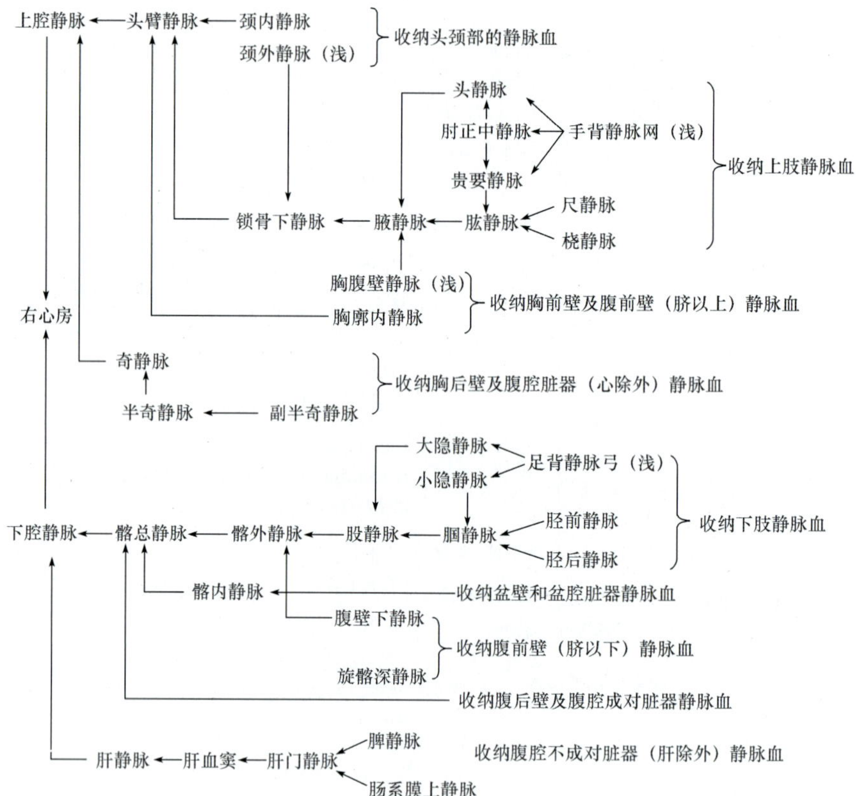

第十二章　淋巴系统

知识要点

1. 淋巴系统的组成和结构。
2. 胸导管和右淋巴导管的起始、行程、注入和收集范围。
3. 淋巴干的形成与收集范围。
4. 腋窝淋巴结的分群、位置与收集范围。

第一节　总　　论

淋巴系统（lymphatic system）由各级淋巴管道、淋巴组织和淋巴器官构成（图12-1）。淋巴管道内流动着无色透明的淋巴液（简称淋巴），而小肠绒毛的中央乳糜池至胸导管的淋巴管道内的淋巴因含乳糜微粒呈白色。当血液流经毛细血管动脉端时，部分血液透过毛细血管壁进入组织间隙形成组织液。组织液与细胞进行物质交换后，大部分在毛细血管静脉端进入静脉，少部分进入毛细淋巴管成为淋巴。淋巴沿淋巴管和淋巴结向心回流，最终经胸导管、右淋巴导管汇入静脉。因此，淋巴系统是静脉的辅助系统。此外，淋巴器官和淋巴组织具有产生淋巴细胞、过滤淋巴和参与免疫应答的功能，是机体重要的防御装置。

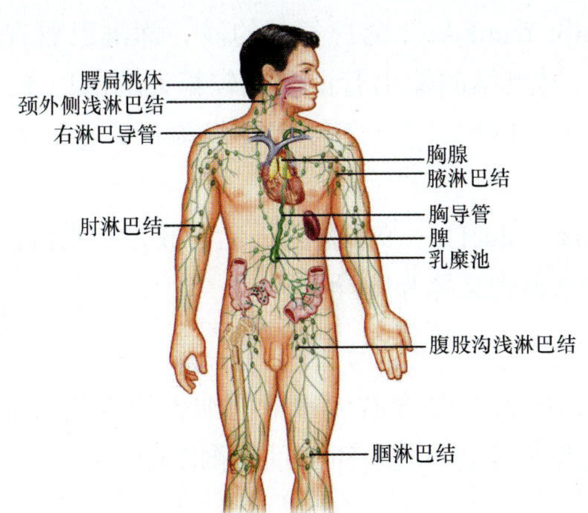

图12-1　全身的淋巴管和淋巴结

一、淋巴系统的组成和结构

（一）淋巴管道

1．毛细淋巴管（lymphatic capillary）（图12-2）　是淋巴管道的起始部分，位于组织间隙内。其管径大小不一，彼此吻合成网，并汇合形成淋巴管。毛细淋巴管的管壁由内皮细胞构成，基膜不完整，内皮细胞间隙较大，具有比毛细血管更大的通透性，一些不易透过毛细血管的大分子物质，如蛋白质、细菌和癌细胞等较易进入毛细淋巴管。毛细淋巴管分布广泛，一般认为除脑、脊髓、骨髓、上皮、角膜、晶状体、牙釉质、软骨等部位外，毛细淋巴管几乎遍布全身。

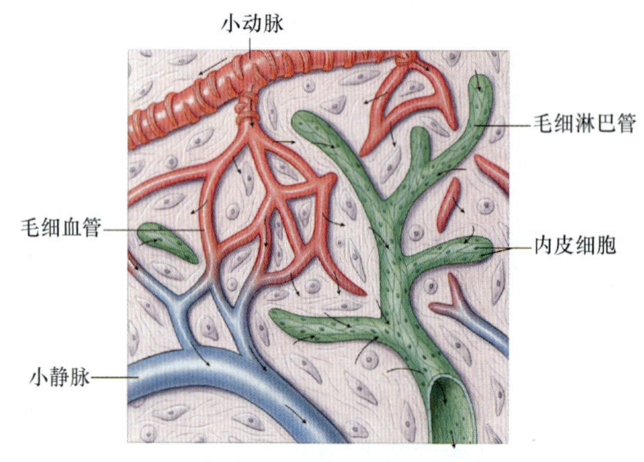

图12-2　毛细淋巴管

2．淋巴管（lymphatic vessel）　由毛细淋巴管汇合而成。与静脉相比，其管径细，管壁薄，因其具有较多瓣膜，故淋巴管外观呈串珠状。淋巴管依其位置不同分为浅、深淋巴管。浅淋巴管位于浅筋膜内，多与浅静脉伴行。深淋巴管位于深筋膜深面，与深部血管神经伴行。浅、深淋巴管之间有丰富的吻合。

3．淋巴干（lymphatic trunk）　全身各部的浅、深淋巴管在向心行程过程中经过一系列淋巴结，其最后一群淋巴结的输出管汇合成较粗大的淋巴干。全身共有9条淋巴干：即左、右颈干；左、右锁骨下干；左、右支气管纵隔干；左、右腰干及单一的肠干（图12-3）。

4．淋巴导管（lymphatic duct）　9条淋巴干汇合成左、右淋巴导管，分别注入左、右静脉角（图12-3），左淋巴导管又称为胸导管。

（二）淋巴组织

淋巴组织（lymphoid tissue）是含有大量淋巴细胞的网状结缔组织，广泛分布于呼吸道、消化道及尿生殖器的黏膜等处，具有重要的防御功能。

（三）淋巴器官

淋巴器官包括淋巴结、胸腺、脾和扁桃体。

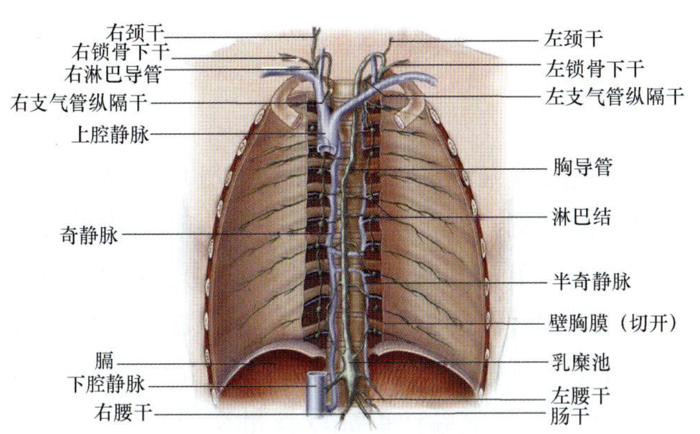

图12-3 淋巴干和淋巴导管

淋巴结（lymph node）（图12-4）为大小不等的圆或扁圆形小体，质软、灰红色。其一侧隆凸，另一侧凹陷称淋巴结门，为神经、血管出入淋巴结部位。淋巴结凸侧有输入淋巴管，数目较多。淋巴结门有输出淋巴管，数目较少。一个淋巴结的输出淋巴管可以成为下一个淋巴结的输入淋巴管。淋巴结多聚集成群（约50多群），数目不恒定。淋巴结按位置不同分为浅淋巴结和深淋巴结，浅淋巴结位于浅筋膜内，深淋巴结位于深筋膜深面。淋巴结多沿血管周围分布，位于关节屈侧和体腔的隐藏部位（如肘窝、腋窝、腘窝、腹股沟、脏器门和体腔大血管附近）。淋巴结的主要功能是滤过淋巴、产生淋巴细胞和进行免疫应答。

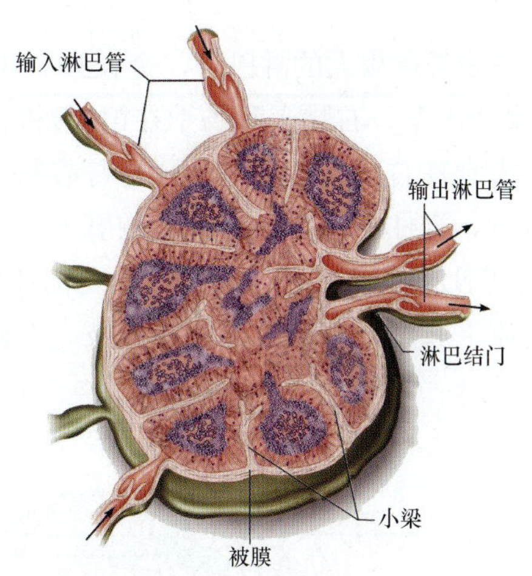

图12-4 淋巴结

身体某器官或部位的淋巴沿淋巴管向心回流第一次到达的淋巴结，称局部淋巴结（regional lymph node），当某器官或部位病变时，细菌、毒素、寄生虫或肿瘤细胞可沿淋巴管进入相应的局部淋巴结，这时，淋巴结细胞开始增殖，清除细菌、毒素等，最终导致淋巴结肿大。若局部淋巴结不能阻止病变的扩散，病变可沿淋巴管道向远处蔓延。因此，局部淋巴结肿大常反映其引流范围内有病变存在。了解局部淋巴结的位置、收纳范围及引流去向，对诊治某些疾病有重要意义。

二、淋巴回流的因素

淋巴回流是指部分组织液进入毛细淋巴管形成淋巴后，沿淋巴管向心回流，最后经右淋巴导管和胸导管返回静脉的过程。正常情况下，淋巴管内的淋巴缓慢向心流动，流速相当于静脉血的1/10左右。正常人在静息状态下，每小时约有120 mL淋巴回流入静脉。淋巴不断生成，毛细淋巴管内的压力随之增高，是静息状态时淋巴回流的主要因素。其次，淋巴回流与淋巴管外压力改变密切相关，淋巴管外的动脉搏动、肌肉收缩、呼吸运动时胸腔与腹腔内压的改变等，都能改变淋巴管外的压力，促进淋巴回流。此外，各级淋巴管道壁内的少量平滑肌纤维的节律性收缩作用，也能推动淋巴向心回流。如果人体某些部位淋巴回流受阻，则大量含蛋白质的组织液不能及时回流入静脉，形成淋巴水肿。

第二节　淋巴管道

一、胸导管

胸导管（thoracic duct）是全身最粗大的淋巴管，全长30～40 cm。胸导管起自膨大的**乳糜池**（cisterna chyli），乳糜池由左、右腰干和肠干在第1腰椎体前面汇合而成。胸导管穿膈的主动脉裂孔进入胸腔，沿脊柱右前方、胸主动脉与奇静脉之间上行，至第4～5胸椎高度向左上斜行，再经食管后方、脊柱左前方上行，经胸廓上口至颈根部，弓形弯向前内下方，注入左静脉角（图12-3、图12-5）。在注入左静脉角之前还接受左颈干、左锁骨下干和左支气管纵隔干。胸导管引流下肢、盆部、腹部、左上肢、左侧胸部和左头颈部的淋巴，即全身约3/4部位的淋巴。

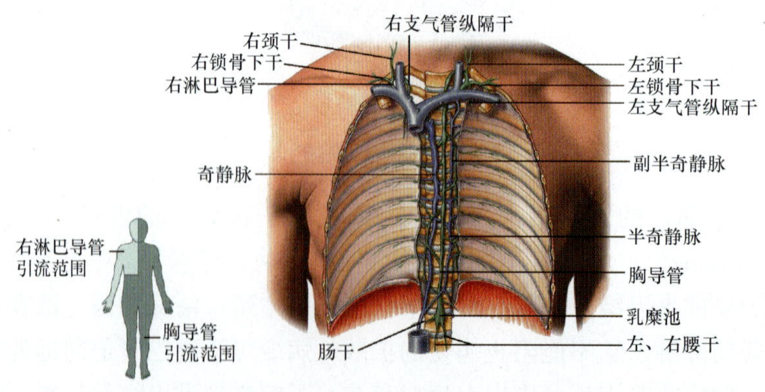

图12-5　胸导管和右淋巴导管

二、右淋巴导管

右淋巴导管（right lymphatic duct）位于右侧颈根部，为一短干，长1.0～1.5 cm，由右颈干、右锁骨下干和右支气管纵隔干汇合而成，注入右静脉角。右淋巴导管引流右上肢、右胸部和右头颈部的淋巴，即全身约1/4部位的淋巴（图12-3、图12-5）。

第三节　人体各部位的淋巴管和淋巴结

一、头颈部的淋巴管和淋巴结

（一）头部的淋巴结

头部淋巴结多位于头、颈部交界处，呈环状排列，分别是枕淋巴结、乳突淋巴结、腮腺淋巴结、下颌下淋巴结和颏下淋巴结，引流头面部浅层的淋巴，直接或间接注入颈外侧深淋巴结（图12-6）。

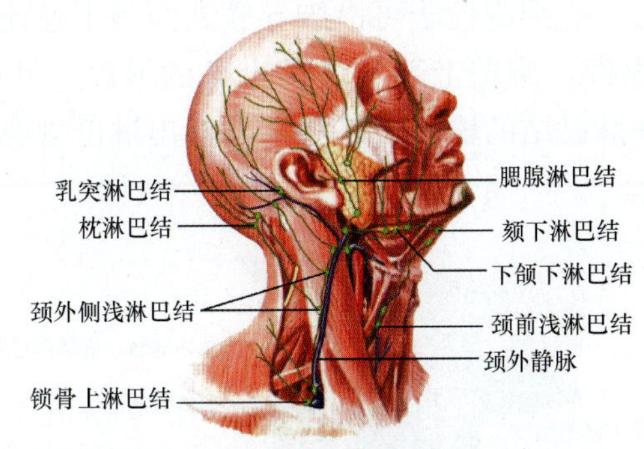

图12-6　头部的淋巴结和颈部浅淋巴结

（二）颈部的淋巴结

颈部淋巴结有颈前淋巴结和颈外侧淋巴结两群。

1．颈前淋巴结（anterior cervical lymph node）

（1）颈前浅淋巴结（superficial anterior cervical lymph node）：沿颈前静脉排列，引流颈前部浅层的淋巴（图12-7）。

（2）颈前深淋巴结（deep anterior cervical lymph node）：位于颈部器官的前面或外侧，分为喉前淋巴结、甲状腺淋巴结、气管前淋巴结和气管旁淋巴结，收纳喉、甲状腺、气管的淋巴。

颈前浅、深淋巴结的输出管注入颈外侧淋巴结。

2．颈外侧淋巴结（lateral cervical lymph node）

（1）颈外侧浅淋巴结（superficial lateral cervical lymph node）：沿颈外静脉排列，收纳颈外侧浅层的淋巴及部分头部淋巴，其输出淋巴管注入颈外侧深淋巴结（图12-6、图12-7）。

（2）颈外侧深淋巴结（deep lateral cervical lymph node）：主要沿颈内静脉排列，部分沿副神经和颈横血管排列。以肩胛舌骨肌为界，分为颈外侧上深淋巴结和颈外侧下深淋巴结两群（图12-7）。

①颈外侧上深淋巴结（superior deep lateral lymph node）：主要沿颈内静脉上段排列。其中，位于面静脉、颈内静脉和二腹肌后腹之间的淋巴结称颈内静脉二腹肌淋巴结，也称角淋巴结，引流鼻咽部、腭扁桃体和舌根的淋巴。鼻咽癌和舌根癌常首先转移至该群淋巴结。位于颈内静脉与肩胛舌骨肌中间腱交叉处的淋巴结称颈内静脉肩胛舌骨肌淋巴结，引流舌尖的淋巴。舌尖癌常首先转移至该群淋巴结。沿副神经排列的淋巴结称副神经淋巴结，引流枕部、项部和肩部的淋巴。颈外侧上深淋巴结引流鼻、舌、咽、喉、甲状腺、气管、食管、枕部、项部和肩部等处的淋巴，并收纳头部的淋巴，其输出淋巴管注入颈外侧下深淋巴结或颈干。

②颈外侧下深淋巴结（inferior deep lateral lymph node）：主要沿颈内静脉下段排列。锁骨上淋巴结（supraclavicular lymph node）沿颈横血管分布，位于锁骨上三角内。位于前斜角肌前方靠近静脉角处的淋巴结称斜角肌淋巴结，左斜角肌淋巴结又称Virchow淋巴结，食管癌和胃癌时，癌细胞栓子可沿胸导管并经颈干逆流转移至该群淋巴结。颈外侧下深淋巴结引流颈根部、胸壁上部和乳房上部的淋巴，并收纳颈前淋巴结、颈外侧浅淋巴结和颈外侧上深淋巴结的输出淋巴管，其输出淋巴管合成颈干，左侧注入胸导管，右侧注入右淋巴导管。

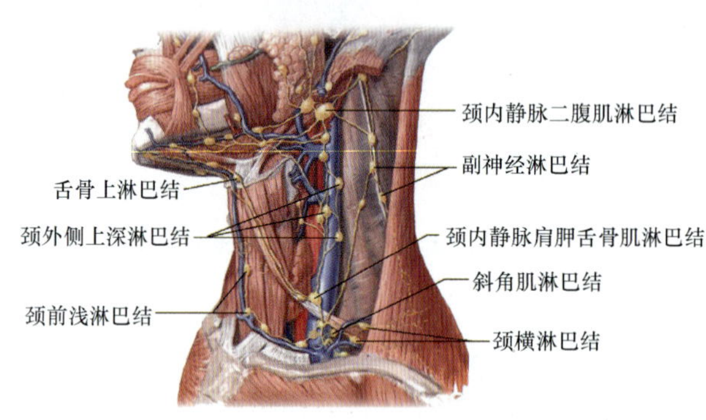

图12-7　颈部的深淋巴管和深淋巴结

二、上肢的淋巴管和淋巴结

上肢浅、深淋巴管分别与浅静脉和深血管伴行，直接或间接注入腋淋巴结。

（一）腋淋巴结

腋淋巴结（axillary lymph node）位于腋窝内，沿腋血管排列，按位置分为下列5群（图

12-8）：

1．胸肌淋巴结（pectoral lymph node）　位于胸小肌下缘、胸外侧血管周围，引流脐以上的腹前外侧壁、胸外侧壁以及乳房外侧部和中央部的淋巴，其输出淋巴管注入中央淋巴结和尖淋巴结。

2．外侧淋巴结（lateral lymph node）　沿腋静脉远侧段排列，收纳上肢浅、深淋巴管，其输出淋巴管注入中央淋巴结、尖淋巴结和锁骨上淋巴结。

3．肩胛下淋巴结（subscapular lymph node）　沿肩胛下血管排列，收纳项部、背部及肩胛区的淋巴，其输出淋巴管注入中央淋巴结和尖淋巴结。

4．中央淋巴结（central lymph node）　位于腋窝中央的脂肪组织内，收纳上述3群淋巴结的输出淋巴管，其输出淋巴管注入尖淋巴结。

5．尖淋巴结（apical lymph node）　沿腋静脉近侧段排列，引流乳房上部的淋巴，并收纳中央淋巴结的输出淋巴管，其输出淋巴管合成锁骨下干，左侧注入胸导管，右侧注入右淋巴导管。

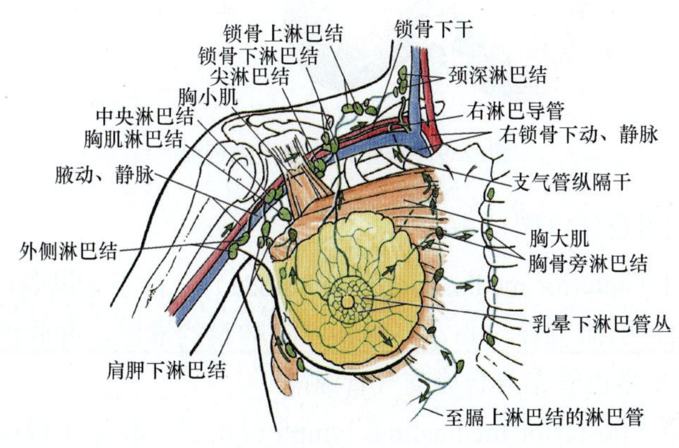

图12-8　腋淋巴结和乳房的淋巴管

（二）肘淋巴结

肘淋巴结（cubital lymph node）分浅、深两群，分别位于肱骨内上髁上方和肘窝肱血管周围。肘淋巴结引流手尺侧半和前臂尺侧半的淋巴，其输出淋巴管伴肱静脉上行注入腋淋巴结。

三、胸部的淋巴管和淋巴结

胸部的淋巴结分为胸壁的淋巴结和胸腔器官的淋巴结两部分。

（一）胸壁的淋巴结

胸壁的淋巴结包括胸骨旁淋巴结、肋间淋巴结及膈上淋巴结等，收纳胸壁浅、深部的淋巴管，其输出管分别注入纵隔前、后淋巴结或支气管纵隔干与胸导管。

1．胸骨旁淋巴结（parasternal lymph node）（图12-9）　沿胸廓内血管排列，引流胸和腹前壁、乳房内侧部、膈和肝上面的淋巴，其输出淋巴管注入支气管纵隔干或直接注入右淋巴导管或胸导管。

2．肋间淋巴结（intercostal lymph node） 多位于肋头附近，沿肋间后血管排列，引流胸后壁的淋巴，其输出淋巴管注入胸导管。

3．膈上淋巴结（superior phrenic lymph node）（图12-9） 位于膈上面，分前、中、后3组，收纳膈、心包、胸膜及肝上面的淋巴管，其输出管汇入胸骨旁淋巴结及纵隔前、后淋巴结。

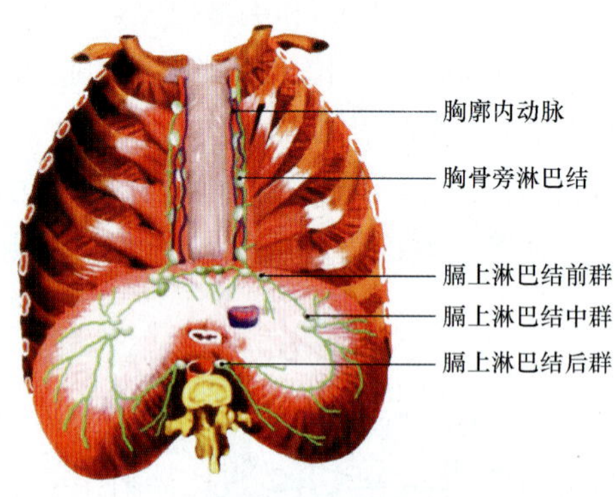

图12-9 胸骨旁和膈上淋巴结

（二）胸腔器官的淋巴结（图12-10）

1．纵隔前淋巴结（anterior mediastinal lymph node） 位于上纵隔前部和前纵隔内、心的大血管和心包前面，引流胸腺、心、心包和纵隔胸膜的淋巴，并收纳膈上淋巴结外侧群的输出淋巴管，其输出淋巴管参与合成支气管纵隔干。

2．纵隔后淋巴结（posterior mediastinal lymph node） 位于上纵隔后部和后纵隔内，沿胸主动脉和食管排列，引流心包、食管和膈的淋巴，并收纳膈上淋巴结中、后群的输出淋巴管，其输出淋巴管注入胸导管。

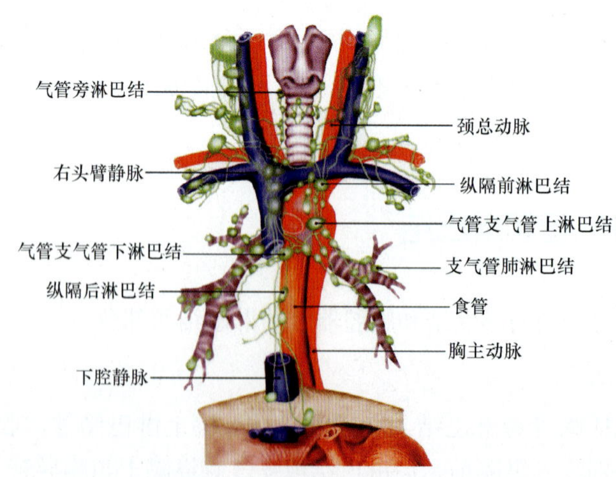

图12-10 胸腔器官的淋巴结

3．气管、支气管和肺的淋巴结

（1）肺淋巴结（pulmonary lymph node）：位于肺内，肺叶与肺段支气管夹角处，其输出淋巴管注入支气管肺淋巴结。

（2）支气管肺淋巴结（bronchopulmonary lymph node）：又称肺门淋巴结，位于肺门处，收纳食管、肺等处的淋巴管，其输出淋巴管注入气管支气管淋巴结。

（3）气管支气管淋巴结（tracheobronchial lymph node）：分上、下两群，分别位于气管杈上、下方，其输出淋巴管注入气管旁淋巴结。

（4）气管旁淋巴结（paratracheal lymph node）：沿气管排列，其输出淋巴管沿气管两侧上行，参与组成支气管纵隔干。

气管旁淋巴结、纵隔前淋巴结和胸骨旁淋巴结的输出淋巴管汇合成**支气管纵隔干**，左侧注入胸导管，右侧注入右淋巴导管。

四、腹部的淋巴管和淋巴结

（一）腹壁的淋巴结

脐平面以上腹前外侧壁的浅、深淋巴管分别注入腋淋巴结和胸骨旁淋巴结；脐平面以下腹前外侧壁的浅淋巴管注入腹股沟浅淋巴结，深淋巴管注入腹股沟深淋巴结和髂外淋巴结；腹后壁深淋巴管注入腰淋巴结。

腰淋巴结（lumbar lymph node）位于腹后壁、下腔静脉和腹主动脉周围，有30～50个淋巴结。除收纳腹后壁的淋巴管外，还收纳腹腔成对器官的淋巴管及髂总淋巴结的输出淋巴管。腰淋巴结的输出管汇合成左、右**腰干**，注入乳糜池。

（二）腹腔脏器的淋巴结

腹腔成对脏器的淋巴管注入腰淋巴结，不成对脏器的淋巴管注入沿腹腔干、肠系膜上动脉和肠系膜下动脉及其分支排列的淋巴结。

1．沿腹腔干及其分支排列的淋巴结（图12-11） 包括胃左、右淋巴结，胃网膜左、右淋巴结，幽门上、下淋巴结，肝淋巴结，胰淋巴结和脾淋巴结，引流相应动脉分布范围的淋巴，其输出淋巴管注入位于腹腔干周围的**腹腔淋巴结**（celiac lymph node）。

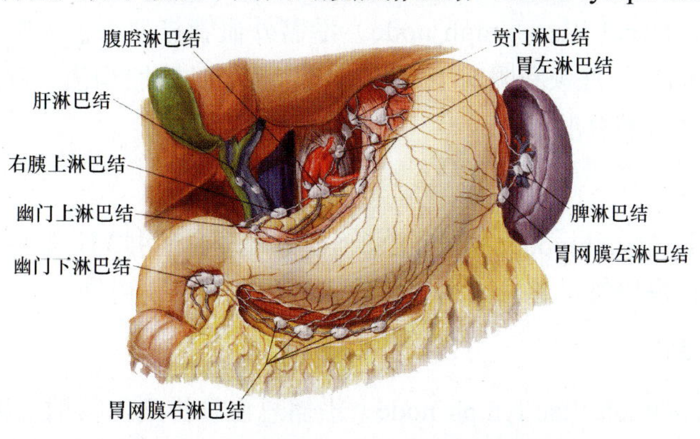

图12-11 沿腹腔干及分支排列的淋巴结

2．沿肠系膜上动脉及其分支排列的淋巴结（图12-12） 肠系膜淋巴结沿空、回肠动脉排列，回结肠淋巴结、右结肠淋巴结和中结肠淋巴结沿同名动脉排列，这些淋巴结引流相应动脉分布区的淋巴，其输出淋巴管注入位于肠系膜上动脉根部周围的**肠系膜上淋巴结**（superior mesenteric lymph node）。

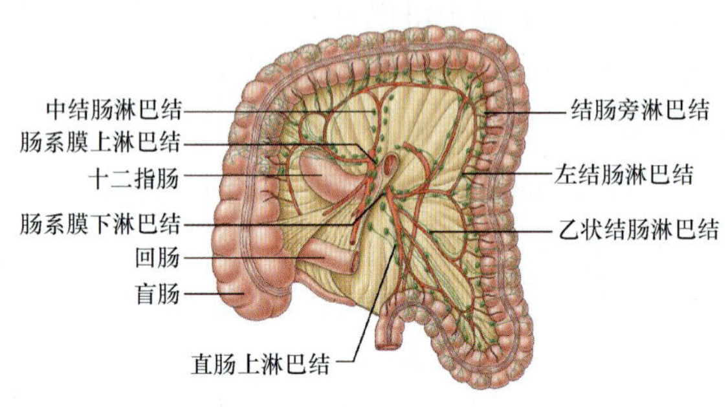

图12-12 沿肠系膜上、下动脉及分支排列的淋巴结

3．沿肠系膜下动脉分布的淋巴结（图12-12） 左结肠淋巴结、乙状结肠淋巴结和直肠上淋巴结引流相应动脉分布区的淋巴，其输出淋巴管注入肠系膜下动脉根部周围的**肠系膜下淋巴结**（inferior mesenteric lymph node）。

腹腔淋巴结、肠系膜上淋巴结和肠系膜下淋巴结的输出淋巴管汇合成**肠干**。

五、盆部的淋巴管和淋巴结

盆部的淋巴结沿盆腔血管排列。

（一）髂内淋巴结

髂内淋巴结（internal iliac lymph node）沿髂内动脉及其分支排列，引流大部分盆壁、盆腔脏器、会阴深部、臀部和大腿后部深层结构的淋巴，其输出淋巴管注入髂总淋巴结。

（二）髂外淋巴结

髂外淋巴结（external iliac lymph node）沿髂外血管排列，引流腹前壁下部、膀胱、前列腺、子宫体下部、子宫颈和阴道上部的淋巴，并收纳腹股沟浅、深淋巴结的输出淋巴管，其输出淋巴管注入髂总淋巴结。

（三）骶淋巴结

骶淋巴结（sacral lymph node）沿骶正中血管和骶外血管排列，收纳盆后壁、直肠、前列腺、精囊、子宫的淋巴管，其输出淋巴管注入髂内或髂总淋巴结。

（四）髂总淋巴结

髂总淋巴结（common iliac lymph node）沿髂总血管排列，收纳上述3群淋巴结的输出淋巴管，其输出淋巴管注入**腰淋巴结**。

六、下肢的淋巴管和淋巴结

下肢浅、深淋巴管分别与下肢浅静脉和深静脉伴行，直接或间接注入腹股沟淋巴结。此外，臀部的深淋巴管沿臀上、下血管走行注入髂内淋巴结。

（一）腹股沟浅淋巴结

腹股沟浅淋巴结（superficial inguinal lymph node）位于腹股沟韧带下方，分上、下两群。上群与腹股沟韧带平行排列，收纳腹前外侧壁下部、臀部、会阴和子宫底的淋巴。下群沿大隐静脉末端排列，收纳除足外侧缘和小腿后外侧部以外的下肢浅淋巴管。腹股沟浅淋巴结的输出淋巴管注入腹股沟深淋巴结或髂外淋巴结（图12-13）。

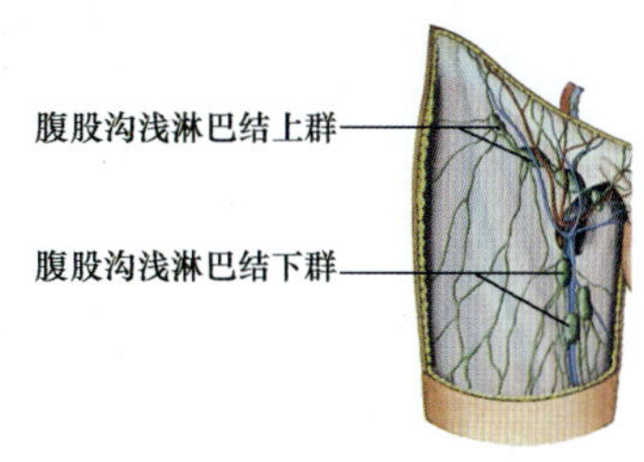

图12-13 腹股沟浅淋巴结

（二）腹股沟深淋巴结

腹股沟深淋巴结（deep inguinal lymph node）位于股三角股静脉周围和股管内，收纳腹股沟浅淋巴结的输出管及下肢的深淋巴管，其输出管汇入髂外淋巴结（图12-14）。

（三）腘淋巴结

腘淋巴结（popliteal lymph node）（图12-15）位于腘窝内，分浅、深两群。腘浅淋巴结位于小隐静脉与腘静脉的汇合处，收纳足外侧缘和小腿后外侧部的浅淋巴管，其输出淋巴管注入腘深淋巴结。腘深淋巴结位于腘窝深部，沿腘静脉排列，收纳腘浅淋巴结的输出淋巴管以及足和小腿的深淋巴管，其输出淋巴管沿股血管上行，注入腹股沟深淋巴结。

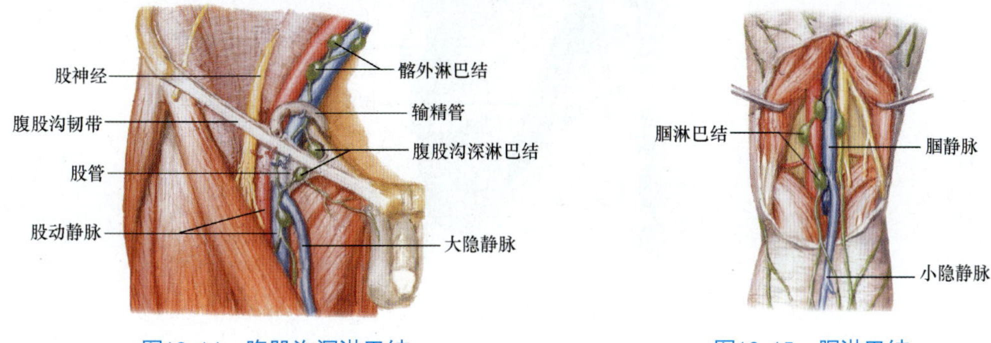

图12-14 腹股沟深淋巴结

图12-15 腘淋巴结

第四节 胸腺及脾

一、胸腺

胸腺（thymus）既是淋巴器官，又具有内分泌功能。胸腺位于胸骨柄后方，上纵隔前部，贴近心包和大血管前方。胸腺分为不对称的左、右两叶，质软、色灰红。新生儿和幼儿的胸腺发达，在青春期发育达高峰。青春期后逐渐萎缩、退化，成年后多被脂肪组织替代（图12-16）。

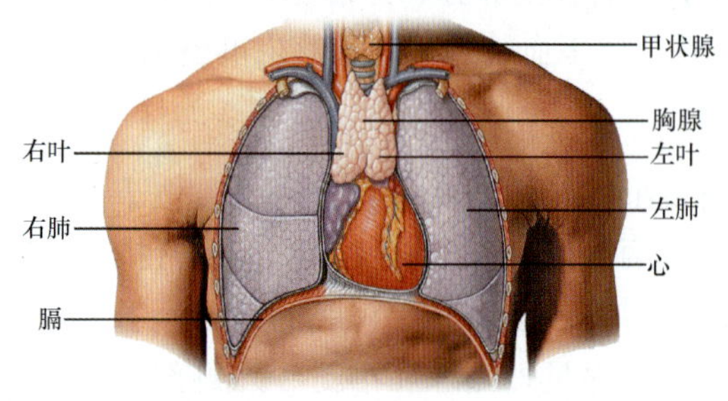

图12-16　胸腺

二、脾

脾（spleen）是人体最大的淋巴器官，具有储血、造血、清除衰老的红细胞和进行免疫应答等功能。脾位于左季肋区，胃底与膈之间，第9～11肋的深面，其长轴与第10肋一致，正常时在左肋弓下不能触及脾。脾为腹膜内位器官，并由腹膜形成的胃脾韧带、脾肾韧带、膈脾韧带和脾结肠韧带等固定（图12-17）。

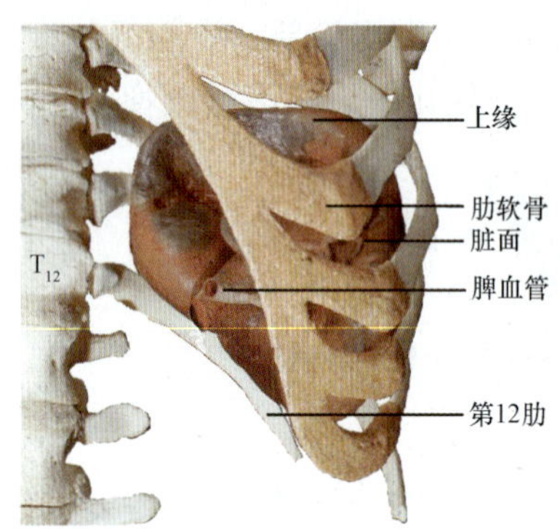

图12-17　脾的位置

脾呈椭圆形，色暗红，质软而脆。脾分为膈、脏两面，前、后两端和上、下两缘。膈面光滑隆凸，与膈相贴。脏面凹陷，中央处有脾门（splenic hilum），是脾血管、神经和淋巴管出入部位。脏面前上部与胃底相邻，后下部与左肾、左肾上腺相邻，下方与结肠左曲和胰尾相邻。前端较宽，朝向前外方可达腋中线。后端钝圆，朝向后内方。上缘较锐，朝向前上方，有2～3个脾切迹（splenic notch），脾肿大时，脾切迹是触诊脾的标志。下缘较钝，朝向后下方（图12-18）。

有时，除正常脾以外，在脾的附近还存在与正常脾结构相似、功能相同的组织，称副脾（accessory spleen），出现率为15%～40%。副脾的位置、数目、大小不恒定，多数位于脾门、脾蒂、大网膜，少数位于脾结肠韧带、胰尾、肠系膜等处。脾功能亢进实施脾切除术时，应同时切除副脾，防止副脾发生脾功能亢进。

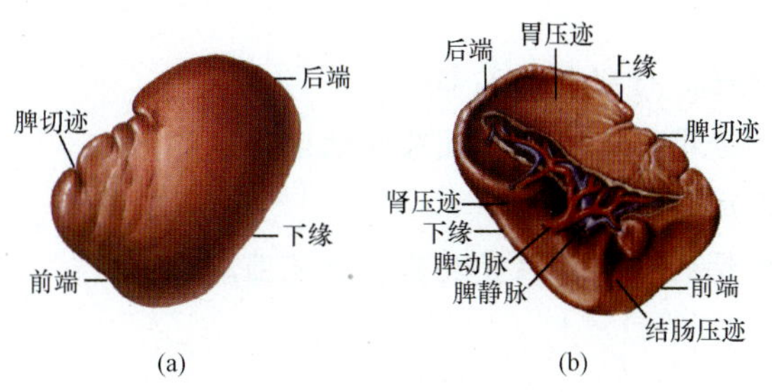

图12-18 脾的形态

（a）脾的膈面；（b）脾的脏面

乳腺癌根治术后上肢淋巴水肿机制的研究进展

乳腺癌是女性常见的疾病，且发生率逐年增高，乳腺癌的根本治疗措施是尽早手术切除。乳腺手术有保留乳房手术（保乳手术）和全乳房切除术，并清除腋窝淋巴结。乳腺癌根治术后上肢淋巴水肿（breast cancer-related lymphedema，BCRL）是指乳腺癌根治术后延迟出现的持续加重的上肢水肿，在临床上较常见。迄今为止，BCRL的发病机制尚未完全阐明，目前主要有以下几种学说。

1．淋巴梗阻学说 认为切除腋淋巴结时切断了大量淋巴管，使上肢淋巴引流通路受阻，大量富含蛋白质的淋巴滞留于组织间隙，导致间隙内胶体渗透压升高，使血管内大量液体进入组织间隙而形成高蛋白水肿，高浓度蛋白刺激成纤维细胞增殖导致皮下组织纤维化，限制淋巴管的再生，由此形成恶性循环，加之反复发作的淋巴管炎，最终导致淋巴管的硬化和栓塞，丧失引流功能。

2．淋巴泵功能衰竭假说 认为BRCL患者存在先天淋巴泵功能储备不足，而腋窝淋巴结清除增加了上肢淋巴泵输出淋巴的负荷，长期超负荷最终导致泵功能衰竭而出现失代偿的淋巴水肿。

3．组织间隙压力失调假说 认为由于淋巴泵功能衰竭，淋巴引流通路梗阻导致从组织间隙进入毛细淋巴管的组织间液的流速明显下降，组织间质细胞受到组织液流速下降的刺激而增加血管内皮生长因子的分泌，后者通过与毛细血管内皮细胞上的血管内皮细胞生长因子受体2结合，导致毛细血管内皮细胞对水分的渗透系数增加，大量水分滤出、淋巴形成增加，最终导致淋巴水肿。

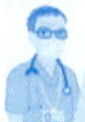

复习思考题

1. 试述胸导管的起始、行程和注入部位。
2. 试述腋淋巴结的分群、各群的位置及收纳范围。
3. 简述淋巴干的形成与收纳范围。
4. 试述腹股沟淋巴结的分群、位置及其引流范围。

第四篇　感　觉　器

感受器（sensory receptor）是人体感觉内、外环境各种刺激的一种装置，它能将各种物理、化学、生物刺激转换为神经冲动，通过感觉神经传入中枢神经系统，最后至大脑皮质，产生相应的感觉。有些感受器产生的神经冲动，也可以在脊髓水平引起反射效应。

根据所在部位和所接受刺激的来源，将感受器分为3类：①外感受器：分布在皮肤、黏膜、视器和听器等处，接受来自外界环境的刺激，产生触觉、压觉、痛觉、温度觉、光、声等物理感觉和化学感觉；②内感受器：分布在内脏和心血管等处，接受来自内环境的物理或化学刺激，如压力、渗透压、温度、离子及化合物浓度等；③本体感受器：分布在肌、肌腱、关节和内耳位觉器等处，接受机体运动和平衡时产生的刺激。

根据感受器的特化程度，可将其分为2类：①一般感受器：分布于全身各处，如痛、温、触、压等感受器；②特殊感受器：又称感觉器官，仅分布于头部，如视、听、平衡、嗅、味的感觉器。

感受器的构造简繁不一，有的很简单，如皮肤内与痛觉有关的游离神经末梢仅为单一的神经末梢；有的较为复杂，由一些组织结构形成被囊包裹神经末梢构成，如接受触压等刺激的触觉小体、环层小体等；有的更复杂，除神经末梢外，还有复杂的辅助结构，并有专门的血液供应和神经支配，形成一个完整的器官，又称**感觉器**（sensory organs）。感觉器是机体内的特殊感受器，如视觉、听觉器官，其构造包括感受器及其附属结构。

感觉器包括视器、前庭蜗器（位听器）、嗅器和味器等。此外，皮肤也具有感觉器的构造和功能。嗅器和味器分别在呼吸系统、消化系统中学习，皮肤中的感觉器则在组织学中学习。本篇介绍视器和前庭蜗器。

第十三章　视　　器

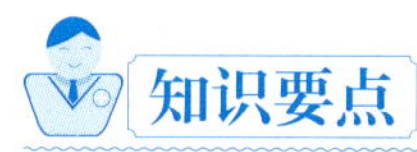

1．视器的组成；眼球壁的层次及结构特点。

2．眼球内容物：晶状体形态、位置与功能；房水循环；玻璃体的位置、功能；眼的屈光装置。

3．眼外肌的作用。

视器（visual organ）由眼球和眼副器两部分组成。眼球具有屈光成像并能将光刺激转化为神经冲动的作用。眼副器位于眼球周围，包括眼睑、结膜、泪器、眼球外肌以及眶脂体和眶筋膜等。

第一节　眼　　球

眼球（eyeball）为视器的主要部分，近似球形，位于眼眶内，借筋膜、结缔组织与眼眶壁相连。前方有眼睑保护，后借视神经连于脑，四周有泪腺、眼球外肌等眼副器，其余间隙被眶脂体填满。眼球前面的正中点称**前极**，后面的正中点称**后极**，通过前、后极的连线为**眼轴**，正常眼球眼轴约24 mm，过长或过短都属异常。眼球视物时，物象经过前极到达视网膜的中央凹的连线称**视轴**，它与眼轴呈较小的锐角交叉（图13-1）。

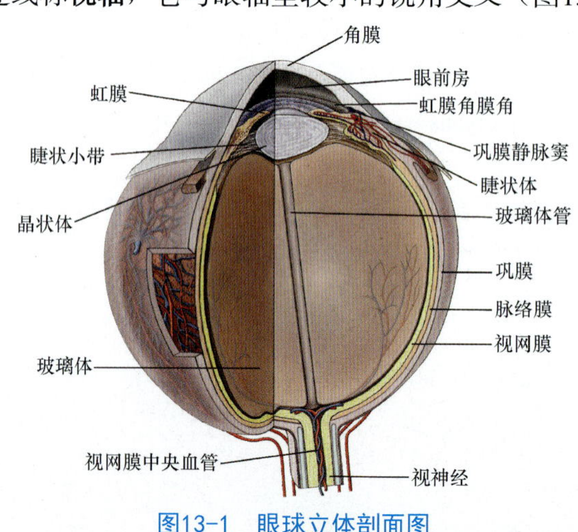

图13-1　眼球立体剖面图

眼球由眼球壁与眼球内容物组成。

一、眼球壁

眼球壁由外向内由三层构成，即外膜、中膜、内膜，依次又称为纤维膜、血管膜、视网膜。

（一）纤维膜

纤维膜（fibrous tunica）位于眼球壁最外层，是由致密而坚韧的纤维结缔组织构成，对眼球内容物起保护和支持作用。纤维膜分角膜和巩膜两部分。

1．**角膜**（cornea） 占外膜的前1/6，无色而透明，向前外凸，曲度较大，具有较强的屈光作用，外界的光线和物象通过角膜折光作用，投影到视网膜上。角膜内没有血管，其营养主要依赖于角膜缘外侧的血管网及房水的渗出液供应，但有丰富的神经末梢，感觉十分敏锐（图13-2）。角膜可因外伤、炎症等造成损伤，出现瘢痕，影响视力；老年人的角膜周边可出现灰白色环，称老年环。

2．**巩膜**（sclera） 占外膜的后5/6，为不透明的乳白色，由纵横交错的致密胶原纤维组成，具有保护和支持眼球的作用。巩膜前端与角膜相延续，后端与视神经的鞘膜相延续。巩膜与角膜交界处称角膜缘，角膜缘的内侧有一环形的静脉窦，称**巩膜静脉窦**（scleral venous sinus），是房水流出的重要通道（图13-2）。

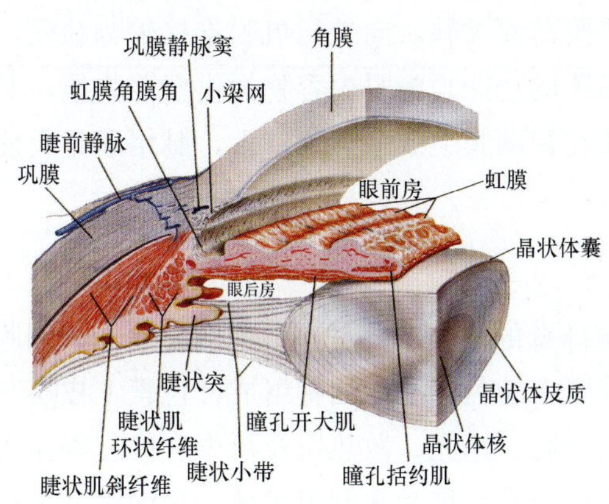

图13-2 虹膜角膜角及其周围结构

巩膜表面有结膜覆盖。巩膜可因疾病（如黄疸）染成其他颜色，也可因老年脂肪、色素沉积而形成黄色。

（二）血管膜

血管膜（vascular tunica）构成眼球壁中层，富含血管、神经及色素细胞，呈棕黑色，外观上似紫色葡萄，故也称葡萄膜。血管膜由前向后可分为：虹膜、睫状体和脉络膜三部分。

1．**虹膜**（iris） 血管膜的最前部分，位于角膜与晶状体之间。呈圆盘状，中央的孔称**瞳孔**（pupil）。虹膜与角膜之间为眼前房，与晶状体之间为眼后房。前房和后房之间借瞳孔相通。在眼前房的周边，虹膜和角膜交界处构成一个角，称虹膜角膜角（angulus iridocornealis），房水由此渗入巩膜静脉窦。虹膜内有两种排列不同的平滑肌纤维：一种以瞳孔为中心向虹膜基部呈放射状排列，称瞳孔开大肌（dilator muscle of papillae），受交感神经支配，司瞳孔开大，以利于视网膜对弱光的适应；另一种环绕瞳孔呈环行排列，称瞳孔括约肌（sphincter muscle of papillae），受副交感神经支配，司瞳孔缩小，以防止视网膜免受强光的过度刺激，使物体在视网膜上成像清晰。虹膜颜色的人种差异，主要取决于**虹膜色素细胞**的多寡。色素细胞少，虹膜呈蓝色；黑色素增加，虹膜呈棕色。白化病患者因缺乏色素或色素很少，且富有血管，故虹膜呈粉红色。

2．**睫状体**（ciliary body） 是虹膜后外方的延伸部分，位于角膜缘内侧。在眼球的矢状切面上呈三角形，是血管膜中最肥厚的部分。睫状体前部有许多向内突出呈放射状排列的皱襞，称睫状突（ciliary processes），由睫状突发出的许多细丝状纤维，称睫状小带，它与晶状体相连。睫状体后部平坦。睫状体由上皮、平滑肌和富含血管的结缔组织构成。上皮分泌房水，平滑肌即为睫状肌，受副交感神经支配。看近物时，由于睫状肌收缩，使睫状体向前内移，引起睫状小带松弛，晶状体曲度增加；看远物时，睫状肌松弛，睫状体向后移，引起睫状小带紧张，牵引晶状体，其曲度减少。

3．**脉络膜**（choroid） 占据中膜的后2/3部分，贴于巩膜的内面，是富有血管和色素细胞的疏松结缔组织。脉络膜薄而柔软，向外与巩膜连接较为疏松，后方有视神经穿过。脉络膜内有淋巴间隙。脉络膜的功能是为眼内容物提供营养物质，其色素细胞吸收眼内分散光线，以免影响外界光线在视网膜上成像。临床上，脉络膜是炎症好发部位，很多眼球内部炎症与它有关。

（三）视网膜

视网膜（retina）为眼球壁的最内层，是一透明的薄膜。视网膜分内、外两层。外层是色素上皮层，由一层排列紧密的色素上皮细胞组成，色素上皮层与脉络膜紧密相连，它们具有支持和营养光感受器细胞、遮光、散热以及再生和修复等作用。内层是神经层。视网膜内外两层在病理情况下可分开，称为视网膜脱离。视网膜从前往后分两部分：紧贴于脉络膜内面的部分，有感光作用，称**视网膜视部**；贴于虹膜和睫状体内面的部分，无感光作用，称**视网膜盲部**。视部和盲部交接处呈齿状，称**锯齿缘**。

视网膜后极部最厚，其视神经的起始处，为一圆形白色隆起，称**视神经盘**（又称视神经乳头）（optic disc），此处无感光细胞，故为生理性盲点。盘内可见视网膜中央动、静脉穿行（图13-3）。在其颞侧3.5 mm处，有一直径约2 mm的浅漏斗状小凹陷区，称为**黄斑**（macula lutea），这是由于该区含有丰富的**叶黄素**而得名。其中央有一小凹为**黄斑中心凹**（fovea centralis）。黄斑区无血管，此处有大量的**视锥细胞**，是视网膜上视觉最敏锐的部位（图13-3）。

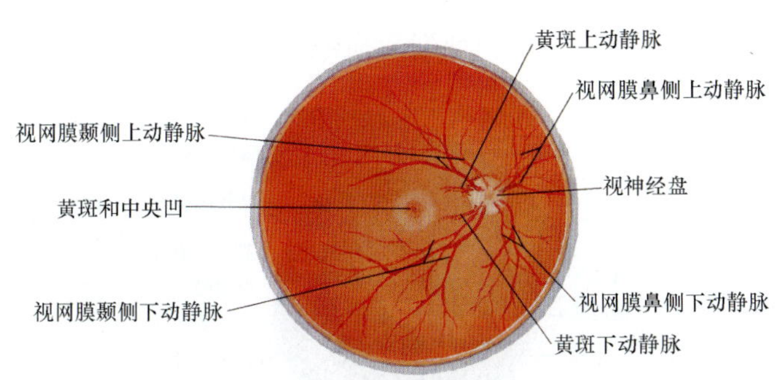

图13-3　右侧眼底

组织学上视网膜视部由三层神经细胞组成（图13-4）：①最内层是紧靠色素上皮的感光细胞——视锥细胞和视杆细胞，感受并传导光信息。视杆细胞主要分布在中心凹四周的视网膜上，而视锥细胞则在中心凹处最多。②中层为双极细胞，约有10到数百个视细胞通过双极细胞与一个神经节细胞相联系，负责联络作用。将来自感光细胞的神经冲动传至内层的神经节细胞。③内层是节细胞层，节细胞的轴突向视神经盘集中，并穿过脉络膜和巩膜形成视神经，从眼球后极穿出，向后穿视神经管连于间脑。

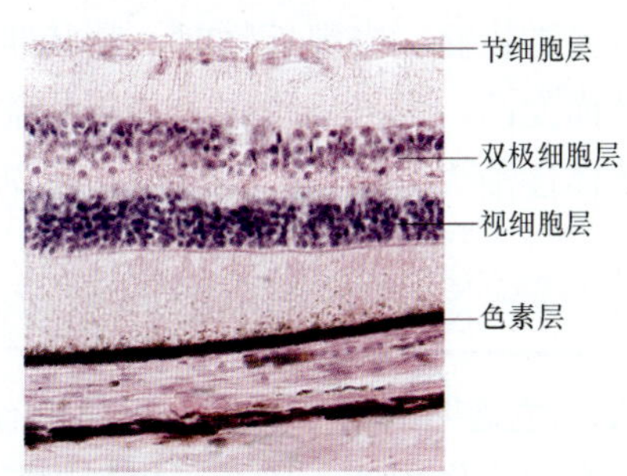

图13-4　视网膜组织结构

二、眼球内容物

眼球壁内的结构称眼球内容物，从前向后分别是房水、晶状体和玻璃体。它们透明而无血管，构成光线进入眼内的通道，具有一定的屈光作用，与角膜一起形成眼的屈光系统。

（一）眼房和房水

角膜与晶状体之间的间隙称为眼房，被虹膜分为前房与后房，两者间借瞳孔相通。前房位于角膜和虹膜之间，角膜与虹膜交接处称前房角。后房位于虹膜和晶状体之间，细长而狭小。

房水（aqueous humor）位于眼房内，是无色透明的液体，由睫状体产生，经眼后房和瞳孔流入眼前房，经前房角入巩膜静脉窦，再经睫状前静脉汇入眼静脉（图13-5）。房水有屈光作用，还具有营养角膜和晶状体以及维持眼压的作用。若循环受阻，则房水充滞于眼房，引起眼内压增高，压迫神经组织或造成血液循环障碍，以至视力受损，临床上称为青光眼。

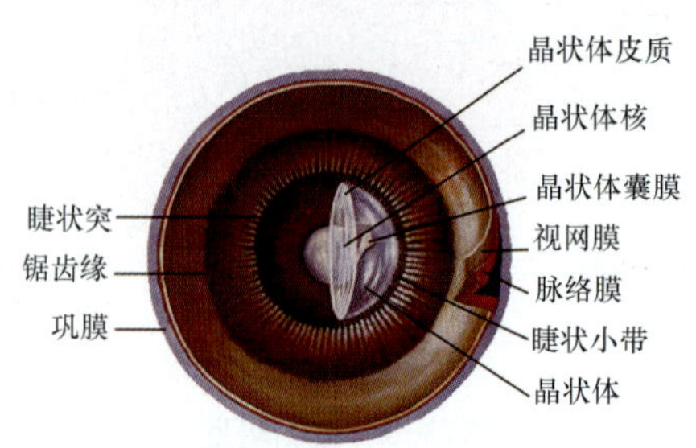

图13-5　眼球前半部（内面观）

（二）晶状体

晶状体（lens）位于虹膜后方，呈双面凸的圆透镜，后面较前面更隆凸，无色透明，具有弹性，不含血管与神经。晶状体表面包有一层具有弹性的外膜，称晶体囊。晶状体周围部的皮质较软，称晶体皮质，中央部较硬，称晶体核（图13-5）。晶状体可因疾病变得混浊不透明，呈乳白色，临床上称为白内障。老年人的晶状体变混浊而使视力下降或失明，称老年性白内障。

晶状体是眼内屈光系统的主要装置。当视近物时，睫状肌收缩，向前牵引睫状突，使睫状小带松弛，晶状体因弹性而变凸，屈光力增强，使近物能聚焦于视网膜上；视远物时则相反。随着年龄增长，晶状体逐渐失去弹性，睫状肌也逐渐萎缩，调节功能减弱，从而出现老视（老光眼）。

（三）玻璃体

玻璃体（vitreous body）是无色透明的胶冻状物，表面覆有菲薄玻璃体囊。它充填于晶状体和视网膜之间。玻璃体除有屈光作用外，还有支撑视网膜的作用。玻璃体可因高度近视、炎症、出血、损伤等因素出现混浊或液化，亦可影响视力，还可致视网膜脱离。

眼的屈光和调节是由眼的屈光系统——角膜、房水、晶状体及玻璃体完成的。其中，以角膜和晶状体的作用为主。

外界物象经过眼的屈光系统后，自然落在视网膜上成清晰图像，这种视力称正视。若眼轴过长或屈光系统屈光率过大，则物象落在视网膜前，称近视；反之，若眼轴过短或屈光率过小，物象图落在视网膜后，称为远视。而角膜表面屈光率不一致，临床上称为散光。

第二节　眼　副　器

眼副器是眼的辅助装置，对眼球有保护、支持及运动作用，包括眼睑、结膜、泪器和眼球外肌等。

一、眼睑

眼睑（eyelid）俗称眼皮，位于眼球前面，构成保护眼球的屏障（图13-6、图13-7）。上、下各一，分别称为上睑、下睑。上、下眼睑之间的裂隙称睑裂，其内、外侧端称内眦和外眦。内眦钝圆，有微陷狭小空间，称泪湖，底部黏膜隆起，称泪阜（图13-8）。上、下眼睑内侧缘各有一个细小突起，称泪乳头，顶端可见一小孔即泪小点，是泪液流向鼻泪管的起始处。上、下睑的游离缘称睑缘，沿睑缘前缘生有4～5排睫毛，上、下睫毛弯曲向前，防止灰尘进入眼球表面，并可减弱强光对眼的刺激。若睫毛朝角膜方向生长，称为倒睫，可摩擦角膜引起角膜损害，严重者可致角膜溃疡产生瘢痕乃至失明。在睫毛根部生有睫毛腺，其分泌物可滋润睫毛。若该腺体的排泄管被阻，分泌物排泄不畅，腺体肿大，则形成“麦粒肿”，又称眼睑炎。

眼睑从外向内分别为皮肤、皮下组织、睑板肌、睑板（内含睑板腺）和睑结膜。眼睑的皮肤细而薄。皮下组织疏松，水分易于潴留形成水肿；眼睑内有呈环形的眼轮匝肌，收缩时可关闭眼裂；上睑内有上睑提肌，收缩时上提上睑，开大眼裂。睑板呈半月形，由致密结缔组织构成，是眼轮匝肌和结膜附着的基础。睑板内有睑板腺，可分泌皮脂样液体，润滑睑缘。若病变阻塞睑板腺导管，会致分泌物排泄不畅，形成睑板腺囊肿，又称为“霰粒肿”。

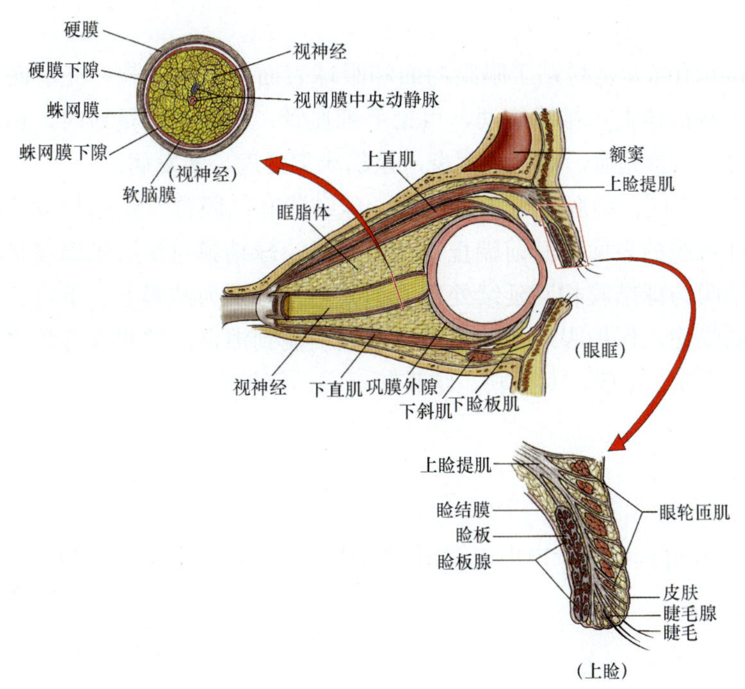

图13-6 眼眶和上睑矢状切面及视神经横截面

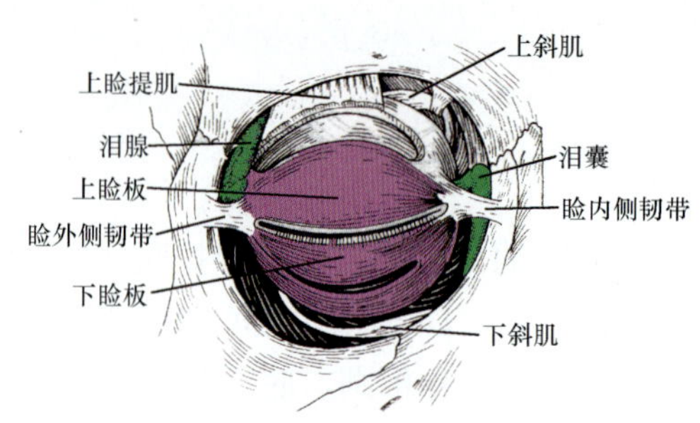

图13-7 睑板

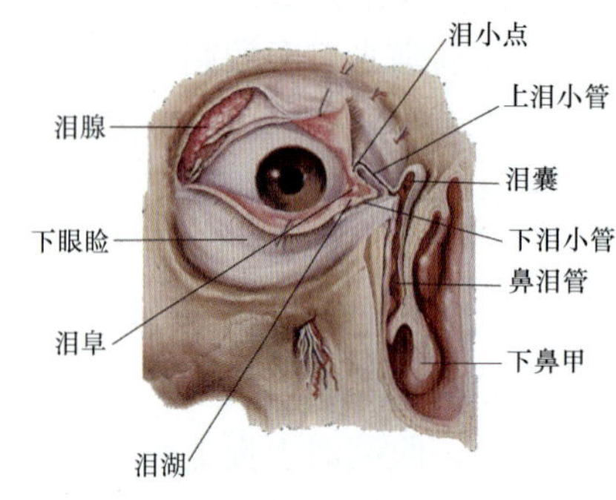

图13-8 泪器

二、结膜

结膜（conjunctiva）是衬贴于眼睑内面和眼球表面的一层柔软、光滑而透明的富含血管的薄膜。在正常活体上，结膜红润，可见毛细血管；不同程度贫血时，结膜变浅或变苍白；出现炎症时，结膜充血，称为结膜炎，是临床常见病、多发病。

根据分布部位不同，结膜可分为睑结膜、球结膜和结膜穹。睑结膜覆盖眼睑的内面；球结膜覆盖眼球巩膜的表面，其前端止于角巩膜缘，球结膜与深层巩膜连接疏松，易于推动或分离。睑结膜与球结膜相互延续处形成结膜穹，分别为结膜上、下穹。当闭眼时，结膜形成密闭的结膜囊，保护眼球，并协助将泪液引流到泪道。结膜含有较多的杯状细胞，分泌黏液覆盖于角膜、结膜，对角膜、结膜起湿润、保护作用。

三、泪器

泪器（lacrimal apparatus）由泪腺和泪道组成，后者包括泪小点、泪小管、泪囊和鼻泪管（图13-8）。

（一）泪腺

泪腺（lacrimal gland）位于骨性眼眶上外壁泪腺窝内，发出10～20条排泄小管，开口于结膜囊上穹外侧部。泪腺分泌的泪液借眨眼动作涂抹于眼球表面。多余的泪液流向内眦的泪湖，经泪道流向鼻腔。泪液中含有溶菌酶，可溶解眼球表面的病原体，起到杀灭细菌的作用。此外，泪液湿润眼表面，防止角膜干燥，也能冲洗微尘。老年人由于结缔组织松弛，泪腺可下垂，从上结膜囊膨出。

（二）泪小管

泪小管（lacrimal ductule）包含上、下泪小管，分别起于上、下泪小点，与睑缘垂直稍向上、下行后立即水平向内行，汇入泪囊。临床上进行泪小管堵塞疏通术时，应注意其行程，以免误伤周围组织。

（三）泪囊

泪囊（lacrimal sac）位于眼眶内侧壁泪囊窝内，为一纤维结缔组织膜性囊。上端呈盲端，外侧连接泪小管，向下移行为鼻泪管。眼轮匝肌活动时牵拉泪囊形成负压，吸引泪液流入，使泪液在结膜囊内保持动态平衡。泪囊可因外伤、炎症等造成堵塞，影响泪液排出。

（四）鼻泪管

鼻泪管（nasolacrimal duct）位于骨性鼻泪管中的膜性管道，四周借结缔组织与骨相连，上接泪囊，向下开口于下鼻道。开口处黏膜有丰富的静脉丛，常因感冒时充血肿胀造成鼻泪管堵塞，泪液引流不畅而出现流泪现象。由于鼻腔黏膜与鼻泪管相延续，故鼻腔炎症可以向上蔓延至鼻泪管。

当泪点变位或炎症阻塞泪道时，均会致泪液引流不畅，而使泪液溢于眶外，临床上称之为“溢泪症”。

四、眼球外肌

眼球外肌（extraocular muscle）共有7条，其中有提上睑的上睑提肌和运动眼球的四块直肌、两块斜肌。各直肌共同起自视神经管周围的总腱环，向前行，分别止于眼球赤道前方巩膜的上、下及内、外侧（图13-9、图13-10）。

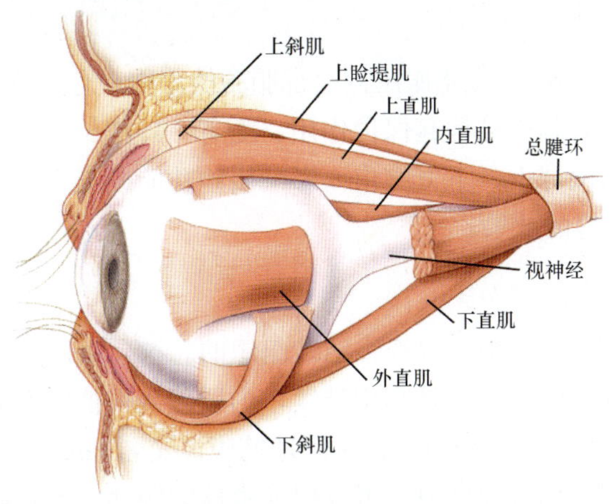

图13-9　左眼外肌

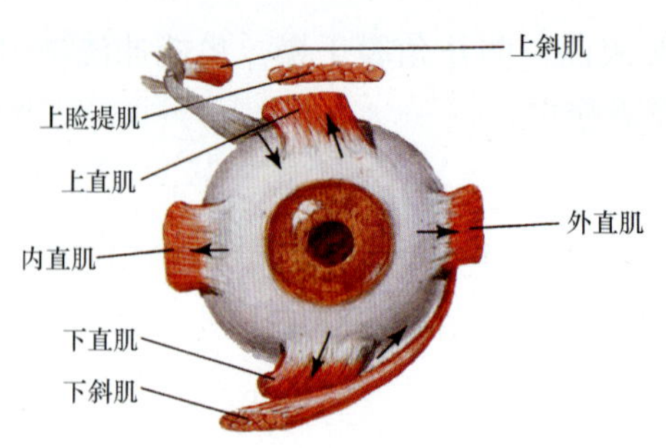

图13-10　左眼外肌分布

（箭头示相应的肌肉收缩眼使球产生的运动方向）

上、下直肌：分别位于眼球上方、下方，向前止于眼球赤道前方巩膜的上、下面。收缩时，上直肌使瞳孔转向内上方；下直肌使瞳孔转向内下方。

内、外直肌：分别位于眼球的内侧、外侧，向前止于眼球赤道前方巩膜的内侧面、外侧面。内直肌收缩时使瞳孔转向内侧；外直肌收缩时使瞳孔转向外侧。

上斜肌：起自视神经管周围的总腱环，经上直肌与内直肌之间，沿眼眶上壁内侧缘前行至其前端的滑车，再转向后外，止于眼球赤道后方巩膜的上面。收缩时，牵拉眼球，使瞳孔转向外下方。

下斜肌：起自眼眶下壁的前内侧，经下直肌下方，行向后外，止于眼球赤道后方巩膜的下面。收缩时，牵拉眼球，使瞳孔转向外上方。

正常眼球的运动有赖于所有眼外肌的协同作用。

五、眶脂体和眶筋膜

眼球占据眼眶的大部分空间，除眼外肌、血管、神经、泪器外，其余部分被眶脂体和眶筋膜所充填（图13-6）。

（一）眶脂体

眶脂体（fat body of orbit）是指眼眶内全部脂肪的总称。它充填于眼球、眼外肌、血管及神经之间，对眼球和眼眶内结构起保护作用。随着年龄增长，由于眶内结缔组织逐渐松弛，周围部的脂肪可从眼球上、下方突出而影响眼睑功能或美观，临床上可切除多余的眶脂体以达功能恢复及美容的效果。

（二）眶筋膜

眶筋膜（orbit fasciae）是眼眶内纤维结缔组织的总称。由硬脑膜向眶内发出的致密结缔组织纤维膜，外层附于眶壁并与骨膜相延续，内层包绕视神经形成视神经鞘。从角膜缘向后的眼球表面有纤维结缔组织膜包绕，称眼球筋膜，又名Tenon氏囊，它与深层的巩膜间有细密纤维联系，其间隙称巩膜外隙，可以保证眼球的转动。各眼肌表面也有眼肌筋膜鞘包绕，有助于肌的灵活运动。

第三节 眼的血管和神经

一、动脉

眼的血供包括眼球、眼附器和眼睑三部分，其中眼睑浅层和泪囊的血供来自颈外动脉，其余全部来自颈内动脉及其分支（图13-11）。

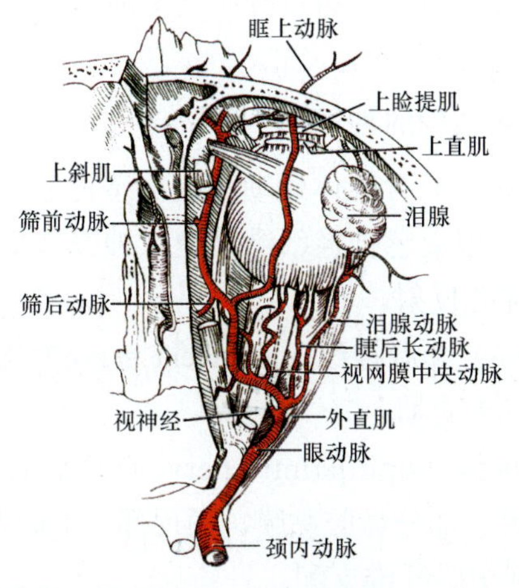

图13-11 眼的动脉

眼动脉（ophthalmic artery）来自颅中窝的颈内动脉，与视神经一起经视神经管入眶，在行程中发支供应眼球外壁、泪腺、眼肌和眼睑等。主要分支有视网膜中央动脉、睫状后短动脉、睫状后长动脉及睫前动脉、泪腺动脉。

视网膜中央动脉（central artery of retina）是眼动脉的较小分支，在视神经下方前行，在眼球后方约1 cm处穿入视神经，经视神经盘入视网膜，分为四支：视网膜鼻侧上、下动脉和视网膜颞侧上、下动脉，分布于除黄斑区外的视网膜内层。临床上，利用眼底镜可清晰地观察到这些结构，对某些疾病的诊断及其预后有重要意义。

二、静脉

眼眶的血液通过眼静脉回流，分眼上、下静脉。眼上静脉收集眼眶前内侧静脉血，经眶上裂入海绵窦。眼下静脉收集眶下壁和内侧壁静脉血，向后分两支分别注入眼上静脉和翼静脉丛。

眼球的静脉主要包括：①视网膜中央静脉：与同名动脉伴行，收集视网膜内层血液；②涡静脉：位于眼球壁血管膜的外层，有4～6条，收集虹膜、睫状体和全部脉络膜的血液；③睫前静脉：收集眼球前部虹膜等处的血液。这些静脉都汇入眼上、下静脉。眼静脉内无瓣膜，向前与面静脉吻合，向后与海绵窦相连，因此，面部感染可经此途径入颅。

三、神经

眼部的神经可分为管理视觉的神经和支配眼结构的神经两种，前者即视神经，后者较为复杂，包括躯体运动神经、躯体感觉神经及内脏运动神经等。

（一）视神经

视神经（optic nerve）由视网膜最内层的节细胞轴突在视神经盘处会聚，穿过巩膜而成。视神经向后行穿视神经管入颅，左右视神经交叉后形成视束，连于间脑。视神经传导视觉冲动。

（二）支配眼球壁及眼附属结构的神经

动眼神经（oculomotor nerve）含躯体运动和副交感神经两种纤维，前者支配除上斜肌和外直肌之外的全部眼外肌。副交感神经纤维在睫状神经节更换神经元后，节后纤维支配睫状肌和瞳孔括约肌，调节瞳孔反射。

滑车神经（trochlear nerve）和展神经（abducent nerve）均含躯体运动神经纤维，经眶上裂入眶，分别支配上斜肌和外直肌。

三叉神经的分支——眼神经（ophthalmic nerve）经眶上裂入眼眶，分支分布于硬脑膜、眼眶、眼球、泪腺、结膜、部分鼻腔黏膜、额顶部、上睑及鼻背部皮肤，传导感觉。

泪腺的分泌由面神经的副交感纤维支配。

白内障及其治疗的新进展

随着现代医学分支越来越细，临床眼科也开始细化，根据“眼球如地球”这一特点，将眼球分为前节、后节、赤道。眼前节包括角膜、前后房、虹膜、晶状体等结构。眼后节包括玻璃体、视网膜、视神经等结构。在眼病的诊治上，凡是角膜、眼房、虹膜、晶状体等眼病均称为眼前节病；而晶状体后面的玻璃体、视网膜、视神经等处的眼病则称为眼后节病。

正常人晶状体椭圆而透明，使光线和图像聚焦于视网膜上，如果晶状体混浊，失去透明而视力下降或消失，这种疾病称为白内障，引起白内障的病因很多，比如先天性的、外伤性的、代谢性的等，最常见的是老年性晶体混浊，称为老年性白内障。其治疗方法很多种，但最直接、最有效的方法还是手术治疗。白内障的手术治疗方法的演变历经了漫长的岁月，从白内障针拨术到白内障冷冻摘除，从囊内手术到囊外手术，从现代囊外术发展到今天的白内障超声乳化术，已经在技术上突飞猛进。白内障超声乳化术就是利用一高频探头，将混浊的晶体打碎吸出，在原来的生理位置安放一枚适度的人工晶体，治疗效果极佳，病人满意度高，且手术仅需数分钟，无痛苦，大多数病人无须住院。人工晶体可以是单焦距或多焦距的，满足病人看远看近的需求；人工晶体在材质上可以是硬的或软的；在结构上可以是双袢或多袢的；在表面工艺处理上也可以不一样，以满足病人和手术医生的不同要求。目前，已发展出一种注射性人工晶体，就是把混浊的晶状体通过囊膜上针孔打碎吸出，再将液态样的透明材质注入、凝固，恢复原来透明晶体而富有弹性，实现了真正意义上的晶状体置换，为白内障眼病患者带来光明的未来。

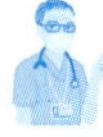

复习思考题

1. 视器的组成有哪些？眼球壁分为几层？简述每层的结构特点。
2. 光线或物象进入眼睛，最后在视网膜成像，经过哪些结构？
3. 简述泪液的产生和流出通路，以及眼底镜检查所看见的结构。
4. 简述眼外肌的名称、作用及神经支配。

第十四章　前庭蜗器

1. 中耳的组成，鼓室各壁的名称和毗邻，鼓室连通位置。
2. 咽鼓管的开口、位置、作用和幼儿咽鼓管的特点。
3. 骨迷路与膜迷路的构成与分部，内耳感受器的名称、位置和功能。

前庭蜗器（vestibulocochlear organ）由感受体位变化的**前庭器**和感受声波刺激的**蜗器**组成，俗称耳。两者功能上虽然不同，但结构上关系密切，不可分割。前庭蜗器由外向内包括外耳、中耳和内耳三部（图14-1）。外耳和中耳是传导声波的装置，内耳是接受和转化声波和位觉变化的装置。

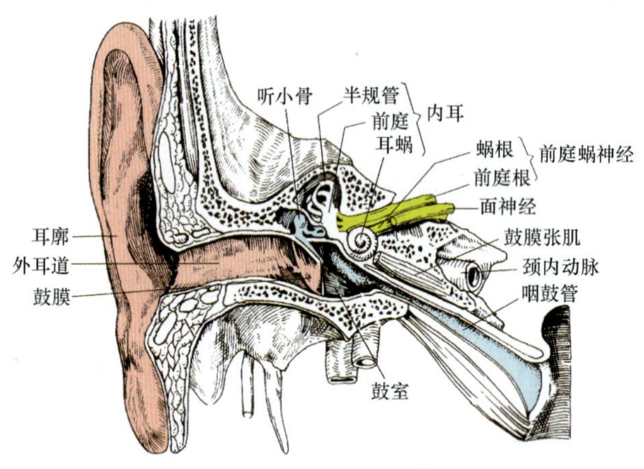

图14-1　前庭蜗器示意

第一节　外　　耳

外耳（external ear）包括耳廓、外耳道和鼓膜，有收集和传递声波的功能。

一、耳廓

耳廓（auricle）位于头部两侧，耳廓上方大部以弹性软骨为支架外覆皮肤构成；下方小部分内无软骨，含结缔组织和脂肪，为耳垂，可作为临床采血部位（图14-2）。

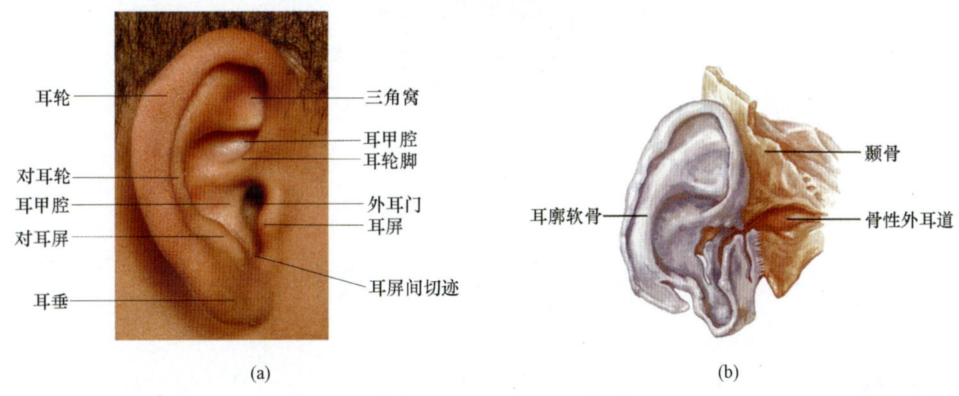

图14-2 耳廓和耳廓软骨

（a）耳廓；（b）耳廓软骨

二、外耳道

外耳道（external acoustic meatus）为外耳门至鼓膜之间的管道，成人长约2 cm，其外侧1/3为软骨部，为耳廓软骨的延续，内侧2/3为骨性部，位于颞骨体内（图14-2）。外耳道走行方向为先向前上方，再稍向后，然后向前下方。因此，检查成人鼓膜时，须向后上牵拉耳廓使外耳道变平直方能看见鼓膜。外耳道皮肤较薄，皮下组织少，且与深面的骨膜和软骨膜紧贴，因此炎症所致肿胀刺激骨膜，易引起较为剧烈的疼痛。外耳道皮肤内含有特殊的耵聍腺，分泌物为耵聍，有保护作用，积存过多凝结成块会阻塞外耳道，影响听力。

三、鼓膜

鼓膜（tympanic membrane）为边缘附着于颞骨上、张于外耳道底与中耳鼓室之间的椭圆形半透薄膜，向前、下、外侧倾斜。中心向内凹陷，为锤骨柄末端附着处，称鼓膜脐。鼓膜上1/4三角形区域薄而松弛，活体呈粉红色，为松弛部；下3/4厚而坚韧，张力大，活体呈灰白色，为紧张部，其前下方有一三角形反光区，称**光锥**（图14-3）。病理情况下，光锥位置会发生改变或消失。鼓膜有传递声波和保护中耳的作用。

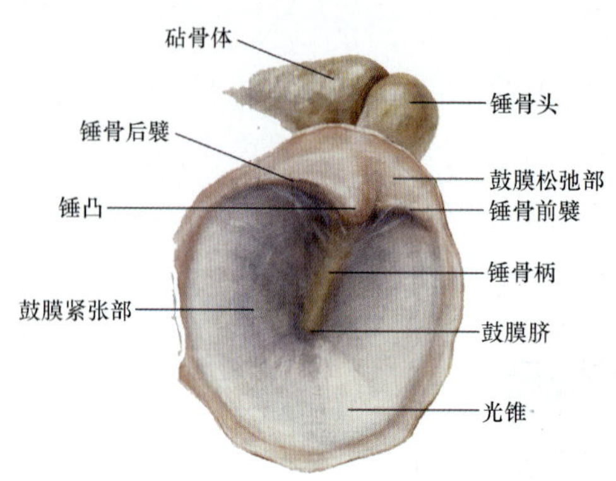

图14-3　右侧鼓膜外面观

第二节　中　　耳

中耳（middle ear）位于外耳与内耳之间，包括鼓室、咽鼓管、乳突窦和乳突小房。为颞骨体内含气的不规则空腔，是传导声波的主要部分。

一、鼓室

鼓室（tympanic cavity）为一不规则的含气小腔，位于颞骨岩部内，内有听小骨、肌、血管和神经等。

（一）鼓室壁

鼓室为一不规则腔隙，可分为六个壁（图14-4、图14-5）。

1．上壁　鼓室盖，为一层分隔鼓室与颅中窝的薄骨板。

2．下壁　颈静脉壁，为一层分隔鼓室与颈内静脉起始部的薄骨板。

3．前壁　颈动脉壁，为颈动脉管的后壁，甚薄，此壁上方有咽鼓管的开口。

4．后壁　乳突壁，上部有乳突窦的开口，向后联通乳突小房。开口稍下方有一骨性锥形突起，为锥隆起，内有镫骨肌。

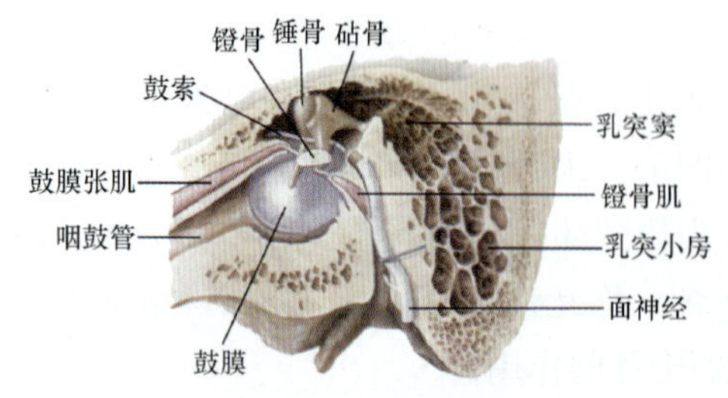

图14-4　鼓室外侧壁

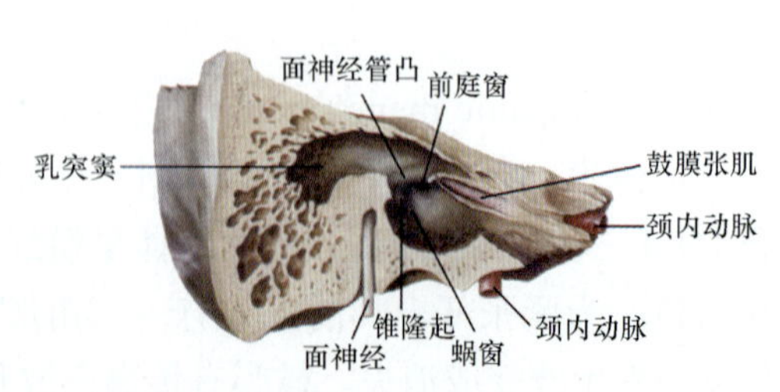

图14-5　鼓室内侧壁

5．外侧壁 鼓膜壁，借此和外耳道分隔。

6．内侧壁 迷路壁，为内耳的外侧壁。此壁中部隆凸，名**岬**。岬的后上方有椭圆形的**前庭窗**，被镫骨底封闭；后下方有圆形的**蜗窗**，活体有薄膜封闭，称**第二鼓膜**。

（二）鼓室内的结构

1．听小骨 有三块，即**锤骨**（malleus）、**砧骨**（incus）和**镫骨**（stapes）。锤骨柄下部附着于鼓膜脐内面，镫骨底封闭前庭窗，三骨间以关节相连构成听小骨链，形成一曲折的杠杆系统，当声波震动鼓膜时，三个听小骨依次连续运动，使镫骨底不断冲击前庭窗，将声波振动传到内耳（图14-6）。如有炎症引起听小骨粘连、韧带硬化等，听小骨的活动受到限制，可导致听觉减弱。

2．运动听小骨的肌肉 鼓室内有两块小肌肉与听小骨活动有关（图14-4）。

（1）鼓膜张肌：位于咽鼓管上方的鼓膜张肌半管内，止于锤骨柄上端，收缩可紧张鼓膜。

（2）镫骨肌：位于锥隆起内，止于镫骨，收缩可牵拉镫骨底向外方，减少镫骨底向内耳冲击的压力。

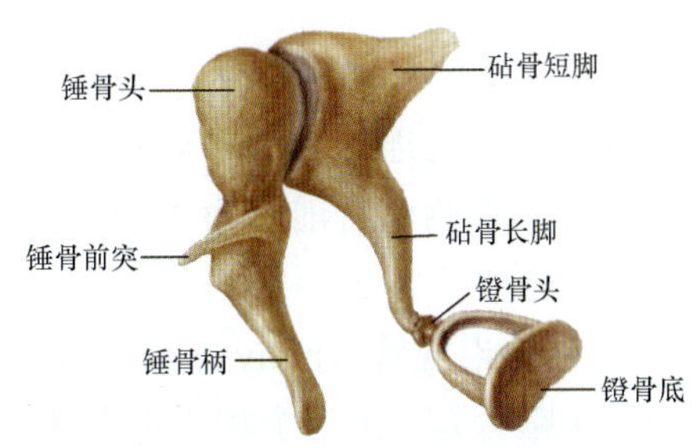

图14-6 听小骨链

二、咽鼓管

咽鼓管（auditory tube）为连通咽腔和鼓室的管道，其外侧端开口于鼓室前壁，内侧端以咽鼓管咽口开口于鼻咽部的侧壁。其黏膜与鼓室和咽腔黏膜相续，鼓室黏膜分泌物可经此通道排出。咽鼓管咽口平时闭合，当吞咽或尽力张口时开放，空气由咽进入鼓室内，以平衡鼓膜内、外侧的压力，有利于鼓膜振动和声音的传递。幼儿咽鼓管短而平直，管腔较大，故咽部感染易由此管侵入鼓室，引起中耳炎。

三、乳突窦和乳突小房

乳突窦（mastoid antrum）和**乳突小房**（mastoid cells）是鼓室向后的延伸。乳突窦是鼓室与乳突小房间的小腔隙，乳突小房为颞骨乳突内许多含气的小腔，彼此通连，向前与乳突窦相续。乳突窦和乳突小房内衬以黏膜，与鼓室黏膜相续，故中耳炎可蔓延至乳突窦和乳突小房，引起乳突炎。

第三节 内 耳

内耳（internal ear）位于颞骨岩部骨质内、鼓室与内耳道底之间，为一构造复杂的曲折管道，又称迷路，包括骨迷路和膜迷路两部分。膜迷路套在骨迷路内，两迷路之间充满外淋巴，膜迷路为一封闭的管道系统，管内充满内淋巴，内、外淋巴互不相通。位置觉和听觉感受器均位于膜迷路内。

一、骨迷路

骨迷路（bony labyrinth）由前内向后外可分为三部，即耳蜗、前庭和骨半规管（图14-7、图14-8）。

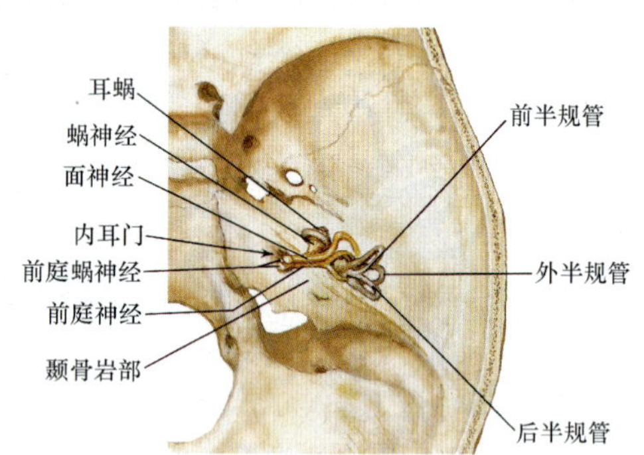

图14-7　内耳在颞骨岩部的投影

1．**前庭**（vestibule）　位于骨迷路中部，前部有一个大孔连接耳蜗，后部有五个小孔连接骨半规管，外侧壁有前庭窗和蜗窗，内侧壁即内耳道底，有神经穿行。

2．**骨半规管**（bony semicircular canal）　位于骨迷路后方，由三个相互垂直排列的“C”形半环形小管构成，分别称前骨半规管、后骨半规管和外骨半规管。三个半规管两两相互垂直，每个骨半规管有一个**单骨脚**和一个**壶腹骨脚**，壶腹骨脚上有膨大的骨壶腹。外骨半规管的单骨脚直接连于前庭，而前、后骨半规管的单骨脚先合成一**总骨脚**再连于前庭。因此，三个骨半规管只有五个孔开口于前庭。

3．**耳蜗**（cochlea）　位于骨迷路最前方，形似蜗牛壳，蜗底朝向后内方（内耳道底），顶向前外。耳蜗由**蜗螺旋管**盘绕中央的**蜗轴**两圈半构成。蜗轴发出**骨螺旋板**伸入蜗螺旋管内，此板未达蜗螺旋管的对侧，膜迷路的蜗管将蜗螺旋管分为上方的**前庭阶**、中间的**膜蜗管**和下方的**鼓阶**，前庭阶直接连通前庭窗，膜蜗管以盲端终止于蜗顶，鼓阶直接连通蜗窗。前庭阶和鼓阶在蜗顶处借蜗孔相通。

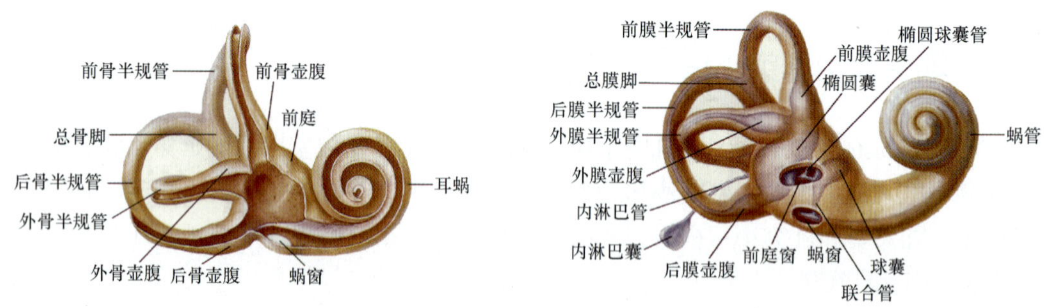

图14-8　骨迷路和膜迷路（前外侧面）

二、膜迷路

膜迷路（membranous labyrinth）为套于骨迷路内的封闭的膜性管道，其形态与骨迷路相似，亦相应分为互相通连的三部（图14-8）。

1．**椭圆囊**（utricle）和**球囊**（saccule）　位于前庭内，球囊较小，位于前下方，借联合管连于蜗管；椭圆囊居后上方，后壁与三个膜半规管相通。两囊间由椭圆球囊管通连。在椭圆囊和球囊壁上分别有**椭圆囊斑**和**球囊斑**，它们是位觉感受器，能感受头部静止时的位置及直线变速运动的刺激。

2．**膜半规管**（membranous semicircular ducts）　套于骨半规管内，形态和骨半规管类似，在骨壶腹内的部分亦膨大，称**膜壶腹**。膜壶腹壁上有隆起的**壶腹嵴**，也是位觉感受器，能感受头部旋转运动的刺激。

3．**蜗管**（cochlear duct）　套于蜗螺旋管内。蜗管横断面呈三角形，上壁与前庭阶相邻，称为前庭膜。下壁与鼓阶相邻，称**螺旋膜**或**基底膜**，基底膜上有听觉感受器，称为**螺旋器**或Corti器，能感受声波刺激（图14-8至图14-10）。

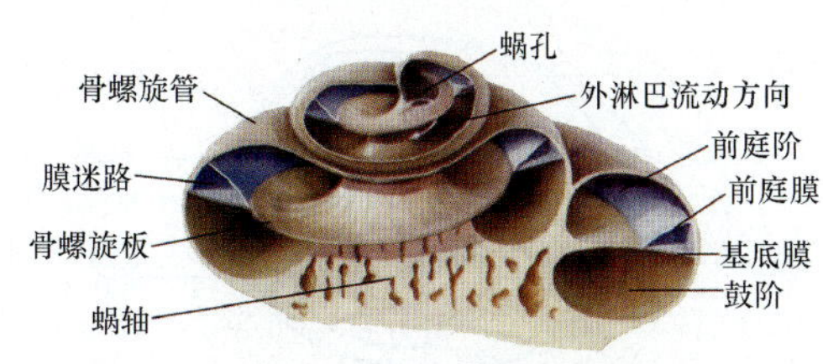

图14-9　耳蜗模式图

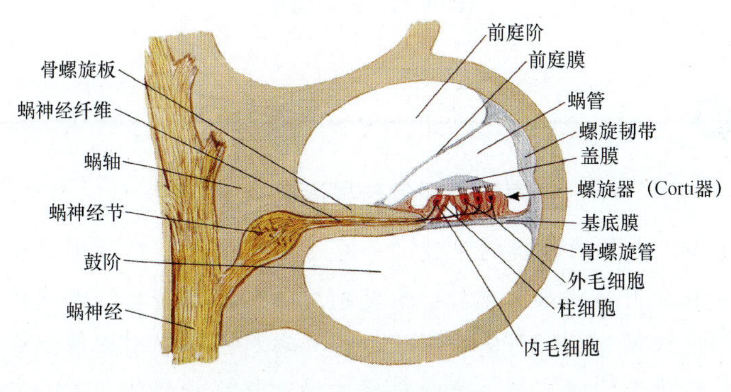

图14-10　螺旋器切面观

三、内耳的血管、淋巴和神经

1．血管　内耳的动脉主要是源于基底动脉的迷路动脉，经内耳门沿前庭神经在内耳道底分为耳蜗支和前庭支。耳蜗支供应耳蜗，前庭支供应椭圆囊、球囊和膜半规管。源于枕动脉或耳后动脉的茎突乳突支供应骨半规管。

静脉伴行于动脉，最后汇成迷路静脉归入岩上窦和横窦。

2．淋巴　内耳前庭阶和鼓阶内充填的外淋巴通常被认为是来源于耳蜗血管的渗出。而内淋巴则由蜗管内血管和黑色细胞产生，并经内淋巴囊吸收入邻近血管丛。内淋巴囊的损伤或与之相连的椭圆球囊管的阻塞都可引起内淋巴增多水肿，影响前庭和耳蜗的功能。

3．神经　蜗神经起自蜗轴内的蜗神经节，周围突分布于螺旋器，中枢突合成蜗神经穿过内耳道底进入颅内。

前庭神经起自内耳道底的前庭神经节，周围突分布于椭圆囊斑、球囊斑和壶腹嵴，中枢突合成前庭神经穿过内耳道底进入颅内。

四、内耳道

内耳道（internal acoustic meatus）从内耳门开始，终于内耳道底，底上有很多小孔，前庭蜗神经和面神经由此通过（图14-11）。

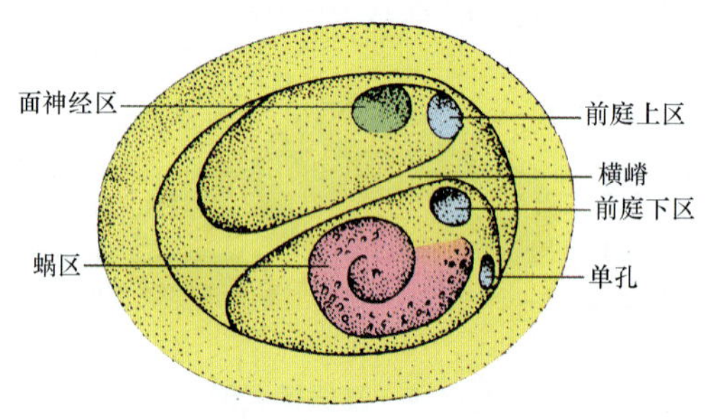

图14-11　内耳道底

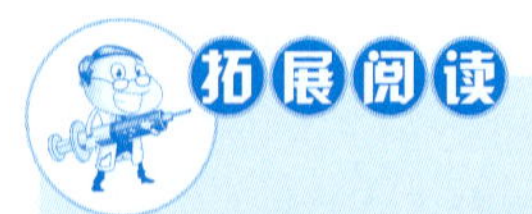

声波的空气传导途径

正常情况下，由耳廓收集的声波经外耳道传至鼓膜，鼓膜振动牵动听小骨链运动，使镫骨底在前庭窗来回摆动，引起前庭阶外淋巴波动，经蜗顶处的蜗孔传至鼓阶的外淋巴（第二鼓膜可随之振动）。外淋巴的波动引起膜蜗管内的内淋巴波动，刺激基底膜上的螺旋器，产生神经冲动，经蜗神经传至脑，产生听觉。在鼓膜和听小骨缺损时，声波可经第二鼓膜传入，产生部分听觉。

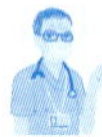

复习思考题

1．简述中耳鼓室的构成。

2．简述骨迷路的分部及形态特点。

3．简述膜迷路的分部及形态特点。

4．前庭蜗器的感受器有哪些？简述各自的位置和功能。

第五篇　神经及内分泌系统

第十五章　神经系统总论

知识要点

1. 神经系统的区分。
2. 神经系统的组成。
3. 神经系统的常用术语。
4. 神经系统的活动方式。

神经系统（nervous system）包括脑和脊髓及与脑和脊髓相连并分布于全身的周围神经。神经系统在人体各系统中具有十分重要的地位，是机体内主要的功能调节系统，控制和调节其他系统的活动，使人体成为一个有机的整体，以适应体内、外环境的不断变化，维持机体内环境的稳定，保证生命活动的正常进行。例如，从事剧烈的体育锻炼时，除了运动系统活动外，同时会出现心跳加速、呼吸加深加快等一系列的生理变化，而这些变化由神经系统调节完成，以适应不同条件下机体代谢活动的需要。因此，神经系统是机体的主导系统。

与脊椎动物神经系统相比，人类神经系统有其显著特点。人类由于长期的生产劳动、语言交流与社会活动，大脑皮质高度发展，不仅具有与高等动物相似的各种感觉中枢和运动中枢，而且出现了复杂的语言中枢，大脑皮质成为人类思维活动、意识形成的物质基础。因此，人类显著的特点就是具有意识，而意识的基础则是人类具有复杂的中枢神经系统，使人类不仅能被动地适应外界环境变化，而且能主动地认识世界与改造世界，使自然界为人类服务。

一、神经系统的区分

神经系统分为中枢神经系统（central nervous system）和周围神经系统（peripheral nervous system）两部分（图15-1）。中枢神经系统包括脑和脊髓；周围神经系统包括**脑神经**（cranial nerves）、**脊神经**（spinal nerves）和**内脏神经**（visceral nerves）。脑神经12对，与脑相连，主要分布于头颈部；脊神经31对，与脊髓相连，分布于躯干和四肢；内脏神经通过脑神经与脊神经连于脑和脊髓，并随脑神经和脊神经分布于内脏、心血管、平滑肌和腺体。

根据所分布的部位不同，周围神经又分为**躯体神经**和**内脏神经**。躯体神经（somatic

nerves）分布于体表、骨、关节和骨骼肌；内脏神经分布于内脏、心血管和腺体。

在周围神经系统中，躯体神经和内脏神经都有感觉纤维和运动纤维两种成分，分别称为**感觉神经**（sensory nerve）和**运动神经**（motor nerve）。感觉神经是将神经冲动自感受器传向中枢，故又称**传入神经**（afferent nerves）；运动神经是将中枢的神经冲动传向周围的效应器，故又称**传出神经**（efferent nerves）。内脏运动神经依据其功能的不同，又分为交感神经和副交感神经。

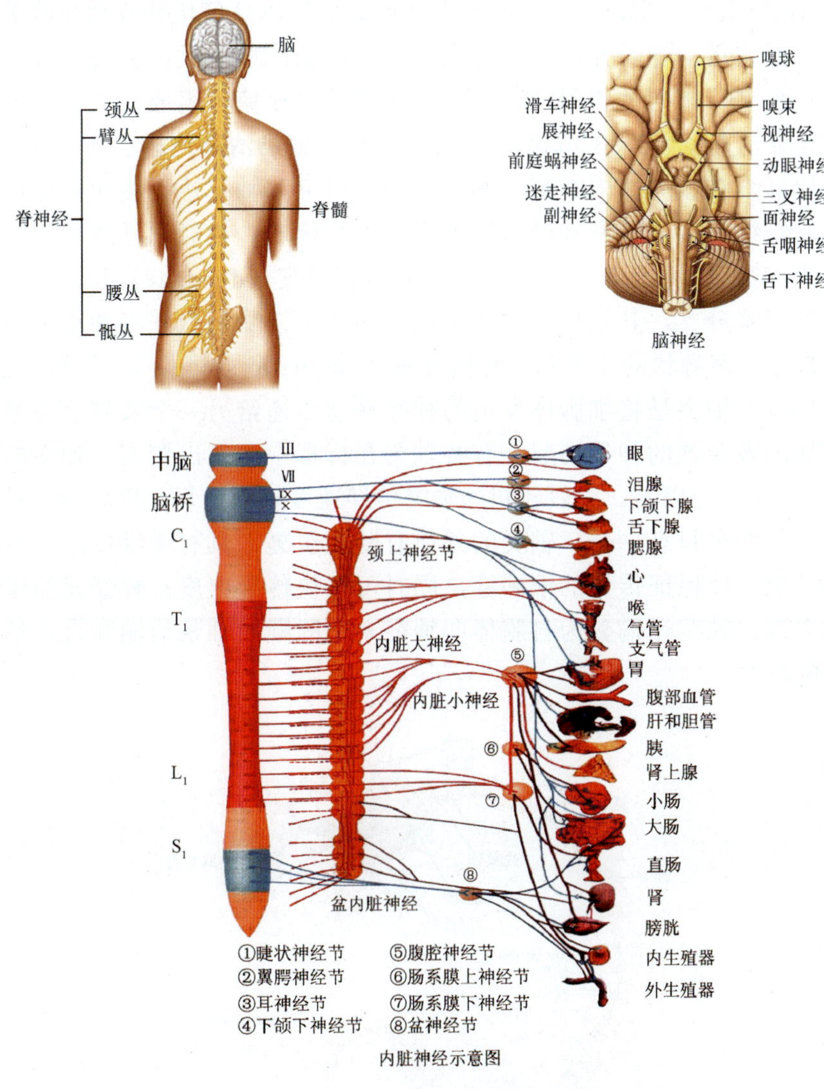

图15-1　神经系统的区分

二、神经系统的组成

神经组织是构成神经系统的基本组织，由神经元（neurons）和神经胶质（neuroglia）组成。

（一）神经元

神经元（neuron）也称神经细胞，是神经系统的结构和功能单位，具有接受刺激和传导神经冲动等功能。

1．神经元的构造　神经元大小不等、形态各异，但每个神经元都由胞体和突起两部分组成（图15-2）。胞体为神经元的代谢中心，具有一般细胞的基本结构，包括细胞核、细胞质、细胞器和细胞膜等。神经元特有的结构是尼氏体（Nissl body）和神经原纤维（neurofibril）（图15-3）。尼氏染色可见尼氏体呈斑块状或细粒状散在均匀分布。在一些大型的运动神经元，尼氏体大而多，宛如虎皮花纹，又称虎斑。电镜下，尼氏体是由大量平行排列的粗面内质网和其间的游离核糖体组成，是合成蛋白质的场所。神经原纤维是直径为2～3 μm的丝状纤维结构，银染清晰地显示其为棕黑色的丝状结构。神经原纤维在核周体内交织成网，并伸向树突和轴突达到突起的末梢部位。电镜下，神经原纤维是神经丝和神经微管聚集成束所构成。神经原纤维和微丝构成神经元的细胞骨架，参与物质运输。神经元的突起包括树突（dendrite）和轴突（axon）两种。树突多呈树状分支，其结构与胞体相似，功能是接受刺激并将冲动传向胞体。在树突分支上常见许多棘状的小突起，称树突棘（dendritic spine），是神经元之间形成突触的主要部位。轴突是将细胞体发出的神经冲动传递给另一个或多个神经元或分布在肌肉或腺体的效应器的神经突起。有些轴突在行程中可发出侧支。轴突的长短与粗细不等，长者可达1 m以上。一般较粗的轴突传导速度较快，反之则较慢。神经元的树突可有多个，但轴突只有一个。轴突的外面有髓鞘包裹，具有绝缘作用，可防止神经冲动向周围扩散，以保证传导的准确性，同时可加快传导速度。神经元的生理功能通过轴浆运输实现，轴浆运输分为自胞体向轴突末梢的顺向轴浆运输和自末梢到胞体的逆向轴浆运输两类。

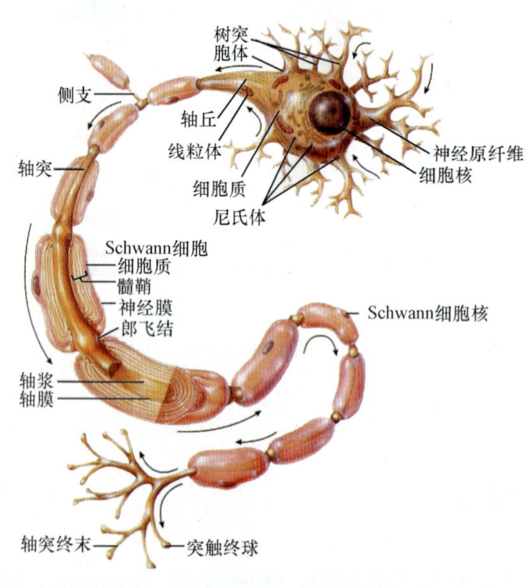

图15-2　神经元结构示意图

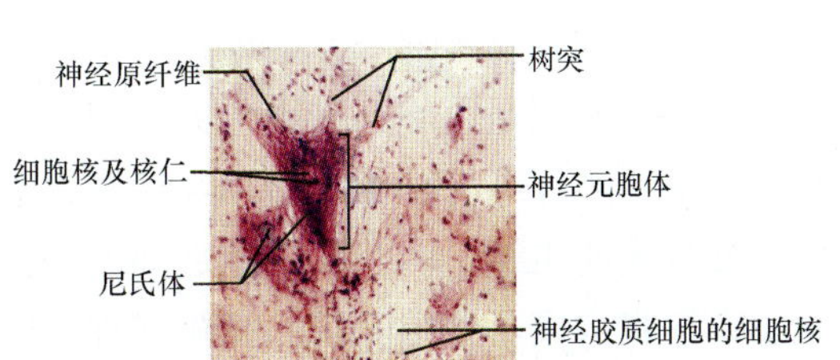

图15-3　尼氏体和神经原纤维

2．神经元的分类

（1）根据突起的数目，将神经元分为：①假单极神经元：自胞体发出一个短突起，随即呈“T”字形分为两支，一支分布至感受器，称周围突，另一支进入脑或脊髓，称中枢突，如脊神经节内的假单极神经元。②双极神经元：自细胞体两端各发出一个突起，一个突起分布至感受器，称周围突，另一个突起进入脑或脊髓，称中枢突，如视网膜内的双极细胞。③多极神经元：具有多个树突和一个轴突，中枢内的神经元多属于此类（图15-4）。

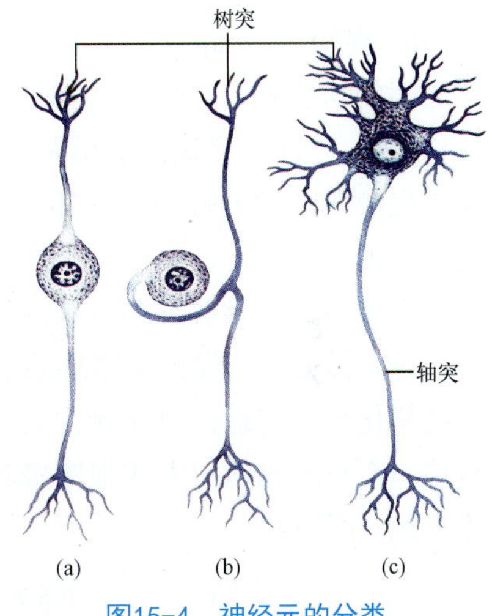

图15-4　神经元的分类

（a）双极神经元；（b）假单极神经元

（c）多极神经元

（2）根据功能，将神经元分为：①感觉神经元（sensory neuron）：又称传入神经元（afferent neuron），形态上为假单极神经元和双极神经元。胞体主要位于脑、脊神经节内，其周围突的末梢分布在皮肤和肌肉等处，接受刺激，将刺激传向中枢。②运动神经元（motor neuron）：又称传出神经元（efferent neuron），形态上为多极神经元，胞体主要位于脑、脊髓和内脏运动神经节内，它把神经冲动传给肌肉或腺体，产生效应。③联络神经元（association neuron）：又称中间神经元（interneuron），位于感觉神经元和运动神经元之间，形态上属于多极神经元，动物越进化，中间神经元越多，人类神经系统中的中间神经元约占神经元总数的99%，构成中枢神经系统内的复杂网络。

（3）按轴突的长短，将神经元分为：①高尔基I型神经元：轴突较长，将神经冲动从中枢的某一部位传向另一部位，故又称为接替或投射性中间神经元。②高尔基Ⅱ型神经元：轴突较短，仅在局限的小范围内传递信息，也称为局部回路神经元。

（4）根据所含的神经递质或神经调质不同，将神经元分为：①胆碱能神经元：含神经递质乙酰胆碱。②胺能神经元：包括儿茶酚胺能神经元（可分泌去甲肾上腺素或多巴胺等）、五羟色胺和组胺能神经元等。③氨基酸能神经元：其神经递质包括谷氨酸、γ-氨基丁酸、甘氨酸等。④肽能神经元：这类神经元种类多，分布广，如生长抑素、P物质、脑啡肽等。

3．**神经纤维**（nerve fibers）　由神经元的突起、髓鞘和神经膜构成。髓鞘是由神经胶质细胞（施万细胞或少突胶质细胞）的细胞膜反复缠绕在突起周围形成的多层膜结构；

神经膜是神经胶质细胞的细胞质和细胞核的部分。中枢神经系统的髓鞘由少突胶质细胞包裹突起形成，而周围神经系统的髓鞘则是由施万细胞包裹突起形成。根据有无髓鞘，将神经纤维分为有髓神经纤维和无髓神经纤维两种。有髓神经纤维每隔一定的距离，髓鞘便有间断，此处变窄，称神经纤维节或郎飞结。两个郎飞结之间的一段称结间段。神经纤维愈粗，结间段愈长。一个神经膜细胞构成一个结间段的髓鞘和神经膜。无髓神经纤维由突起和神经膜构成，若干轴突陷入神经膜细胞内，为其所包裹，神经膜细胞连续地包在轴突外表。无髓神经纤维的神经冲动沿轴突进行连续性传导，其传导速度比有髓神经纤维慢得多（图15-5）。

4．**突触**（synapse）　是神经元之间或神经元与效应器之间相互接触的区域，是神经元之间的功能联系和信息传递的关键部位。人体内的突触大部分为化学性突触（chemical synapse），这类突触需借助神经递质完成冲动传递。典型的化学性突触结构包括突触前膜、突触间隙和突触后膜三部分（图15-6）。突触前膜内有大量的突触小泡，内含神经递质。当神经冲动传至突触前膜时，突触小泡将神经递质释放到突触间隙，与突触后膜上相应的受体结合，导致突触后膜的电位变化而产生神经冲动，完成神经元间的冲动传递。此外，还有借助电信号传递信息的电突触（electric synapse）。在哺乳动物进行突触传递的几乎都是化学性突触；电突触主要见于鱼类和两栖类。大多数突触是一个神经元的轴突末梢与另一个神经元的树突或胞体接触，称为轴-树或轴-体突触，此外也有轴-轴、树-树或体-体突触（图15-7）。

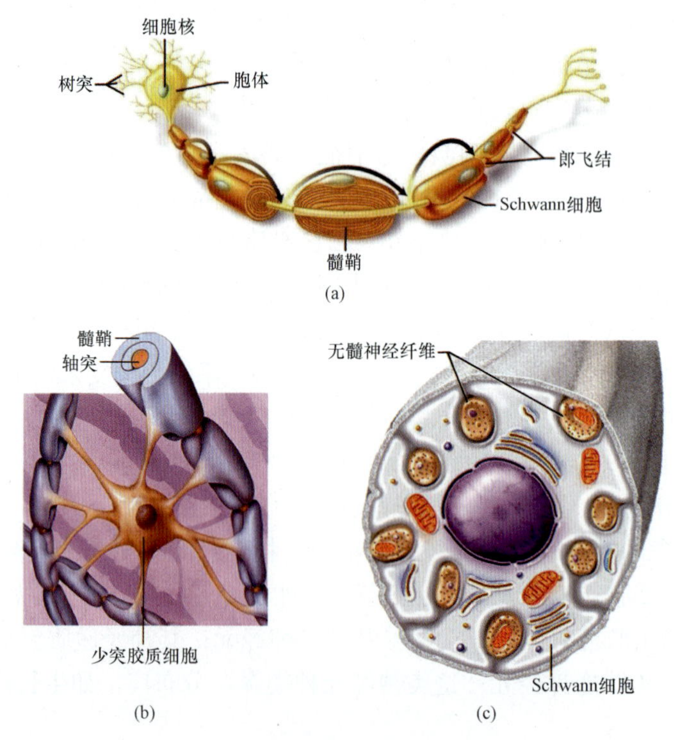

图15-5　中枢和周围神经系统的神经纤维

（a）周围神经有髓神经纤维示意图；（b）中枢神经有髓神经纤维示意图；（c）周围神经无髓神经纤维示意图

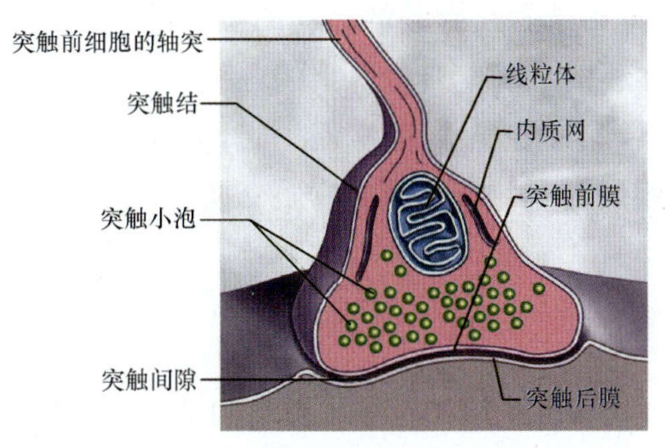

图15-6　突触的超微结构模式图

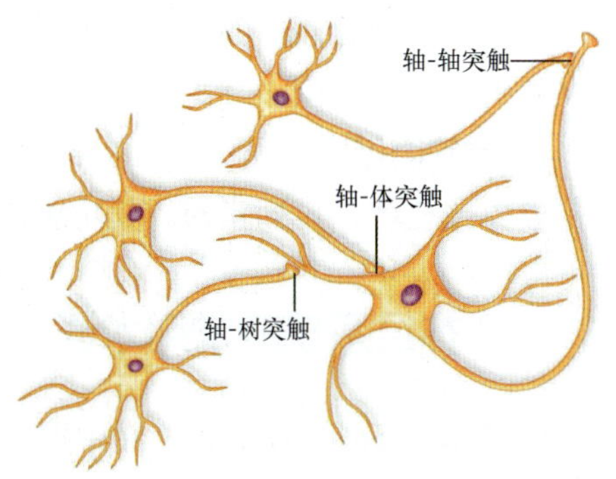

图15-7　突触的类型

（二）神经胶质

神经胶质（neuroglia）又称胶质细胞（glial cells），分布于神经元之间，形成网状支架。神经胶质与神经元的比例是10∶1～50∶1。胶质细胞对神经元具有支持、保护、营养、形成髓鞘和修复等多种功能。胶质细胞包括星形胶质细胞、小胶质细胞、少突胶质细胞和室管膜细胞等（图15-8）。

1．**星形胶质细胞**（astrocyte）　是最大的胶质细胞，数量多，广泛分布于神经元胞体及突起之间。以往认为，星形胶质细胞仅对神经元起支持和营养作用，但近年的研究表明，星形胶质细胞具有调节神经元代谢和离子环境；合成和分泌神经营养因子等活性物质；参与脑免疫反应及引导神经元迁移等多种功能。

2．**小胶质细胞**（microglia）　为神经系统内的巨噬细胞，主要分布于灰质。其起源尚有争议。一般认为其起源于血液中的单核细胞，进入发育中的中枢神经系统再转变为具有吞噬能力的小胶质细胞，成为中枢神经系统最主要的免疫细胞。小胶质细胞约占胶质细胞的20%，具有吞噬与清除中枢神经系统内损坏的细胞碎片、斑块、溃变及感染性物质的功能。近年研究表明，小胶质细胞在损伤、神经免疫、神经退行性疾病的发病机制中有十分重要的作用。

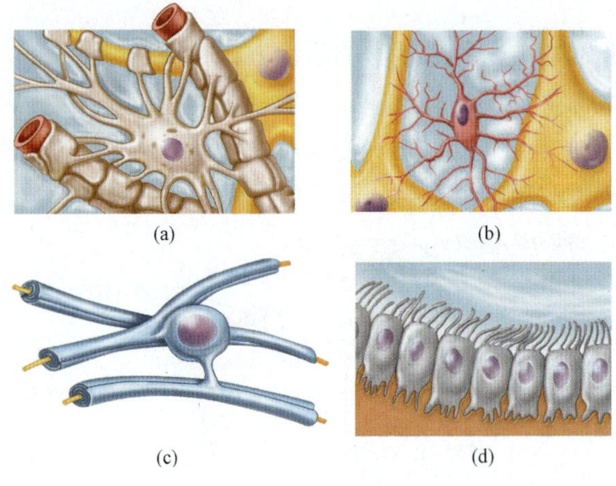

图15-8　胶质细胞的类型

（a）星形胶质细胞；（b）小胶质细胞；（c）少突胶质细胞；（d）室管膜细胞

3．**少突胶质细胞**（oligodendrocyte） 主要分布于脑与脊髓的血管周围、纤维束之间及灰质的神经元周围。其主要功能是形成中枢神经系统内有髓神经纤维的髓鞘。

4．**室管膜细胞**（ependymal cell） 是衬贴于脊髓中央管和脑室壁的神经胶质细胞，呈单层立方或柱状，排列紧密。其功能是参与神经组织与脑脊液之间的物质交换。

三、神经系统的常用术语

1．**灰质**（gray matter） 在中枢神经系统内，神经元的胞体及树突聚集的部位，因富含血管，在新鲜标本上色泽灰暗，故名灰质。分布于大、小脑表面的灰质称皮质（cortex）。

2．**白质**（white matter） 在中枢神经系统内，神经纤维聚集的部位，因髓鞘含有类脂质而色泽白亮，故称白质。大脑和小脑的白质位于皮质的深面，称为髓质（medulla）。

3．**神经核**（nucleus） 在中枢神经系统内，除皮质以外，形态和功能相似的神经元胞体聚集成团块或柱状，称为神经核，如面神经核、三叉神经运动核。

4．**神经节**（ganglion） 在周围神经系统内，形态和功能相似的神经元胞体聚集成团块状，称神经节，如三叉神经节、腹腔神经节。

5．**纤维束**（fasciculus tract） 在中枢神经系统内，起止、行程和功能基本相同或相似的神经纤维集合在一起称为纤维束。

6．**神经**（nerve） 在周围神经系统内，神经纤维聚集在一起，称神经。每条神经外面有结缔组织形成的神经外膜，神经由若干神经束构成，包被于神经束外面的结缔组织膜称神经束膜，每条神经纤维外面则有神经内膜包裹（图15-9）。

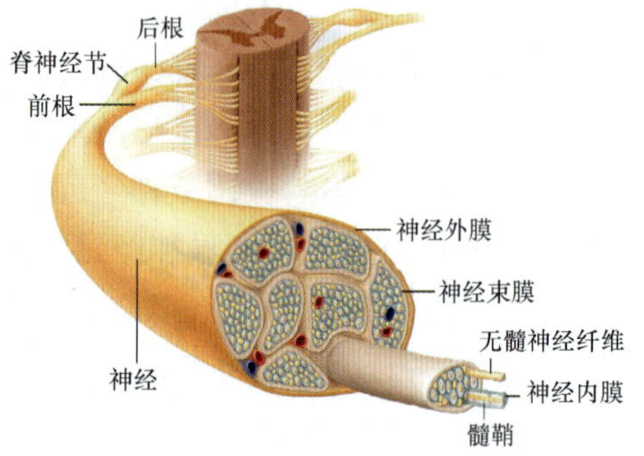

图15-9 神经的构造模式图

四、神经系统的活动方式

神经系统的活动非常复杂，其最基本的活动方式是**反射**（reflex）。反射是指神经系统对内、外环境的各种刺激做出的适宜反应。反射的结构基础是**反射弧**（reflex arch），由感受器、传入（感觉）神经、中枢、传出（运动）神经和效应器5部分组成（图15-10）。反射有多种类型，如先天性与后天性反射，浅反射与深反射，病理反射等。

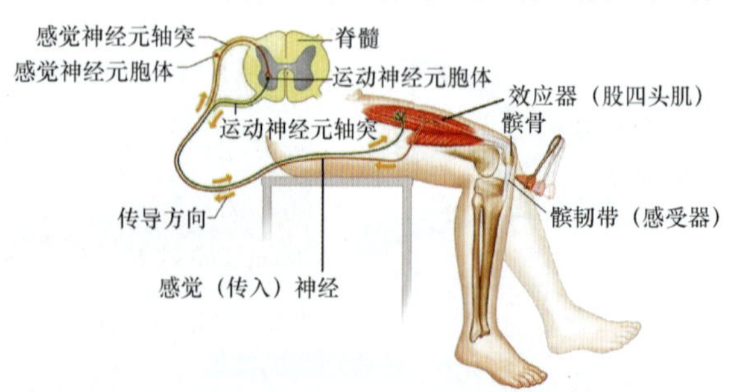

图15-10 反射弧的组成（以膝跳反射为例）

神经系统的研究新进展

一、神经再生

传统观念认为，成年中枢神经系统是不可再生的，神经再生仅发生于胚胎期及出生后早期。现已证实，成年脑和脊髓终生具有神经再生的特性。在成年鸟类、非灵长类和人类的大脑中，新神经元出现的现象称为神经再生。研究表明，成年啮齿类和灵长类的海马体、嗅球等部位可以产生新的神经元。成年脑有两个区域即海马齿状回颗粒下层和侧脑室的脑室下区存在内源性神经干细胞，神经干细胞可以分化为神经元和神经胶质细胞。神经营养因子、神经递质、旁分泌信号分子等多种内源性和外源性因素调节、影响神经再生，影响神经干细胞的增殖、迁移与分化。神经再生持续于整个成年期，为神经系统的损伤和相关疾病的治疗提供了新思路。

二、神经干细胞

1992年，Reynodls等从成年小鼠脑纹状体中分离出能在体外不断分裂增殖，且具有多种分化潜能的细胞群，并正式提出了神经干细胞的概念，从而打破了认为神经细胞不能再生的传统理论。Mckay于1997年在*Science*杂志上将神经干细胞的概念总结为：具有分化为神经元、星形胶质细胞及少突胶质细胞的能力，能自我更新并足以提供大量脑组织细胞的细胞。神经干细胞（neural stem cells，NSCs）广泛存在于哺乳类动物胚胎期的纹状体、海马、脑皮层、视网膜、脊髓、嗅球、侧脑室的脑室区、室下区等；成年后，神经干细胞主要存在于室管膜下层和海马齿状回颗粒下层等部位。神经干细胞的主要生物学特征是：①具有多向分化潜能，能分化为神经元、星形胶质细胞、少突胶质细胞等；②具有自我更新能力；③低免疫源性；④组织融合性好。这些特点使神经干细胞成为神经疾病细胞替代治疗的靶细胞。大量动物实验结果表明，神经干细胞移植可替代坏死与损伤的神经细胞，重建部分神经环路。神经干细胞移植可能成为治疗帕金森病、缺血性中风、脑胶质瘤、阿尔茨海默病等中枢神经系统疾病的有效手段。

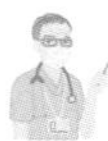

复习思考题

1. 神经系统包括哪些部分？在人体各系统中的地位如何？
2. 简述神经系统的区分。
3. 神经系统常用的术语有哪些？分别加以解释。
4. 神经系统的活动方式是什么？其物质基础是什么？如何组成？

第十六章　中枢神经系统

知识要点

1．脊髓的位置与外形；脊髓节段的概念，脊髓节段与椎骨的对应关系。

2．脊髓灰质、白质的配布特点；脊髓灰质的主要核团：前角运动细胞（α细胞和γ细胞）、中间外侧核、后角固有核、胸核等的位置和功能。

3．上行纤维束（薄束、楔束、脊髓丘脑束）和主要下行纤维束（皮质脊髓侧束和前束）的形成、位置和作用。

4．脑干各部的主要外形特点；脑干内部结构的概况（神经核、纤维束和网状结构）。

5．各脑神经核的位置、性质及功能；重要的非脑神经核团如薄束核、楔束核、下橄榄核、红核和黑质的位置、功能。

6．内侧丘系、脊髓丘系在脑干各部的位置与功能；三叉丘系的形成及位置、功能；皮质核束与皮质脊髓束的位置与功能。

7．重要脑干断面的结构图：中脑上丘平面、脑桥中部平面、延髓橄榄中部平面。

8．小脑的位置、分部（小脑蚓与小脑半球）；小脑扁桃体的位置及其临床意义；小脑分叶，以及各叶的主要纤维联系和功能。

9．间脑的位置与分部。

10．背侧丘脑的位置和分部；古、旧、新丘脑的概念；旧丘脑各核团的纤维联系和机能；后丘脑的组成与功能。

11．下丘脑与垂体的关系。

12．大脑外形分叶与主要的沟与回；大脑皮质的机能定位；大脑基底核、侧脑室形态、内囊。

第一节　脊　髓

脊髓（spinal cord）由胚胎时期神经管的尾部发育而来，保留了神经管的基本结构，与脑相比是分化较少的部分。它具有传导感觉和运动信息的重要功能，自身也能完成许多反射活动。在正常情况下，脊髓的许多功能受脑的控制。

一、脊髓的位置和外形

脊髓位于椎管内，表面被三层被膜包裹，呈前、后稍扁的圆柱形，全长42～45 cm（图16-1）。脊髓上端于枕骨大孔处与延髓相连，下端在成人位于第1腰椎体下缘平面，在新生儿约位于第3腰椎平面。**脊髓圆锥**（conus medullaris）为脊髓末端逐渐变细的部分，自此处向下有一由软脊膜形成的细长的**终丝**（filum terminale）。终丝内主要含纤维组织，被硬脊膜包裹，向下附着于第1尾骨的背面（图16-2）。

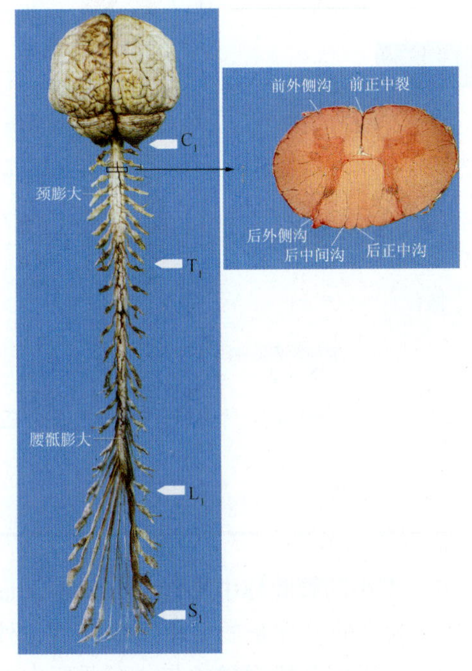

图16-1　脊髓的外形

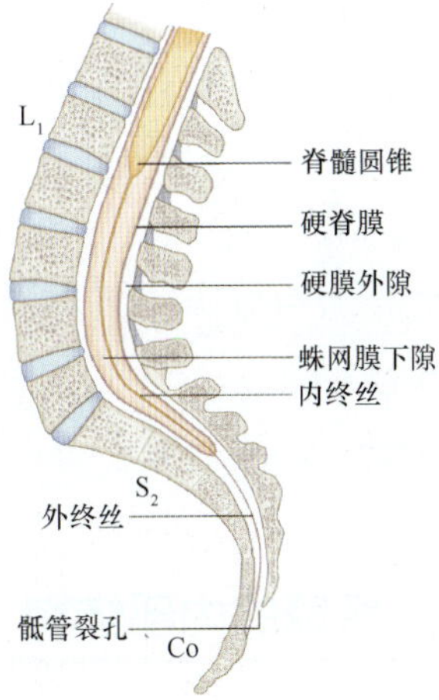

图16-2　终丝

脊髓表面有6条纵行的沟，前面正中较深的称**前正中裂**（anterior median fissure），后面正中较浅的称**后正中沟**（posterior median sulcus）。二者将脊髓分为左右对称的两半。在脊髓的前外侧面有**前外侧沟**，此沟为脊神经前根的根丝穿出脊髓的部位。在脊髓的后外侧面有**后外侧沟**，此沟为脊神经后根的根丝穿入脊髓的部位。在颈髓和胸髓上部，后正中沟和后外侧沟之间有一较浅的沟，称后中间沟，它是薄束和楔束的分界标志。

脊髓有31对脊神经根附着。每一对脊神经前、后根的根丝附着的范围为一个**脊髓节段**（spinal cord segment），故脊髓可分为31个节段：8个颈节（C）、12个胸节（T）、5个腰节（L）、5个骶节（S）和1个尾节（Co）。脊髓全长粗细不等，有两个膨大，位于C_4至T_1之间的称颈**膨大**（cervical enlargement），位于L_2至S_3之间的为**腰骶膨大**（lumbosacral enlargement）。膨大的形成与上、下肢神经根较粗大有关。脊髓通过脊神经后根接受躯干、四肢的传入信息，并上传到脑；脊髓通过脊神经前根控制躯干和四肢骨骼肌的运动。

在胚胎3个月之前，脊髓与脊柱的长度基本相等，31对脊神经根水平地横行穿相应椎间孔离开椎管。自胚胎第3个月后，脊柱的生长速度比脊髓快，由于脊髓上端固定，故脊髓下端相应逐渐上升，而腰、骶、尾段的脊神经根则几乎垂直向下行至相应的椎间孔，围绕在终丝周围，形成**马尾**（cauda equina）。由于成人椎管内第1腰椎体下缘以下已无脊髓，只有马尾和脑积液，因此，临床上为了避免损伤脊髓，常选择第3、4或第4、5腰椎棘突之间进针行蛛网膜下隙穿刺抽取脑积液或注射麻醉药物，获取脑积液或麻醉腰、骶神经。

了解脊髓节段与椎骨的对应关系，对确定脊髓病变的位置具有重要意义。成人脊髓的节段与椎骨的对应关系见表16-1和图16-3。

表16-1　脊髓节段与椎骨的对应关系

脊髓节段	对应的椎骨
上颈髓节（C_1～C_4）	同序数颈椎
下颈髓节（C_5～C_8）和上胸髓节（T_1～T_4）	同序数椎骨的上一个椎骨
中胸髓节（T_5～T_8）	同序数椎骨的上二个椎骨
下胸髓节（T_9～T_{12}）	同序数椎骨的上三个椎骨
腰髓节（L_1～L_5）	第10～12胸椎
骶、尾髓节（S_1～S_5，Co）	第1腰椎

颈神经(C_1~C_8)
C_1
C_7
T_1
颈髓节段(1~8)
胸髓节段(1~12)
胸神经(T_1~T_{12})
T_{12}
L_1
腰髓节段(1~5)
骶髓节段(1~5)
尾髓节段(1)
腰神经(L_1~L_5)
终丝
马尾
L_5
S_1
骶神经和尾神经(S_1~S_5,Co)
S_5

图16-3　脊髓节段与椎骨的对应关系

二、脊髓的内部结构

在脊髓的横切面上（图16-4、图16-5），中央一细小的管腔称**中央管**（central canal），围绕中央管周围的是“H”形的灰质，灰质的外面为白质。在灰质后角基部外侧与外侧索白质之间，灰、白质混合交织，此处称为网状结构。不同节段脊髓的灰、白质所占的比例不同，这是由于不同节段脊髓因其所支配的身体部位不同而含有的神经元数量不同所致（图16-5）。

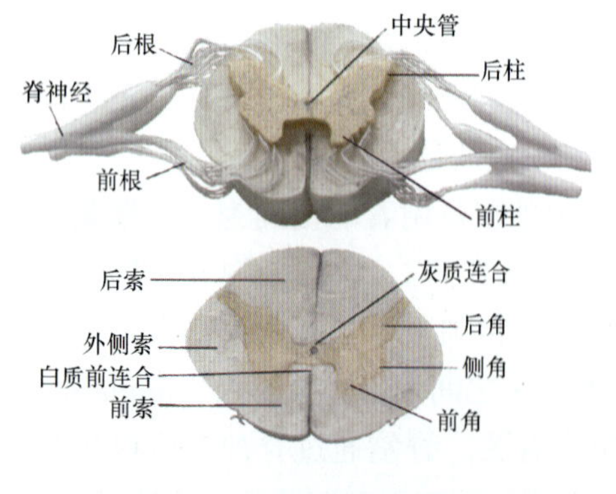

图16-4　脊髓的水平切面

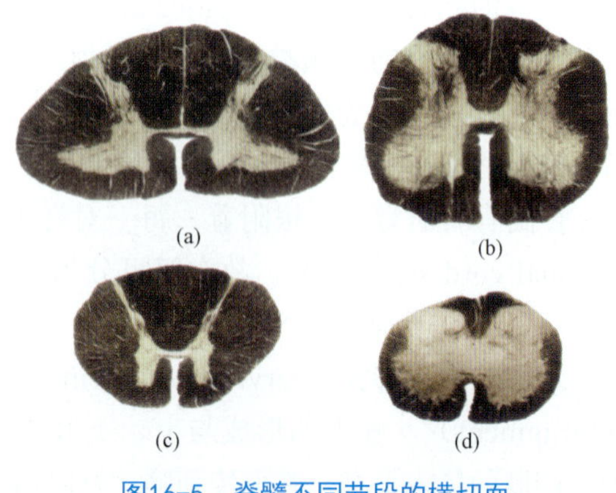

图16-5　脊髓不同节段的横切面

（a）颈髓；（b）腰髓；（c）胸髓；（d）骶髓

（一）灰质

脊髓灰质（gray matter）向前伸出的部分称**前角/柱**（anterior horn/column）；向后伸出的部分称**后角/柱**（posterior horn/column），后角由后向前又可分为头、颈和基底三部分；前、后角之间的区域为**中间带**；中央管前、后的灰质分别称为**灰质前连合**（anterior gray commissure）和**灰质后连合**（posterior gray commissure），连接两侧的灰质。

脊髓灰质中含有神经元胞体、树突、神经胶质和血管等。灰质内形态和功能相近的神经细胞往往集聚成群或成层，形成神经核或板层。在纵切面上，灰质呈柱状（图16-4），如前柱；在横切面上，灰质突起称角，如前角。

1．前角　前角含有α-运动神经元和γ-运动神经元（图16-6）。α-运动神经元的胞体直径平均大于25 μm，发出轴突支配梭外肌纤维，引起骨骼肌收缩；γ-运动神经元的胞体直径为15～25 μm，发出轴突支配梭内肌纤维，调节肌张力。此外，前角还分散有一些中间神经元。有一种小型的中间神经元名叫Renshaw细胞，它们接受α-运动神经元轴突的返支，Renshaw细胞的轴突又终止于同一α-运动神经元上形成突触，对α-运动神经元起抑制作用。在颈、腰骶膨大处前角运动神经元可分为内、外侧两群。内侧群又称前角内侧核，支配躯干的固有肌；外侧群又称前角外侧核，支配四肢肌。

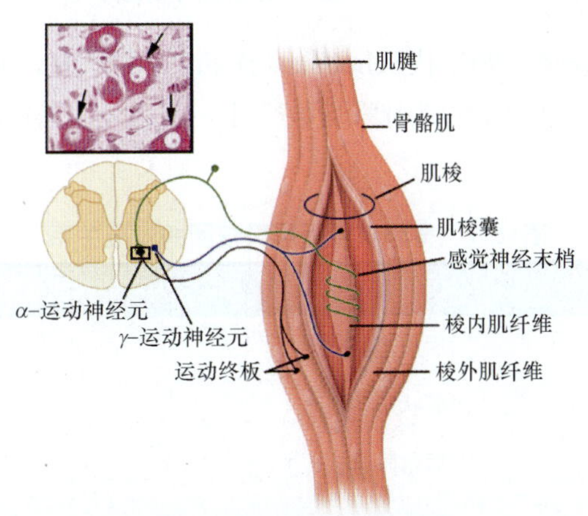

图16-6　脊髓前角运动神经元

当前角运动神经元受损时，由于骨骼肌失去运动神经元的支配，表现为其所支配的肌肉瘫痪并萎缩，肌张力和腱反射减退或消失，形成弛缓性瘫痪。

2．后角　后角的细胞群主要接受后根的纤维，与感觉有关。它们发出的轴突终于前角细胞或进入白质形成上升或下降的纤维束。在后角的背侧有一薄层的**后角边缘核**（图16-7），与节段间联系有关。在后角头，形似半月状、呈半透明胶状的部分称**胶状质**（substantia gelatinosa）。此核接受直径较细、髓鞘较薄的后根传入纤维，与痛觉的信息处理相关。在后角的头和颈部，有**后角固有核**（nucleus proprius），此核接受大量的后根传入纤维。在后角基底部内侧，有一明显的细胞群称**胸核**（nucleus thoracicus），又称背核或Clarke柱，仅见于C_8～L_3节段。该核发出纤维上行止于小脑。

3．中间带　在胸髓和上部腰髓（L_1～L_3），前、后角之间向外突出的部分称**侧角/柱**

（lateral horn/column），是交感神经节前神经元胞体所在的部位；在S_2～S_4节段相当于侧角的部位，有**骶副交感核**（sacral parasympathetic nucleus），是副交感神经节前神经元胞体所在的部位。中间带的细胞群形成了中间外侧核和中间内侧核。中间外侧核位于侧角内，参与侧角的形成；中间内侧核靠近中央管，接受后根传入的内脏感觉纤维。

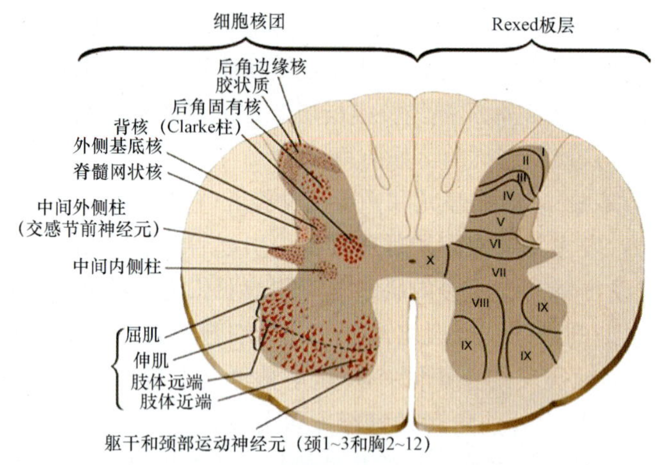

图16-7　脊髓灰质板层与核团

根据20世纪50年代Rexed、90年代Schoenen与Faull等的研究，脊髓灰质可分为10个板层（图16-7），这些板层从后向前分别用罗马数字Ⅰ～Ⅹ命名。脊髓板层与传统的脊髓核团之间的对应关系见表16-2。

表16-2　脊髓灰质板层与核团的对应关系

板层	对应的核团或部位
Ⅰ	后角边缘核
Ⅱ	胶状质
Ⅲ、Ⅳ	后角固有核
Ⅴ	后角颈
Ⅵ	后角基底部
Ⅶ	中间带，包括背核、中间内侧核、中间外侧核
Ⅷ	前角底部，在颈、腰膨大处，只占前角内侧部
Ⅸ	前角内侧核和外侧核
Ⅹ	中央灰质

（二）白质

脊髓白质（white matter）借脊髓表面纵行的沟分为三个索：前正中裂与前外侧沟之间为**前索**（anterior funiculus）；前、后外侧沟之间为**外侧索**（lateral funiculus）；后外侧沟与后正中沟之间为**后索**（posterior funiculus）。在灰质前连合的前方有横行的纤维，称**白质前连合**（anterior white commissure）。

脊髓白质主要由纤维束组成。纤维束可分为长距离的上行纤维束、下行纤维束和短距离的固有束。上行纤维束将不同的感觉信息上传到脑。下行纤维束主要为运动纤维束，将神经冲动从脑下传到脊髓。**固有束**起止均在脊髓内，紧靠脊髓灰质分布，参与完成脊髓节段内和节段间反射活动，调节自主神经活动、排尿和排便反射等。

1．上行纤维（传导）束

（1）**薄束**（gracile fasciculus）和**楔束**（cuneate fasciculus）：位于脊髓后索，向脑传递本体感觉（又称深感觉，包括肌、腱、关节的位置觉、运动觉和震动觉）和精细触觉（触摸物体纹理粗细和辨别两点距离）（图16-8、图16-9）。这两个束是脊神经后根内侧部粗纤维在同侧后索的直接延续，其中，第5胸节以下脊神经节细胞的中枢突进入脊髓后索上升行成薄束，第4胸节以上脊神经节细胞的中枢突进入脊髓后索上升组成楔束。因此，在第5胸节以下的脊髓后索中仅有薄束，在第4胸节以上，薄束位于后索的内侧部，楔束位于薄束的外侧。由于薄、楔束的纤维是由下而上按顺序进入脊髓后索的，因此，薄、楔束的纤维排列在脊髓各节段中有明确的定位，来自骶髓节段的纤维排在最内侧，向外侧依次为来自腰髓、胸髓和颈髓节段的纤维。薄束、楔束传导同侧躯干、四肢的本体感觉和精细触压觉。一侧的薄束、楔束损伤，则出现同侧本体感觉和精细触觉障碍。其具体表现为：患者闭眼

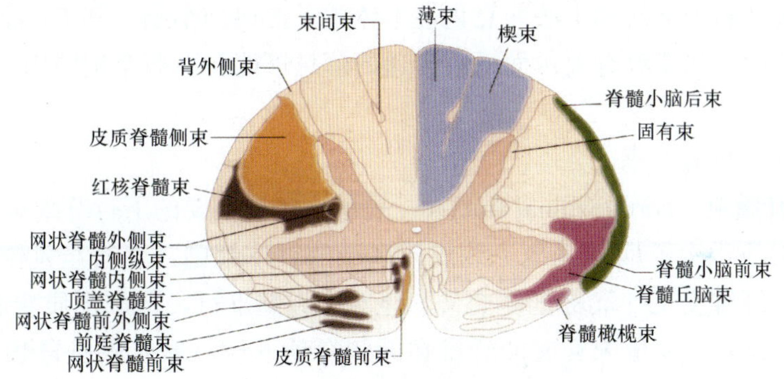

图16-8 脊髓横切面示白质纤维束

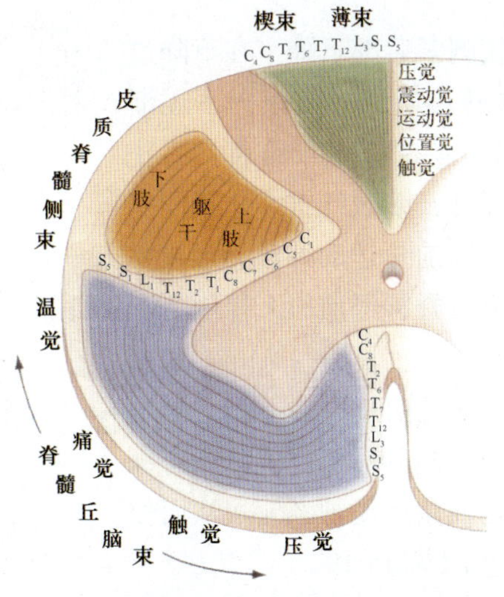

图16-9 脊髓横切面示纤维束的功能定位

时，不能确定肢体所处的位置，站立时身体摇晃倾斜；不能辨别物体的性状、纹理粗细；不能辨别两点间的距离等。

（2）**脊髓丘脑束**（spinothalamic tract）：脊神经后根的细纤维将所传导的躯干、四肢的痛温觉、粗略触压觉（又称浅感觉）投射到丘脑。脊神经后根的细纤维进入脊髓后，在脊髓后角背侧上升1～2节段形成背外侧束，背外侧束的纤维止于第二级神经元即脊髓灰质Ⅰ、Ⅳ～Ⅶ层。该层发出的纤维经白质前连合越边到对侧组成**脊髓丘脑侧束**（lateral spinothalamic tract）、**脊髓丘脑前束**（anterior spinothalamic tract）。脊髓丘脑侧束位于外侧索的前部，传递痛温觉信息；脊髓丘脑前束位于前索，传递粗略触、压觉信息。脊髓丘脑束在脊髓有明确定位，由外向内依次为骶髓、腰髓、胸髓和颈髓节段的纤维。一侧脊髓丘脑束受损，在对侧损伤平面1～2节以下的区域出现痛、温觉的减退或消失。

（3）**脊髓小脑束**：包括**脊髓小脑后束**（posterior spinocerebellar tract）和**脊髓小脑前束**（anterior spinocerebellar tract），分别位于脊髓外侧索浅层的后部与前部（图16-8）。脊神经后根中传导躯干和下肢本体感觉的中枢突进入脊髓后索内侧部，部分纤维止于C_8～L_2节段胸核和腰骶膨大第Ⅴ～Ⅶ层外侧部。胸核发出纤维在同侧侧索上行构成**脊髓小脑后束**，腰骶膨大第Ⅴ～Ⅶ层外侧部发出纤维部分在同侧、部分交叉到对侧上升构成**脊髓小脑前束**。脊髓小脑束将躯干下部和下肢非意识性本体感觉传递到小脑，其中，前束所传递的信息与整个下肢的运动和姿势有关；而后束传递的信息可能与下肢个别肌肉的精细运动和姿势有关。

2．下行纤维（传导）束

（1）**皮质脊髓束**（corticospinal tract）：是最大且最重要的下行纤维束（图16-10）。它起源于大脑皮质中央前回和其他一些皮质区域的锥体细胞，下行至延髓下端，大部分（75%～90%）纤维交叉（又称锥体交叉）至对侧脊髓下行，形成**皮质脊髓侧束**（lateral corticospinal tract），少量未交叉的纤维在同侧脊髓下行，形成**皮质脊髓前束**（anterior corticospinal tract），另有少量不交叉的纤维沿同侧皮质脊髓侧束下行，称为**Barne前外侧束**（anterolateral tract of Barne）。

①皮质脊髓侧束：在脊髓侧索后部下降，在下降过程中，陆续发出纤维终于脊髓灰质，故该束向下逐渐缩小，最终止于第4骶髓节段。除了少数纤维直接终止于同侧的脊髓前角运动神经元外，多数纤维终止于同侧的中间神经元，由中间神经元与前角运动神经元形成突触，通过前角运动细胞的轴突（脊神经前根）控制上、下肢的运动。

②皮质脊髓前束：在前索靠近前正中裂下行，陆续发出纤维经白质前连合交叉至脊髓的对侧，但始终有部分纤维不交叉而终止于同侧的前角运动神经元，从而控制躯干肌运动。该束纤维仅达上胸髓节段。

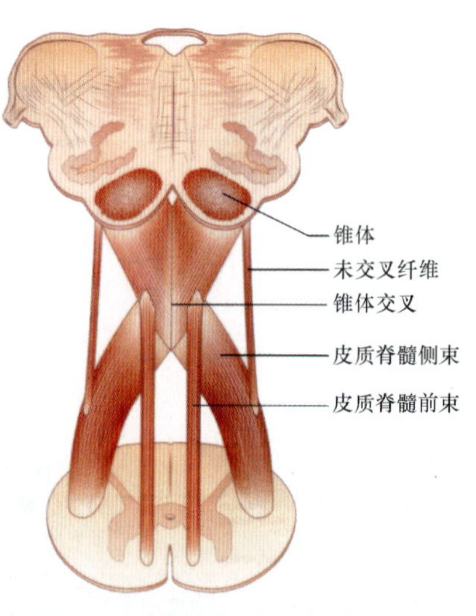

图16-10　锥体交叉与皮质脊髓束

皮质脊髓束的功能是支配躯干和四肢骨骼肌的随

意运动。四肢肌只接受同侧皮质脊髓束的支配，而躯干肌接受双侧皮质脊髓束的支配。因此，当一侧脊髓的皮质脊髓束损伤后，出现同侧肢体的肌肉瘫痪，而躯干肌不瘫痪。

（2）**红核脊髓束**（rubrospinal tract）（图16-8）：起自中脑红核，纤维交叉至对侧，在皮质脊髓侧束的腹侧下降，终止于上3个颈髓节段灰质Ⅴ～Ⅶ层。该束对支配屈肌的运动神经元起兴奋作用。

（3）**前庭脊髓束**（vestibulospinal tract）（图16-8）：起于脑桥的前庭神经外侧核，在同侧脊髓前索外侧部下降，止于灰质板层Ⅷ和部分板层Ⅶ。此束主要兴奋躯干和肢体的伸肌，在调节身体平衡中起作用。

（4）**网状脊髓束**（reticulospinal tract）（图16-8）：起自脑桥和延髓的网状结构，大部分在同侧脊髓白质的前索和外侧索下行，止于板层Ⅶ和Ⅷ。该束与躯干和肢体近端肌肉运动的调控有关。

（5）**顶盖脊髓束**（tectospinal tract）（图16-8）：起自中脑上丘，在中脑导水管周围灰质腹侧交叉到对侧，在脑干内下行到脊髓，沿脊髓前索下行，终止于上颈髓节段。顶盖脊髓束可兴奋对侧颈肌，抑制同侧颈肌活动。

（6）**内侧纵束**（medial longitudinal fasciculus）：位于前索，主要起自前庭神经核，纤维主要来自同侧，部分来自对侧，终于灰质板层Ⅶ、Ⅷ。内侧纵束主要是协同眼球与头、颈部的协调运动。

三、脊髓的功能

脊髓的功能主要有两方面：一是传导功能。脊髓是感觉和运动神经冲动传导的重要中继站，它将躯干和四肢的浅、深感觉以及部分内脏的感觉上传到脑，也将脑发出的冲动，下传至周围神经来调节躯干、四肢骨骼肌的运动及许多内脏的活动。二是反射功能。脊髓反射是指脊髓固有的反射，即脊髓是反射中枢，但在正常情况下，它的反射活动在脑的控制下进行。脊髓反射包括躯体反射和内脏反射。如牵张反射（图16-11）、屈曲反射、浅反射等骨骼肌的反射都属于躯体反射，而排尿反射、排便反射、竖毛反射等属于内脏反射。

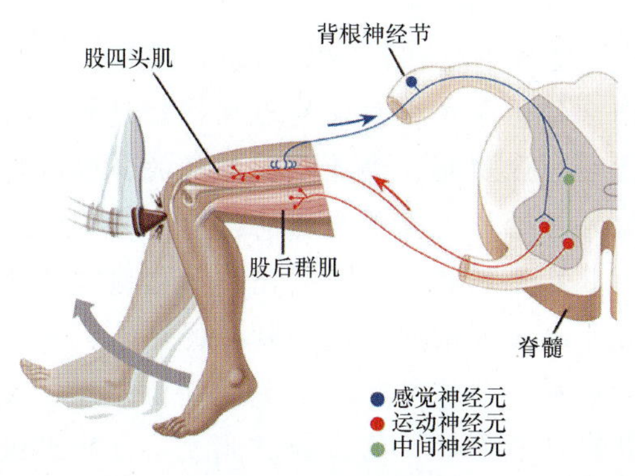

图16-11　膝跳反射

一、脊髓损伤的表现

外伤、感染、肿瘤、脊柱病变或代谢性疾病等都可造成脊髓的损伤。脊髓的损伤可表现为损伤平面以下感觉、运动的丧失。运动的丧失有两种情况，一种属于上运动神经元的损伤，另一种属于下运动神经元的损伤。脊髓白质内运动纤维束的损伤属于上运动神经元损伤，表现为随意运动障碍，肌张力增高，深反射亢进，早期肌萎缩不明显，浅反射（如腹壁反射、提睾反射等）减弱或消失，深反射亢进，出现病理反射等（如Babinski征），这种瘫痪又称痉挛性瘫痪（或硬瘫）。脊髓前角细胞及其轴突（脊神经）的损伤属于下运动神经元损伤，表现为随意运动障碍，肌张力降低，肌萎缩，浅反射和深反射都消失，不出现病理反射，此种瘫痪称弛缓性瘫痪（或软瘫）。

1. 脊髓全横断损伤　脊髓突然完全横断后，损伤平面以下感觉和运动全部丧失，各种反射消失的状况称为脊髓休克。数周至数月后，反射可逐渐恢复，恢复后的深反射和肌张力比正常时高（因脊髓失去了脑的控制），而损伤平面以下的感觉和运动不能恢复。

2. 脊髓半横断损伤　损伤表现为伤侧平面以下位置觉、震动觉和精细触觉丧失，同侧肢体硬瘫，损伤平面1～2节段以下的对侧身体痛、温觉丧失，这些症状称布朗-色夸综合征（Brown-Sequard syndrome）。

3. 脊髓前角受损　在临床上主要由脊髓灰质炎引起，病毒造成了脊髓前角运动细胞的损伤，表现为这些细胞所支配的骨骼肌呈弛缓性瘫痪，肌萎缩，肌张力低下，腱反射消失，无病理反射，但感觉正常。脊髓灰质炎多发生于小儿，且有弛缓性瘫痪的表现，故又称“小儿麻痹症”。

4. 中央灰质周围病变　若病变侵犯了白质前连合，则可损坏脊髓丘脑束在此的交叉纤维，引起相应部位的痛、温觉消失，而本体觉和精细触觉无障碍。这种现象称感觉分离，可由脊髓空洞症或髓内肿瘤引起。

二、脊髓损伤治疗的新进展

脊髓损伤是一种严重的中枢神经系统创伤性疾病，现在临床上缺乏有效的治疗方法。脊髓损伤后经历原发性和继发性损伤的过程，出现血管损伤、炎症因子的浸润、轴突断裂和脱髓鞘、毒性物质的释放、胶质疤痕等现象。目前通过干细胞或祖细胞的移植治疗给脊髓损伤的治疗带来了希望，移植的干细胞主要包括神经干细胞、胚胎干细胞、骨髓间充质干细胞和嗅鞘细胞，动物实验表明它们可分化成神经元和胶质细胞，促进轴突的再生，形成髓鞘，分泌神经营养因子，促进脊髓功能的部分恢复。干细胞的移植治疗在临床上也被获批进入Ⅰ期（安全性）和Ⅱ期（有效性）的实验。此外，生物组织工程技术、电生理刺激疗法、纳米药物治疗和无病毒靶向基因治疗对脊髓损伤的恢复也有一定的疗效。结合多种方法来综合治疗脊髓损伤，可取得更好的疗效，是脊髓损伤治疗的发展趋势。

第二节　脑

脑（brain）位于颅腔内，由神经管前部发育而来。人类的脑最发达，也是神经系统最复杂的部分，是调节和控制生命活动的最高级中枢。一般将脑分为端脑、间脑、中脑、脑桥、延髓和小脑六个部分（图16-12、图16-13），中脑、脑桥和延髓合称为脑干。成人男性脑平均约1 375 g，女性为1 305 g。脑的重量与智商的高低没有必然的联系。

一、脑干

脑干（brain stem）位于脊髓和间脑之间，由延髓、脑桥和中脑三部分组成。脑干的背面与小脑相连，它们之间的室腔为第四脑室。此室向下与延髓和脊髓的中央管相续，向上与中脑的室腔（中脑水管）相通。

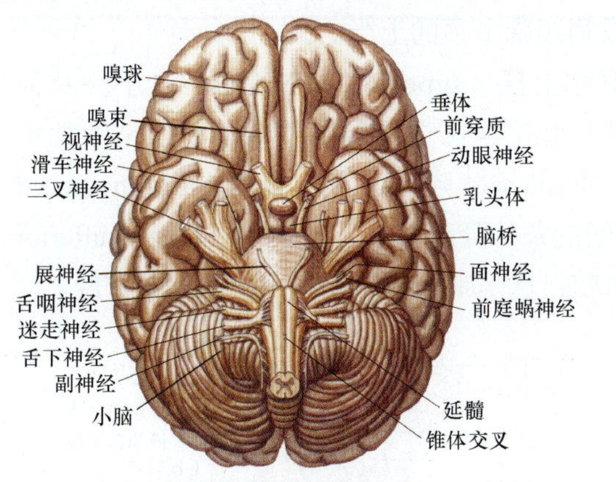

图16-12　脑的底面

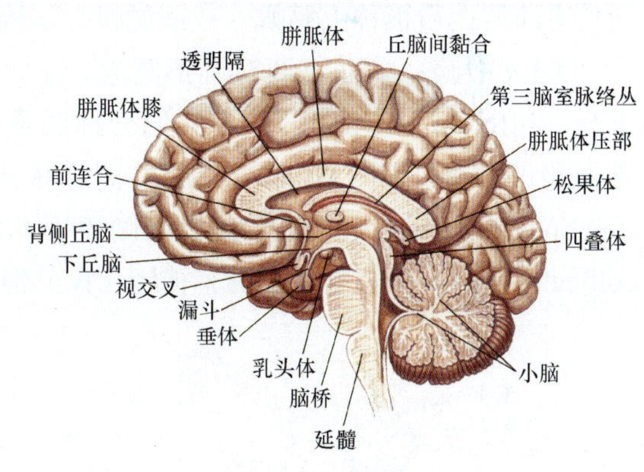

图16-13　脑的正中矢状面

（一）脑干的外形

1. 脑干的腹侧面（图16-14）

（1）**延髓**（medulla oblongata）：形状似倒置的圆锥，下端在枕骨大孔处与脊髓相续，上端以横行的延髓脑桥沟与脑桥分界。脊髓表面的所有沟、裂上行延续到延髓表面。延髓下段呈圆柱形，外形与脊髓相似。在延髓上段腹面，前正中裂两侧的纵行隆起称**锥体**（pyramid），主要由皮质脊髓束组成。在延髓下端，大部分的皮质脊髓束纤维左右交叉形成**锥体交叉**（decussation of pyramid），外形呈发辫状。锥体背外侧的卵圆形隆起称**橄榄**（olive），内含下橄榄核。橄榄和锥体之间的前外侧沟中有舌下神经（Ⅻ）根丝。在橄榄的背侧，自上而下可见依次排列的舌咽神经（Ⅸ）、迷走神经（Ⅹ）和副神经（Ⅺ）的根丝。

（2）**脑桥**（pons）：腹侧面宽阔膨隆称**脑桥基底部**（basilar part of pons）。基底部正中有纵行的基底沟（basilar sulcus），容纳基底动脉。基底部向后外侧逐渐变窄移行为小脑中脚（middle cerebellar peduncle），移行处有粗大的三叉神经（Ⅴ）根。脑桥上缘与中脑的两个大脑脚相连接，下缘借延髓脑桥沟与延髓分界，沟中有三对脑神经根，从内侧向外侧为展神经（Ⅵ）、面神经（Ⅶ）和前庭蜗神经（Ⅷ）。延髓、脑桥和小脑的交角处，临床上称**脑桥小脑三角**，面神经和前庭蜗神经根正好位于此处。此处的蜗神经发生纤维瘤时，可压迫邻近的脑神经甚至小脑。

（3）**中脑**（mesencephalon/midbrain）：腹侧面一对粗大的纵行隆起称**大脑脚**（cerebral peduncle）。大脑脚之间的凹陷为**脚间窝**（interpeduncular fossa），有许多血管出入。脚间窝内有动眼神经（Ⅲ）穿出。

2．脑干的背侧面（图16-15）

（1）延髓：延髓下部与脊髓外形相似，呈圆柱状，薄束与楔束间出现浅的后中间沟。延髓上部中央管向背侧敞开，形成第四脑室的下部。后正中沟两侧的隆起称**薄束结节**（gracile tubercle）。薄束结节外侧卵圆形的隆起为**楔束结节**（cuneate tubercle），它们的深面分别有薄束核和楔束核，是薄束和楔束终止的核团。在楔束结节的外上方有隆起的小脑下脚。

（2）脑桥：背面形成第四脑室底的上半，此处室底的外侧壁为左、右小脑上脚。两脚间夹有薄层白质板称**上髓帆**（或前髓帆），构成第四脑室顶的上半。

（3）中脑：背面有两对圆形隆起，上一对称**上丘**（superior colliculus），下一对为**下丘**（inferior colliculus），它们合称四叠体。上丘是视觉反射的中枢，下丘是听觉传导通路的重要核团。上丘与间脑外侧膝状体之间的条状隆起，称**上丘臂**（brachium of superior colliculus），下丘与间脑内侧膝状体之间的条状隆起称**下丘臂**（brachium of inferior colliculus）。下丘的下方有滑车神经（Ⅳ）根出脑，这是唯一自脑干背面出脑的脑神经。

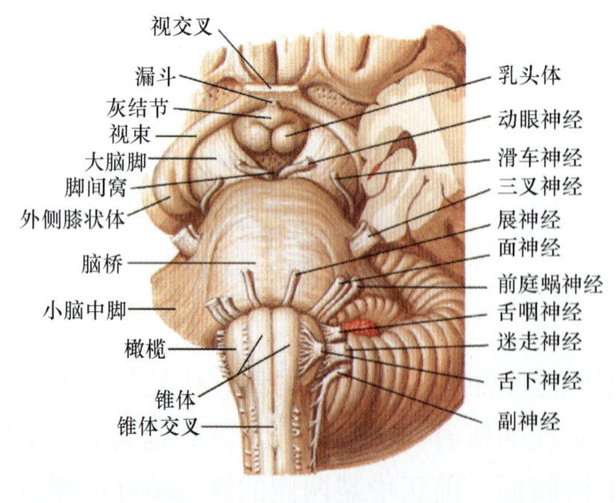

图16-14　脑干的腹侧面

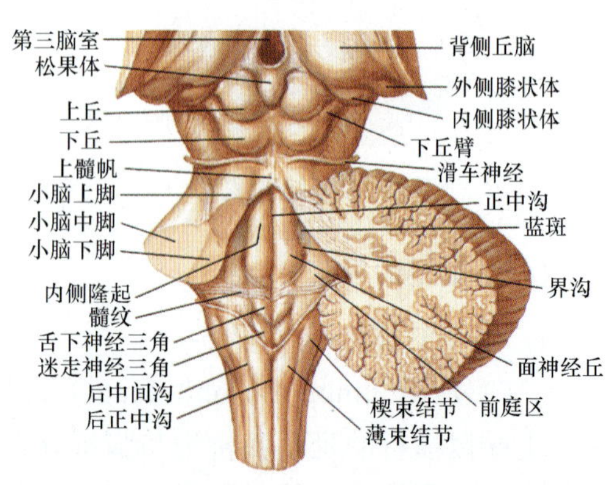

图16-15　脑干的背侧面

（4）菱形窝（rhomboid fossa）：延髓上部和脑桥的背面呈菱形，故称**菱形窝**，构成**第四脑室底**（floor of fourth ventricle）。菱形窝的下界为薄束结节、楔束结节和小脑下脚，上界为小脑上脚。菱形窝的外侧角与背侧的小脑之间形成第四脑室外侧隐窝。**髓纹**（stria medullaris）为菱形窝外侧角与中线之间横行的纤维束，是延髓和脑桥在背面的分界线。在菱形窝的正中线上有纵行的**正中沟**（median sulcus），其外侧有纵行的**界沟**（sulcus limitans）。界沟与菱形窝外侧角之间的三角形区域，称**前庭区**（vestibular area），深面有前庭神经核。前庭区的外侧角上有一小隆起，称**听结节**（acoustic tubercle），内含蜗神经核。界沟与正中沟之间的区域称**内侧隆起**（medial eminence）。在髓纹以下的内侧隆起可见两个小三角区：内上方的为**舌下神经三角**，内含舌下神经核；外下方的为**迷走神经三角**，内含迷走神经背核。在髓纹上缘的内侧隆起有一圆形隆突称**面神经丘**（facial colliculus），内含面神经膝和展神经核。界沟上端有一蓝黑色的区域称**蓝斑**（locus ceruleus），深面有含色素的去甲肾上腺素能神经元。

3. **第四脑室**（fourth ventricle）　是位于延髓、脑桥和小脑之间的腔隙。其顶朝向小脑，底为菱形窝。顶的前部由小脑上脚及上髓帆构成，后部由下髓帆（也称后髓帆）和第四脑室脉络组织（tela choroidea of fourth ventricle）构成。**第四脑室脉络组织**由软脑膜、血管和室管膜上皮共同形成（图16-16）。脉络膜组织上的血管反复分支成丛，夹带着软脑膜和室管膜上皮突入室腔成为**第四脑室脉络丛**（choroid plexus of fourth ventricle）。脉络丛可产生脑脊液。第四脑室有三个孔：正中孔位于第四脑室脉络组织下部的中线上；一对外侧孔位于第四脑室外侧隐窝尖端。第四脑室通过这三个孔与蛛网膜下隙相通。

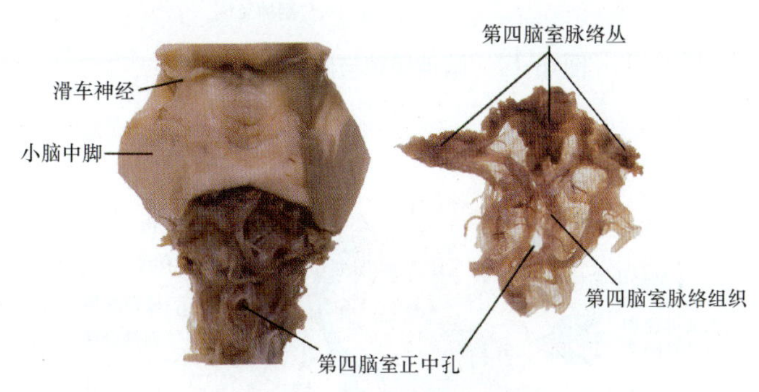

图16-16　第四脑室脉络组织

（二）脑干内部结构

与脊髓比较，脑干内部结构也由灰质、白质、管腔以及网状结构组成。然而脑干结构较脊髓复杂，结构的排列也出现了较大的改变：①延髓中央管向背侧敞开为第四脑室；②脑干的灰质不再连续成细胞柱，而是断续的神经核团，即性质相同的神经核团排列在同一纵线上，但不像脊髓前角运动细胞纵贯脊髓全长；③神经核包括脑神经核和非脑神经核，脑神经核的排列是以背侧的界沟为界，其内侧为运动性神经核，外侧为感觉性神经核；④白质分散，在脑干外周和中央都有分布，许多上、下行纤维束在脑干内交叉；⑤脑干网状结构的范围比脊髓的广泛。

1. 脑神经核　是指与脑神经直接连接的核团。除嗅神经和视神经，第Ⅲ～Ⅻ对脑神经与脑干的脑神经核相连（图16-17、图16-18）。脑神经的纤维成分有7种，与此相对应，脑神经核可分为7种，其中感觉性核4种，运动性核3种。在脑干内从内向外有规律地排列，它

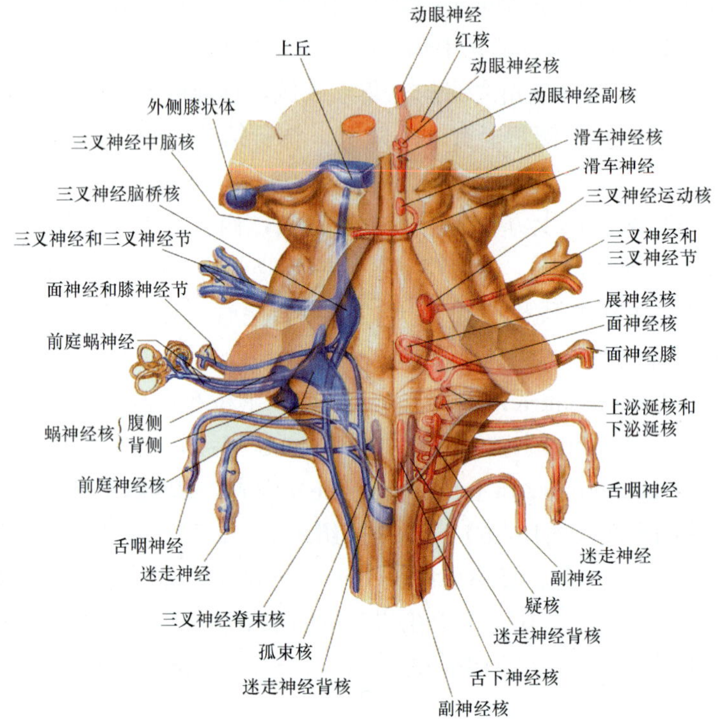

图16-17　脑神经核与脑神经背面观

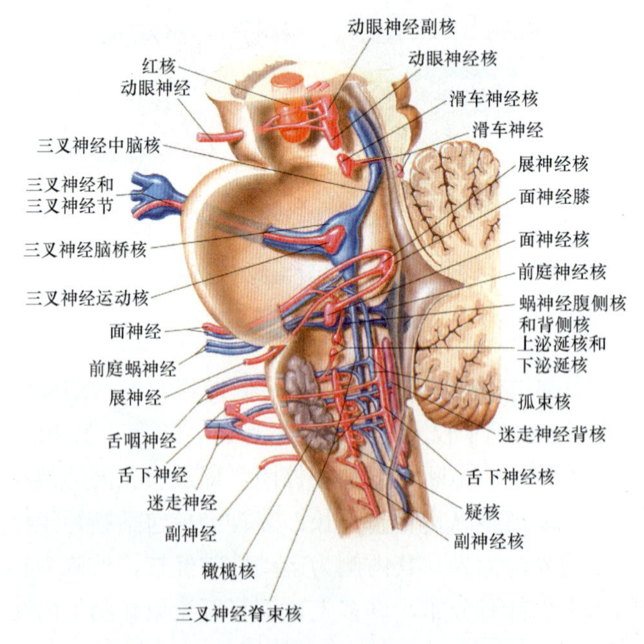

图16-18　脑神经核与脑神经模式图侧面观

们分别是一般躯体运动核、特殊内脏运动核、一般内脏运动核、一般内脏感觉核、特殊内脏感觉核、一般躯体感觉核和特殊躯体感觉核。一般内脏感觉核和特殊内脏感觉核实际上是同一核即孤束核。因此，脑干实际上只出现6种脑神经核（图16-19）。在脑神经核中，所谓的“一般”，是指在性质上与脊髓核团相似，如支配躯干、四肢骨骼肌运动的前角运动细胞与支配舌肌运动的舌下神经核；“特殊”仅见于脑干，指与特殊感觉器（位听器）及鳃弓演化来的骨骼肌（头、面、咽喉肌）有关的脑神经核。

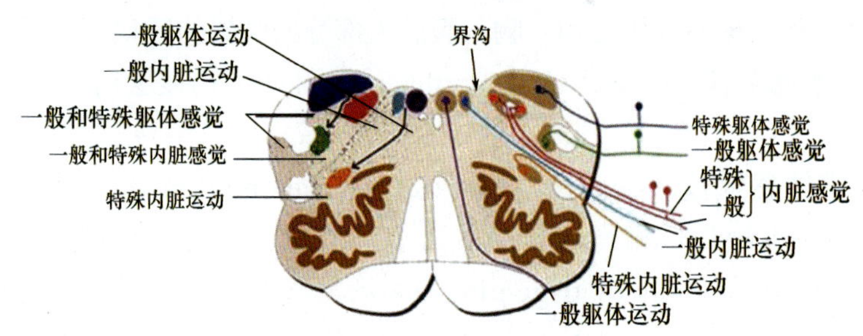

图16-19　脑神经核六种功能柱（延髓橄榄中部平面）

（1）**一般躯体运动核**（general somatic motor nucleus）：支配自肌节演化的骨骼肌，即舌肌和眼球外肌，相当于脊髓前角运动核。包括动眼神经核（oculomotor nucleus）（Ⅲ）、滑车神经核（trochlear nucleus）（Ⅳ）、展神经核（abducens nucleus）（Ⅵ）及舌下神经核（hypoglossal nucleus）（Ⅻ）。在脑干内，这些核沿正中线两侧排列在脑干背面室底灰质或中脑水管腹侧的中央灰质内。舌下神经核位于延髓舌下神经三角的深面、展神经核位于脑桥面神经丘的深面，动眼神经核与滑车神经核分别位于中脑上丘、下丘的中央灰质内。这些核的纤维构成相应的脑神经，支配眼外肌与舌肌的运动。

（2）**特殊内脏运动核**（special visceral motor nucleus）：支配由鳃弓演化的骨骼肌，即咀嚼肌、面肌、软腭和咽喉肌等。把鳃弓演化的骨骼肌视为“内脏”，是因为在种系发生上，鳃弓与属于内脏的呼吸功能相关。包括三叉神经运动核（motor nucleus of trigeminal nerve）（Ⅴ）、面神经核（facial nucleus）（Ⅶ）、疑核（nucleus ambiguus）（Ⅸ、Ⅹ、Ⅺ）和副神经核（spinal accessory nucleus）（Ⅺ）。在脑干内，这些核位于脑干背侧部与腹侧部交界处、正中线的腹外侧、网状结构内。三叉神经运动核位于脑桥中部，面神经核位于脑桥下部，疑核位于延髓，副神经核位于延髓锥体交叉至第4或第5颈髓节段。三叉神经运动核、面神经核发出纤维分别加入三叉神经（Ⅴ）、面神经（Ⅶ），支配咀嚼肌、面肌的运动；副神经核的纤维构成副神经（Ⅺ），离开脑干支配胸锁乳突肌及斜方肌的运动。疑核的纤维加入舌咽神经（Ⅸ）、迷走神经（Ⅹ）和副神经（Ⅺ），支配咽喉肌和软腭肌的运动。

（3）**一般内脏运动核**（general visceral motor nucleus）：支配头、颈、胸、腹部的平滑肌、心肌和腺体，相当于脊髓骶副交感核。包括动眼神经副核（accessory oculomotor nucleus）（Ⅲ）、上泌涎核（superior salivatory nucleus）（Ⅶ）、下泌涎核（inferior salivatory nucleus）（Ⅸ）和迷走神经背核（dorsal nucleus of vagus nerve）（Ⅹ）。上泌涎核、下泌涎核分别位于脑桥下部、延髓上部的网状结构中，发出的纤维分别进入面神经、舌咽神经，控制腺体的分泌。动眼神经副核，位于中脑动眼神经核的背内侧，此核发出的纤维加入动眼神经，支配瞳孔括约肌和睫状肌。迷走神经背核位于延髓迷走神经三角深面，舌下神经核的外侧，此核发出的纤维加入迷走神经，支配颈部、胸腔和腹腔大部分脏器的活动。

（4）**一般内脏感觉核**（general visceral afferent nucleus）：即孤束核（nucleus of solitary tract），位于一般内脏运动核的背外侧，从脑桥下部延续到延髓中部平面。此核相当于脊髓的中间内侧柱。孤束核下部接受颈、胸、腹腔大部分的脏器的感觉。

（5）**特殊内脏感觉核**（special visceral afferent nucleus）：接受初级味觉纤维，为孤束核（上部）。

（6）**一般躯体感觉核**（general somatic afferent nucleus）：接受头面部皮肤及口、鼻腔黏膜的痛温触觉。相当于脊髓后角Ⅰ～Ⅵ层，并与之相连。包括三叉神经中脑核（mesencephalic nucleus of trigeminal nerve）（Ⅴ）、三叉神经脑桥核（pontine nucleus of trigeminal nerve）（Ⅴ）和三叉神经脊束核（spinal nucleus of trigeminal nerve）（Ⅴ、Ⅶ、Ⅸ、Ⅹ）。三叉神经中脑核位于脑桥中部直到中脑下丘平面，脑桥核位于脑桥中部，脊束核从脑桥中部平面向下经延髓与第1、第2颈髓节段灰质后角的Ⅰ～Ⅳ层相续。

（7）**特殊躯体感觉核**（special somatic afferent nucleus）：接受内耳听觉和平衡觉。之所以把听和平衡觉归入“躯体”，是由于内耳膜迷路在发生上起源于外胚层。特殊躯体感觉核包括蜗神经核（cochlear nuclei）（Ⅷ）和前庭神经核（vestibular nuclei）（Ⅷ），位于脑桥的下部的前庭区和听结节的深面。

脑神经核在脑干内的位置、功能以及相连的脑神经见表16-3。

表16-3　第Ⅲ～Ⅻ对脑神经核在脑干的位置及其功能简表

<table>
<tr><th>神经核</th><th>一般躯体运动核</th><th>特殊内脏运动核</th><th>一般内脏运动核</th><th></th><th>一般和特殊内脏感觉核</th><th>一般躯体感觉核</th><th>特殊躯体感觉核</th></tr>
<tr><td>位置</td><td>中线两侧</td><td>躯体运动核的腹外侧</td><td>躯体运动核的背外侧</td><td rowspan="4">界沟</td><td>一般内脏运动核腹外侧</td><td>内脏感觉核外侧</td><td>在最外侧（前庭区深面）</td></tr>
<tr><td>中脑</td><td>动眼神经核（Ⅲ）、滑车神经核（Ⅳ）</td><td></td><td>动眼神经副核（Ⅲ）</td><td></td><td>三叉神经中脑核（Ⅴ）</td><td></td></tr>
<tr><td>脑桥</td><td>展神经核（Ⅵ）</td><td>三叉神经运动核（Ⅴ）、面神经核（Ⅶ）</td><td>上泌涎核（Ⅶ）</td><td rowspan="2">孤束核（Ⅶ、Ⅸ、Ⅹ）</td><td rowspan="2">三叉神经脑桥核（Ⅴ）、三叉神经脊束核（Ⅴ、Ⅸ、Ⅹ）</td><td rowspan="2">前庭神经核（Ⅷ）、蜗神经核（Ⅷ）</td></tr>
<tr><td>延髓</td><td>舌下神经核（Ⅻ）</td><td>疑核（Ⅸ、Ⅹ、Ⅺ）、副神经核（Ⅺ）</td><td>下泌涎核（Ⅸ）、迷走神经背核（Ⅹ）</td></tr>
</table>

续表

神经核	一般躯体运动核	特殊内脏运动核	一般内脏运动核		一般和特殊内脏感觉核	一般躯体感觉核	特殊躯体感觉核
功能	1. 动眼神经核、滑车神经核、展神经核支配眼球外肌； 2. 舌下神经核支配全部舌内肌和大部分舌外肌	1. 三叉神经运动核支配咀嚼肌； 2. 面神经核支配面肌； 3. 疑核支配咽喉肌； 4. 副神经核支配胸锁乳突肌和斜方肌	1. 动眼神经副核支配睫状肌和瞳孔括约肌； 2. 上泌涎核支配泪腺、舌下腺、下颌下腺和鼻腔腺体的分泌； 3. 下泌涎核支配腮腺的分泌； 4. 迷走神经背核支配大部分颈部、胸腔、腹腔脏器的平滑肌	界沟	1. 孤束核上部接受味觉； 2. 孤束核下部接受颈部、胸腹腔一般内脏的感觉	1. 三叉神经中脑核接受咀嚼肌本体感觉； 2. 三叉神经脑桥核和脊束核接受面部、口、鼻腔黏膜的痛、温触压觉	1. 前庭神经核接受头部平衡觉； 2. 蜗神经核接受听觉

注：每一脑神经核后括号内罗马数字表明脑神经的序号。

2. **非脑神经核**　指脑神经核以外，脑干内边界明显的核团，其作为上、下行通路的中继核，与不同的脑部或脊髓有广泛的联系。

（1）**薄束核**（gracile nucleus）与**楔束核**（cuneate nucleus）：分别位于延髓背面薄束结节和楔束结节的深面（图16-20），薄束和楔束终止于此二核。由二核发出的纤维在中央管腹侧左右交叉称**内侧丘系交叉**（decussation of medial lemniscus）。交叉后的纤维在中线两侧转折上行，形成内侧丘系。

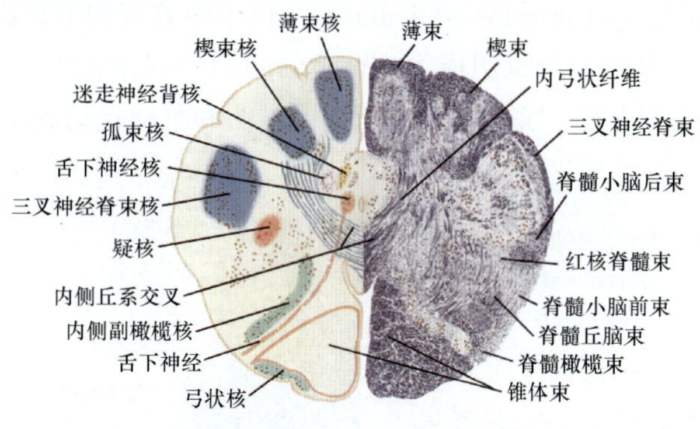

图16-20　延髓横切面（经内侧丘系交叉）

（2）**下橄榄核**（inferior olivary nucleus）：位于延髓橄榄的深面，在水平切面上呈袋口向内的囊形灰质团块（图16-21）。它主要接受大脑皮质、脊髓和红核等处的纤维，发出的纤维走向对侧，与脊髓小脑后束组成小脑下脚进入小脑。

（3）**上橄榄核**（superior olivary nucleus）：位于脑桥中下部，在面神经核的腹侧与内侧丘系的背外侧之间（图16-22）。该核主要接受来自双侧蜗神经核的纤维，发出的上行纤维加入两侧的外侧丘系。

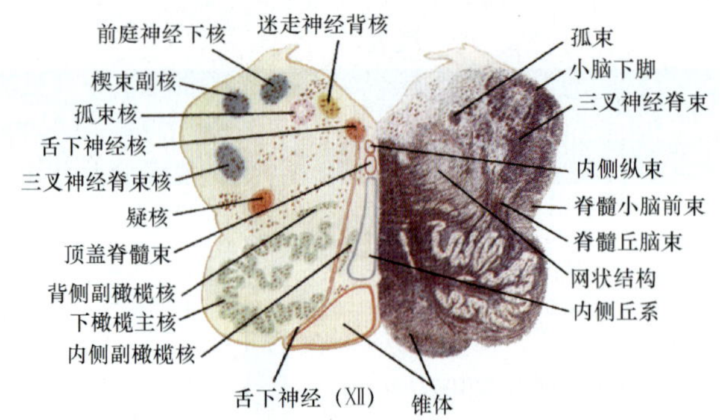

图16-21　延髓横切面（经橄榄核中部）

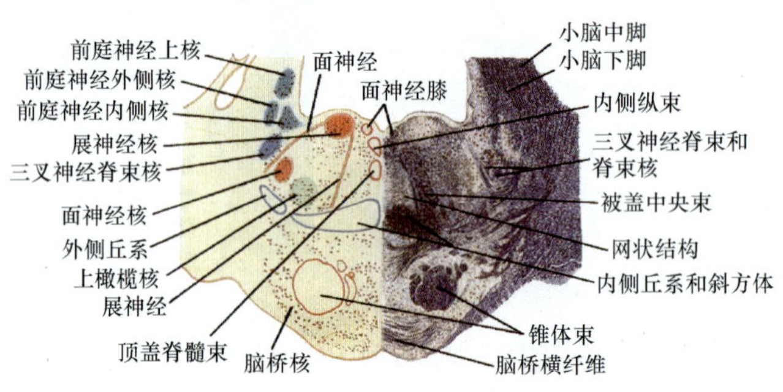

图16-22　脑桥横切面（经面丘）

（4）**脑桥核**（pontine nuclei）：散布在脑桥基底部纵横纤维之间的神经细胞群（图16-22）。它们接受来自同侧大脑皮质的纤维。从脑桥核发出的纤维横行越过中线至对侧组成小脑中脚，进入小脑。

（5）**下丘核**（nucleus of inferior colliculus）：位于中脑背侧下丘的深面（图16-23），接受外侧丘系的纤维，其传出纤维组成下丘臂至间脑的内侧膝状体。下丘是听觉通路上的重要中继站，也发纤维到上丘，完成由声音引起的转头和眼球运动的调节。

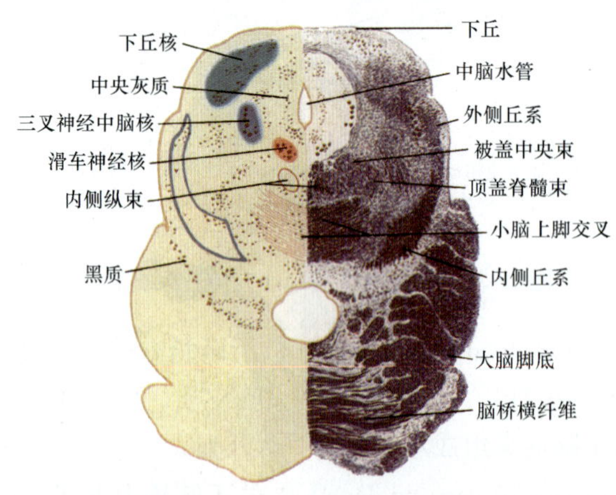

图16-23　中脑横切面（经下丘）

（6）**上丘核**（nucleus of superior colliculus）：位于中脑上丘的深部，呈灰、白质交

替排列的分层结构（图16-24）。上丘接受视束、大脑皮质视区和眼球外肌运动中枢的纤维，也接受下丘和脊髓等处的投射。上丘的传出纤维主要投射到脊髓和脑干。向脊髓投射的纤维绕导水管周围灰质在腹侧左右交叉，后沿中线下行，形成**顶盖脊髓束**（tectospinal tract），至颈髓节段。向脑干的投射纤维为双侧下行，止于与眼球转动有关的运动核。

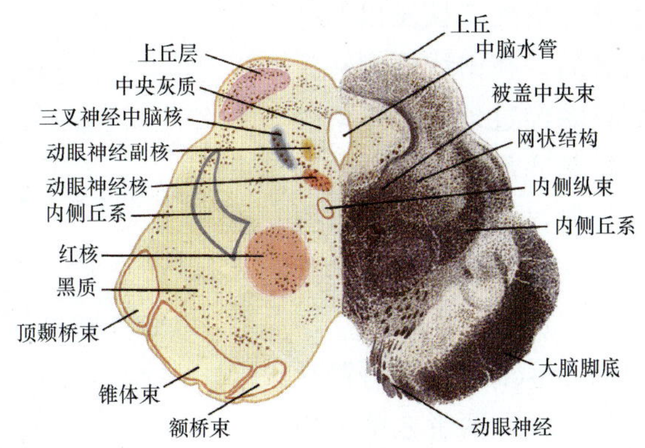

图16-24　中脑横切面（经上丘）

（7）**顶盖前区**（pretectal region）：位于中脑和间脑交界处（图16-25），紧靠上丘的头端，是瞳孔对光反射中枢。该区接受视束的纤维，其发出的纤维经中脑导水管腹侧，止于双侧动眼神经副核，完成直接和间接瞳孔对光反射。

（8）**红核**（red nucleus）：位于中脑上丘至间脑之间、黑质的背侧。横切面上为一对较大的呈圆形的核团，由于富含铁色素和血管，在新鲜标本上呈浅粉红色（图16-24）。红核接受大脑皮质和小脑的纤维，传出的纤维主要形成红核脊髓束，参与对躯体运动的控制。

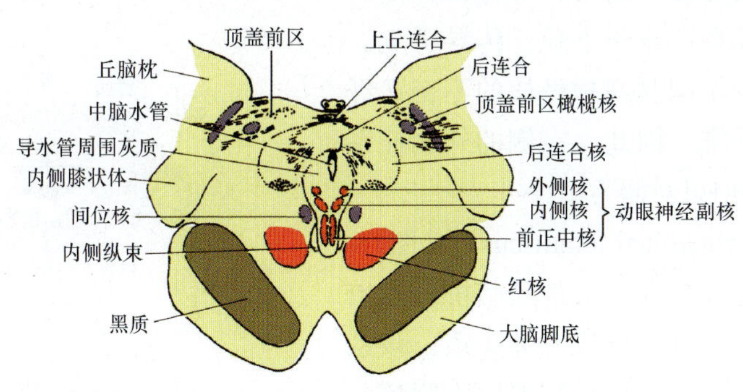

图16-25　顶盖前区的核团

（9）**黑质**（substantia nigra）：位于中脑脚底和被盖之间，从中脑下丘平面一直延续到间脑下部（图16-24），主要由多巴胺能神经元组成，内含黑色素颗粒。可分为黑质致密部和网状部。致密部的多巴胺能神经元投射到纹状体，网状部的神经元接受纹状体γ-氨基丁酸能神经元的投射。某种原因造成黑质多巴胺能神经元变性或坏死，使纹状体多巴胺水平下降，可造成震颤麻痹或Parkinson病。患者表现为肌肉强直，运动受限、减少，并出现震颤。

3．长距离的上、下行纤维束

（1）长距离的上行纤维束：

①**内侧丘系**（medial lemniscus）（图16-20至图16-24，图16-26）：脊髓的薄束和楔束终止于延髓的薄束核和楔束核，由此二核发出的纤维在中央管腹侧左右交叉后，在中线两侧转折上行称内侧丘系。内侧丘系经过延髓锥体束的后方和中线的两侧、脑桥基底部的后方、中脑被盖的腹外侧和红核的外侧，最后止于丘脑腹后外侧核，传导对侧躯干、上下肢的本体感觉与精细触压觉。

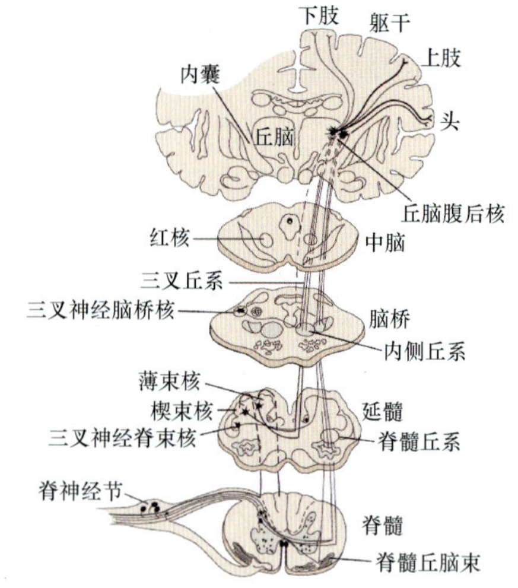

图16-26　浅、深感觉纤维束路径

②**脊髓丘系**（spinal lemniscus）：是脊髓丘脑侧束和脊髓丘脑前束的延续，两者在脑干内逐渐靠近，合称脊髓丘系（图16-26）。该系在延髓位于下橄榄核的背外侧，在脑桥和中脑位于内侧丘系的背外侧，最后终止于丘脑腹后外侧核，传递对侧躯干、上下肢的痛温觉及粗略触压觉。

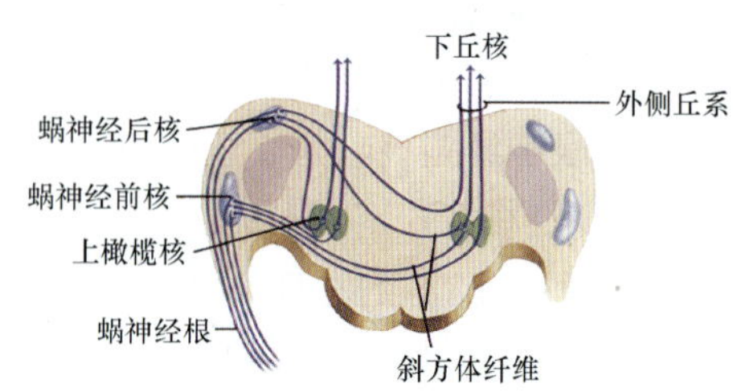

图16-27　外侧丘系和斜方体（经脑桥中部）

③**外侧丘系**（lateral lemniscus）（图16-22、图16-27）：蜗神经前核和蜗神经后核发出纤维在脑桥基底部与被盖部之间大部分与对侧纤维交叉形成带形的斜方体，后者在上橄榄核的外侧上行构成外侧丘系，止于下丘，传导听觉。外侧丘系中亦有少量同侧蜗神经核的不交叉纤维及上橄榄核的纤维。因此，一侧的外侧丘系传导双侧的听觉，但以对侧为主。

④**三叉丘系**（trigeminal lemniscus）（图16-26）：三叉神经脊束核和三叉神经脑桥核发出的纤维越边至对侧上行，形成三叉丘系。该系沿内侧丘系后方上行，止于丘脑腹后内侧核，传导对侧头面部的痛、温度和粗触觉。三叉神经脑桥核尚有接受牙和口腔黏膜触、压觉的神经元，发出不交叉的三叉丘脑纤维，止于同侧的丘脑腹后内侧核。

（2）长距离的下行纤维束：

①**锥体束**（pyramidal tract）（图16-28）：起自大脑半球额叶躯体运动区和顶叶感觉区及

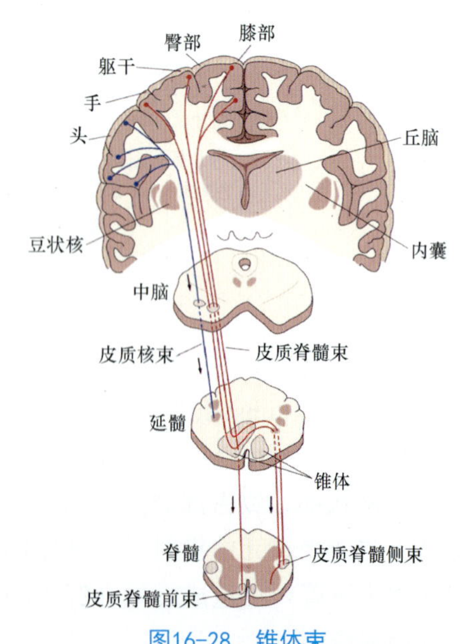

图16-28　锥体束

附近皮质的锥体细胞，其轴突在脑干内下行构成锥体束，经中脑的大脑脚底中3/5、脑桥基底部和延髓锥体。锥体束包括皮质核束（corticonuclear tract）和皮质脊髓束（corticospinal tract）。皮质核束的纤维在脑干内下行，陆续发出纤维终止于双侧的脑神经运动核（不包括一般内脏运动核），但面神经核下部与舌下神经核仅接受对侧的皮质核束的纤维。因此，一侧的皮质核束受损（如在中脑大脑脚处损伤），仅表现对侧睑裂以下的面肌、舌肌瘫痪。

皮质脊髓束的纤维在脑干内下行，在延髓集中形成膨大的锥体，在延髓下端75～90%的纤维交叉（称**锥体交叉**）到对侧的脊髓下行，构成皮质脊髓侧束；少数不交叉的纤维在前正中裂两侧下行构成皮质脊髓前束。

锥体束控制骨骼肌的随意运动，也参与对上行感觉信息的调制。

②其他下行纤维束：包括皮质脑桥束、红核脊髓束、顶盖脊髓束和内侧纵束等。需要注意的是，内侧纵束中也有上行纤维。

4．脑干网状结构　在脑干内，除了脑神经核、边界明确的非脑神经核和长的上、下行纤维束之外，还有很多区域纤维交织成网，其间散布大量大小不等的细胞，称**脑干网状结构**（reticular formation of brain stem）（图16-21、图16-22、图16-24、图16-29）。它位于延髓中央灰质的腹外侧、脑桥和中脑的被盖部，范围广泛，但边界不清。在种系发生上，网状结构比较古老，保持着低等脊椎动物网状神经系统的结构特点。它是中枢神经的一个重要组成部分，几乎所有外周的传入纤维都有侧支或终支进入网状结构，网状结构又发出纤维与脑的各部发生联系，影响中枢的活动。

依据细胞构筑和纤维联系，可把网状结构分为三个纵贯脑干全长的区域：外侧区、内侧区和正中区（图16-30）。①外侧区占网状结构的约外侧1/3，主要含小型细胞，接受大部分感觉通路的侧支，将信息传给内侧区。②内侧区占据网状结构的内侧2/3，主要含大、中型细胞，蓝斑也属于此区的核团。其传入纤维来自外侧区的细胞、脊髓、脑神经感觉核和大脑皮质的感觉区。内侧区的许多细胞核群发出长的传出纤维，向上至间脑，向下形成网状脊髓束。③正中区位于脑干中线附近，含中缝核群，细胞内富含5-羟色胺，与睡眠有关。

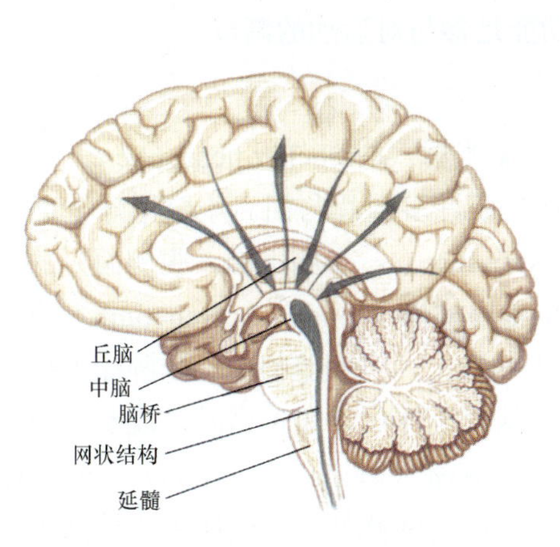

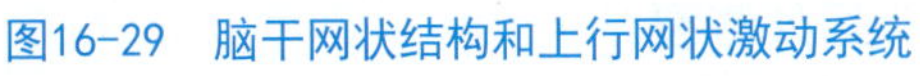
图16-29　脑干网状结构和上行网状激动系统

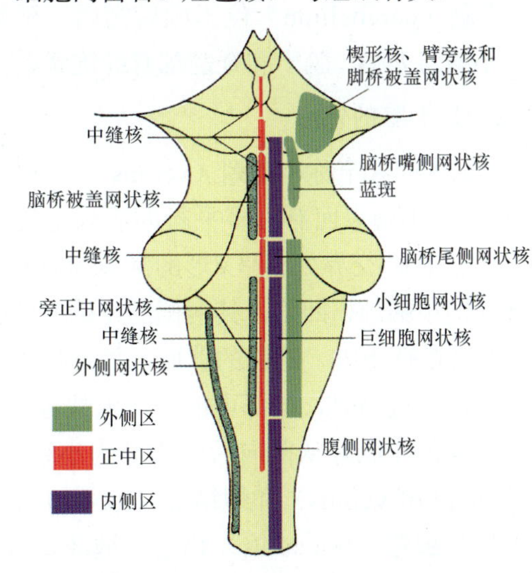

图16-30　脑干网状结构的分区和核团模式图（背面）

脑干网状结构的主要功能有：①参与睡眠、觉醒和意识。各种感觉纤维有侧支进入网状结构，网状结构发出纤维投射到间脑，间脑又向大脑皮质广泛投射，构成了**上行网状激动系统**（ascending reticular activating system）。与视、听和痛、温觉传导路不同，上行网状激动系统携带的感觉信息是非特异性的，并不引起特定的感觉，而是使大脑皮质保持意识和清醒，对各种传入信息有良好的感知能力。如果此系统受到抑制或损伤，会导致昏睡，甚至深度昏迷。②参与躯体运动的调节。网状结构内存在抑制肌紧张和运动的抑制区，也存在加强肌紧张和运动的易化区。③参与内脏运动的调控。在脑桥尾侧部和延髓的网状结构内，存在呼气中枢、吸气中枢和心血管中枢。故脑干损伤，可导致呼吸困难、心跳停止，危及生命。④参与内分泌活动和生物节律的调节。脑干网状结构可以通过纤维投射影响下丘脑和松果体，从而调节激素的合成和释放，以及昼夜24小时的节律。

拓展阅读

脑桥在横切面上被中部横行的斜方体前缘纤维分成腹侧的基底部和背侧的被盖部。脑桥基底部是大脑皮质与小脑皮质之间联系的中继站，脑桥被盖部是延髓的直接延续。中脑在横切面上也可分为腹侧的大脑脚和背侧的顶盖。大脑脚又分为前方的大脑脚底、中间的黑质和后方的被盖，其中，中脑的被盖是脑桥被盖的直接延续，中脑顶盖则包括上、下丘两部分，中脑导水管周围的灰质又称为中央灰质。

二、小脑

小脑（cerebellum）位于颅后窝内，延髓和脑桥的背面，上方隔小脑幕与端脑枕叶相邻。小脑与大脑、脑干和脊髓都有纤维联系，主要功能是参与对运动的调节。

（一）小脑的外形

小脑中间狭窄称**小脑蚓**（vermis），两侧膨大为**小脑半球**（cerebellar hemisphere）（图16-31）。小脑表面有许多平行的浅沟与裂，将小脑分成许多叶片与回。小脑半球上面平坦，前、中1/3交界处有呈V形的深裂为**原裂**（primary fissure）。小脑下面（腹侧面）的中间部（即小脑蚓）凹陷，其两侧的小脑半球隆起。**小脑扁桃体**（tonsil of cerebellum）位于小脑半球的前下方，延髓的背面，靠近枕骨大孔（图16-32）。当颅脑损伤、脑肿瘤等病变引起颅内压过高时，该部可能会嵌入枕骨大孔形成小脑扁桃体疝，压迫延髓，危及生命。小脑下面的小脑蚓从前向后依次分为**小结**（nodule）、**蚓垂**（uvula of vermis）、**蚓锥体**（pyramid of vermis）和**蚓结节**（tuber of vermis）。小结向两侧伸出的白质带为绒球脚，其末端与**绒球**（flocculus）相连。绒球、绒球脚和小结合称**绒球小结叶**（flocculonodular lobe）。小脑下面紧贴绒球小结叶后下方的横行深裂为**后外侧裂**。

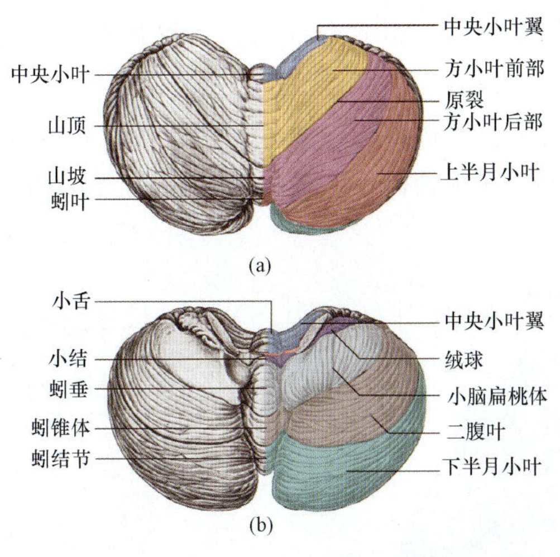

图16-31　小脑外形

（a）上面；（b）下面

在形态上，原裂和后外侧裂将小脑分为3叶：**小脑前叶**、**小脑后叶**和**绒球小结叶**。后外侧裂将小脑分成绒球小结叶和小脑体两大部分，而原裂又将小脑体分成前叶和后叶。小脑体由内向外可分为3个纵区：蚯部、半球中间部和半球外侧部（图16-33）。这种分区与小脑的种系发生以及功能有密切关系。绒球小结叶在进化上出现最早（鱼类），称**原小脑**（archicerebellum）。小脑蚓和半球中间部在进化中出现时间居中（两栖类），合称**旧小脑**（paleocerebellum）。小脑半球外侧部在进化中出现最晚（哺乳动物），其出现与大脑皮质的发展有关，称**新小脑**（neocerebellum）。

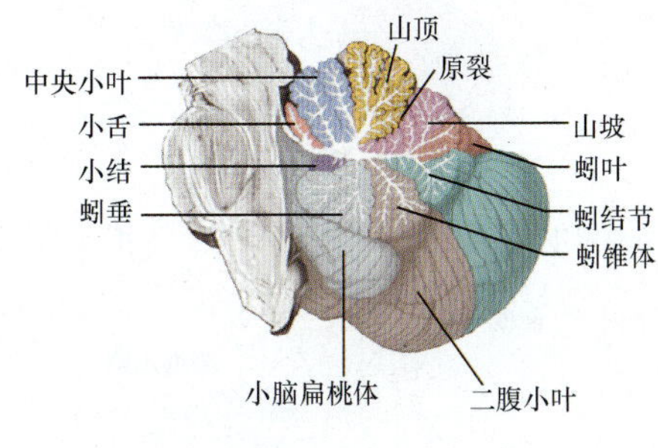

图16-32　小脑（正中矢状切面）

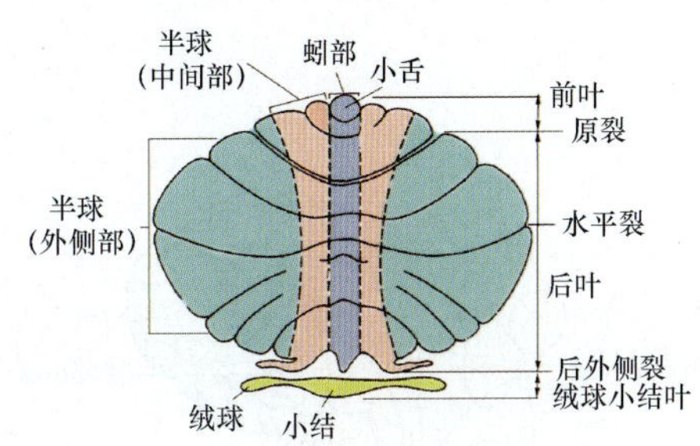

图16-33　小脑皮质平面模式图

小脑通过小脑下脚、中脚和上脚分别与脑干的延髓、脑桥和中脑相连（图16-34）。小脑下脚在小脑中脚的内侧进入小脑，主要由脊髓和延髓与小脑之间的传入和传出纤维组成。小脑中脚粗大，主要由脑桥核发出纤维交叉到对侧，进入小脑而形成。在3对小脑脚中，小脑上脚位于最内侧，主要由小脑齿状核发出的传出纤维组成。

（二）小脑的内部结构

小脑表面的灰质称**小脑皮质**（cerebellar cortex）（图16-35）。皮质深面有大量的白质称**髓体**（medullary center）。深埋在髓体的灰质核团称**小脑核**（cerebellar nuclei）或**小脑中央核**（central nuclei of cerebellum）。小脑核包括4对，从内侧向外侧依次为：**顶核**

（fastigial nucleus）、**球状核**（globose nucleus）、**栓状核**（emboliform nucleus）和**齿状核**（dentate nucleus）。顶核在发生中出现最早，位于第四脑室的顶壁，呈圆形。球状核位于顶核的外侧，栓状核位于齿状核的内侧，球状核与栓状核合称为中间核（interposed nuclei）。齿状核为最大的一对小脑核，位于髓体的中部，呈皱缩的口袋状。小脑的传出纤维主要由小脑齿状核发出。

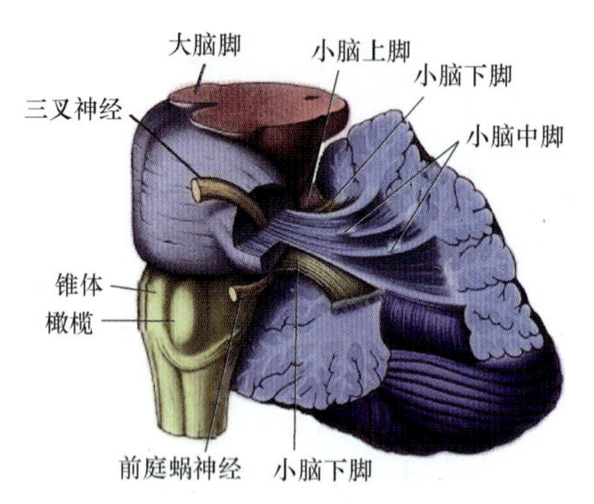

图16-34　小脑脚

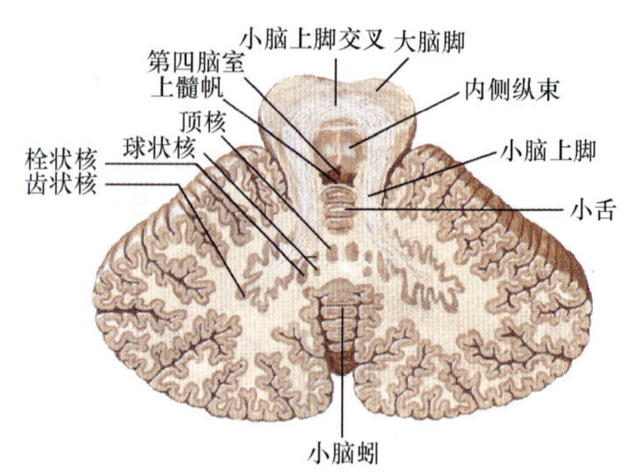

图16-35　小脑内部结构（小脑上脚水平面）

（三）小脑的纤维联系和功能

1．**前庭小脑**（vestibulocerebellum）（原小脑）　同侧前庭神经节和前庭神经核发出的纤维，经小脑下脚进入前庭小脑（图16-36）。其传出纤维经绒球小结叶和顶核发出，主要至同侧前庭神经核，再通过前庭脊髓束和内侧纵束。其主要功能是维持身体的平衡和姿势，协调眼球运动。

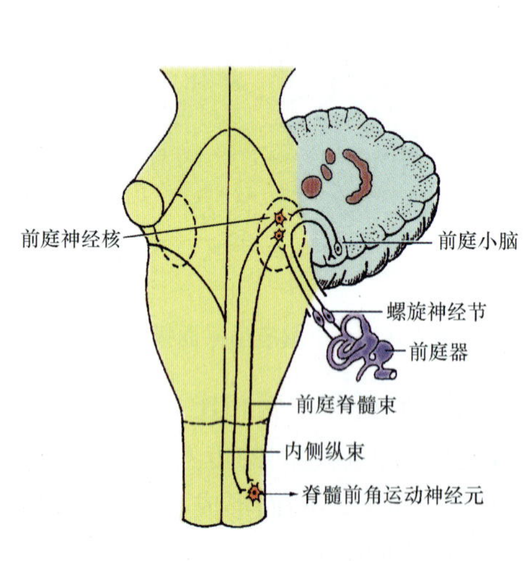

图16-36　前庭小脑的主要传入和传出纤维

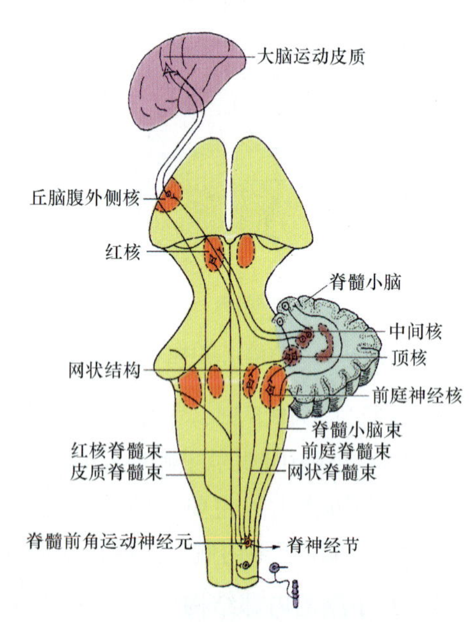

图16-37　脊髓小脑的主要传入和传出纤维

2．**脊髓小脑**（spinocerebellum）（旧小脑）　主要接受脊髓小脑前束和后束的本体感觉冲动（图16-37）。传出纤维主要由中间核（球状核和栓状核）发出，部分由顶核发出。

中间核发出的纤维经小脑上脚至对侧红核和丘脑腹外侧核，前者发出红核脊髓束，后者发出纤维至大脑皮质运动区。顶核发出的纤维到前庭神经核和脑干网状结构，通过前庭脊髓束及网状脊髓束至脊髓。脊髓小脑的主要作用是控制肌张力。

3．**大脑小脑**（cerebrocerebellum）（新小脑）　大脑皮质（特别是额叶和顶叶）的信息经皮质脑桥束传至脑桥核，脑桥核发出纤维交叉到对侧形成小脑中脚进入大脑小脑（图16-38）。新小脑发出纤维至齿状核，该核发出纤维经小脑上脚离开小脑，纤维中继于对侧丘脑腹外侧核，后者发出纤维至大脑皮质运动区，从而反馈运动信息，对控制上、下肢精确运动的计划和协调起重要作用（图16-39）。因此，新小脑的主要功能与随意运动的协调有关。

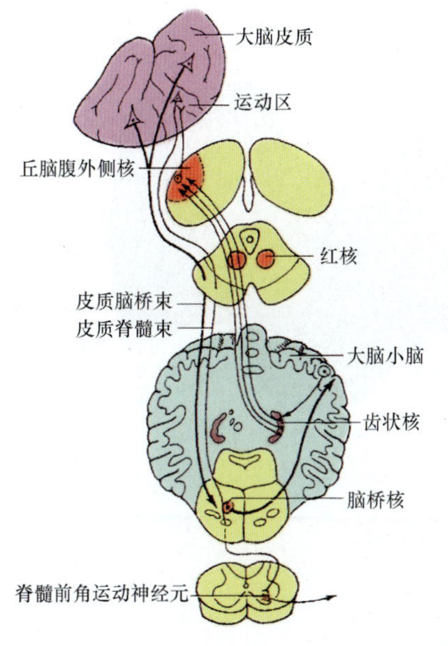

图16-38　大脑小脑的主要传入和传出纤维

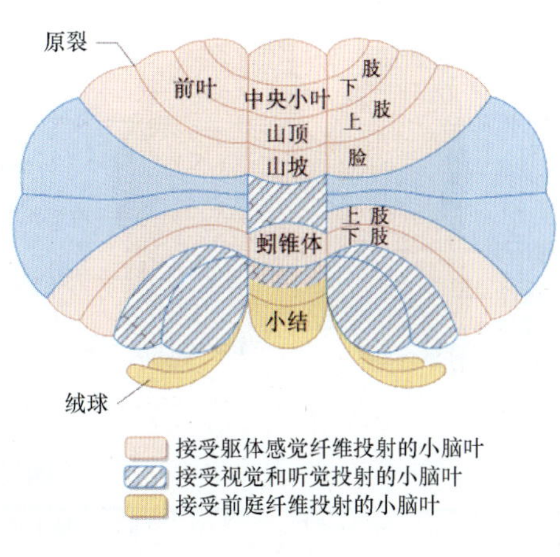

图16-39　小脑皮质的功能定位

拓展阅读

小脑血管的病变和局部肿瘤等均可造成小脑部位的损伤。原小脑病变，患者表现为平衡失调，身体摇摆不稳，或有眼球震颤。旧小脑病变，主要表现为肌张力降低，步态蹒跚。新小脑病变总是伴有旧小脑的损伤，主要临床表现为共济失调，例如，不能准确地用手指点鼻，不能进行快速的交替动作等。在运动时出现震颤，即在肢体运动时，非随意有节奏地摆动，趋向动作目标时加剧。

三、间脑

间脑（diencephalon）位于中脑与大脑半球之间，高度发展的大脑半球掩盖了间脑的两侧和背面，仅腹侧露于脑底。间脑的外侧面与大脑半球融合，两者的边界不明显。间脑中间的窄腔称**第三脑室**（third ventricle）。它向后下通中脑水管，向前经两个室间孔与大脑半球内的侧脑室相通。间脑是仅次于端脑的中枢高级部位，可分为5个部分：背侧丘脑、后丘脑、上丘脑、底丘脑和下丘脑。

（一）背侧丘脑

背侧丘脑（dorsal thalamus）简称丘脑，位于下丘脑的背侧和上方，由一对卵圆形的灰质团块组成（图16-40、图16-41）。两侧丘脑借丘脑间黏合相连。丘脑前端狭窄称**前结节**，后端膨大称**丘脑枕**（pulvinar），内侧面形成第三脑室的侧壁的一部分，可见一自室间孔走向中脑水管的浅沟，称**下丘脑沟**（hypothalamic sulcus），是背侧丘脑与下丘脑的分界线。

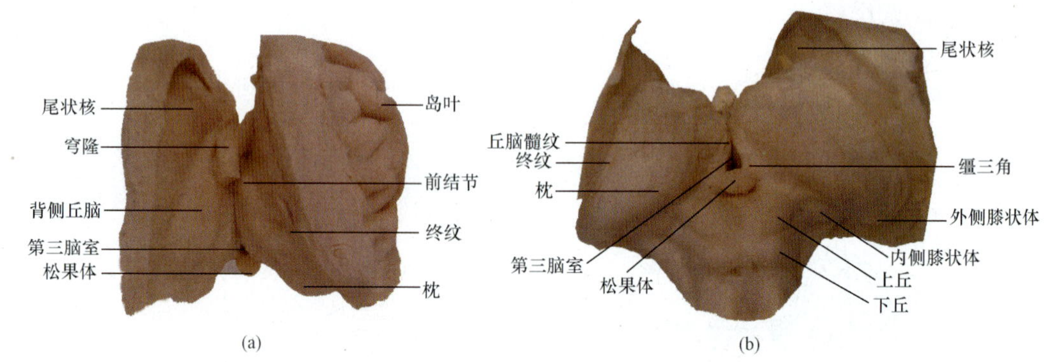

图16-40　间脑

（a）间脑上面观；（b）间脑背面观

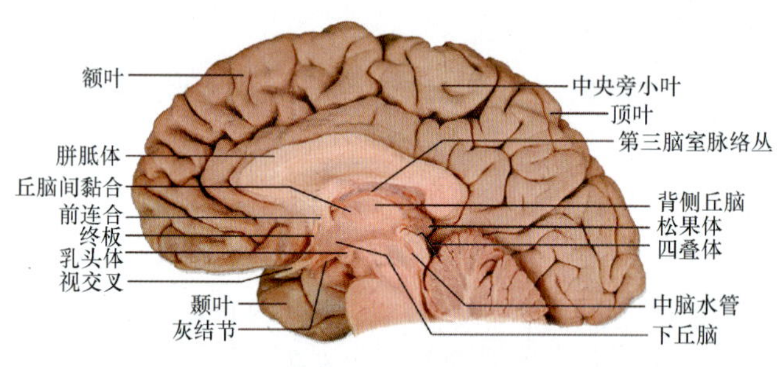

图16-41　脑正中矢状面

丘脑内部有一白质构成的“Y”形**内髓板**（internal medullary lamina），它将背侧丘脑分为前核群、内侧核群和外侧核群（图16-42）。前核群位于丘脑前结节内。内侧核群主要是背内侧核。外侧核群分为背侧群和腹侧群，背侧群从前向后分为背外侧核、后外侧核及枕，腹侧群由前向后分为**腹前核**（ventral anterior nucleus）、**腹外侧核**（ventral lateral nucleus）及**腹后核**（ventral posterior nucleus）。此外，在内髓板内散在的若干细胞群称板内核。在外侧核群外侧的薄层灰质称丘脑网状核。第三脑室侧壁上的薄层灰质及丘脑间黏合内的核团合称为中线核群。

根据进化的先后，背侧丘脑又可分为古、旧、新三类核团。

1．**非特异性投射核团（古丘脑）**　属于在进化上比较古老的部分，包括中线核、板内核和网状核。它们主要接受嗅脑、脑干网状结构的传入纤维。网状结构的信息经古丘脑的核团弥散地投射到大脑皮质广泛区域，构成上行网状激动系统，维持机体的清醒状态。

2．**特异性中继核团（旧丘脑）**　属于进化过程中较新的丘脑核群，主要作为脊髓或脑干等特异性上行传导系统的中继核。由这些核将不同的感觉及运动信息转送到大脑的特定区，产生具有意识的感觉或调节躯体运动的作用，包括腹前核、腹外侧核、腹后核。此外，内侧膝状体和外侧膝状体也属于特异性中继核。

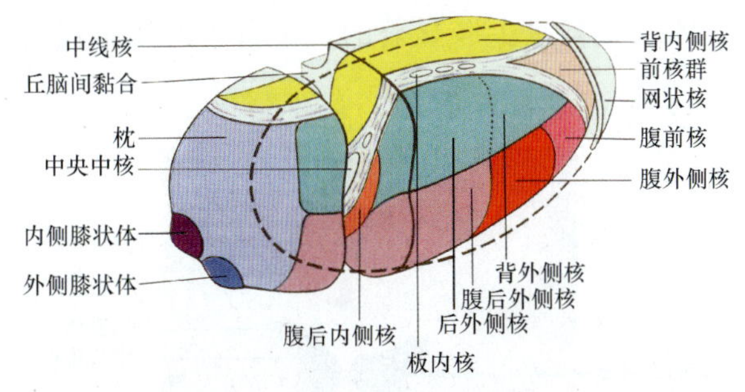

图16-42　背侧丘脑核团

腹前核和腹外侧核主要接受齿状核、苍白球、黑质的纤维，发出纤维投射到大脑皮质的躯体运动中枢，调节躯体运动。

腹后核包括腹后内侧核（ventral posteromedial nucleus）和腹后外侧核（ventral posterolateral nucleus）。前者接受三叉丘系和由孤束核发出的味觉纤维，后者接受内侧丘系和脊髓丘系的纤维。腹后核的传入和传出纤维均有严格定位关系，传导头面部感觉的纤维投射到腹后内侧核，而传导上肢、躯干和下肢感觉的纤维由内向外依次投射到腹后外侧核。腹后内侧核和外侧核发出纤维投射到相应的大脑皮质躯体感觉中枢。

3．**联络性核团（新丘脑）**　属于在进化中最新的部分，包括前核群、内侧核群和外侧核群的背侧群。它们与丘脑其他核团、大脑皮质等结构多有双向的纤维联系。如丘脑前核与下丘脑乳头体之间有往返纤维，丘脑前核与扣带回也有往返纤维联系。在功能上，其能整合躯体和内脏的感觉及运动信息，还参与学习记忆等。

目前认为丘脑已能产生痛觉，但确切的感知仍在大脑。故丘脑病变往往会产生自发性疼痛。此外，丘脑对触温觉也有粗略的感知。

（二）后丘脑

后丘脑（metathalamus）位于丘脑的后下方，中脑顶盖的上方，包括内侧膝状体（medial geniculate body）和外侧膝状体（lateral geniculate body）。内侧膝状体接受发自下丘的听觉纤维，是听觉传导通路的中继核。外侧膝状体接受视束纤维，是视觉传导通路的中继核。

（三）上丘脑

上丘脑（epithalamus）位于第三脑室顶部周围，包括丘脑髓纹、缰三角、缰连合、松果体（pineal body）和后连合。丘脑髓纹细长，沿丘脑背侧面和内侧面交界处向后延伸，止于缰三角。左右缰三角之间为缰连合，其后方连接松果体。松果体为内分泌腺产生褪黑激素（melatonin），具有抑制生殖腺和调节生物钟的作用。16岁以后，松果体出现钙化。后连合为缰连合下方、中脑水管上口背侧的横行纤维。

（四）底丘脑

底丘脑（subthalamus）位于间脑的底部（图16-43），丘脑与中脑的交界处，内含底丘脑核，与黑质、红核、苍白球间有密切的纤维联系，参与对运动的调节。一侧底丘脑核受损，可产生对侧肢体，尤其是上肢显著的、不自主的舞蹈样动作，称半身舞蹈病或半身颤搐。

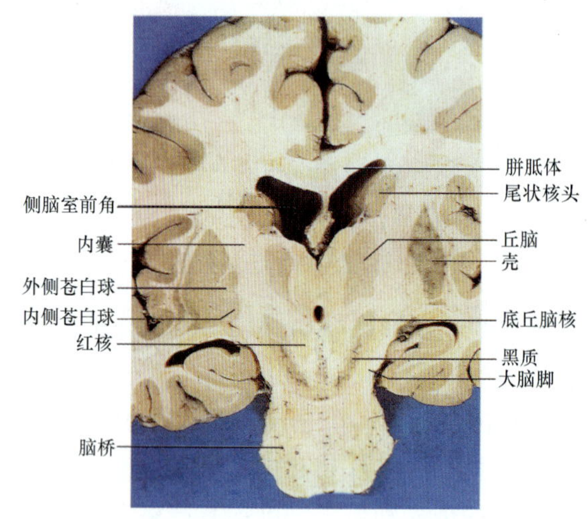

图16-43　脑冠状切面（示底丘脑核）

（五）下丘脑

1. 下丘脑的外形和分区

（1）外形。**下丘脑**（hypothalamus）位于背侧丘脑的腹侧，构成第三脑室侧壁的下半和底壁。从内侧面观察，下丘脑的上界为下丘脑沟，前界是终板和视交叉（optic chiasma），下界前有灰结节（tuber cinereum），向下移行为漏斗（infundibulum），漏斗下连垂体（hypophysis），灰结节后方的圆形隆起，为乳头体（mamillary body）。

（2）分区。从前向后将下丘脑分为视前区、视上区、结节区和乳头体区4部分。下丘脑细胞主要的核团包括：①视上区的视上核（supraoptic nucleus）、室旁核（paraventricular nucleus）和下丘脑前核；②结节区的漏斗核（infundibular nucleus）、腹内侧核和背内侧核；③乳头体区的乳头体核（图16-44）。

2. 下丘脑的纤维联系　下丘脑的纤维联系复杂而广泛，上与丘脑和端脑，下与脑干和脊髓都有联系（图16-45）。此外，还发出纤维至垂体。下丘脑的传入纤维主要有：①**穹隆**

（fornix）：起自颞叶的海马，止于乳头体核；②**前脑内侧束**（medial forebrain bundle）：起自隔核，经下丘脑的外侧区至中脑被盖；③**终纹**（stria terminalis）：起自杏仁体，止于下丘脑；④来自脑干和脊髓的感觉信息，经网状结构中继后传至下丘脑。

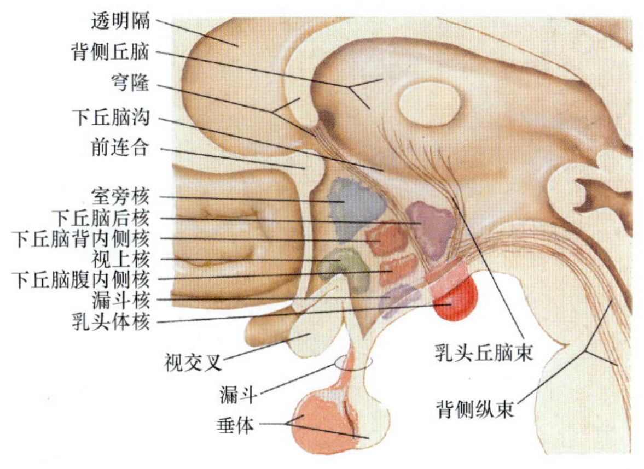

图16-44　下丘脑的主要核团

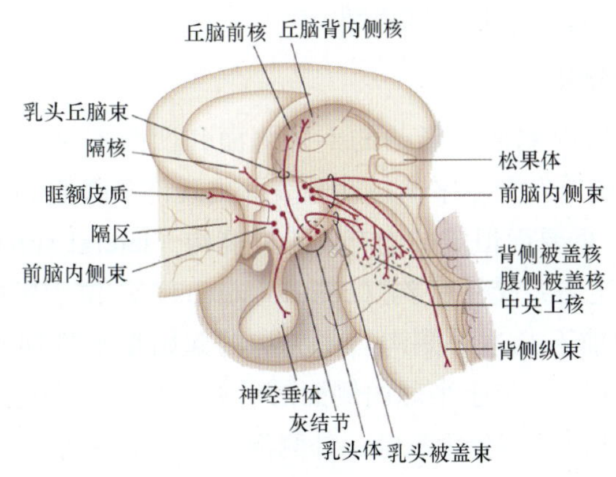

图16-45　下丘脑的纤维联系

下丘脑的传出纤维主要有：①**乳头丘脑束**（mamillothalamic tract）：从乳头体核至丘脑前核；②下丘脑至脑干和脊髓的纤维：主要是与自主神经核群相联系，影响内脏的活动；③下丘脑与垂体的联系（图16-46）：室旁核和视上核发出的纤维分别形成**室旁垂体束**（paraventriculohypophyseal tract）和**视上垂体束**（supraopticohypophyseal tract），分别运送催产素和加压素至垂体后叶。漏斗核和下丘脑基底内侧部发出纤维，终于正中隆起，称**结节漏斗束**（tuberoinfundibular tract）。该束将漏斗核等细胞分泌的物质（释放因子或抑制因子）经垂体门脉系运输至垂体前叶，影响垂体前叶激素的分泌。

3．下丘脑的功能　下丘脑是神经内分泌的中枢，也是皮质下自主神经活动的高级中枢，涉及的功能极为广泛，对体温、摄食、生殖、水盐平衡和内分泌活动等有广泛的调节。此外，下丘脑与边缘系统有密切联系，参与情绪行为的活动，如发怒和防御反应等。下丘脑的视交叉上核接受视网膜的纤维，与人类昼夜节律的调节也有关系。

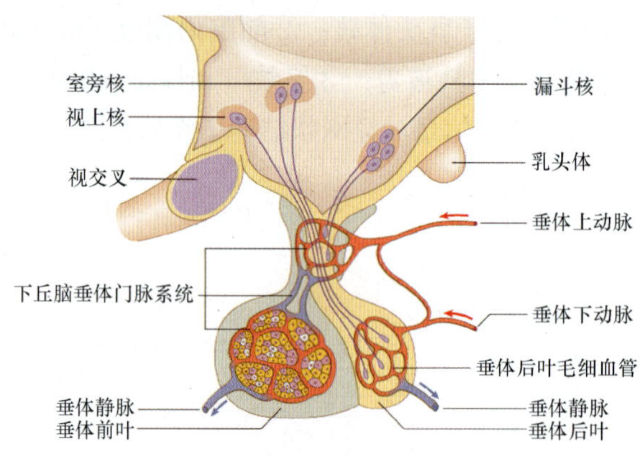

图16-46 下丘脑与垂体的联系

四、端脑

端脑由胚胎时期神经管前部发育而来，是脑的最高级部位。端脑位于颅腔内，主要由左右两侧大脑半球构成，两大脑半球之间是大脑纵裂，纵裂底部是连接两侧大脑半球的胼胝体。大脑半球与小脑半球之间是大脑横裂。

（一）端脑的外形和分叶

每侧大脑半球都分为内侧面、隆凸的上外侧面和凹凸不平的底面（图16-47、图16-48）。由于大脑半球的皮质发育不平衡，在脑表面出现许多隆起的**脑回**（gyrus）和深陷的**脑沟**（sulcus）。其中，重要而恒定的沟有：①**外侧沟**（lateral sulcus）：起于半球下面，在半球上外侧面行向后上方；②**中央沟**（central sulcus）：位于半球上外侧面，起于半球上缘中点稍后处，行向前下几达外侧沟，中央沟的起始端常延伸到半球内侧面；③**顶枕沟**（parietooccipital sulus）：位于半球内侧面的后部，自下而上越过半球的上缘达上外侧面。大脑半球表面借上述三条沟分为五叶：外侧沟上方和中央沟之前的部分为**额叶**（frontal lobe）；外侧沟以下的部分为**颞叶**（temporal lobe）；中央沟与顶枕沟之间、外侧沟以上的部分为**顶叶**（parietal lobe）；位于外侧沟深面，被额、顶和颞叶所掩盖的呈三角形的部分是**岛叶**（insula）；顶枕沟以后的部分是**枕叶**（occipital lobe）。在半球上外侧面枕叶与顶叶、颞叶的分界线是人为假设的，常以顶枕沟至枕前切迹（枕极前方约4 cm处的凹陷）的连线为枕叶的前界，自此线中点至外侧沟后端的连线是顶、颞二叶的分界。

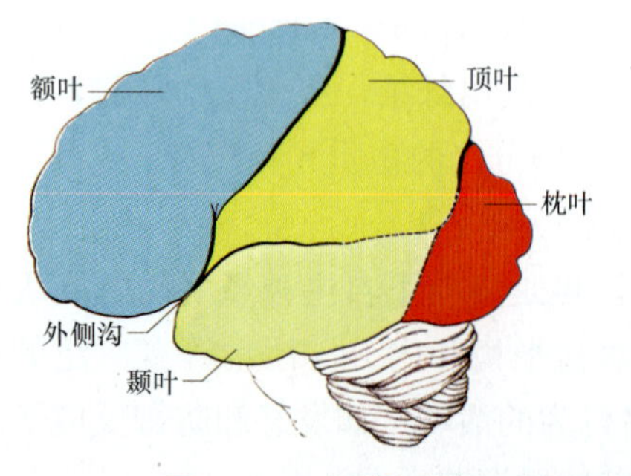

图16-47 大脑上外侧面的沟和叶

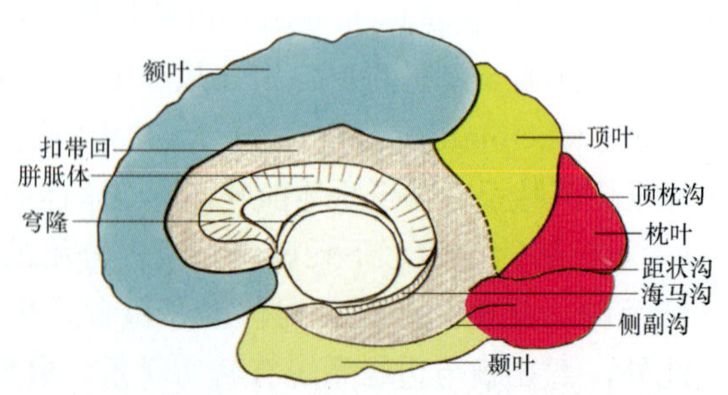

图16-48 大脑内侧面的沟和叶

1．上外侧面（图16-49）

（1）**额叶**（frontal lobe）：中央沟的前方有与之平行的**中央前沟**，此沟与中央沟之间为**中央前回**（precentral gyrus）。从中央前沟向前，有与半球上缘平行的两条沟，为**额上沟**和**额下沟**。额上沟与半球上缘之间为**额上回**（superior frontal gyrus），额上、下沟之间为**额中回**（middle frontal gyrus），额下沟以下为**额下回**（inferior frontal gyrus）。

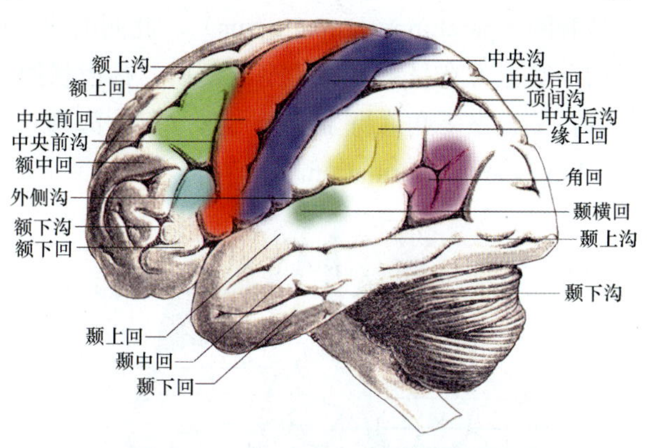

图16-49　大脑半球上外侧面

（2）**顶叶**（parietal lobe）：中央沟的后方有与之平行的中央后沟，此沟与中央沟之间为**中央后回**（postcentral gyrus）。在中央后沟后方，有一条与半球上缘平行的顶内沟。顶内沟以上为顶上小叶，以下为顶下小叶。顶下小叶又分为围绕外侧沟末端的缘上回（supramarginal gyrus）和围绕颞上沟末端的**角回**（angular gyrus）。

（3）**颞叶**（temporal lobe）：在外侧沟的下方，有与之平行的**颞上沟**和**颞下沟**。外侧沟与颞上沟之间为**颞上回**，自颞上回中部转入外侧沟的下壁上，有两个短而横行的脑回称**颞横回**（transverse temporal gyrus）。颞上、下沟之间为**颞中回**，颞下沟下方为**颞下回**。

（4）**枕叶**：最小，在外侧面上其沟回不规则。

（5）**岛叶**：外侧沟的深面，被额、顶、颞三叶包绕，并借岛状环沟与额、顶、颞叶分界。

2．内侧面　在半球内侧面（图16-50），上外侧面的中央前、后回延伸到内侧面形成**中央旁小叶**（paracentral lobule）。环绕胼胝体背面的**胼胝体沟**，它绕过胼胝体的后方向前移行为海马沟。在胼胝体的上方，有与之平行的**扣带沟**，此沟末端转向背方称边缘支。扣带

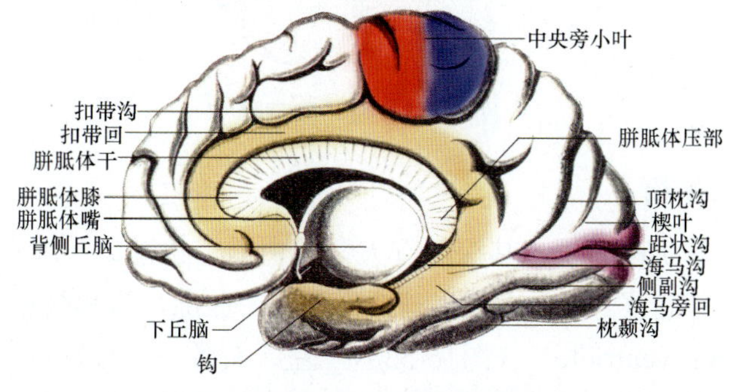

图16-50　大脑半球内侧面

沟与胼胝体沟之间为**扣带回**（cingulate gyrus）。在胼胝体的后下方，有弓形走向**枕叶**后端的**距状沟**。距状沟与顶枕沟之间为**楔叶**，距状沟下方为**舌回**。

3．底面　在半球底面（图16-51、图16-52），额叶内有纵行的嗅束，其前端膨大为嗅球，后者与嗅神经相连。嗅束后端扩大为**嗅三角**。嗅三角与视束之间为前穿质，其内有许多小血管穿入脑实质。颞叶下方有与半球下缘平行的**枕颞沟**，在此沟内侧有与之平行的侧副沟，侧副沟内侧为**海马旁回**（parahippocampal gyrus），此回的前端弯曲为**钩**（uncus）。海马旁回的内侧为**海马沟**，其上方有呈锯齿状的窄条皮质，称**齿状回**（dentate gyrus）。从内面看，在齿状回的外侧，侧脑室下角底壁上有一弓形隆起为**海马**（hippocampus），海马和齿状回构成**海马结构**（hippocampal formation）。

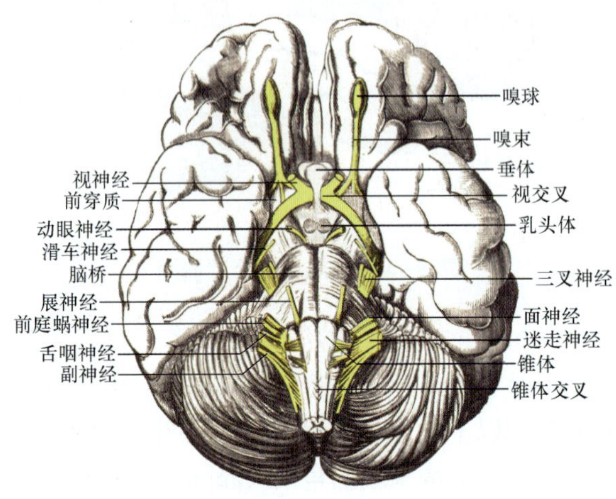

图16-51　脑底面

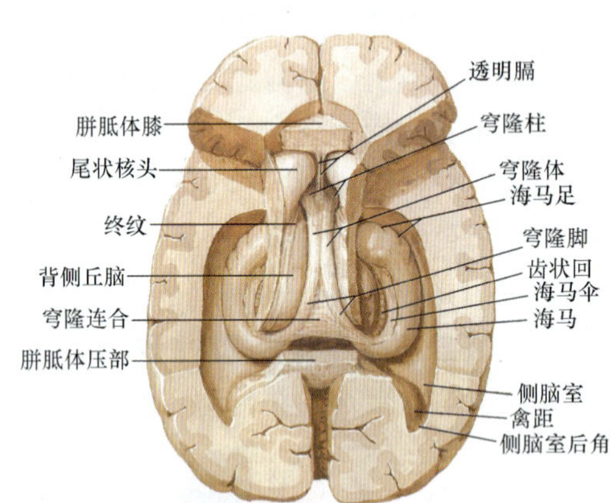

图16-52　海马和穹隆

（二）端脑的内部结构

大脑半球表面的灰质称皮质；其深面有大量的白质，称髓质；埋在髓质内的灰质团块靠近端脑的底部，称基底核。左右大脑半球内部各有一腔隙，为侧脑室。

1．**侧脑室**（lateral ventricle）（图16-53）　左、右各一，分别位于两侧大脑半球内，它们是对称而不规则的腔隙，内含脑脊液。分**中央部**、**前角**、**后角**和**下角**四部。中央部位于顶叶内，是一狭窄的水平裂，其顶为胼胝体，底为背侧丘脑和尾状核；由中央部向前伸入额叶内是前角；中央部向后伸入枕叶内的是后角；从后角向前下伸入颞叶内的是下角，在下角底上有隆起的海马。侧脑室内的脉络丛位于中央部和下角内，是产生脑脊液的主要部位。两侧侧脑室通过室间孔与第三脑室相通。临床上通过脑室造影，可了解侧脑室位置和大小的改变，从而诊断颅脑疾病。

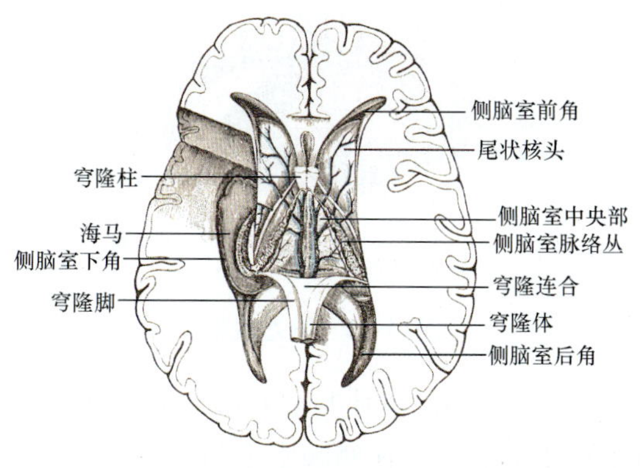

图16-53　侧脑室和穹隆

2．**基底核**（basal nuclei）（图16-54、图16-55）　为埋藏在大脑半球底部髓质中的核团，包括尾状核、豆状核、屏状核和杏仁体。

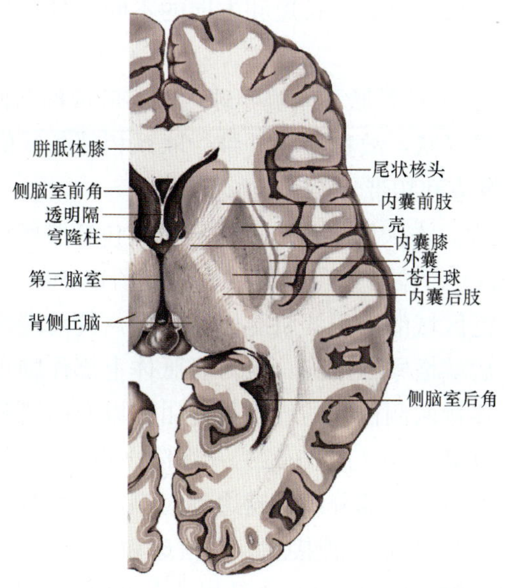

图16-54　大脑半球水平切面

（1）**尾状核**（caudate nucleus）：呈“C”形，全长与侧脑室相邻，分头、体、尾三部。头部膨大与侧脑室前角的底相邻，体部呈弧形，沿背侧丘脑向后，再转向腹侧移行为尾部，末端接杏仁体。

（2）**豆状核**（lentiform nucleus）：位于岛叶深部，核的前下部与尾状核头部相连，其余部分借内囊与尾状核和背侧丘脑相邻。豆状核在冠状切面和水平切面均呈尖向内侧的三角形，并被两个白质板分为三部分：外侧部最大，称**壳**（putamen），其余二部称**苍白球**（globus pallidus）。在种系发生上，尾状核和壳是较新的结构，合称**新纹状体**；苍白球为较古老的部分，称**旧纹状体**。在哺乳类以下的动物，纹状体是控制运动的最高中枢，在人类，由于大脑皮质的高度发展，纹状体退居从属地位。

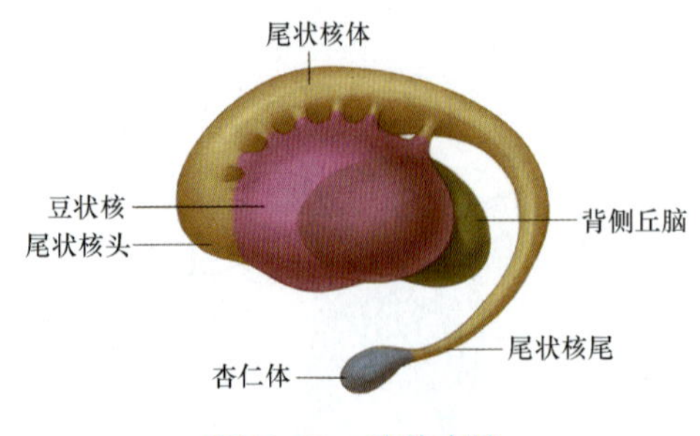

图16-55　脑基底核

（3）**屏状核**（claustrum）：是岛叶皮质与豆状核之间的薄层灰质，其功能尚不清楚。

（4）**杏仁体**（amygdaloid body）：在侧脑室下角前端的深面，与尾状核相连。其功能与行为、内分泌和内脏活动有关。近年的研究提示，杏仁体与情感记忆有关，参与条件性恐惧记忆。

3．大脑半球的髓质　大脑半球的髓质由大量神经纤维组成，完成皮质各部之间以及皮质与皮质下结构间的联系，按其位置、长短和方向的不同，分为联络纤维、连合纤维和投射纤维。

（1）联络纤维（图16-56）：是联系同侧半球内叶与叶或回与回之间的纤维。联系相邻脑回位置表浅的纤维短，呈弓状，故称弓状纤维；联系相邻各叶的纤维较长，称长纤维，主要有钩束、上纵束、下纵束和扣带。

（2）连合纤维：连接左、右大脑半球皮质的纤维，包括胼胝体、穹隆连合和前连合。①**胼胝体**（corpus callosum）：位于大脑纵裂的底部（图16-50），其下面与侧脑室的顶相邻，联系两侧大脑半球广泛区域的皮质。胼胝体呈弓形，其前端弯曲为膝，膝向下变细为嘴，中间的大部分为干，后端增厚称压部。平对胼胝体上部作脑水平切面，可见连接两侧额叶皮质的纤维称额钳，连接两侧枕叶的纤维称枕钳，以及由胼胝体干向左右呈放射状的联系两侧顶叶的纤维。②**穹隆连合**（图16-52）：穹隆（fornix）是海马到下丘脑乳头体的弓形纤维束，行于胼胝体的下方，部分纤维越边到对侧，其纤维交叉处称**穹隆连合**。③**前连合**：位于穹隆的前方，呈“X”形，连接左、右嗅球和颞叶。

（3）投射纤维（图16-54、图16-57）：是皮质与皮质下结构之间的上下行纤维，这些长距离的上、下行纤维束构成内囊。**内囊**（internal capsule）是由上、下行纤维构成的一宽厚的白质板，位于尾状核、背侧丘脑与豆状核之间。在半球的水平切面上，内囊呈开口向外的“〈”形，分三部分：①**内囊前肢**（anterior limb of internal capsule）：位于尾状核头部与豆状核之间，有额桥束、丘脑前辐射通过；②**内囊后肢**（posterior limb of internal capsule）：位于背侧丘脑与豆状核之间，有皮质脊髓束、顶枕颞桥束、皮质红核束、视辐射、听辐射、丘脑中央辐射通过；③**内囊膝**（genu of interior capsule）：位于内囊前后肢交界处，有皮质核束通过。由于内囊内有管理对侧躯体半身的感觉和运动纤维及视辐射通过，此区损伤出现的症状表现为对侧偏身感觉丧失、对侧偏瘫和偏盲，即“三偏综合征”。

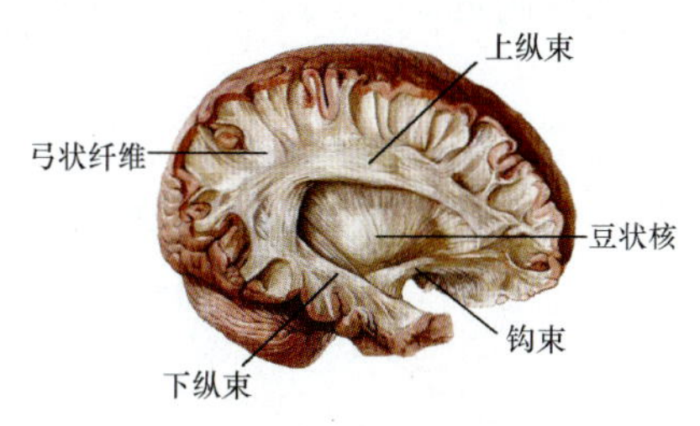

图16-56　大脑半球的联络纤维

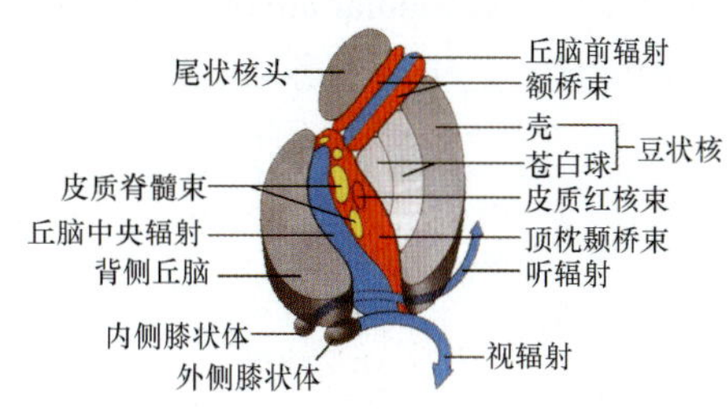

图16-57　内囊模式图

4．大脑皮质（cerebral cortex）　是覆盖在大脑半球表面的灰质，由数以亿计的神经元和神经胶质构成。大脑皮质各区的厚度不同，如中央前回厚达4.5 mm，枕叶的视区为1.5 mm，一般为2.5 mm。根据进化，大脑皮质分为形成海马和齿状回的古皮质、组成嗅脑的旧皮质和占绝大部分的新皮质（占大脑半球皮质的96%以上）。在组织结构上，古皮质和旧皮质为3层结构，新皮质为6层结构。

（1）皮质的分区：根据皮质各种细胞和纤维的观察，将皮质分为若干区。通常为人们所采用的是Brodmann分区（分为52个区）。

（2）大脑皮质的功能定位（图16-58至图16-61）：大量的实验和临床资料表明，大脑皮质不同的区域具有不同的功能。通常将具有一定功能的脑区称为**中枢**，但是这些中枢只是完成某种功能的核心区域，相邻的皮质或其他部分也有类似的功能，因此大脑皮质的功能定位是相对的。此外，大脑皮质的广泛区域，不是完成某种特定的功能，而是对各种信息进行加工和整合，完成更高级的神经精神活动，称**联络区**。其主要的功能分区如下：

①第一躯体运动区：位于中央前回和中央旁小叶前部（Brodmann 4、6区），接受对侧半身的本体感觉纤维，并发出纤维管理对侧半身的骨骼肌。身体各部在此区的投影特点如下：一是身体各部在此区的投影为倒置，但头部的投影是正立的。即中央前回上部和中央旁小叶前部与下肢运动有关，中央前回中部与躯干和上肢运动有关，中央前回下部与面、舌、咽、喉运动有关。二是左右交叉。即一侧运动区皮质支配对侧肢体的运动，但与联合运动有关的肌则受两侧运动区皮质的控制，如面上部肌、眼球外肌、咀嚼肌、呼吸肌和躯干会阴肌，故一侧的运动区受损时，这些肌不出现瘫痪。三是身体各部在皮质投影区的大小取决于功能的重要程度和复杂性，如手的投影区比足大得多。

②第一躯体感觉区：位于中央后回和中央旁小叶后部（Brodmann3、1、2区），接受对侧身体痛、温、触压觉及本体感觉的神经冲动。身体各部在此区的投影与躯体运动中枢相似，即上下倒置、左右交叉，身体各部在此区投影范围的大小与形体的大小无关，而是取决于该部感觉的敏感程度。

③视区（visual area）：位于枕叶内侧面距状沟两侧的皮质（Brodmann17区）。一侧视

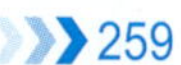

区接受同侧视网膜颞侧半和对侧视网膜鼻侧半的视觉神经冲动，这些部位接受细胞的传出纤维经外侧膝状体中继而来的视觉信息。

④听区（auditory area）：位于颞横回（Brodmann41、42区）。

⑤平衡区（vestibular area）：中央后回下端头面部代表区附近。

⑥嗅觉区：位于海马旁回的钩附近。

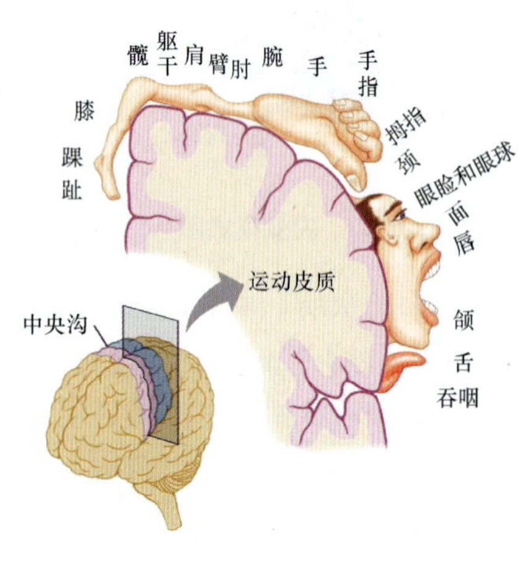

图16-58　人体各部在第Ⅰ躯体运动区的定位

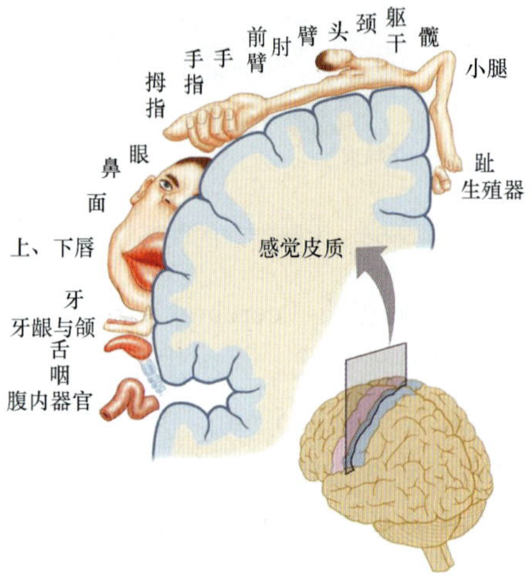

图16-59　人体各部在第Ⅰ躯体感觉区的定位

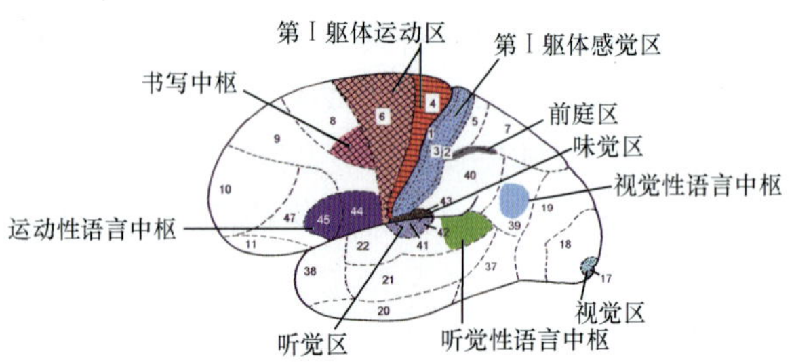

图16-60　大脑皮质的功能定位（大脑半球上外侧面）

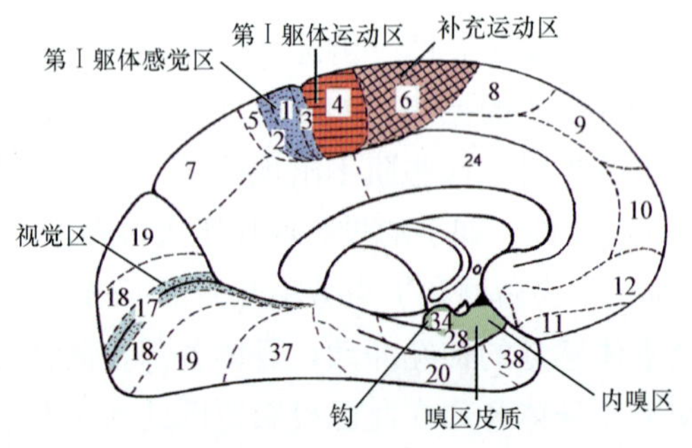

图16-61　大脑皮质的功能定位（大脑半球内侧面）

⑦语言区：是人类大脑皮质所特有的区域。语言中枢通常存在于左侧大脑半球，即善用右手者语言中枢在左侧半球，善用左手者其语言中枢也在左侧半球，只有一小部分人的在右侧半球，故左侧半球是语言区的优势半球。语言区包括说话、听话、书写和阅读4区：a．**运动性语言中枢**：位于额下回的后部，又称**Broca区**，此区受损，产生运动性失语症，即患者与发音有关的唇、舌、咽喉肌未瘫痪，但丧失说话能力；b．**听觉性语言中枢**：在颞上回后部，若此区受损，患者听觉正常，但听不懂别人说话的意思，称感觉性失语症；c．**书写中枢**：在额中回后部，邻中央前回的上肢投影区，此区受损，患者手部运动无障碍，但不能以书写方式表达意思，称失写症；d．**视觉性语言中枢**：在角回，如此区受损，患者视觉无障碍，但不能阅读书报，不理解曾理解的文字含意，称失读症。

五、边缘系统

边缘系统（limbic system）由边缘叶和与之相关的皮质和皮质下结构（如杏仁体、隔核、下丘脑、上丘脑、丘脑前核等）共同组成。边缘叶则由隔区、扣带回、海马旁回、海马和齿状回共同构成，其与内脏活动、情绪反应、性活动和记忆等活动的机制有关。

参与内脏传入神经加工处理、觉醒、胃肠运动和分泌功能的中枢自主神经调节的脑区紧密重叠。前扣带回皮质嘴部代表内脏运动皮质，投射到下丘脑核、杏仁体和中央管周围灰质构成网。这些网的输出到达脑干内侧核（腹内侧核前部、蓝斑核、中缝核），这些核在疼痛、觉醒的调节中起重要作用。这些核构成的网络称情感运动系统，与一套特定的并行的运动通路相关，控制应激刺激引起的躯体、自主、抗伤害和内分泌的反应。

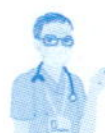

复习思考题

1．名词解释：脊髓前角细胞、脊髓丘脑束、薄束、皮质核束、锥体交叉、第四脑室、面神经丘、红核、黑质、内侧丘系、脑干网状结构、薄束核、舌下神经核、孤束核、小脑扁桃体、小脑核、旧小脑、新小脑、内囊、侧脑室。

2．临床上要抽取脑脊髓液做检查，选择什么位置穿刺比较理想？为什么？

3．试述第一腰髓的后索受损后会出现什么症状。为什么？

4．左半脊髓在第四胸段被横断后，请分析出现的症状，并解释原因。

5．请画出脊髓胸段的横断面的结构示意图，并标出灰质的主要核团及白质中的主要纤维束的配布。

6．试述脑神经核的7种成分及其功能。

7．脑干内与听觉有关的核团有哪些？它们的位置在何处？

8．请阐述小脑的纤维联系及小脑的功能。

9．特异性中继核团包括哪些？它们的作用是什么？

10．下丘脑与垂体的联系，及其与下丘脑功能之间的关系是什么？

11．简述大脑皮质的功能定位，人体各部在运动中枢、感觉中枢的投影特点。

12．简述大脑基底核及其功能。

13．有一五岁小儿在一次高烧后发现左下肢不能活动。2个月后检查发现：左下肢肌肉瘫痪，关节不能运动，肌张力低下，肌肉萎缩；左膝跳反射消失，病理反射阴性；全身浅、深感觉存在。试分析其病变部位、损伤结构，并解释出现上述表现的原因。

14．患者，女，58岁，因半身不遂而入院，检查发现：右上、下肢瘫痪，无肌萎缩，肌张力增高，腱反射亢进，病理反射阳性；伸舌时偏向左侧，左半舌肌萎缩；右半身深感觉消失；无其他明显异常发现。试根据症状分析其病变部位和损伤的结构。

15．请在图16-62上标出相应结构的名称。

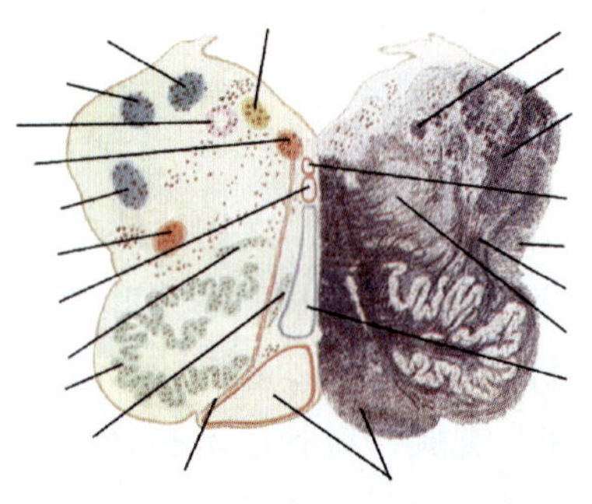

图16-62

第十七章　周围神经系统

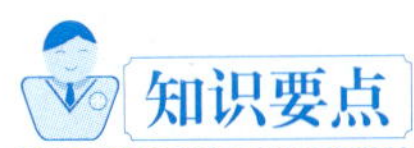

1. 脊神经的组成、分部及纤维成分；脊神经后支的分布概况。

2. 颈丛的组成、位置，皮神经的分布；膈神经的行程与分布。

3. 臂丛的组成、位置，肌皮神经、正中神经、桡神经、尺神经、腋神经的行程、分部与损伤症状；胸背神经、胸长神经支配的肌，手的神经支配。

4. 胸神经的行程、分布及在胸、腹壁的节段性分布规律。

5. 腰丛的组成与位置，股神经、闭孔神经的行程与分布。

6. 骶丛的组成、位置，坐骨神经的行程与分支分布，胫神经与腓总神经的行程与分布，臀上、臀下神经及阴部神经的支配，神经损伤的表现。

7. 脑神经的纤维成分，12对脑神经名称、与脑连结的部位和进出颅的部位；脑神经分类。

8. 动眼神经的纤维成分、行程、主要分支和分布，损伤表现。

9. 滑车神经、展神经、副神经、舌下神经的行程与分布，损伤表现。

10. 三叉神经、面神经和迷走神经纤维成分、行程、主要分支与分布，损伤表现。

11. 睫状神经节、翼腭神经节、下颌下神经节和耳神经节节前纤维来源与节后纤维分布。

12. 内脏运动神经与躯体运动神经的主要区别。

13. 交感神经低级中枢的部位，交感干的概念；交感神经节及其节前、节后纤维去向。

14. 副交感神经低级中枢的部位，副交感神经节与副交感神经的支配。

15. 牵涉痛的概念。

周围神经系统（peripheral nervous system）是中枢神经系统以外的部分，包括分布于身体各部的神经、神经节、神经丛等。周围神经系统将来自躯体和内脏的各种感觉信号传导至中枢神经系统，同时将来自中枢神经系统的运动信号传递至躯体和内脏的效应器，引发躯体和内脏的运动。为了叙述的方便，通常将周围神经系统分为三部分：①脊神经：与脊髓相连，主要分布于躯干和四肢；②脑神经：与脑相连，主要分布于头面部；③内脏神经：通过脑神经和脊神经与脑和脊髓相连，分布于内脏、心血管和腺体。

第一节 脊 神 经

一、概述

（一）脊神经的组成、分部和纤维成分

脊神经（spinal nerve）共31对，每对脊神经借前根（anterior root）和后根（posterior root）与脊髓相连。前根属运动性的，后根属感觉性的，前、后根在椎间孔处合成脊神经，故每对脊神经均为混合性神经。在椎间孔附近的脊神经后根上有椭圆形膨大，称**脊神经节**（spinal ganglion），由假单极神经元胞体聚集形成（图17-1）。

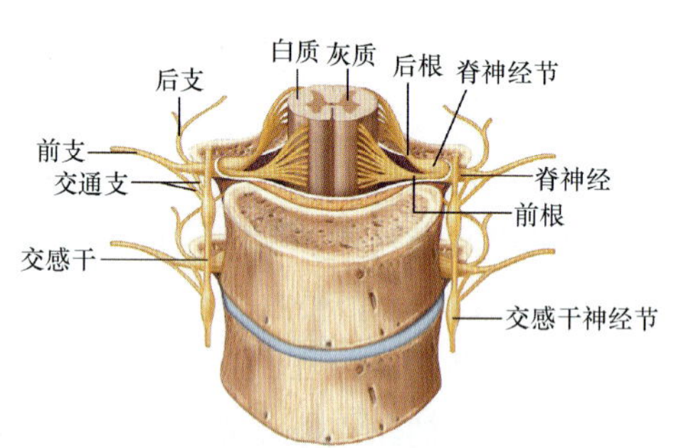

图17-1　脊神经的组成

根据与脊髓相连的部位，31对脊神经分为：**颈神经**（cervical nerves）8对，**胸神经**（thoracic nerves） 12对，**腰神经**（lumbal nerves）5对，**骶神经**（sacral nerves）5对，**尾神经**（coccygeal nerve）1对。第1颈神经在寰椎与枕骨之间出椎管，第2～7颈神经通过同序数颈椎上方的椎间孔出椎管，第8颈神经由第7颈椎与第1胸椎之间的椎间孔出椎管，12对胸神经和5对腰神经通过同序数椎骨下方的椎间孔出椎管，第1～4骶神经由骶前、后孔出椎管，第5骶神经和尾神经由骶管裂孔穿出。

脊神经属混合性神经，含有4种纤维成分：①**躯体感觉纤维**：来自脊神经节的假单极神经元，其中枢突组成后根入脊髓；周围突加入脊神经，分布于皮肤、骨骼肌、肌腱和关节，将皮肤的浅感觉和肌、肌腱、关节的深感觉冲动传向中枢；②**内脏感觉纤维**：也来自脊神经节的假单极神经元，其中枢突组成后根入脊髓；周围突分布于内脏、心血管和腺体的感受器，传导内脏的感觉冲动；③**躯体运动纤维**：由脊髓灰质前角运动神经元的轴突组成，控制躯干和四肢骨骼肌的随意运动；④**内脏运动纤维**：由脊髓灰质的胸腰部侧角内的中间外侧核和骶副交感核的运动神经元轴突组成，分布于内脏、心血管和腺体，支配平滑肌和心肌的运动，控制腺体的分泌（图17-2）。

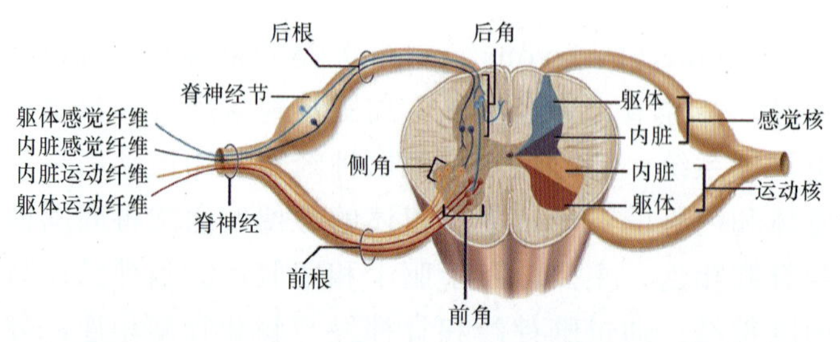

图17-2　脊神经的纤维成分示意

（二）脊神经的分支

脊神经干很短，出椎间孔后随即分为如下4支（图17-3）。

1. 脊膜支（meningeal branch） 细小，经椎间孔返回椎管，分支分布于脊髓的被膜、脊柱的韧带、骨膜和椎间盘等处。

2. 交通支（communicating branch） 连于脊神经与交感干之间，分为白交通支和灰交通支（详见本章第三节内脏神经系统）。

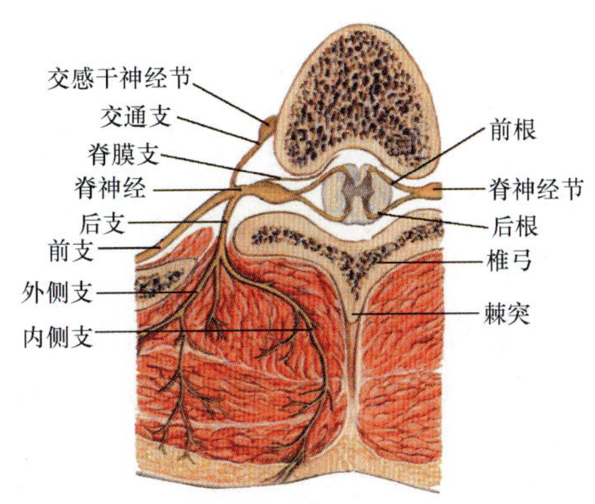

图17-3 脊神经的分支

3. 后支（posterior branch） 较细，为混合性神经，经相邻椎骨横突之间或骶后孔向后，分布于躯干背部。其分支为肌支和皮支，肌支分布于项、背及腰骶部深层肌；皮支分布于枕、项、背、腰及臀部的皮肤，其分布有明显的节段性。其中，第2颈神经后支的皮支粗大，称**枕大神经**，分布于枕、项部的皮肤。腰神经后支分为内侧支与外侧支，内侧支细小，经横突下方向后，分布于腰椎棘突附近的短肌与长肌。第1～3腰神经后支的外侧支较粗大，称**臀上皮神经**，分布于臀上部的皮肤。第1～3骶神经后支的皮支称**臀内侧皮神经**，分布于臀内侧的皮肤（图17-4）。

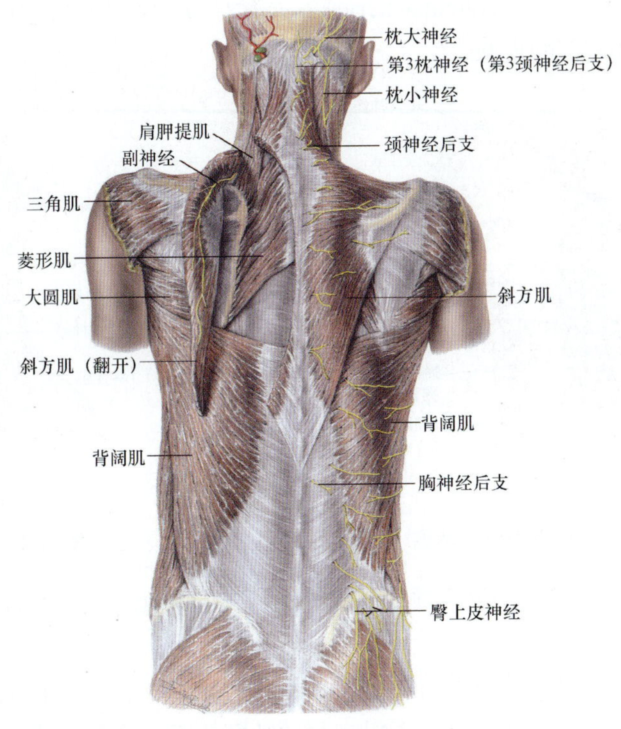

图17-4 脊神经后支在躯干背部的分布

4. 前支（anterior branch） 粗大，属混合性神经，分布于躯干前外侧和四肢的肌和皮肤。在人类，除胸神经前支呈明显的节段性走行和分布外，其余各部的脊神经前支分别交织成丛，包括颈丛、臂丛、腰丛和骶丛，再由丛发出分支分布于相应区域。

二、颈丛

（一）颈丛的组成和位置

颈丛（cervical plexus）由第1～4颈神经前支交织而成（图17-5），位于胸锁乳突肌上部深面、中斜角肌和肩胛提肌起始部前方。

（二）颈丛的分支

颈丛的分支包括浅支、深支。

1．颈丛浅支　即皮支，集中自胸锁乳突肌后缘中点附近穿深筋膜浅出，该处位置表浅，是颈部浅层结构浸润麻醉的阻滞点。颈丛浅支的组成如下（图17-6）：

（1）**枕小神经**（lesser occipital nerve）：沿胸锁乳突肌后缘上升，分布于枕部及耳廓背面上部的皮肤。

（2）**耳大神经**（great auricular nerve）：沿胸锁乳突肌表面上行，分布于耳廓及其附近的皮肤。

（3）**颈横神经**（transverse nerve of neck）：经胸锁乳突肌浅面前行，分布于颈前部皮肤。

（4）**锁骨上神经**（supraclavicular nerves）：有2～4支，呈放射状行向外下方，分布于颈侧部、胸壁上部和肩部的皮肤。

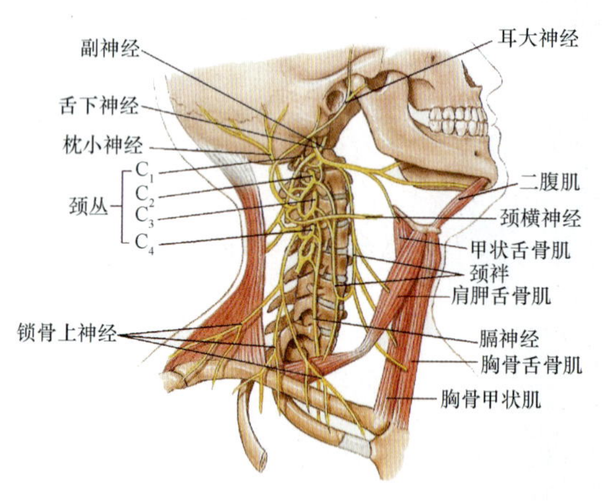

图17-5　颈丛的组成与分支示意

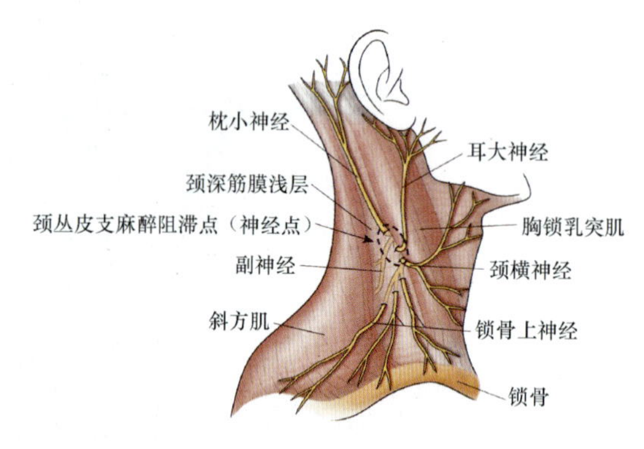

图17-6　颈丛浅支

2．颈丛深支　行向前下，包括颈袢与膈神经，支配颈部深层肌、肩胛提肌、舌骨下肌群和膈。

（1）颈袢：由C_1和C_2分支联合在一起随舌下神经下行，构成颈袢上根；C_2和C_3分支联合在一起构成颈袢下根，颈袢上根与下根在颈动脉鞘的表面联合形成颈袢，从颈袢发出分支支配舌骨下肌群（图17-5）。

（2）**膈神经**（phrenic nerve）：是颈丛最重要的分支，是混合性神经。先位于前斜角肌上端外侧，继而沿该肌前面下降至其内侧，在锁骨下动、静脉之间经胸廓上口进入胸腔，与心包膈血管伴行经肺根前方，在纵隔胸膜与心包之间下行达膈（图17-7）。膈神经为混合性神经，其运动纤维支配膈肌，感觉纤维分布于胸膜、心包和膈下面的部分腹膜。右膈神经的感觉纤维还分布于肝、胆囊和肝外胆道的浆膜。膈神经损伤导致同侧膈肌瘫痪，腹式呼吸减弱或消失，严重者可有窒息感。膈神经受刺激时可引起呃逆。

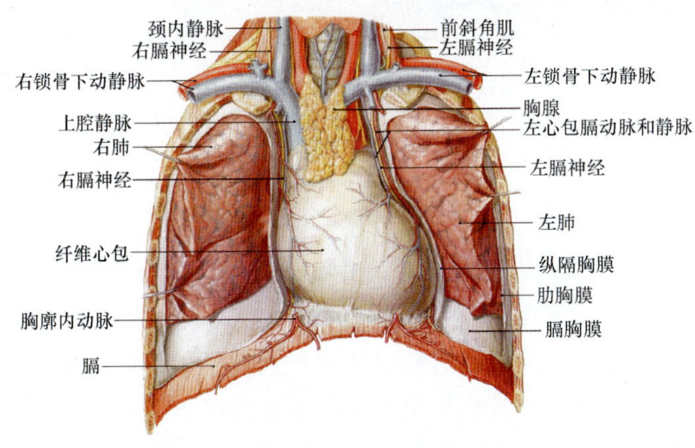

图17-7　膈神经

三、臂丛

（一）臂丛的组成和位置

臂丛（brachial plexus）由第5～8颈神经前支和第1胸神经前支的大部分纤维组成（图17-8）。臂丛先从斜角肌间隙穿出，再经锁骨后方进入腋窝。组成臂丛的5个神经根先形成上、中、下3个干，每个干再分为前、后两股，上干与中干的前股合成外侧束，下干的前股延续为内侧束，3个干的后股合成后束，在腋窝内，内侧、外侧及后束分别位于腋动脉第2段的内侧、外侧及后方（图17-9）。臂丛在锁骨中点后方较集中，是臂丛阻滞麻醉的部位之一。

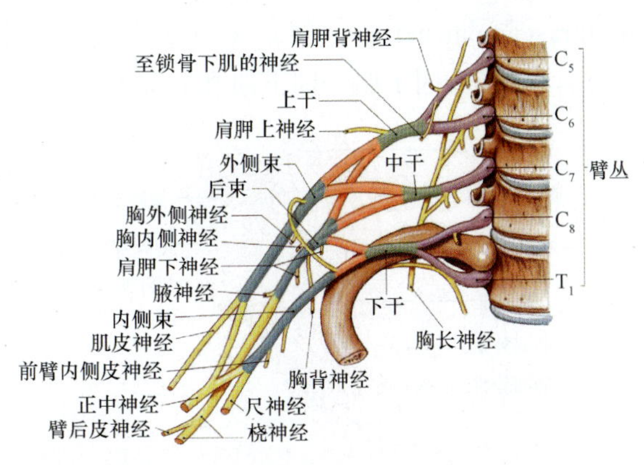

图17-8　臂丛的组成与分支模式图

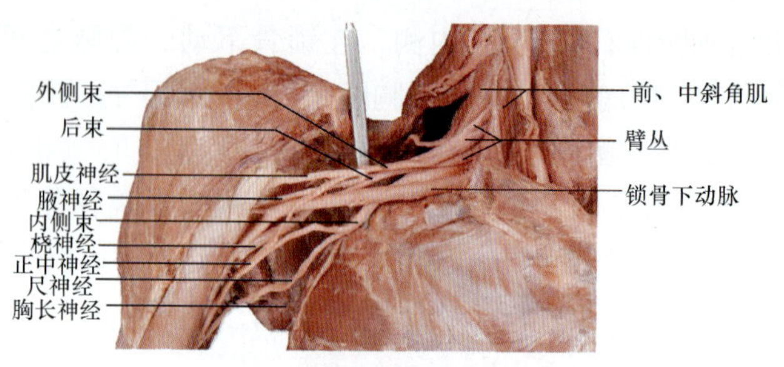

图17-9　臂丛的位置及主要分支

臂丛损伤将导致上肢的运动障碍（瘫痪）与感觉缺失。臂丛上部损伤多见，其损伤的常见原因有过度增大颈部与肩部之间的角度导致臂丛的根损伤；接生时过度牵拉新生儿颈部；搬运重物引起臂丛上干慢性损伤；徒步旅行者长期携带重的背包可损伤臂丛上部，并造成肌肉痉挛和重度残疾。臂丛下部损伤较少见，多因上肢被突然向上牵拉（如跌落时抓住树枝）所致。

（二）臂丛的分支

臂丛依据其发出位置，分为锁骨上部分支和锁骨下部分支。

1．锁骨上部分支　多为短的肌支，发自臂丛的根和干，分布于颈深肌、背浅肌（斜方肌除外）、部分胸上肢肌及上肢带肌等。其主要的肌支有：

（1）胸长神经（long thoracic nerve）（C_5～C_7）（图17-10）：起自神经根，经臂丛后方进入腋窝，沿前锯肌表面下降，分布于前锯肌。损伤此神经可引起前锯肌瘫痪，出现“翼状肩”。

（2）肩胛背神经（dorsal scapular nerve）（C_4～C_5）：起自神经根，穿中斜角肌向后，在肩胛骨与脊柱间下行，支配菱形肌和肩胛提肌。

（3）肩胛上神经（suprascapular nerve）（C_5～C_6）：起自臂丛上干，向后经肩胛上切迹入冈上窝，再进入冈下窝，分布于冈上肌、冈下肌和肩关节。

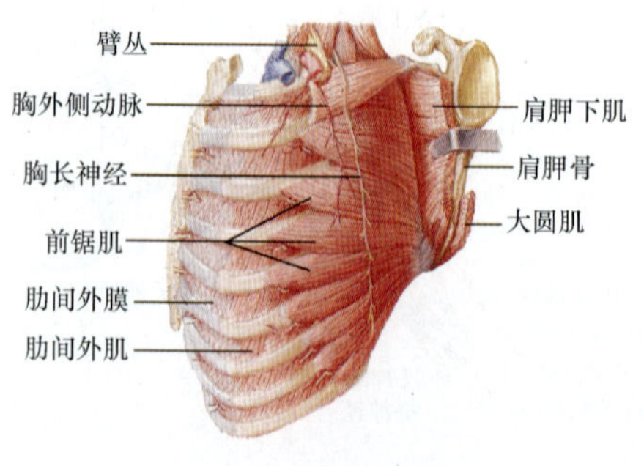

图17-10　胸长神经

2．锁骨下部分支　起自臂丛的3个束，多为长的分支，分布于肩、胸、臂、前臂和手的肌、关节与皮肤。

（1）肩胛下神经（subscapular nerve）（C_5～C_7）：起自后束，常分上、下两支，沿肩胛下肌前面下降，支配肩胛下肌和大圆肌（图17-11）。

（2）胸内、外侧神经（C_5～T_1）：分别起自内侧束和外侧束，分支分布于胸大肌和胸小肌。

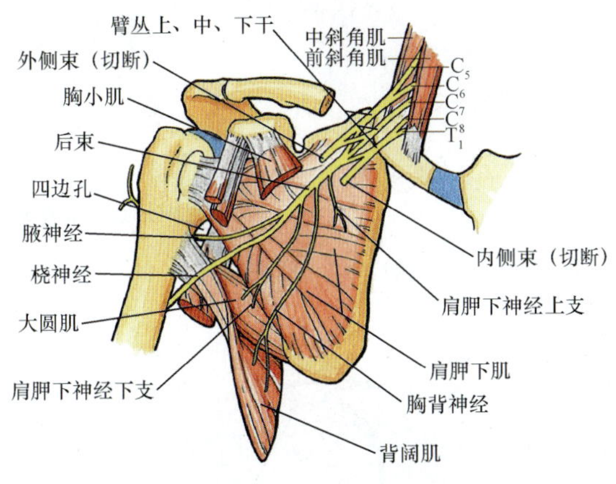

图17-11　臂丛后束的分支

（3）胸背神经（thoracodorsal nerve）（C_6～C_8）（图17-11）：起自后束，沿肩胛骨外侧缘伴肩胛下血管和胸背血管下行，支配背阔肌。在乳癌根治术清除肩胛下淋巴结时，应注意勿损伤此神经，以免导致背阔肌瘫痪。

（4）臂内侧皮神经（medial brachial cutaneous nerve）（C_8～T_1）：发自臂丛内侧束，分布于臂内侧的皮肤。

（5）前臂内侧皮神经（medial antebrachial cutaneous nerve）（C_8～T_1）：起自臂丛内侧束，分布于前臂前内侧区前、后面的皮肤。

（6）腋神经（axillary nerve）（C_5～C_6）（图17-11）：起自臂丛后束，伴旋肱后血管穿四边孔，绕肱骨外科颈至三角肌深面。肌支支配三角肌和小圆肌。皮支称臂外侧上皮神经，由三角肌后缘穿出，分布于肩部和臂外侧上部的皮肤。

肱骨外科颈骨折、肩关节脱位等可损伤腋神经，导致三角肌瘫痪，臂不能外展，三角肌区皮肤感觉障碍。由于三角肌萎缩，肩部失去圆隆的外形称“方肩”。

（7）肌皮神经（musculocutaneous nerve）（C_5～C_7）：起自外侧束，向外下斜穿喙肱肌，在肱二头肌和肱肌之间下行，发肌支支配喙肱肌、肱二头肌和肱肌。其终支于肱二头肌腱外侧穿出深筋膜，称**前臂外侧皮神经**，分布于前臂外侧的皮肤（图17-12）。

（8）正中神经（median nerve）（C_6～T_1）：由来自臂丛内、外侧束的正中神经内侧根与外侧根夹持腋动脉合成。在臂部，正中神经沿肱二头肌内侧沟下行，并由外侧向内侧跨过肱动脉的前面至其内侧下行至肘窝，再向下穿旋前圆肌浅、深两头之间入前臂，在指浅、深屈肌之间沿前臂中线下行达腕部，再经桡侧腕屈肌腱和掌长肌腱之间进入腕管，在掌腱膜深面达手掌（图17-13）。

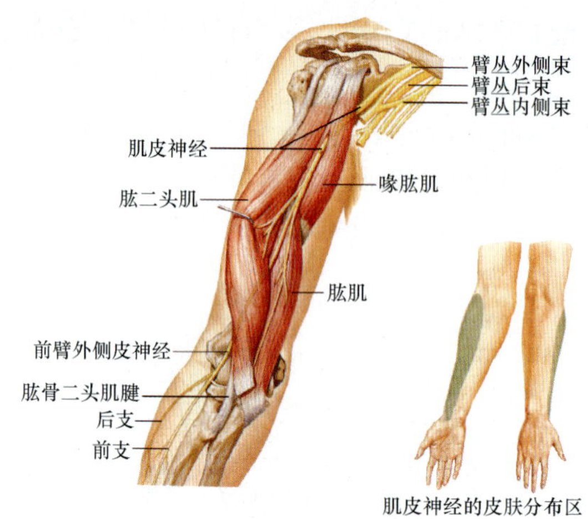

图17-12　肌皮神经

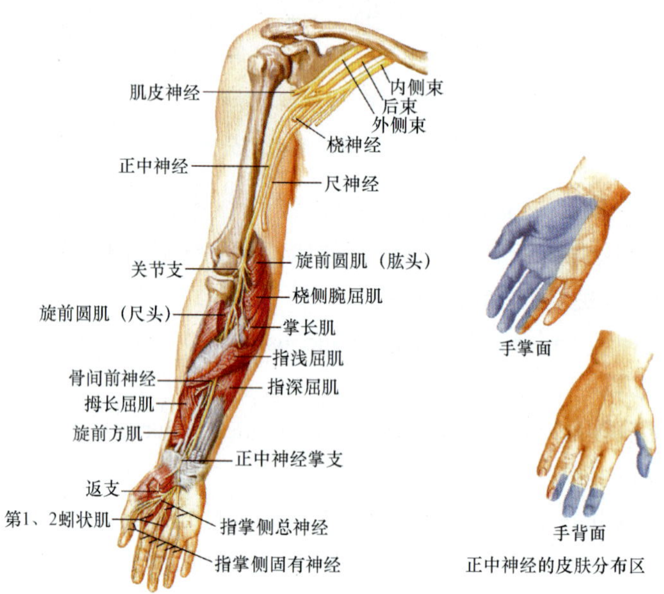

图17-13　正中神经

正中神经在臂部一般无分支，在肘部和前臂发肌支和骨间前神经，支配除肱桡肌、尺侧腕屈肌和指深屈肌尺侧半以外的所有前臂前群肌。在手掌，在屈肌支持带下方桡侧，正中神经发粗短的返支穿入鱼际，支配除拇收肌以外的鱼际肌。此外，正中神经发出数条指掌侧总神经，下行至掌骨头附近各分为两支指掌侧固有神经，沿手指的相对缘至指尖。正中神经的肌支支配第1、2蚓状肌，以及除拇收肌以外的鱼际肌。其皮支分布于手掌桡侧2/3、桡侧3个半指掌面及中、远节手指背面的皮肤（图17-14至图17-16）。

如在臂部损伤正中神经，运动障碍主要表现为屈腕力减弱、前臂不能旋前、拇指及示指不能屈、拇指不能对掌。因鱼际肌萎缩，手掌平坦，称为“猿手”（图17-17）。感觉障碍以拇指、示指和中指的远节最为明显。

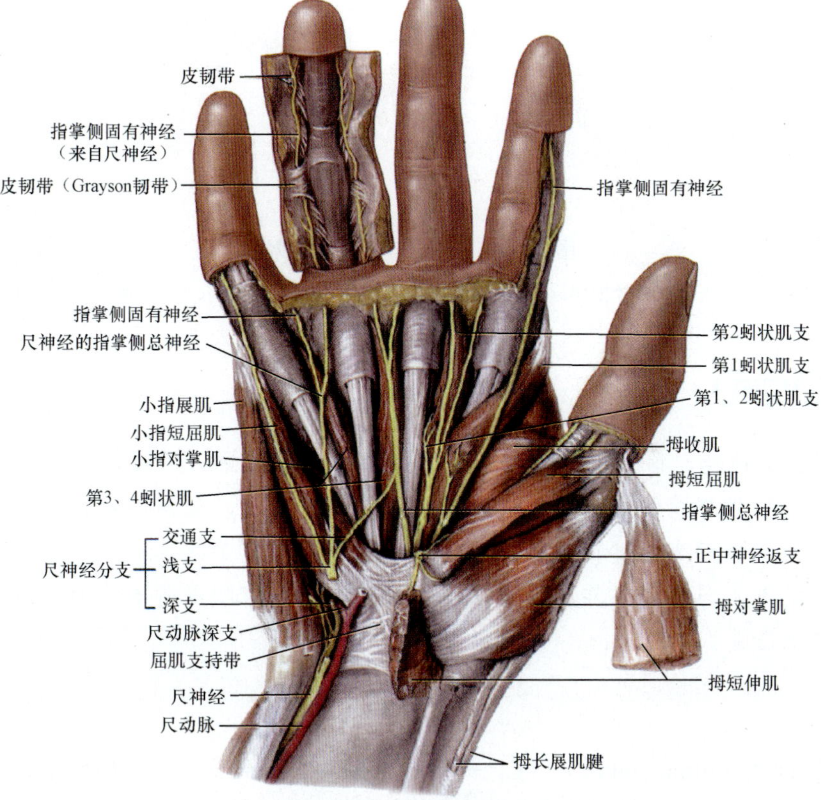

图17-14　手掌的神经

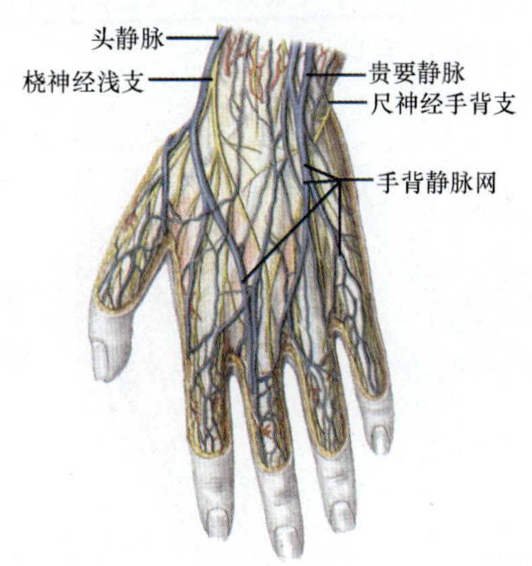

图17-15　手背的神经

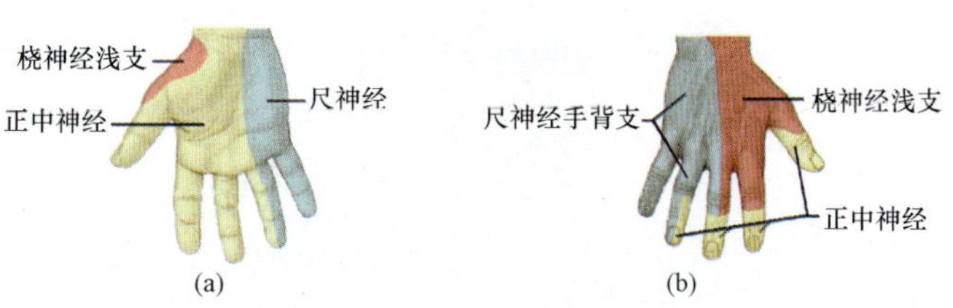

图17-16　手皮肤的神经分布

（a）手掌面皮肤的神经分布；（b）手背面皮肤的神经分布

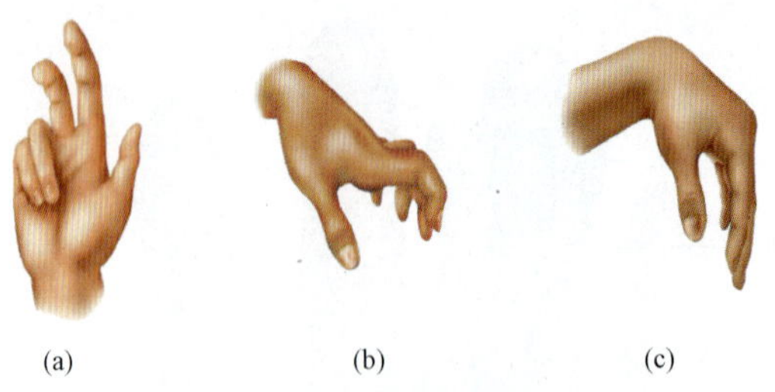

图17-17　神经损伤所致的手畸形

（a）“猿手”——正中神经损伤；（b）“爪形手”——尺神经损伤；（c）“垂腕”——桡神经损伤

拓展阅读

因正中神经、前臂多条屈指肌腱及腱鞘穿经腕管进入手掌，而腕管由坚韧的屈肌支持带与腕骨沟共同围成，缺乏伸展性。因此，任何引起腕管空间狭窄的急性与慢性病变均可造成对正中神经的压迫，称腕管综合征，导致正中神经分布区的麻木与疼痛。临床可采用手术部分或完全切断屈肌支持带，以减轻正中神经的压迫。

（9）尺神经（ulnar nerve）（C_8～T_1）（图17-18）：发自臂丛内侧束，在臂部伴行于肱动脉内侧下行，约在臂中部穿内侧肌间隔至臂后区下行，经肱骨内上髁后方的尺神经沟，向下穿尺侧腕屈肌至前臂前内侧，伴尺动脉于尺侧腕屈肌和指深屈肌之间下降，经豌豆骨的桡侧、屈肌支持带的浅面进入手掌。

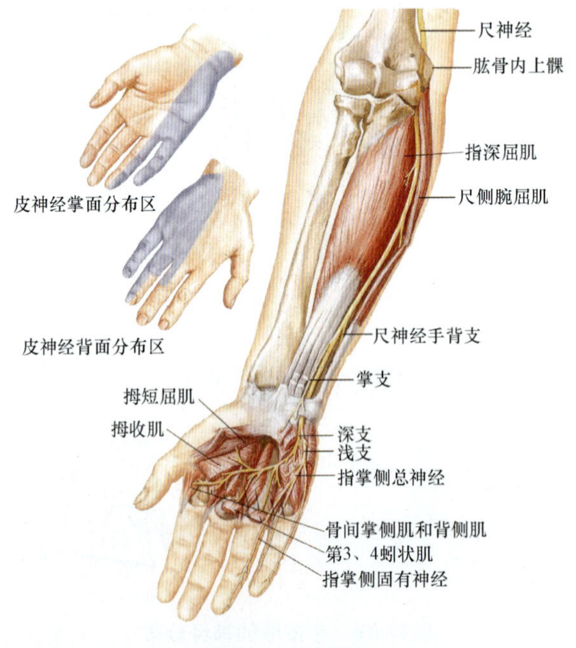

图17-18　尺神经

尺神经在臂部没有分支，在前臂发肌支支配尺侧腕屈肌和指深屈肌尺侧半。尺神经在腕关节上方发手背支，转向手背侧，分布于手背尺侧半皮肤和尺侧1个半指、环指与中指近节、中节相邻的指背的皮肤。尺神经在豌豆骨的桡侧分为浅支和深支，浅支为皮支，下行入手掌，分支分布于手掌尺侧1/3、尺侧1个半指掌面的皮肤（图17-14至图17-16）。深支穿小鱼际肌进入手掌深部，与掌深弓伴行，支配小鱼际肌、拇收肌、骨间肌及第3、4蚓状肌。

尺神经损伤时，运动障碍表现为屈腕力减弱，环指和小指的远节指骨不能屈曲。小鱼际肌萎缩变平坦，拇指不能内收，骨间肌萎缩，各指不能互相靠拢，各掌指关节过伸，出现“爪形手”（图17-17）。感觉障碍以手掌及手背内侧缘为主。

（10）桡神经（radial nerve）（C_5～T_1）：是起自臂丛后束的一粗大神经，在腋窝内位于腋动脉后方，向外下与肱深动脉伴行，经肱三头肌长头与内侧头之间沿桡神经沟从内上行向外下，在肱骨外上髁上方穿外侧肌间隔于肱桡肌与肱肌之间下行，至肱骨外上髁前方分为浅、深两支（图17-19）。

①桡神经浅支（superficial branch）：为皮支，伴行于桡动脉外侧下降，至前臂外侧中、下1/3交界处转向背面下行至手背。臂后皮神经，分布于臂后区皮肤；臂外侧下皮神经，分布于臂下外侧份皮肤；前臂后皮神经，分布于前臂后区皮肤（图17-14至图17-16，图17-19）。

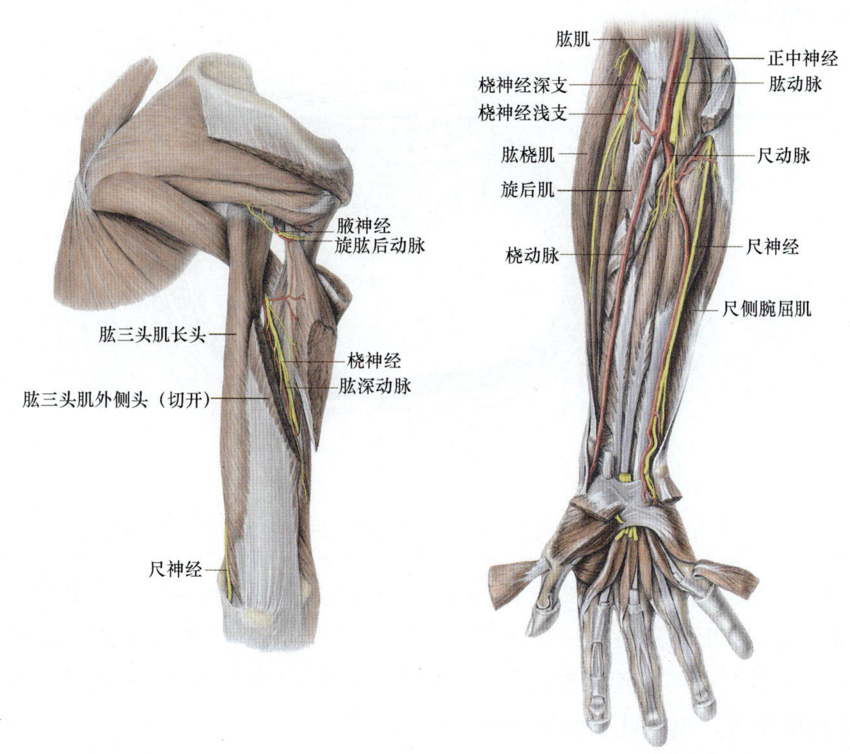

图17-19　桡神经

②桡神经深支（deep branch）：较粗大，主要为肌支，支配肱三头肌、肱桡肌和桡侧腕长伸肌。经桡骨颈外侧穿旋后肌至前臂后面，更名为骨间后神经，在前臂后群肌浅、深两层之间伴骨间后动脉下行，沿途发出分支支配前臂后群肌。

肱骨中段骨折时容易损伤桡神经，导致前臂后群肌瘫痪，主要表现为不能伸腕和伸指，抬前臂时呈“垂腕”状（图17-17）。感觉障碍以第1、2掌骨间隙（“虎口区”）背面皮肤最明显。

四、胸神经前支

胸神经前支共12对。其中，第1～11对位于相应的肋间隙中，称肋间神经（intercostal nerves）；第12对位于第12肋下方，故名肋下神经（subcostal nerve）。肋间神经初行于肋间内膜与壁胸膜之间的结缔组织内，至肋角附近贴近肋沟，位居肋间后血管下方，行于肋间内肌与肋间最内肌之间。在腋前线前方居肋间内肌与胸膜之间并离开肋沟，行于肋间隙中间。上6对肋间神经在胸壁侧面腋前线附近发外侧皮支（图17-20），本干继续前行，至胸骨侧缘附近穿至皮下，称前皮支。下5对肋间神经和肋下神经向前下，行于腹内斜肌与腹横肌之间，再穿入腹直肌鞘，于腹白线附近穿出至皮下，称前皮支。肋间神经和肋下神经的运动纤维支配肋间肌和腹前外侧群肌，感觉纤维分布于胸、腹壁的皮肤、壁胸膜与壁腹膜。

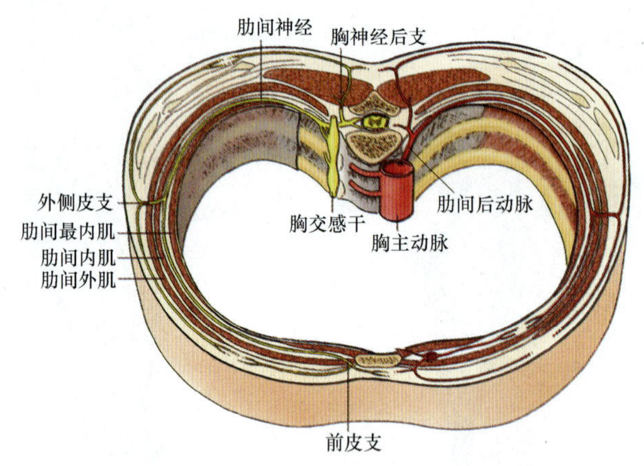

图17-20　肋间神经的走行与分支

胸神经前支在胸、腹壁皮肤的分布具有明显的节段性（图17-21）。其中，T_2分布于胸骨角平面，T_4分布于乳头平面，T_6分布于剑突平面，T_8分布于肋弓平面，T_{10}分布于脐平面，T_{12}分布于耻骨联合与脐连线中点平面。临床上常以此检查感觉障碍的节段性分布从而推断脊髓损伤的位置，也以此平面确定麻醉平面位置。

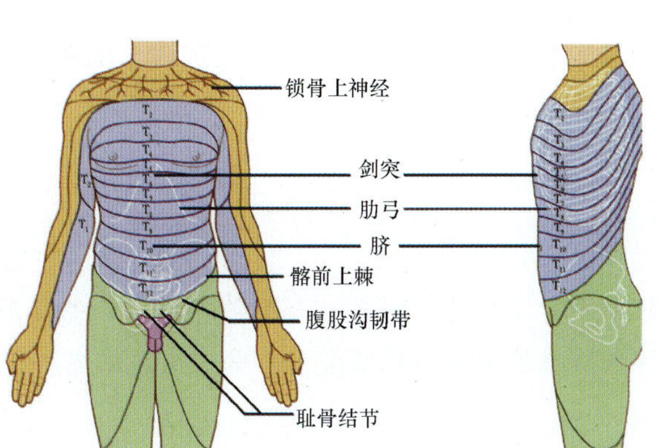

图17-21　胸神经前支在胸、腹壁的节段性分布

五、腰丛

（一）腰丛的组成和位置

腰丛（lumbar plexus）（图17-22）由第12胸神经前支的一部分、第1～3腰神经前支和第4腰神经前支的一部分组成。第4腰神经前支的其余部分和第5腰神经前支合成腰骶干（lumbosacral trunk），向下加入骶丛。腰丛位于腰大肌深面、腰椎横突前面。

（二）腰丛的分支

1．髂腹下神经（iliohypogastric nerve）（T_{12}、L_1）（图17-22、图17-23）　自腰大肌外侧缘穿出，经肾后面和腰方肌前面向外下，在髂嵴上方进入腹内斜肌和腹横肌之间，继而在腹内斜肌、腹外斜肌之间前行，最后在腹股沟管浅环上方穿腹外斜肌腱膜至皮下。发肌支支配腹壁肌，皮支分布于臀外侧部、腹股沟区及下腹部皮肤。

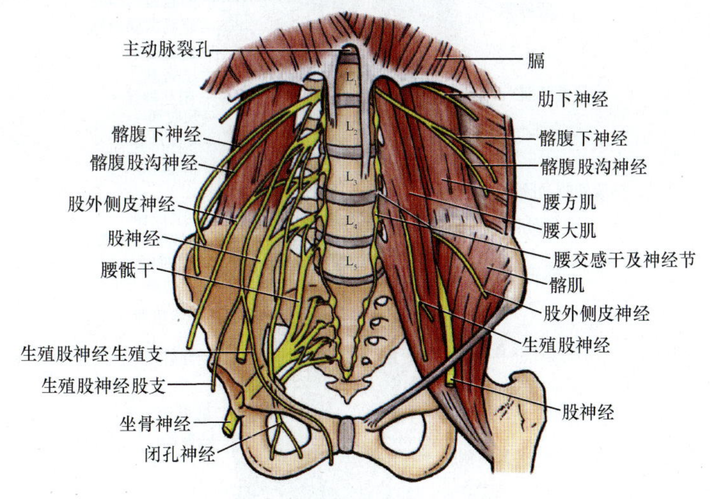

图17-22　腰丛的分支示意图

2．髂腹股沟神经（ilioinguinal nerve）（L_1）（图17-22、图17-23）　自腰大肌外侧缘、髂腹下神经下方穿出，在髂嵴前端附近穿腹横肌，在腹内斜肌与腹横肌之间前行，向

下伴精索（或子宫圆韧带）穿腹股沟管，终末支从浅环浅出随精索下行入阴囊。其肌支支配腹壁肌，皮支分布于腹股沟部、阴囊（或大阴唇）的皮肤。

拓展阅读

在腹股沟疝修补术时，应注意避免伤及髂腹下神经、髂腹股沟神经和生殖股神经，以免所支配的腹壁肌瘫痪导致疝复发和分布区域的皮肤感觉障碍。

3．股外侧皮神经（lateral femoral cutaneus nerve）（L_2～L_3） 自腰大肌外侧缘穿出，斜越髂肌表面向外下，在髂前上嵴附近穿腹股沟韧带深面至股前区，分布于大腿外侧的皮肤（图17-22）。

4．股神经（femoral nerve）（L_2～L_4）（图17-22、图17-23） 是腰丛最大的分支，先在腰大肌与髂肌之间下行，在腹股沟韧带中点稍外侧，经腹股沟韧带深面、股动脉外侧到达股三角，随即分支。①肌支：支配髂肌、耻骨肌、股四头肌和缝匠肌。②皮支：有数条，分布于大腿和膝关节前面的皮肤。其中，最长的皮支称**隐神经**（saphenous nerve），伴股动脉入收肌管下行，至膝关节内侧浅出至皮下，伴随大隐静脉沿小腿内侧面下行达足内侧缘，沿途分布于髌下、小腿内侧面和足内侧缘的皮肤。

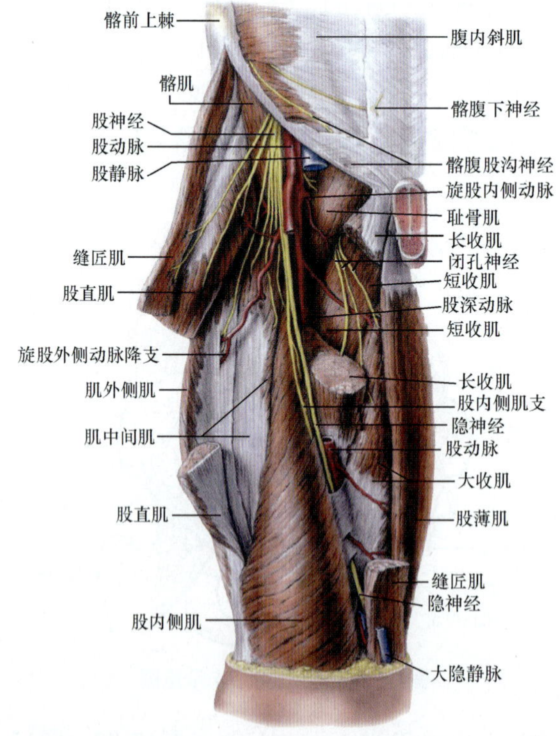

图17-23 股神经与闭孔神经

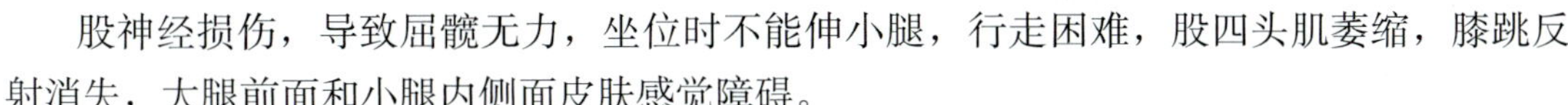

股神经损伤，导致屈髋无力，坐位时不能伸小腿，行走困难，股四头肌萎缩，膝跳反射消失，大腿前面和小腿内侧面皮肤感觉障碍。

5．生殖股神经（genitofemoral nerve）（L_1～L_2） 自腰大肌前面穿出并在该肌表面下降，在腹股沟韧带上方分为生殖支和股支。其中，生殖支伴精索（或子宫圆韧带）穿腹股沟管随精索下行，分布于提睾肌、阴囊（大阴唇）。股支经腹股沟韧带深面至股部，分布于股三角的皮肤（图17-22）。

6．闭孔神经（obturator nerve）（L_2～L_4）（图17-22至图17-24） 从腰大肌内侧缘穿出，沿盆腔内侧壁前行，伴闭孔血管穿闭膜管出盆腔，分前、后两支从短收肌前、后面至大腿内侧区。其肌支支配大腿内收肌群和闭孔外肌，皮支分布于大腿内侧面的皮肤。

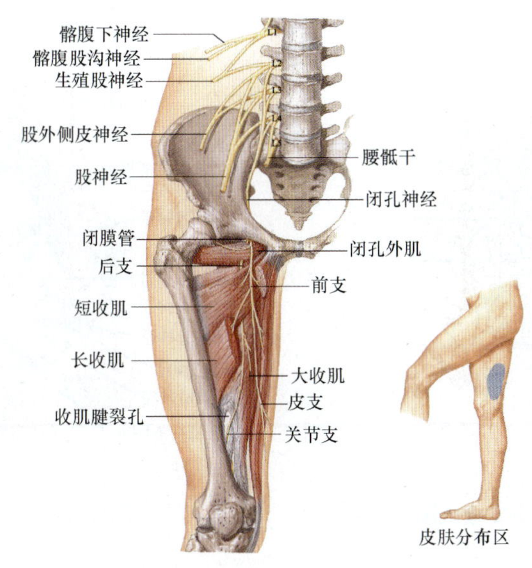

图17-24 闭孔神经

六、骶丛

（一）骶丛的组成和位置

骶丛（sacral plexus）（图17-25）由腰骶干以及全部骶神经和尾神经的前支组成。位于盆腔内，骶骨及梨状肌的前面、髂内血管的后方。

（二）骶丛的分支

骶丛分支分布于盆壁、臀部、会阴、股后区、小腿以及足部的肌和皮肤。骶丛除发出短小的肌支支配梨状肌、闭孔内肌、股方肌等以外，还发出以下分支：

1．臀上神经（superior gluteal nerve）（L_4～L_5，S_1） 伴臀上血管经梨状肌上孔出盆腔，支配臀中、小肌和阔筋膜张肌（图17-26）。

2．臀下神经（inferior gluteal nerve）（L_5，S_1～S_2） 伴臀下血管经梨状肌下孔出盆腔，支配臀大肌（图17-26）。

3．股后皮神经（posterior femoral cutaneous nerve）（S_1～S_3） 自梨状肌下孔出盆腔，至臀大肌下缘浅出，在股后区中线、阔筋膜深面下降至腘窝附近。沿途分支分布于股后区及腘窝的皮肤。此外，该神经还发臀下皮神经，分布于臀区下部的皮肤（图17-25）。

4．阴部神经（pudendal nerve）（S_2～S_4）（图17-26、图17-27） 伴阴部内血管经梨状肌下孔出盆腔，绕坐骨棘穿坐骨小孔入坐骨直肠窝，分支分布于会阴部和外生殖器的肌和皮肤。其主要分支有：①肛（直肠下）神经：分布于肛门外括约肌及肛门部的皮肤。②会阴神经：分布于会阴部的肌及阴囊（或大阴唇）的皮肤。③阴茎（或阴蒂）背神经：分布于阴茎（或阴蒂）的海绵体和皮肤。

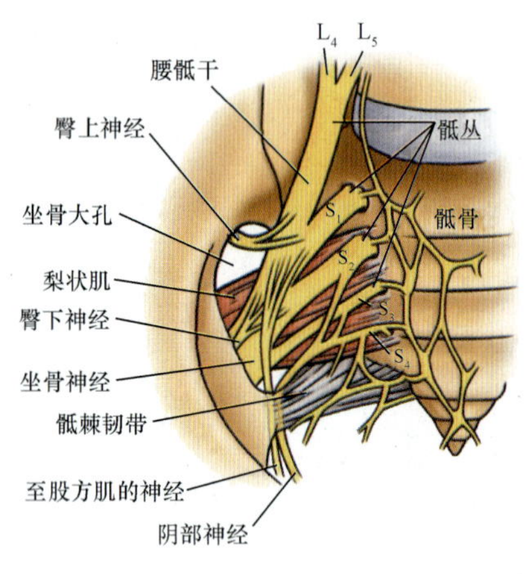

图17-25 骶丛的组成与分支模式图

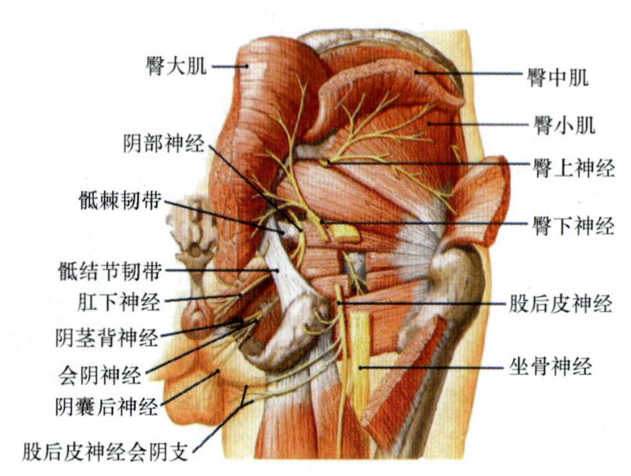

图17-26 骶丛的分支

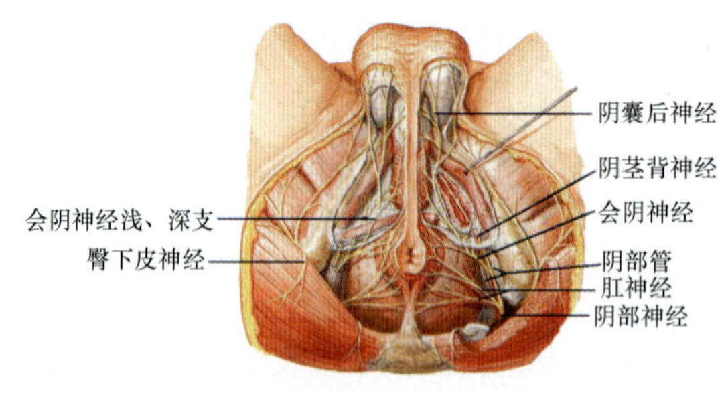

图17-27 阴部神经的行程与分支

5．坐骨神经（sciatic nerve）（L_4～L_5，S_1～S_3）（图17-26、图17-28） 为全身最粗大的神经，经梨状肌下孔出盆腔，在臀大肌深面，经坐骨结节与股骨大转子之间入股后区，在股二头肌长头和大收肌之间下降，至腘窝上角处分为胫神经和腓总神经。在股后部发出肌支支配大腿后群肌和大收肌。

拓展阅读

1．梨状肌综合征　坐骨神经出盆部位与梨状肌的关系非常密切。梨状肌的急、慢性损伤及出血、肿胀，常压迫坐骨神经而致臀部疼痛且向同侧下肢的后面或后外侧放射，称梨状肌综合征，严重时需在局麻下切断部分或全部梨状肌以解除对神经的压迫症状。

2．臀部肌肉注射的安全部位　臀部肌肉厚实，是临床肌肉注射最常用的部位，但因有大量神经尤其粗大的坐骨神经，因此要避免损伤神经。臀部肌肉注射的安全部位有两种定位方法：①十字法：从臀裂顶点向左或向右侧作一水平线，然后从髂嵴最高点作一垂线，将一侧臀部划分为四个象限，其外上象限为注射区。②连线法：从髂前上棘至尾骨作一连线，其外上1/3处为注射部位。

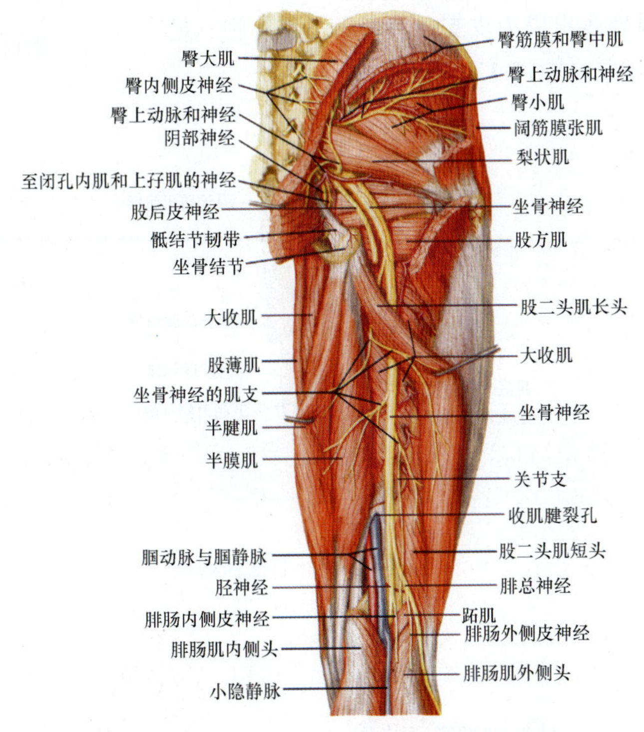

图17-28　坐骨神经在大腿后区的行程与分支

（1）胫神经（tibial nerve）（L_4～L_5，S_1～S_3）（图17-29至图17-31）：为坐骨神经主干的直接延续。在腘窝，与深部的腘血管伴行，在小腿后区，在比目鱼肌深面伴胫后血管下降，经内踝后方至足底，分为**足底内侧神经**（medial plantar nerve）和**足底外侧神经**（lateral plantar nerve）两终支。在腘窝及小腿部发出肌支支配小腿肌后群。

在腘窝胫神经还发出**腓肠内侧皮神经**，伴小隐静脉下行，在小腿下部与来自腓总神经的**腓肠外侧皮神经**的交通支吻合成**腓肠神经**，后者经外踝后方至足外侧缘更名为足背外侧皮神经。上述皮神经分布于小腿后面、足背外侧缘及小趾外侧缘的皮肤。足底内侧神经和外侧神经分布于足底肌和皮肤。

胫神经损伤，主要运动障碍表现为足内翻力减弱，不能屈趾，不能以足尖站立。由于小腿前外侧群肌过度牵拉，致使足呈背屈、外翻位，呈现"钩状足"畸形（图17-31）。感觉障碍区以足底面皮肤最明显。

（2）腓总神经（common peroneal nerve）（L_4～L_5，S_1～S_2）（图17-32）：沿股二头肌内侧缘行向下外，绕腓骨颈外侧向前，穿腓骨长肌起始部并分为腓浅、腓深神经。

①腓浅神经（superficial peroneal nerve）：在腓骨长、短肌与趾长伸肌之间下行，发肌支支配腓骨长、短肌，至小腿中、下1/3交界处浅出成为皮支，分布于小腿外侧、足背和第2～5趾背的皮肤（图17-32、图17-33）。

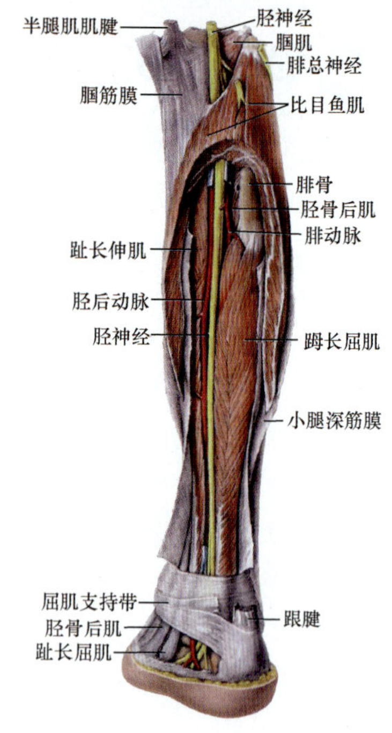

图17-29　胫神经

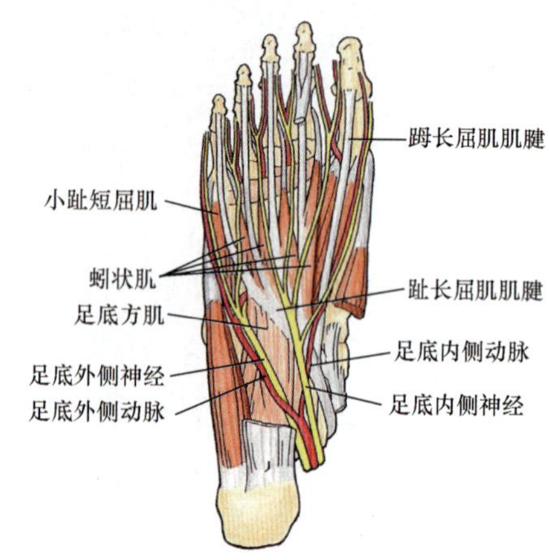

图17-30　足底的神经

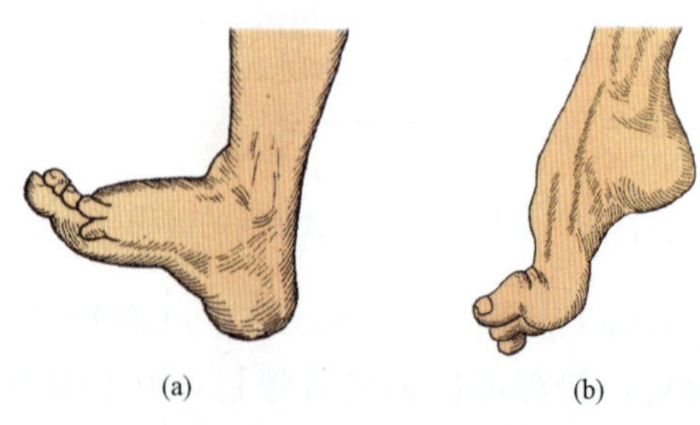

图17-31　胫神经与腓总神经损伤所致的足畸形

（a）"钩状足"——胫神经损伤；（b）"马蹄"内翻足——腓总神经损伤

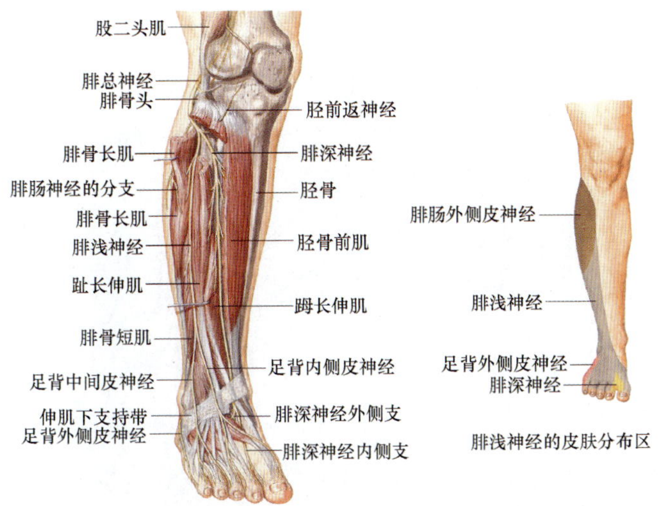

图17-32　腓总神经及分支

②腓深神经（deep peroneal nerve）：伴胫前血管，在小腿前群肌之间下降，经踝关节前方至足背。分支分布于小腿肌前群、足背肌及第1、2趾相对缘背面的皮肤（图17-32、图17-33）。

腓总神经在绕腓骨颈处位置表浅，腓骨颈骨折易受损伤。损伤后运动障碍主要表现为：足不能背屈，趾不能伸，足下垂并内翻，呈现“马蹄”内翻足畸形（图17-31），行走时呈“跨阈步态”。感觉障碍以小腿外侧和足背明显。

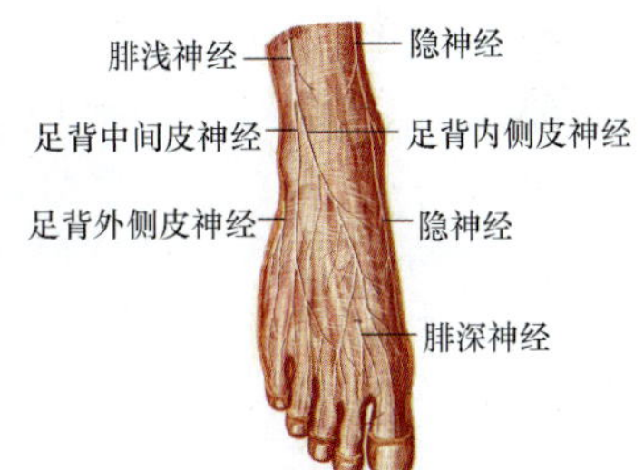

图17-33　足背的皮神经

第二节　脑　神　经

脑神经（cranial nerves）（图17-34）是与脑相连的周围神经，有12对，其排列顺序通常用罗马数字表示，依次为嗅神经（Ⅰ）、视神经（Ⅱ）、动眼神经（Ⅲ）、滑车神经（Ⅳ）、三叉神经（Ⅴ）、展神经（Ⅵ）、面神经（Ⅶ）、前庭蜗神经（Ⅷ）、舌咽神经（Ⅸ）、迷走神经（Ⅹ）、副神经（Ⅺ）和舌下神经（Ⅻ）。记忆口诀：一嗅二视三动眼，四滑五叉六外展，七面八听九舌咽，迷副舌下神经全。

在胚胎发育中，由于头部特殊感觉器官（眼、耳）的出现以及鳃弓演化出消化系、呼吸系在头颈部的一些特殊器官（口、鼻、咽、喉等），用以感受嗅、味觉和发音等，因此脑神经中含有支配这些功能的神经纤维。脑神经有7种纤维成分：

1. **一般躯体感觉纤维**　分布于皮肤、肌、肌腱、口腔及鼻腔黏膜、眼结膜、角膜和脑膜等，传导皮肤黏膜的痛、温、触压觉及肌与肌腱的本体感觉。

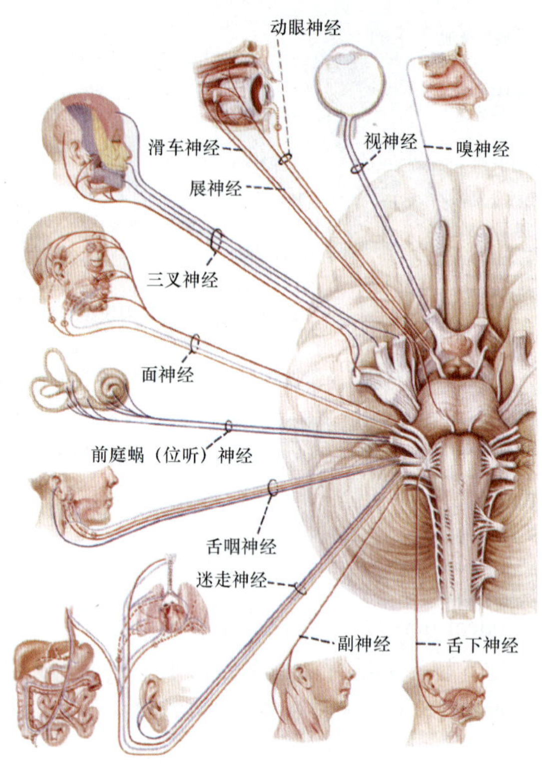

图17-34　脑神经示意图

2．**特殊躯体感觉纤维**　分布于外胚层演化来的视器和前庭蜗器等特殊感觉器官，传导视觉、听觉及头面部的位置觉与平衡觉。

3．**一般内脏感觉纤维**　分布于头、颈、胸、腹部的脏器，传导内脏的痛、温、触压觉。

4．**特殊内脏感觉纤维**　分布于味蕾和嗅器，传导味觉与嗅觉。虽然味蕾和嗅器是由外胚层细胞演化而来的，但味觉、嗅觉与进食等内脏活动密切相关，故将传导这种感觉的纤维称为特殊内脏感觉纤维。

5．**一般躯体运动纤维**　为脑干内一般躯体运动核的轴突，分布于中胚层演化来的眼球外肌、舌肌等横纹肌。

6．**一般内脏运动纤维**　为脑干内一般内脏运动核的轴突，属于副交感节前纤维，支配心肌、平滑肌活动及控制腺体分泌。

7．**特殊内脏运动纤维**　为脑干内特殊内脏运动核的轴突，支配咀嚼肌、面肌和咽喉肌运动。这些肌虽然都是横纹肌，由与消化管前端有密切关系的鳃弓演化而来，故控制这些肌运动的纤维称为特殊内脏运动纤维。

脑神经虽然有7种纤维成分，但12对脑神经中有些只含一种纤维成分，有些含几种纤维。有些脑神经仅含感觉纤维，有些脑神经仅含运动纤维，有些脑神经含感觉纤维和运动纤维。根据所含纤维成分不同，脑神经分为：感觉性脑神经，如Ⅰ、Ⅱ、Ⅷ对脑神经；运动性脑神经，如Ⅲ、Ⅳ、Ⅵ、Ⅺ、Ⅻ对脑神经；既含感觉纤维又含运动纤维的混合性脑神

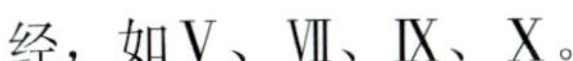

经，如Ⅴ、Ⅶ、Ⅸ、Ⅹ。

脑神经与脊神经的区别：①每对脊神经都是混合性的，而脑神经分为感觉性、运动性及混合性脑神经；②脊神经中的一般内脏运动纤维是交感纤维，每对脊神经中都有，仅S_2～S_4脊神经含有副交感纤维；脑神经中的一般内脏运动纤维是副交感纤维，仅Ⅲ、Ⅶ、Ⅸ和Ⅹ对脑神经中有。③神经节：脊神经后根的脊神经节是感觉性神经节；脑神经节有感觉神经节和内脏运动神经节。感觉性神经节主要由假单极神经元胞体聚集形成，有三叉神经节（Ⅴ）、膝神经节（Ⅶ）、Ⅸ和Ⅹ的上神经节、下神经节，其性质与脊神经节相同。由双极神经元胞体聚集形成的感觉性脑神经节是前庭蜗神经中的前庭神经节和蜗神经节，与平衡、听觉传导有关。脑神经的内脏运动神经节是副交感神经节，与Ⅲ、Ⅶ、Ⅸ、Ⅹ对脑神经相连。脑神经中的副交感纤维来自脑的副交感核，其发出的副交感纤维到副交感神经节与节内的神经元形成突触（或交换神经元，简称换元），发出纤维到平滑肌、心肌和腺体，控制肌的运动与腺体的分泌。副交感核及其轴突分别称为节前神经元及节前纤维，副交感神经节内的神经元与其轴突称为节后神经元和节后纤维。

脑神经的性质、与脑连接的部位和进出颅腔的位置见表17-1。

表17-1　脑神经性质及连脑部位和进出颅腔的位置

顺序及名称	性质	连接脑的部位	进出颅腔的部位
Ⅰ嗅神经	感觉性	端脑	筛孔
Ⅱ视神经	感觉性	间脑	视神经管
Ⅲ动眼神经	运动性	中脑	眶上裂
Ⅳ滑车神经	运动性	中脑	眶上裂
Ⅴ三叉神经	混合性	脑桥	眶上裂（眼神经） 圆孔（上颌神经） 卵圆孔（下颌神经）
Ⅵ展神经	运动性	脑桥	眶上裂
Ⅶ面神经	混合性	脑桥	内耳门→茎乳孔
Ⅷ前庭蜗神经	感觉性	脑桥	内耳门
Ⅸ舌咽神经	混合性	延髓	颈静脉孔
Ⅹ迷走神经	混合性	延髓	颈静脉孔
Ⅺ副神经	运动性	延髓	颈静脉孔
Ⅻ舌下神经	运动性	延髓	舌下神经管

一、嗅神经

嗅神经（olfactory nerve）由特殊内脏感觉纤维组成（图17-34、图17-39）。嗅神经起自鼻腔上鼻甲及其相对应的鼻中隔嗅黏膜的嗅细胞，其中枢突构成15～20条嗅丝，穿过筛孔入颅，止于嗅球，传导嗅觉冲动。颅前窝底及筛板骨折时，可损伤和撕脱嗅丝和脑膜，造成嗅觉障碍，同时脑脊液可流入鼻腔。鼻炎时，炎症蔓延至嗅黏膜，也可造成一时性的嗅觉迟钝。一生中经常感冒等因素可能与老年人嗅觉减退有关。

二、视神经

视神经（optic nerve）（图17-34至图17-36）由传导视觉冲动的特殊躯体感觉纤维组成。视网膜的节细胞轴突在视网膜后部聚集并穿出巩膜形成视神经，穿视神经管入颅中窝后交叉（视交叉），再经视束止于外侧膝状体，传导视觉冲动。由于视神经是胚胎发生时由间脑向外突出形成，因此，视神经外面的被膜由3层脑膜延续而来，脑蛛网膜下隙也延伸至视神经周围，故颅内压增高时，常出现视神经盘水肿。

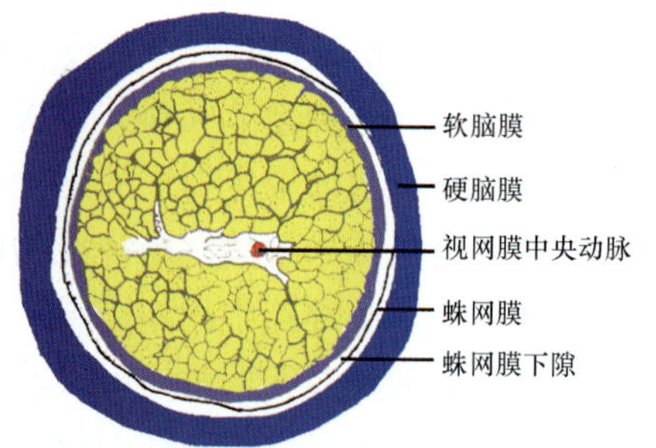

图17-35　视神经横切面

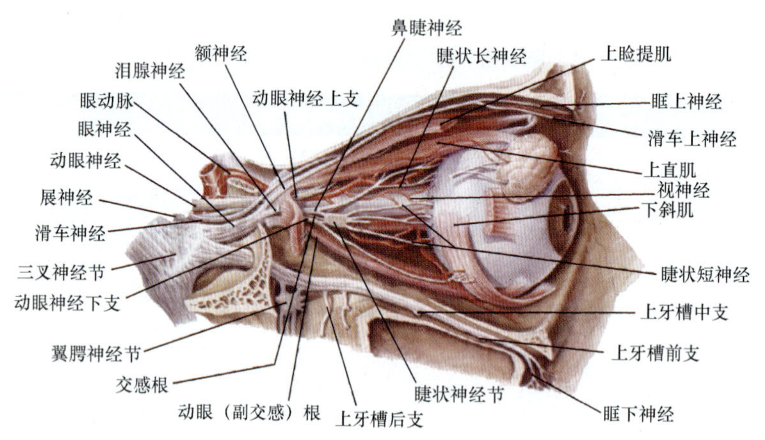

图17-36　眶内的神经（右外侧面观）

三、动眼神经

动眼神经（oculomotor nerve）（图17-36、图17-37）为运动性脑神经，由**动眼神经核**发出的一般躯体运动纤维和**动眼神经副核**发出的一般内脏运动纤维（副交感）组成。动眼神经从中脑脚间窝出脑，穿海绵窦外侧壁、经眶上裂入眶。动眼神经入眶后立即分为上、下两支。上支细小，分布于上睑提肌和上直肌；下支较大，分布于下直肌、内直肌和下斜肌。动眼神经副交感纤维进入睫状神经节交换神经元，其节后纤维支配瞳孔括约肌、睫状肌，使瞳孔缩小和晶状体屈度加大，参与视物的调节反射和对光反射。

睫状神经节为副交感神经节，位于视神经和外直肌之间的后部，直径约0.2 cm。动眼神经副核发出的副交感节前纤维在此节内交换神经元，节后纤维支配瞳孔括约肌和睫状肌。睫状神经节除了含有副交感根外，还有感觉根和交感根。但这两种纤维仅仅通过该节，未形成突触。交感根来自颈内动脉交感丛，穿过神经节加入睫状短神经，进入眼球后支配瞳孔开大肌和眼球血管。感觉根来自三叉神经的眼神经分支，穿过神经节后随睫状短神经入眼球，司眼球的一般躯体感觉。**睫状短神经**一般为6～10条，自睫状神经节发出后经眼球后极进入眼球。由于随动脉而来的交感神经纤维和鼻睫神经的感觉神经都穿过睫状神经节而达眼球，因此，麻醉阻滞此节及其附近的神经根，可阻断结膜、角膜、眼球中膜各部的感觉；同时，可使眼内血管收缩，降低眼内压，所以眼科常作此神经节麻醉，属球后麻醉。

一侧动眼神经损伤，出现除外直肌、上斜肌外的全部眼外肌瘫痪，出现上睑下垂，瞳孔斜向外下方、瞳孔散大和患侧瞳孔对光反射消失等症状。

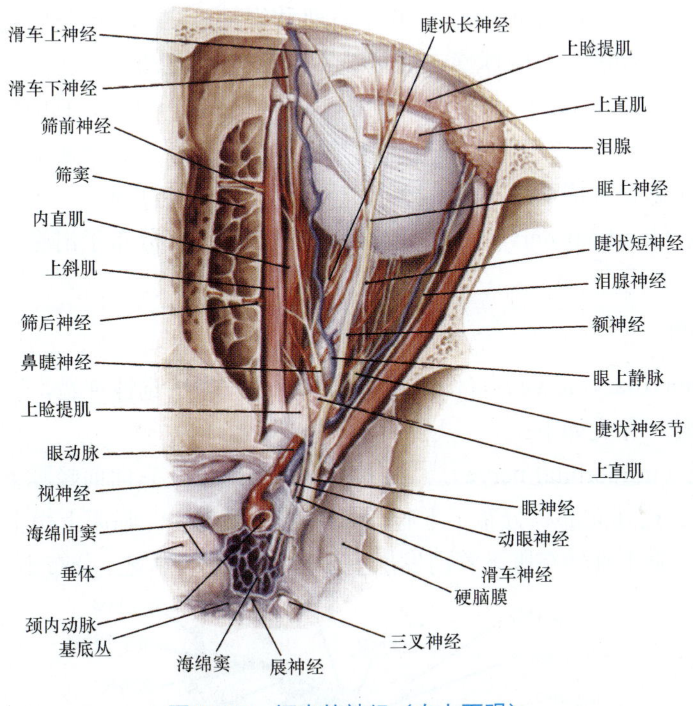

图17-37　框内的神经（右上面观）

四、滑车神经

滑车神经（trochlear nerve）（图17-36、图17-37）是运动性脑神经，由**滑车神经核**发出的一般躯体运动纤维组成。该神经自中脑背侧下丘下方出脑，绕过大脑脚外侧向前，穿海绵窦外侧壁、经眶上裂入眶，支配上斜肌。滑车神经损伤，可致上斜肌瘫痪，瞳孔不能转向外下方，并可出现复视。

五、三叉神经

三叉神经（trigeminal nerve）（图17-37至图17-39）为最粗大的混合性脑神经，含有支配面部皮肤、口鼻腔黏膜等痛、温、触压觉的一般躯体运动纤维和支配咀嚼肌运动的特殊内脏运动纤维。特殊内脏运动纤维起自**三叉神经运动核**；感觉纤维的假单极神经元胞体聚集形成**三叉神经节**（trigeminal ganglion），此节位于颞骨岩部前面的三叉神经压迹。假单极神经元的周围突（感觉纤维）形成**眼神经**、**上颌神经**和**下颌神经**，其末梢分布于面部的皮肤、眼、口腔、鼻腔、鼻旁窦的黏膜、牙和脑膜等，传导痛、温、触压等感觉；中枢突组成三叉神经感觉根入脑桥后终于**三叉神经脊束核**、**三叉神经脑桥核**和**三叉神经中脑核**。

（一）眼神经

眼神经（ophthalmic nerve）（图17-37、图17-38）为感觉性神经，向前穿海绵窦外侧壁经眶上裂入眶，分支如下：

1．**鼻睫神经**（nasociliary nerve） 在上直肌和视神经之间斜向眶内侧，发出分支分布于鼻腔黏膜、筛窦、硬脑膜、眼球壁、泪囊以及鼻背和眼睑皮肤。

2．**额神经**（frontal nerve） 在上睑提肌上面前行分为2～3支。其中较大的分支为**眶上神经**（supraorbital nerve），经眶上切迹（孔）出眶，分布于上睑及额部皮肤。另一支向内前方经滑车上方出眶，称**滑车上神经**，分布于鼻背及内眦附近皮肤。

3．**泪腺神经**（lacrimal nerve） 细小，沿外直肌前行，分布于泪腺、结膜及上睑、外眦部皮肤。

（二）上颌神经

上颌神经（maxillary nerve）（图17-38、图17-39）为感觉性神经，穿海绵窦外侧壁经圆孔出颅至翼腭窝，分支如下：

1．**眶下神经**（infraorbital nerve） 为上颌神经的终支，它向前经眶下裂入眶，经眶下沟、眶下管、眶下孔到面部，分布于下睑、外鼻及上唇皮肤。临床上做上颌手术时，常在眶下孔进行麻醉。眶下神经在眶下管内发出**上牙槽神经前**、**中支**，分布于上颌牙与牙龈。

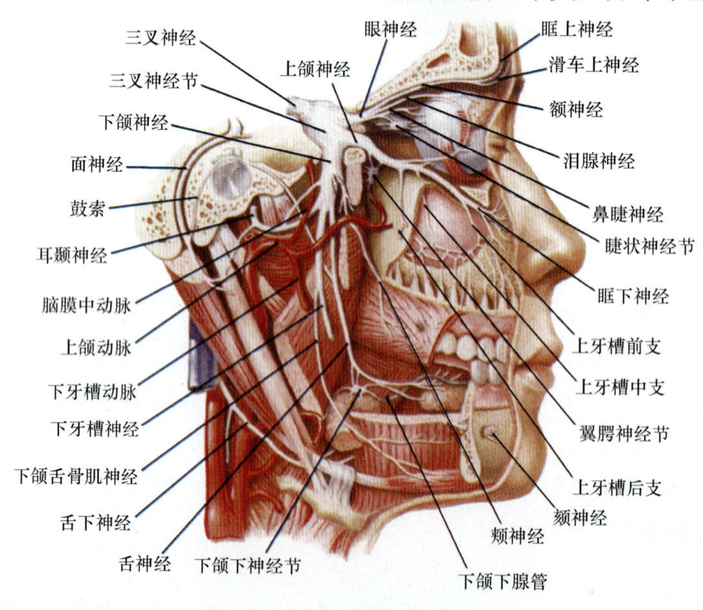

图17-38 三叉神经外侧面观

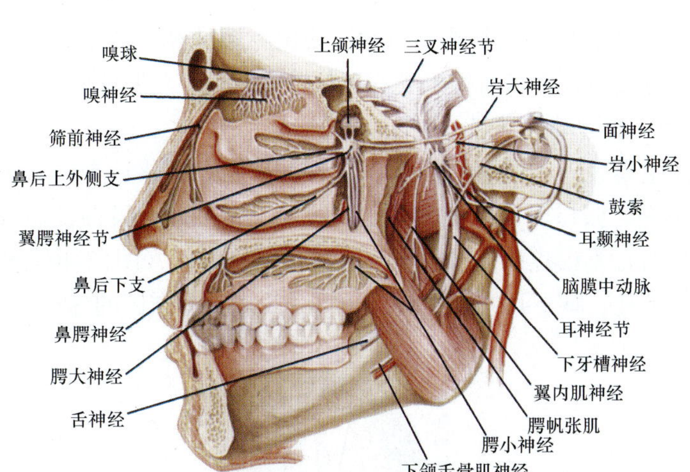

图17-39　三叉神经内侧面观

2．**颧神经**（zygomatic nerve）　较细小，在翼腭窝处分出，经眶下裂入眶后分两支，穿眶外侧壁分布于颧、颞部皮肤。面神经的副交感节后纤维经颧神经交通支进入泪腺神经，控制泪腺分泌。

3．**上牙槽神经后支**（posterior ramus of superior alveolar nerve）　在翼腭窝处从上颌神经发出，在上颌骨体的后方穿入上颌骨，与上牙槽神经前、中支吻合形成上牙槽丛，分布于上颌牙齿、牙龈及上颌窦黏膜。

4．**翼腭神经**（pterygopalatine nerve）　也称**神经节支**，为2～3小支，行至翼腭窝处，向下连于翼腭神经节（副交感神经节），出节后分布于鼻、腭、咽部的黏膜及腭扁桃体，传导这些区域的痛、温、触压觉。

此外，上颌神经还发出脑膜支分布于颅中窝的硬脑膜及小脑幕等。

（三）下颌神经

下颌神经（mandibular nerve）（图17-38、图17-39）是3支中最粗大的1支，为混合性脑神经，含一般躯体感觉纤维和特殊内脏运动纤维。下颌神经经卵圆孔出颅到颞下窝，在翼外肌深面分为前、后两干：前干细小，除发出肌支分布于咀嚼肌、鼓膜张肌和腭帆张肌外，还发出一支**颊神经**，分布于颊部皮肤及口腔侧壁黏膜；后干粗大，分支分布于硬脑膜、下颌牙及牙龈、舌前2/3及口腔底的黏膜、耳颞区和口裂以下的皮肤外，还发分支支配下颌舌骨肌和二腹肌前腹。下颌神经分支如下：

1．**耳颞神经**（auriculotemporal nerve）　以两根夹持脑膜中动脉后合成一干，经下颌关节后方折转向上穿腮腺上行，分布于腮腺、耳屏、外耳道及颞区的皮肤。舌咽神经的副交感纤维在耳神经节换元后，节后纤维经耳颞神经进入腺体控制腮腺的分泌。

2．**舌神经**（lingual nerve）　在下牙槽神经的前方、下颌支内侧呈弓形下降，沿舌骨舌肌外侧至口腔黏膜深面，分布于口腔底及舌前2/3的黏膜，传导一般黏膜感觉。舌神经在行程中，有来自面神经的**鼓索**加入。

3．**下牙槽神经**（inferior alveolar nerve）　经下颌孔入下颌管，在管内分支组成下牙丛，分支分布于下颌牙和牙龈。其终支自颏孔浅出称**颏神经**，分布于颏部及下唇皮肤和黏膜。下牙槽神经的分支下颌舌骨肌神经支配下颌舌骨肌及二腹肌前腹。

4. **咀嚼肌神经** 属运动性神经，支配咀嚼肌运动。

三叉神经损伤主要表现为同侧面部皮肤及口、鼻腔黏膜感觉丧失，角膜反射消失；一侧咀嚼肌瘫痪和萎缩，张口时下颌偏向患侧。临床上常见的三叉神经痛可累及三叉神经某一分支或全部，此时，不仅疼痛的部位与三叉神经的分布区（图17-40）相一致，触及患区黏膜皮肤或压迫眶上孔、眶下孔或颏孔时，还可诱发患支分布区的疼痛。

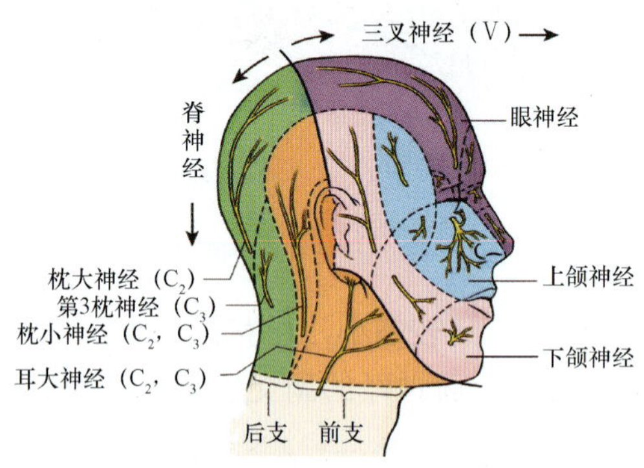

图17-40　头面部皮肤神经分布示意图

六、展神经

展神经（abducent nerve）（图17-36、图17-41）属运动性脑神经，由**展神经核**发出的一般躯体运动纤维组成，自延髓脑桥沟的中部出脑向前至颞骨岩部尖端，穿入海绵窦沿颈内动脉前行，经眶上裂入眶，分布于外直肌。展神经损伤可引起外直肌瘫痪，产生内斜视。

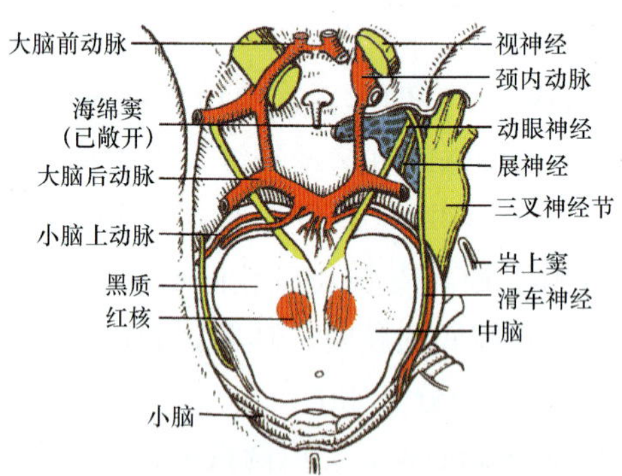

图17-41　眼外肌的神经与海绵窦的关系

七、面神经

面神经（facial nerve）（图17-42、图17-43）为混合性脑神经，含4种纤维成分：①起自**面神经核**的特殊内脏运动纤维，支配面肌运动；②起自**上泌涎核**的一般内脏运动纤维

（副交感神经纤维），在副交感神经节换元，节后纤维控制泪腺、下颌下腺、舌下腺及鼻腔、腭的黏膜腺的分泌；③特殊内脏感觉纤维的胞体在膝神经节，周围突分布于舌前2/3味蕾，管理舌前2/3的味觉，中枢突止于**孤束核**；④一般躯体感觉纤维传导耳部皮肤一般感觉和表情肌本体感觉。面神经由两个根组成：较大的运动根和较小的混合根称**中间神经**（intermediate nerve）。两根在延髓脑桥沟外侧出脑、入内耳门合成一干即面神经，经内耳道底入面神经管，在管内有膨大的**膝神经节**。面神经在管内先水平走行，后垂直下行由茎乳孔出颅，向前进入腮腺，穿出腮腺扇形分支分布于面部表情肌。

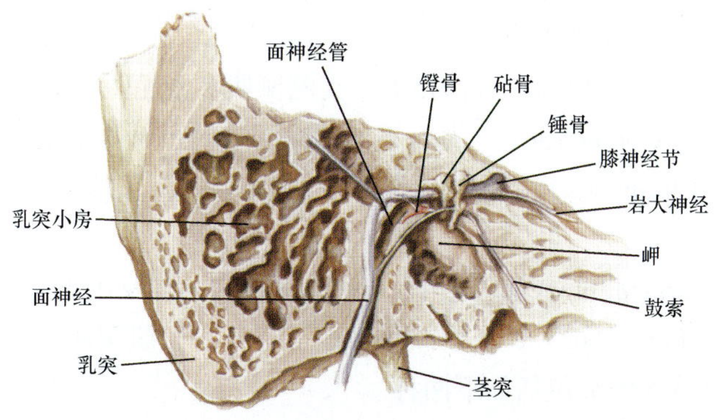

图17-42　面神经在管内的分支

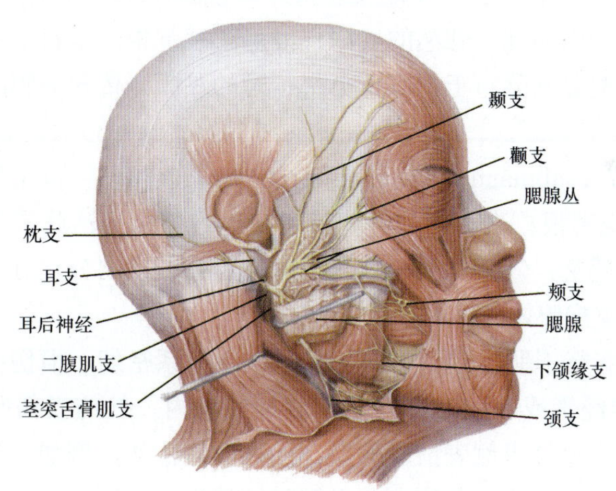

图17-43　面神经在面部的分支

（一）面神经管内的分支

1．**鼓索**（chorda tympani）（图17-38、图17-42）　为面神经的重要分支。在面神经出茎乳孔前发出，穿过鼓室至颞下窝，以锐角加入舌神经。鼓索含有2种纤维：①味觉纤维，随舌神经分布于舌前2/3味蕾，司味觉；②副交感纤维，在下颌下神经节换元，节后纤维控制下颌下腺和舌下腺的分泌。

2．**岩大神经**（greater petrosal nerve）（图17-38、图17-39、图17-42）　含副交感纤维，自膝神经节处发出，在破裂孔处与来自颈内动脉的交感丛发出的岩深神经合成翼管神经，后者穿翼管进入翼腭窝内的翼腭神经节，副交感纤维在翼腭神经节换元，节后纤维经颧神经交通支和泪腺神经到泪腺，控制泪腺分泌。此外，节后纤维还控制鼻腔、腭的黏膜腺的分泌。

3．镫骨肌神经　支配镫骨肌的运动。

（二）颅外分支

面神经出茎乳孔后，先发出支配枕额肌的枕腹、耳周围肌、二腹肌后腹和茎突舌骨肌的小支，其主干穿入腮腺，在腺内分支组成腮腺丛，在腮腺前缘呈扇形分支，控制面部表情肌运动（图17-43）。分支如下：

1．**颞支**（temporal branches）　常为3支，支配额肌和眼轮匝肌等。

2．**颧支**（zygomatic branches）　为3～4支，支配眼轮匝肌及颧肌。

3．**颊支**（buccal branches）　为3～4支，在腮腺管上、下方走行，支配颊肌、口轮匝肌及其他口周围肌。

4．**下颌缘支**（marginal branches）　沿下颌骨下缘向前，支配下唇诸肌。

5．**颈支**（cervical branches）　在下颌角附近下行于颈阔肌深面，支配该肌运动。

面神经中的副交感神经节包括如下两种：

1．**翼腭神经节**（pterygopalatine ganglion）（图17-38、图17-39）　位于翼腭窝、上颌神经下方的不规则小结，有3个根：①副交感根：来自面神经的岩大神经，在此节交换神经元；②交感根：来自颈内动脉交感丛的岩深神经；③感觉根：来自上颌神经的翼腭神经。由翼腭神经节发出一些分支分布于泪腺、鼻甲、腭的黏膜，传导黏膜的一般感觉和支配腺体分泌。

2．**下颌下神经节**（submandibular ganglion）（图17-38）　位于下颌下腺与舌神经之间，有3个根：①副交感根：来自面神经的鼓索，伴舌神经到达此节交换神经元；②交感根：来自面动脉的交感丛；③感觉根：来自舌神经。自节发出分支分布于下颌下腺和舌下腺，传导一般感觉和支配腺体分泌。

面神经行程长，穿行于颞骨和腮腺内，并与鼓室关系密切，损伤可发生在脑桥小脑三角区、内耳道、面神经管或腮腺区等处。在面神经管内、外的损伤所表现的临床症状不同。面神经管外损伤主要是患侧表情肌瘫痪，出现面瘫症状，例如，笑时口角偏向健侧，不能鼓腮；说话时唾液从患侧口角流出；患侧额纹消失、鼻唇沟平坦；眼轮匝肌瘫痪使闭眼困难、角膜反射消失等症状。面神经管内损伤除了出现上述面瘫症状外，还出现舌前2/3味觉障碍、听觉过敏、泪腺和唾液腺分泌障碍等症状。

八、前庭蜗神经

前庭蜗神经（vestibulocochlear nerve）为感觉性脑神经，由传导头部平衡觉和听觉的特殊躯体感觉纤维组成，包括前庭神经和蜗神经两部分。前庭蜗神经由内耳门入颅腔，在脑桥小脑三角、延髓脑桥沟入脑桥。

1. **前庭神经**（vestibular nerve） 传导头部平衡觉。其双极感觉神经元的胞体在内耳道底聚集成**前庭神经节**（vestibular ganglion），周围突穿内耳道底，分布于内耳壶腹嵴、球囊斑和椭圆囊斑，中枢突组成前庭神经，终止于脑桥的前庭神经核和小脑。

2. **蜗神经**（cochlear nerve） 传导听觉。其双极感觉神经元的胞体在蜗轴内聚集成**蜗神经节**（cochlear ganglion），周围突分布于内耳螺旋器的毛细胞，中枢突组成蜗神经终止于脑桥的蜗神经腹侧、背侧核。

前庭蜗神经损伤后表现为伤侧耳聋和平衡功能障碍，并通常伴有呕吐、眩晕等症状。

九、舌咽神经

舌咽神经（glossopharyngeal nerve）（图17-44、图17-45、图17-47）是混合性脑神经，含有5种纤维成分：①起自**疑核**的特殊内脏运动纤维，支配茎突咽肌运动；②起于**下泌涎核**的一般内脏运动纤维（副交感）在**耳神经节**内换元，节后纤维控制腮腺的分泌；③一般内脏感觉纤维，胞体位于下神经节，中枢突终于脑干**孤束核**，周围突分布于咽、舌后1/3、咽鼓管、鼓室等处的黏膜和颈动脉窦、颈动脉小球；④特殊内脏感觉纤维，胞体也位于**下神经节**，周围突分布于舌后1/3味蕾，中枢突终于脑干孤束核上部；⑤一般躯体感觉纤维的胞体位于**上神经节**，周围突分布于耳后的皮肤。舌咽神经自橄榄后沟出脑，与迷走和副神经一起经颈静脉孔出颅，在孔内有**上神经节**和**下神经节**。舌咽神经出颅后，先在颈内动、静脉之间下行，发出分支支配茎突咽肌运动，主干绕过该肌弓形向前，经舌骨舌肌内侧达舌根。其分支如下：

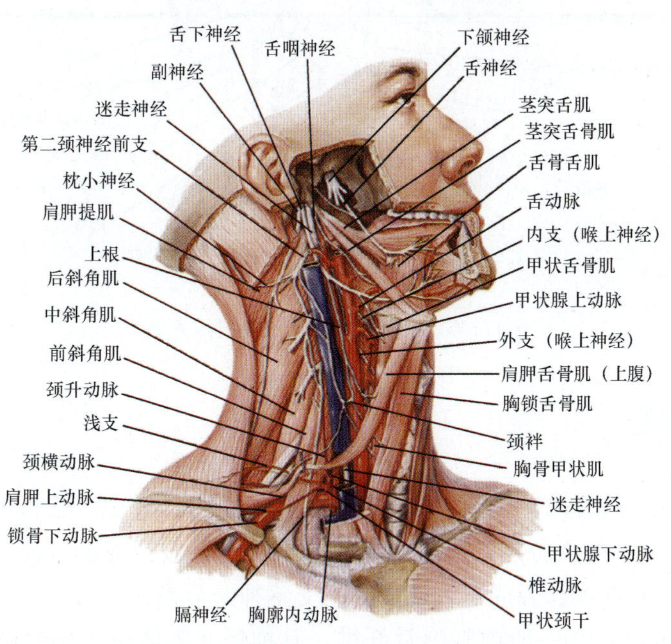

图17-44 舌咽神经、迷走神经和舌下神经

1. **鼓室神经**（tympanic nerve）（图17-39） 来自下神经节，进入鼓室后与交感神经

纤维组成鼓室丛，发出分支到鼓室、咽鼓管等处的黏膜，管理感觉。鼓室丛分出的含副交感纤维的**岩小神经**，出鼓室入耳神经节换元后，随耳颞神经到腮腺，控制腮腺分泌。

2．**颈动脉窦支**（carotid sinus branches）　分布于颈动脉窦和颈动脉小球，反射性地调节血压和呼吸。

3．**舌支**（lingual branches）　为舌咽神经的终支，分布于舌后1/3黏膜和味蕾，传导黏膜的一般感觉和味觉。

另外，舌咽神经还发出**咽支**分布于咽壁，与迷走神经分支和交感神经交织成咽丛，分布于咽肌及咽黏膜。

耳神经节（otic ganglion）（图17-38、图17-44）为副交感神经节，位于卵圆孔下方和下颌神经内侧，有4个根：①副交感根：来自岩小神经，在节内换元，节后纤维随耳颞神经至腮腺，控制腺体的分泌；②交感根：来自脑膜中动脉交感丛；③感觉根：来自耳颞神经，分布于腮腺，传导腮腺一般感觉；④运动根：来自下颌神经，分布于鼓膜张肌和腭帆张肌。

若舌咽神经损伤，可出现患侧舌后1/3味觉消失和舌根及咽峡区痛觉消失，患侧咽肌收缩无力。

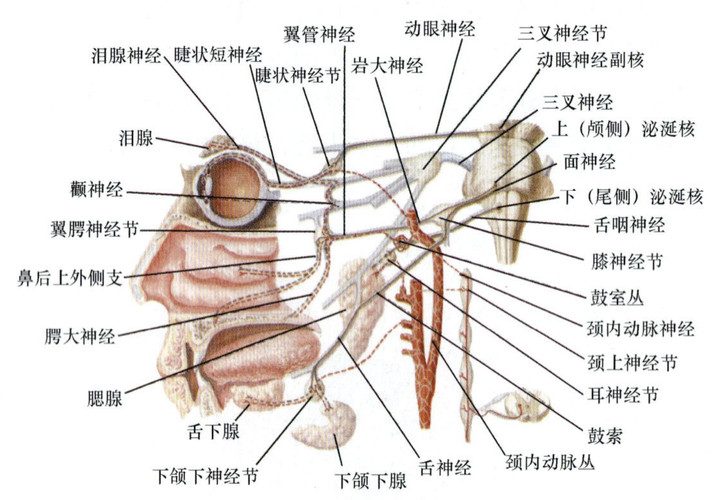

图17-45　头部腺体的副交感纤维来源

十、迷走神经

迷走神经（vagus nerve）（图17-46至图17-48）是行程最长、分布最广的混合性脑神经。含4种纤维：①一般内脏运动纤维，起自**迷走神经背核**，随迷走神经分支分布于颈、胸、腹多种器官，并在器官旁或器官壁内的副交感神经节换元，节后纤维控制平滑肌、心肌运动和腺体的分泌；②一般内脏感觉纤维，其神经元胞体位于颈静脉孔下方的下神经节，中枢突终于**孤束核**，周围突随迷走神经分支分布于颈、胸、腹多种器官，传导一般内脏感觉；③特殊内脏运动纤维，起于延髓的**疑核**，随迷走神经分支支配咽喉肌运动；

④一般躯体感觉纤维，其神经元胞体位于颈静脉孔的上神经节内，中枢突终于**三叉神经脊束核**，周围突随迷走神经分布于硬脑膜、耳廓及外耳道皮肤，传导痛、温、触压觉。

迷走神经于延髓橄榄后沟中部出脑，经颈静脉孔出颅到颈部，在孔内及其稍下方，神经干上有膨大的上神经节和下神经节。在颈部，迷走神经在颈内静脉和颈内动脉、颈总动脉之间的后方下行，经胸廓上口入胸腔。在胸腔内，左、右迷走神经的走行和位置各异：左侧迷走神经下降至主动脉弓前方、在肺根后方分数支，加入**左肺丛**，随后在食管前面分支形成**食管前丛**，至食管下端汇合为**迷走神经前干**；右迷走神经在右锁骨下动、静脉之间沿气管右侧下降，继而在肺根后方分数支，参加**右肺丛**，后至食管后面分数支形成**食管后丛**，至食管下端会合成**迷走神经后干**。迷走神经前、后干随食管经膈的食管裂孔进入腹腔。迷走神经在颈、胸和腹部的重要分支如下。

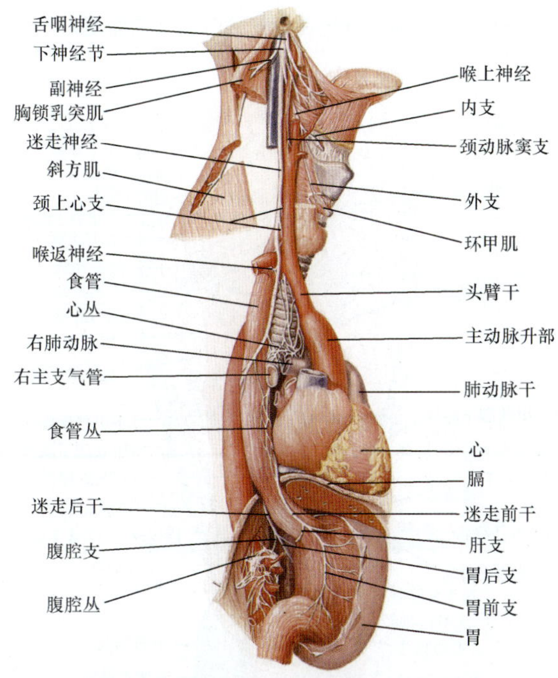

图17-46　舌咽神经、迷走神经和副神经

（一）颈部的分支

迷走神经在颈部发出脑膜支、耳支、咽支分布于硬脑膜、外耳道及耳廓后皮肤。其主要分支如下：

1．**喉上神经**（superior laryngeal nerve）　发自下神经节，沿颈内动脉内侧下行于舌骨大角处分为内、外两支：**内支**伴喉上动脉穿过甲状舌骨膜入喉，分布于会厌、舌根及声门裂以上的喉黏膜，管理黏膜感觉；**外支**细小，伴甲状腺上动脉下行至环甲肌，控制该肌的运动。甲状腺手术结扎甲状腺上动脉时，不可误伤喉上神经。

2．**颈心支**　有上、下两支，在喉与气管两侧下行入胸腔，与颈交感神经节发出的心神经交织构成心丛，调节心脏活动。上支中有一分支称主动脉神经或减压神经，分布于主动脉弓壁内，感受血压变化和化学刺激。

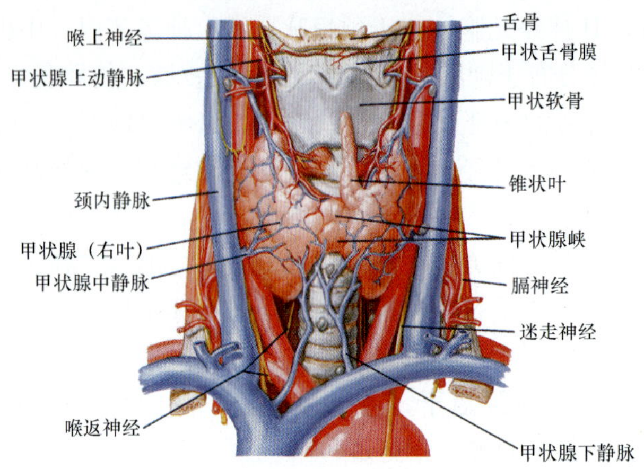

图17-47　迷走神经在颈部的分支（前面观）

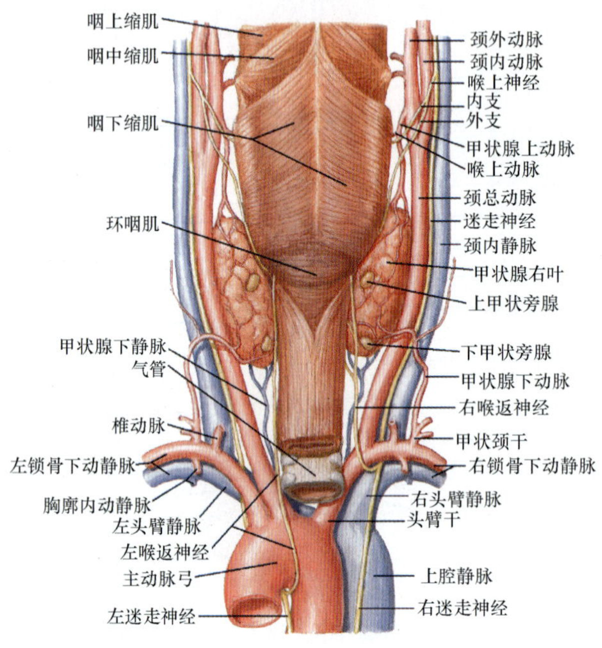

图17-48　迷走神经在颈部的分支（后面观）

（二）胸部的分支

1. **喉返神经**（recurrent laryngeal nerve）　左喉返神经在左迷走神经跨过主动脉弓前方时发出，向后勾绕主动脉弓返回颈部；右喉返神经在右迷走神经跨过右锁骨下动脉前方时发出，向后勾绕右锁骨下动脉返回颈部（图17-48）。

2. 喉下神经　左、右喉返神经沿气管与食管间沟上行返回颈部，在甲状腺侧叶深面环甲关节后方入喉，称**喉下神经**。其感觉纤维分布于声门裂以下的喉黏膜，运动纤维支配除环甲肌以外的所有喉肌。

喉返神经在入喉前与甲状腺下动脉及其分支相互交叉，因此在甲状腺手术结扎甲状腺下动脉时，应避免损伤该神经而导致声音嘶哑。如若两侧损害，可引起失音、呼吸困难，甚至窒息等。

（三）腹部的分支

迷走神经前、后干在贲门附近分别分出胃前支和肝支、胃后支和腹腔支。含一般内脏运动（副交感）纤维和一般内脏感觉纤维。

1．**胃前支和肝支**（anterior gastric branches and hepatic branches） 胃前支，沿胃小弯走行分布于胃前壁，其末梢以“鸦爪”形分支分布于幽门部前壁。肝支向右行于小网膜内，与交感神经一起构成肝丛，随肝固有动脉分布于肝、胆囊和胆道。

2．**胃后支和腹腔支**（posterior gastric branches and celiac branches） 胃后支沿胃小弯深面向右行，分布至胃后壁，其末梢也以“鸦爪”形分支分布于幽门窦。腹腔支与交感神经一起组成腹腔丛，腹腔丛发出分支随腹腔干、肾动脉和肠系膜上动脉分支于肝、脾、胰、肾及结肠左曲以上的消化管。

迷走神经主干损伤可造成内脏活动障碍，如脉速、心悸、恶心、呕吐、呼吸深慢和窒息等。由于咽喉感觉障碍和肌肉瘫痪，可出现声音嘶哑、语言和吞咽困难，腭垂偏向健侧等症状。

十一、副神经

副神经（accessory nerve）（图17-45、图17-49）为运动性脑神经，含特殊内脏运动纤维。由起于**疑核**的**颅根**和起于**副神经脊髓核**的**脊髓根**组成。**颅根**从延髓橄榄后沟下部迷走神经根的下方出脑；脊髓根自C_1～C_5脊神经前、后根之间椎管内上行，经枕骨大孔入颅腔，与脑根会合一起经颈静脉孔出颅。出颅后，颅根加入迷走神经，随其分支支配咽喉肌。脊髓根与脑根分开，绕颈内静脉行向外下方，经胸锁乳突肌深面斜向外下，在其后缘上、中1/3交点浅出，再进入斜方肌深面，支配此二肌运动。

一侧副神经损伤可致胸锁乳突肌和斜方肌瘫痪，患侧肩下垂，头无法向患侧侧屈，同时面部不能转向对侧。

因为舌咽、迷走、副神经同时经颈静脉孔出颅，所以颈静脉孔处的病变常累及上述3对脑神经，出现颈静脉孔综合征。

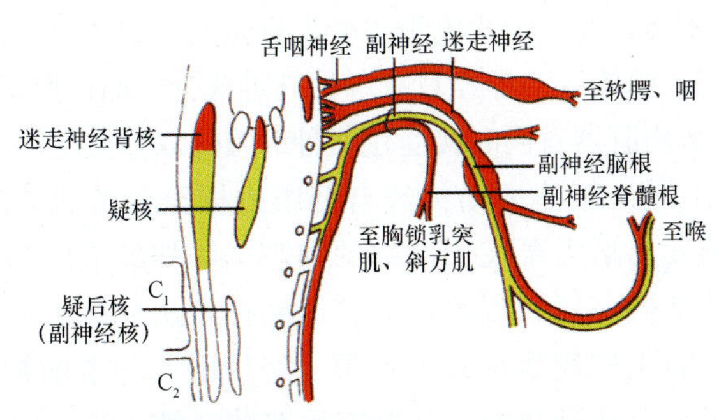

图17-49 副神经两根示意图

十二、舌下神经

舌下神经（hypoglossal nerve）（图17-44）为运动性脑神经，由**舌下神经核**发出的一般躯体运动纤维组成。舌下神经于延髓前外侧沟出脑，经舌下神经管出颅。出颅后，在颈内动、静脉之间下降到舌骨上方，呈弓形弯向前内达舌骨舌肌浅面，在舌神经和下颌下腺管下方穿颏舌肌入舌内，分布于全部舌内肌和茎突舌肌、舌骨舌肌和颏舌肌。

若一侧舌下神经损伤，患侧舌肌瘫痪，伸舌时舌尖偏向患侧。

第三节　内脏神经系统

内脏神经系统（visceral nervous system）包括内脏运动神经和内脏感觉神经。内脏运动神经调节内脏和心血管的运动以及腺体的分泌，该过程通常不受人的主观意志控制，又称为**自主神经系统**（autonomic nervous system）。自主神经系涉及的消化、呼吸、生殖等功能也存在于植物的生命活动中，故自主神经系统又称为**植物神经系统**（vegetative nervous system）（由于植物并不存在神经，因此该名词已多不采用）。

与躯体感觉神经类似，内脏感觉神经的初级感觉神经元位于脑神经节和脊神经节内，其周围支随脑神经和脊神经分布于内脏和心血管等处的内感受器，把这些部位的刺激传递至各级中枢，也可到达大脑皮质。内脏感觉神经传入的信息经中枢整合后，通过内脏运动神经调节和控制内脏器官的活动，从而维持机体内、外环境的动态平衡和正常的生命活动。

一、内脏运动神经

内脏运动神经（visceral motor nerve）与躯体运动神经相比，在结构和功能上有较大差别：

（1）支配的器官不同：躯体运动神经支配骨骼肌，一般受人的意志控制；内脏运动神经支配平滑肌、心肌和腺体，在一定程度上不受人意志的控制。

（2）纤维成分不同：躯体运动神经只有一种纤维成分，而内脏运动神经有交感和副交感两种纤维成分，大多数内脏器官同时接受这两种纤维的双重支配。

（3）神经元数目不同：躯体运动神经自低级中枢至骨骼肌只有一级神经元，而内脏运动神经自低级中枢发出后需要在周围部的内脏运动神经节内交换神经元，再由该节内的神经元发出纤维到达效应器。因此，内脏运动神经从低级中枢到达所支配的靶器官一般需经两级神经元（肾上腺髓质除外）：第一级神经元称**节前神经元**（preganglionic neuron），其胞体位于脑干和脊髓内，其轴突称**节前纤维**；第二级神经元称**节后神经元**（postganglionic neuron），其胞体位于内脏运动神经节内，其轴突称**节后纤维**。节后神经元的数目较多，一个节前神经元可以和多个节后神经元构成突触（图17-50、图17-51）。

（4）纤维的粗细不同：躯体运动神经纤维一般是比较粗的有髓纤维，而内脏运动神经纤维则是薄髓（节前纤维）或无髓（节后纤维）的细纤维。

（5）节后纤维分布形式不同：躯体运动神经以神经干的形式分布，而内脏运动神经节后纤维常攀附于脏器或血管的外膜下形成神经丛，再由丛分支至各效应器（图17-51）。

根据内脏运动神经的生理功能和药理反应特点，将其分为交感神经和副交感神经两部分。二者有着各自的中枢部和周围部，下面分别加以介绍。

（一）交感神经

1．**交感神经低级中枢** 位于脊髓T_1～L_2（或L_3）节段灰质侧角的中间带外侧核，其轴突构成交感神经节前纤维。交感神经的周围部包括交感干、交感神经节、交感神经节发出的分支、交感神经丛等。

2．**交感神经节** 根据位置不同，交感神经节分为椎旁神经节和椎前神经节两种。

（1）**椎旁神经节**（paravertebral ganglia）：简称椎旁节，又称**交感干神经节**（ganglia of sympathetic trunk），位于脊柱两旁，借**节间支**（interganglionic branches）连成左、右两条**交感干**（sympathetic trunk）（图17-50、图17-52）。交感干上至颅底，下端在第3尾椎前方，两条交感干在尾骨前方借奇神经节相连。交感干分颈、胸、腰、骶、尾5部。每侧交感干神经节的总数为19～24个。交感干神经节由多极神经元组成，其轴突构成交感神经节后纤维。

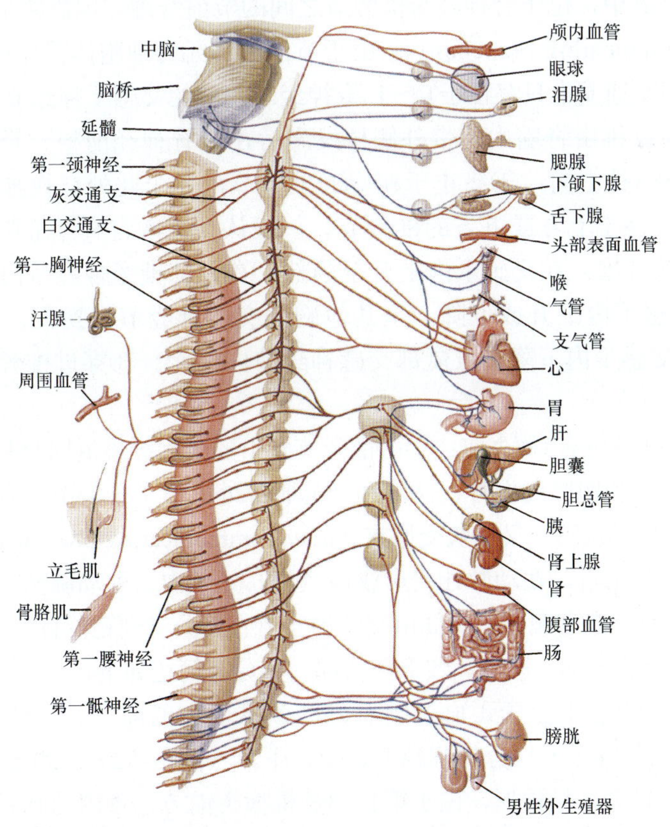

图17-50 内脏运动神经概括示意图

（2）**椎前神经节**（prevertebral ganglia）：简称椎前节，呈不规则的团块状，位于脊柱前方、腹主动脉不成对脏支的根部周围，故称**椎前节**（图17-51）。椎前神经节包括**腹腔神经节**（celiac ganglia）、**肠系膜上神经节**（superior mesenteric ganglia）、**肠系膜下神经节**（inferior mesenteric ganglia）及**主动脉肾节**（aorticorenal ganglia）等，均位于同名动脉根部附近。

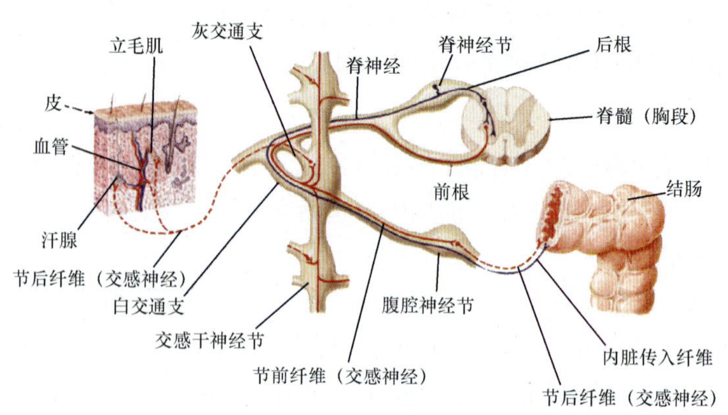

图17-51　交感神经纤维走行模式图

3．**交感干**的分支和分布　交感神经节前纤维随脊神经前根、脊神经，离开脊神经到椎旁节或椎前节。其中，位于脊神经与椎旁节之间的节前纤维，因髓鞘呈白色，称为**白交通支**（white communicating branches）。由于节前神经元的细胞体仅存在于T_1～L_3节段的脊髓侧角，因此白交通支也只存在于T_1～L_3脊神经与相应的交感干神经节之间，有15对。

交感神经节前纤维由脊髓中间带外侧核发出后，经脊神经前根、脊神经和白交通支进入椎旁节后，有3种去向：①终止于相应的椎旁节，并于此处交换神经元。②在交感干内上行或下行，终于上方或下方的椎旁节。一般认为，来自脊髓上胸段（T_1～T_6）中间带外侧核的节前纤维，在交感干内上升至颈部，在颈部椎旁神经节内换元；中胸段者（T_6～T_{10}）在交感干内上升或下降，至其他胸部交感神经节内换元；下胸段和腰段者（T_{11}～L_3）则在交感干内下降到腰骶部交感神经节内换元。③穿过椎旁节，至椎前节换神经元。

交感神经节后纤维也有3种去向：①由椎旁节发出的节后纤维返回脊神经，并随脊神经分布至头颈部、躯干和四肢的血管、汗腺和竖毛肌等处。位于椎旁节与脊神经之间的节后纤维，多无髓鞘，色泽灰暗，又称**灰交通支**（gray communicating branches）（图17-51），有31对。②攀附动脉走行，在动脉外膜形成神经丛（如颈内、外动脉丛，腹腔丛，肠系膜上丛等），并随动脉分布到靶器官。③由交感神经节直接分支到靶器官。

交感干按部位分为颈部、胸部、腰部和盆部，其分布简述如下：

（1）颈部：颈交感干位于颈血管鞘后方，颈椎横突的前方。一般情况下，每侧有3～4个椎旁节（多者达6个），分别称颈上、中、下节（图17-52）。**颈上神经节**（superior cervical ganglion）最大，呈梭形，位于第1～3颈椎横突前方，颈内动脉后方。**颈中神经节**（middle cervical ganglion）最小，有时阙如，位于第6颈椎横突水平。**颈下神经节**（inferior cervical ganglion）位于第7颈椎前和椎动脉的起始部后方，常与第1胸交感神经节合并成**颈胸神经节**（cervicothoracic ganglion），亦称星状神经节（stellate ganglion）。

颈部交感干无白交通支，节前纤维由上胸髓中间带外侧核发出，在交感干内上行，至颈交感神经节内换神经元，其节后神经纤维的分布如下：①经灰交通支返回至8对颈神经，并随颈神经分支分布至头颈部和上肢的血管、汗腺和竖毛肌等。②直接分支至邻近动脉，形成**颈内动脉丛**、**颈外动脉丛**、**锁骨下动脉丛**和**椎动脉丛**等，伴随动脉的分支至头颈部的腺体（如泪腺、唾液腺、口腔和鼻腔黏膜内腺体、甲状腺等）、竖毛肌、血管、瞳孔开大肌等。③发出咽支，直接进入咽壁，与迷走神经和舌咽神经咽支共同组成咽丛。④3对颈交感神经节分别发出**心上**、**心中**和**心下**神经，下行进入胸腔，加入**心丛**。

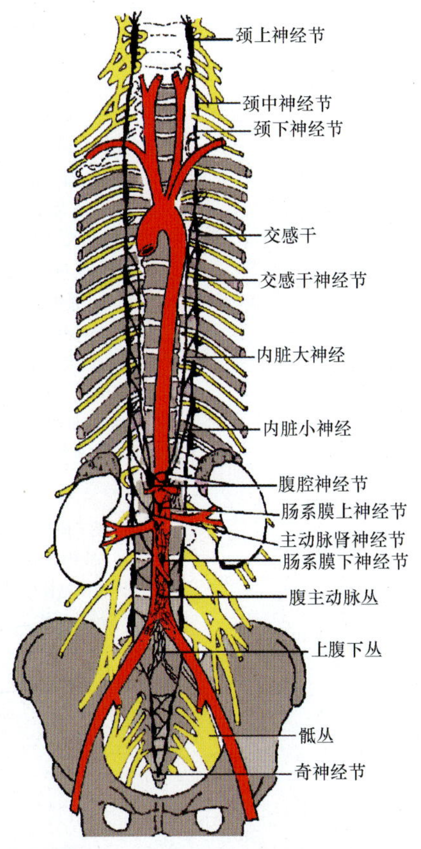

图17-52　交感干和交感神经节

（2）胸部：胸交感干位于肋骨头的前方，每侧有10～12个（以11个最为多见）胸交感干神经节（图17-53）。胸交感干发出下列分支：①经灰交通支进入12对胸神经，并随其分布于胸、腹壁的血管、汗腺和竖毛肌等。②上5对胸交感干神经节发出许多分支，加入胸主动脉丛、食管丛、肺丛及心丛等。③**内脏大神经**（greater splanchnic nerve）由穿过第5或第6～9胸交感干神经节的节前纤维组成，行向前下方在胸椎的前外侧面合成一干，下行穿膈脚，主要终于腹腔神经节。④**内脏小神经**（lesser splanchnic nerve）由穿过第10～12胸交感干神经节的节前纤维组成，下行穿膈脚，主要终于主动脉肾节。由腹腔神经节和主动脉肾节等发出的节后纤维，随腹腔干及肠系膜上动脉分支分布至肝、胰、脾和肾等实质性脏器和结肠左曲以上的消化管（图17-53、图17-54）。

（3）腰部：约有4对腰交感干神经节，位于腰椎体前外侧与腰大肌内侧缘之间。腰交感干发出的分支如下：①灰交通支连接5对腰神经，并随腰神经分布至下肢的血管、汗腺和竖毛肌等。②**腰内脏神经**（lumbar splanchnic nerves）由穿过腰交感干神经节的节前纤维组成，终止于**腹主动脉丛**和**肠系膜下丛**内的椎前神经节（如肠系膜下神经节），并在此交换神经元。节后纤维分布至结肠左曲以下的消化道，经腹下丛至盆腔脏器，并有纤维伴随血管分布至下肢。

（4）盆部：盆交感干位于骶骨前面，骶前孔内侧，有2～3对**骶交感干神经节**（sacral ganglia）和1个**奇神经节**（ganglion impar）（图17-53）。盆交感干节后纤维的分支如下：①灰交通支，连接相应的骶神经和尾神经，并随这些神经分布于下肢及会阴部的血管、汗腺和竖毛肌等。②一些小支加入**盆丛**，分布于盆腔器官。

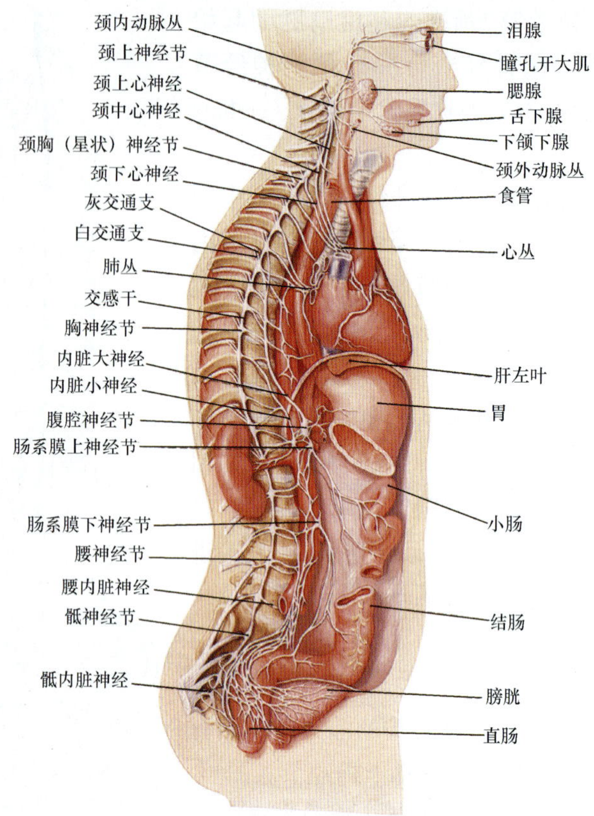

图17-53　右交感干与内脏神经丛的联系

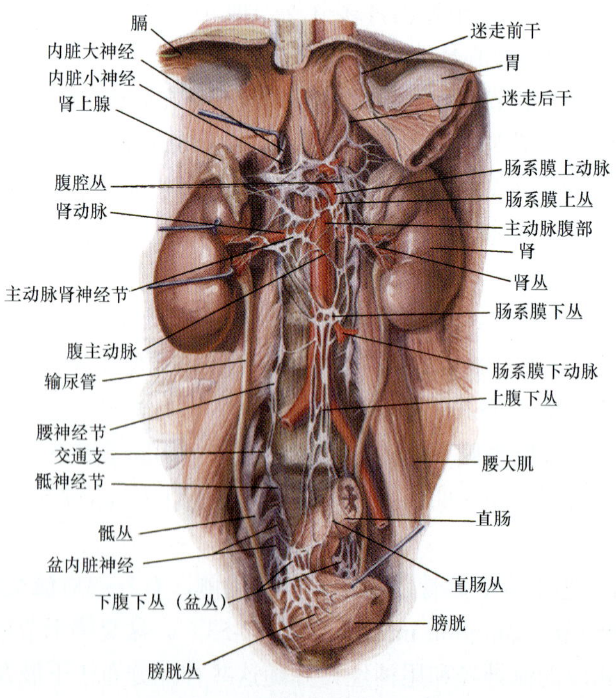

图17-54　腹腔内的内脏神经丛

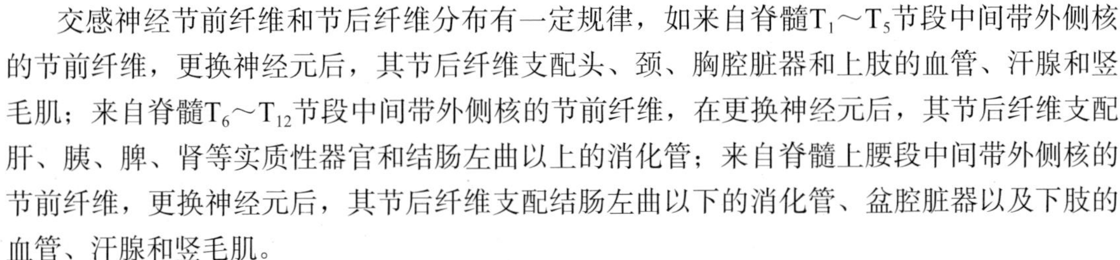

交感神经节前纤维和节后纤维分布有一定规律，如来自脊髓T_1～T_5节段中间带外侧核的节前纤维，更换神经元后，其节后纤维支配头、颈、胸腔脏器和上肢的血管、汗腺和竖毛肌；来自脊髓T_6～T_{12}节段中间带外侧核的节前纤维，在更换神经元后，其节后纤维支配肝、胰、脾、肾等实质性器官和结肠左曲以上的消化管；来自脊髓上腰段中间带外侧核的节前纤维，更换神经元后，其节后纤维支配结肠左曲以下的消化管、盆腔脏器以及下肢的血管、汗腺和竖毛肌。

（二）副交感神经

1．副交感神经低级中枢　由脑干的副交感神经核和脊髓S_2～S_4节段灰质的骶副交感核组成，因此，副交感神经低级中枢又称为副交感神经颅骶部。

2．副交感神经节　位于器官附近或器官壁内，又称**器官旁节**或**器官内节**。节内的神经元为节后神经元，发出的纤维为节后纤维。位于颅部的副交感神经节较大，肉眼可见，共有4对：睫状神经节、下颌下神经节、翼腭神经节和耳神经节。颅部副交感神经节前纤维在这些神经节内交换神经元，其节后纤维随相应脑神经到达所支配的器官。此外，迷走神经副交感神经节位于器官壁内，只有在显微镜下才能看到，如位于心丛、肺丛、膀胱丛和子宫阴道丛内的神经节，以及位于支气管和消化管壁内的神经节等。

3．副交感神经的分布

（1）颅部副交感神经：其节前纤维分别行于第Ⅲ、Ⅶ、Ⅸ、Ⅹ对脑神经内，均已在脑神经中详述，现概括介绍如下（图17-45）：

①随动眼神经走行的副交感神经节前纤维，由中脑的动眼神经副核发出，入眶后在睫状神经节内交换神经元，其节后纤维进入眼球壁，控制瞳孔括约肌和睫状肌运动。

②随面神经走行的副交感神经节前纤维，发自于脑桥的上泌涎核，一部分节前纤维经岩大神经至翼腭窝内的翼腭神经节换神经元，节后纤维经上颌神经、颧神经和泪腺神经到泪腺，控制腺体分泌；还有一些节后纤维到鼻腔、口腔以及腭黏膜的腺体，控制黏膜腺体分泌。另一部分节前纤维经鼓索加入舌神经，到下颌下神经节换神经元，节后纤维控制下颌下腺和舌下腺的分泌。

③随舌咽神经走行的副交感节前纤维，由延髓的下泌涎核发出，经鼓室神经至鼓室丛，由丛内发出岩小神经至卵圆孔下方的耳神经节内交换神经元，节后纤维经耳颞神经到腮腺，控制腺体分泌。

④随迷走神经走行的副交感节前纤维，由延髓的迷走神经背核发出，伴随迷走神经的分支到达胸、腹腔脏器附近或壁内的副交感神经节交换神经元，节后纤维分布于胸、腹腔脏器（降结肠、乙状结肠和盆腔脏器等除外）。

（2）骶部副交感神经：节前纤维由脊髓S_2～S_4节段灰质的骶副交感核发出后，随骶神经出骶前孔，又从骶神经分出组成**盆内脏神经**（pelvic splanchnic nerves）加入盆丛，至盆丛的副交感神经节交换神经元，节后纤维支配结肠左曲以下的消化管、盆腔脏器和外生殖器等。

（三）交感神经与副交感神经的主要区别

交感神经和副交感神经同属内脏运动神经，常形成对内脏器官的双重神经支配。但是，交感神经与副交感神经在来源、形态结构、分布范围和功能上又有明显的区别：

1．低级中枢的部位不同　交感神经低级中枢位于脊髓胸腰部灰质侧角的中间带外侧核，而副交感神经的低级中枢则位于脑干的副交感核和脊髓骶部的骶副交感核。

2．周围部神经节的位置不同　交感神经节位于脊柱两旁（椎旁节）和脊柱前方（椎前节），而副交感神经节则位于所支配的器官附近（器官旁节）或器官壁内（器官内节）。因此，副交感神经的节后纤维较短；副交感节前纤维与节后纤维长短的比值远大于交感神经的比值。

3．节前神经元与节后神经元的比例不同　一个交感神经节前神经元的轴突可与许多节后神经元形成突触，而一个副交感神经节前神经元的轴突只与较少的节后神经元形成突触。因此，交感神经的作用范围较广泛，而副交感神经的作用较局限。

4．分布范围不同　交感神经在周围的分布范围较广，除分布至头颈部、胸、腹、盆腔脏器外，还遍及全身血管、腺体和竖毛肌等。相比之下，副交感神经的分布则不如交感神经广泛，一般认为，大部分血管、汗腺、竖毛肌和肾上腺髓质均无副交感神经支配。

5．对同一器官所起的作用不同　交感神经与副交感神经对同一器官的作用互相拮抗。例如，当机体剧烈运动时，交感神经兴奋增强，副交感神经兴奋减弱，于是出现心跳加快、血压升高、血流加速、肝糖原释放、支气管扩张、瞳孔开大，但消化活动受抑制等现象，此时机体的代谢加强，能量消耗加快，以适应环境的剧烈变化；而当机体处于安静或睡眠状态时，副交感神经兴奋加强，交感神经相对抑制，因而出现心跳减慢、血压下降、血流减慢、支气管收缩、瞳孔缩小、消化系分泌吸收活动增强等现象，这有利于体力的恢复和能量的储存。由此可见，在交感和副交感神经既互相拮抗又互相统一的作用下，机体才能更好地适应环境的变化。交感神经和副交感神经的活动，是在脑的较高级中枢，特别是在下丘脑和大脑边缘叶的调控下进行的。

（四）内脏神经丛

内脏运动神经和内脏感觉神经在到达所支配脏器的过程中，常互相交织，共同构成内脏神经丛（也称自主神经丛或植物神经丛）（图17-53、图17-54）。这些神经丛主要攀附于头颈部和胸、腹腔内动脉的周围，或分布于脏器附近和器官之内。除颈内动脉丛、颈外动脉丛、锁骨下动脉丛和椎动脉丛等没有副交感神经参与外，其余的内脏神经丛均由交感神经和副交感神经共同组成。另外，在这些丛内也有内脏感觉纤维通过。由这些神经丛发出分支，分布于胸、腹及盆腔的内脏器官。

1．**心丛**（cardiac plexus）　位于心底部，由两侧交感干的颈上、中、下节和T_1～T_4或T_5胸神经节发出的心支及迷走神经的心支共同组成。心丛又分为心浅丛和心深丛。心浅丛位于主动脉弓下方，右肺动脉前方；心深丛位于主动脉弓和气管杈之间。心丛内有心神经节（副交感神经节），来自迷走神经的副交感节前纤维在此交换神经元。心丛的分支随动脉分支分布于心肌和心的血管等处。

2．**肺丛**（pulmonary plexus）　位于肺根的前、后方，称肺前丛和肺后丛。肺丛与心丛互相连续，在该丛内亦有小的神经节为副交感神经节。肺丛由迷走神经的支气管支和交感干的T_2～T_5节的分支组成，并接受心丛分支加入，其分支随支气管和肺血管的分支入肺。

3．**腹腔丛**（celiac plexus）　是最大的内脏神经丛。腹腔丛位于腹腔干和肠系膜上动脉根部周围。该丛内主要含有腹腔神经节、肠系膜上神经节和主动脉肾神经节等。此丛由来自两侧的胸交感干的内脏大、小神经和迷走神经后干的腹腔支以及腰上部交感神经节的分支共同构成。来自内脏大、小神经的交感节前纤维分别在腹腔神经节和主动脉肾神经节内换神经元，来自迷走神经的副交感节前纤维则在所分布的器官附近或肠管壁内交换神经元。腹腔丛及丛内神经节发出分支伴动脉的分支分布，可分为许多副丛，如肝丛、胃丛、脾丛、肾丛及肠系膜上丛等，各副丛分别沿同名血管分支到达相应的脏器。

4．**腹主动脉丛**（abdominal aortic plexus）　位于腹主动脉两侧及前面，是腹腔丛在腹主动脉表面向下延续的部分，该丛还接受第1～2腰交感神经节的分支。此丛分出肠系膜下丛，沿同名动脉分布于结肠左曲以下至直肠上段的结肠。腹主动脉丛的一部分纤维下行入盆腔，参与腹下丛的组成；另一部分纤维沿髂总动脉和髂外动脉组成与动脉同名的神经丛，并随动脉分布于下肢血管、汗腺和竖毛肌等。

5．**腹下丛**（hypogastric plexus）　分为上腹下丛和下腹下丛。**上腹下丛**位于第5腰椎体前面，腹主动脉末端及两髂总动脉之间，是腹主动脉丛向下的延续部分，还从两侧接受第3～4腰神经节发出的腰内脏神经，在肠系膜下神经节内交换神经元。**下腹下丛**即**盆丛**（pelvic plexus），由上腹下丛延续到直肠两侧，并接受骶交感干的节后纤维和第2～4骶神经的副交感节前纤维。此丛伴随髂内动脉的分支组成直肠丛、精索丛、输尿管丛、膀胱丛、输精管丛、前列腺丛和子宫阴道丛等，并随动脉分支分布于盆腔脏器。

二、内脏感觉神经

人们常在胃饥饿收缩、直肠或膀胱充盈等情况下体察内脏感觉。人体各内脏器官除接受内脏运动神经支配外，也有感觉神经分布。内感受器接受来自内脏的刺激，**内脏感觉神经**（visceral sensory nerve）将其变成神经冲动，并将其传到中枢神经系统，中枢神经系统可直接通过内脏运动神经或间接通过体液调节各内脏器官的活动。

与躯体感觉神经一样，内脏感觉神经元胞体位于脑神经节和脊神经节内，为假单极神经元，其周围突是粗细不等的有髓或无髓纤维。脑神经节包括膝神经节、舌咽神经下节、迷走神经下节，神经节细胞的周围突，随同面神经、舌咽神经和迷走神经分支分布至内脏器官，而中枢突随同面神经、舌咽神经和迷走神经进入脑干，并终止于孤束核。脊神经节细胞的周围突，随同交感神经和骶部副交感神经分布于内脏器官，而中枢突进入脊髓，止于灰质后角。在中枢内，内脏感觉纤维一方面直接或间接通过中间神经元与内脏运动神经元相联系，以完成内脏-内脏反射；或者与躯体运动神经元联系，形成内脏-躯体反射。另一方面，还可以通过较复杂的传导途径，将冲动传导至大脑皮层，形成内脏感觉。

疼痛作为一种预警信号，对人体有保护意义。相对于躯体疼痛，内脏痛的特点如下：

（1）对化学物质刺激的选择性：内脏对炎症缺血痉挛和牵拉刺激敏感；对切割、烧灼等不敏感。

（2）痛阈较高：表现为内脏痛启动较慢、潜伏时长。这可能与内脏传入纤维数目少且纤细、无鞘或薄髓有关。

（3）痛域弥散：定位不准确，分辨力差。这可能与内脏的脊髓多节段支配和一条脊神经包含多个脏器的内脏传入纤维有关。

（4）内脏疼痛常伴有情绪反应，如恐惧、焦虑等。

疼痛是一个复杂的问题，除上述特点外，其机制还涉及受体、配体和其他神经生物学因素。

三、牵涉性痛及其机制

当某些内脏器官发生病变时，常在体表一定区域产生感觉过敏或疼痛感，这种现象称为**牵涉性痛**。临床上将内脏患病时体表发生感觉过敏、骨骼肌反射性痉挛以及血管运动和汗腺分泌障碍的部位称为**海德带**（Head zones），该带有助于对内脏疾病的定位诊断。牵涉性痛有时发生在患病内脏邻近的皮肤区，而有时则发生在距患病内脏较远的皮肤区。例如，肝胆疾患时，患者常在右肩部感到疼痛（图17-55）；心绞痛时，常在胸前区及左上臂内侧皮肤感到疼痛（图17-56）。

关于牵涉性痛的发生机制，一般认为，发生病变的器官与产生牵涉性痛的体表部位往往接受同一节段脊神经的支配，二者的感觉神经进入同一脊髓节段，并在脊髓的后角内联系密切，因此，从患病内脏传来的冲动可以扩散或影响到邻近的躯体感觉神经元，从而产生牵涉性痛。目前的研究表明，一个脊神经节神经元的周围突既可以分支到躯体部位又可至内脏器官，这可能是产生牵涉性痛的形态学基础。

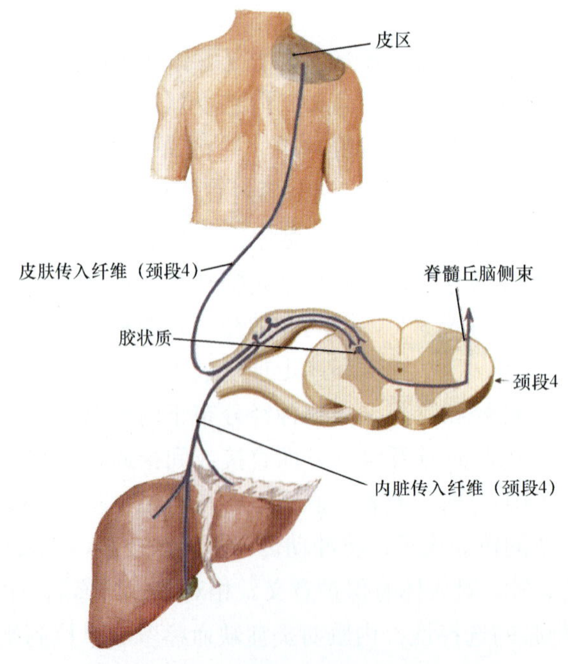

图17-55　肝、胆牵涉性痛反射途径示意图

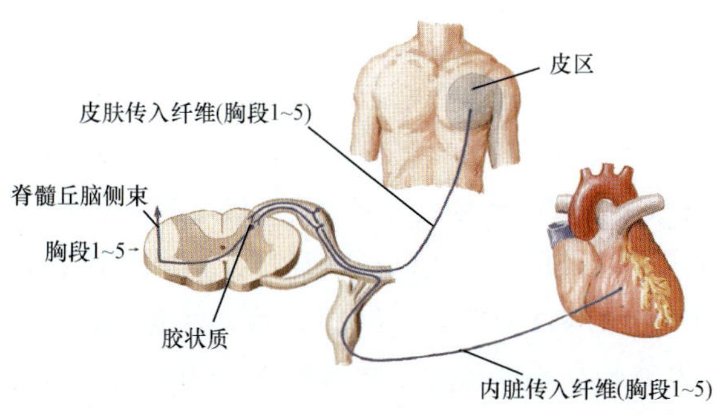

图17-56 心脏牵涉性痛

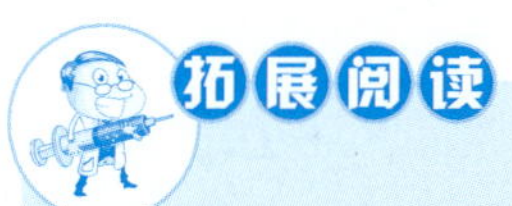

周围神经损伤治疗的新进展

周围神经损伤虽不会危及生命，但可引起严重的功能丧失。与脑和脊髓损伤相比，周围神经损伤更为常见，如肱骨干骨折可伴有桡神经瘫痪，膝关节脱位可致胫神经或腓总神经损伤。随着对周围神经解剖、生理及代谢的认识不断加深，神经修复方法日益改进，神经的修复效果更为理想。

周围神经损伤的早期治疗取决于伴发损伤。如在修复必须修复的动脉损伤时发现神经断裂，可根据伤口条件和技术条件，同时一期修复断裂神经，或将断端互相拉近，以单股钢丝或尼龙线固定于周围软组织，以后再作延迟一期修复。伤后早期处理的原则之一是避免受伤神经的再次损伤。周围软组织的持续出血可使神经受压迫而加重损伤。神经受钝性损伤后，邻近骨折片的移位可使神经撕裂或受压，引起附加损伤。二次损伤有时可使原本能恢复的受损神经产生不可逆性的损害。

神经修复的经典方法是在显微镜下进行端端缝合神经外膜或者神经束膜，也可进行端侧吻合或者侧侧吻合受损的神经。对于缺损较长的神经可用人工导管桥接，或利用生物材料包括神经组织如自体、异体或异种神经与非神经组织如静脉、骨骼肌、羊膜等进行神经套管桥接。当神经缺损较长，可以采用自体神经移植的方法修复，分为吻合血管的神经移植和不吻合血管的神经移植。自体吻合血管的神经移植在临床上已得到应用，效果较佳。但可供吻合血管的神经来源有限，故应用范围局限。异体神经或者异种神经移植术的最大障碍是免疫排斥反应。

神经营养因子（NTFs）的发现为周围神经损伤修复的研究开辟了新的思路。周围神经损伤后，NTFs主要由神经膜细胞和神经末梢分泌，通过损伤的轴突逆行运输到神经元的相应胞体，对轴突再生和髓鞘化起促进作用。目前已发现的NTFs有20多种，部分已应用于临床并取得良好效果，按分子结构、受体类型等的不同，目前分为以下4类：神经营养素，包括神经生长因子（NGF）、脑源性神经营养因子（BDNF）、神经营养素23（NT23）、神经营养素24 / 5（NT24 / 5）、神经营养素26（NT26）和神经营养素27（NT27）；神经细胞分裂素，包括睫状神经营养因子（CNTF）、白细胞介素21、3、6（IL21、IL3、IL6）等，其中CNTF最具代表性，CNTF对周围神经损伤后的修复与再生都具有明显的营养与促进作用；成纤维细胞生长因子与其他神经营养因子如胶质源性神经营养因子（GDNF）、胰岛素样生长因子（IGF）等也有不同程度的促神经生长和神经元保护作用。

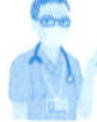

复习思考题

1. 简述颈丛、臂丛、腰丛及骶丛的组成与位置。
2. 简述膈神经的起始、行程与分布。
3. 臂丛3束分别有哪些分支？其分布情况如何？
4. 简述胸神经前支的节段性分布规律。
5. 肱骨外科颈、肱骨中段及内上髁骨折时，分别损伤哪些神经？出现什么临床表现？
6. 简述手掌和手背皮肤的神经分布。
7. 简述股神经、闭孔神经及坐骨神经肌支支配。
8. 请分析一侧动眼神经损伤时，患者的临床表现。
9. 通过眶上裂入眶的神经有哪些？各分布到哪些器官？
10. 简述面部皮肤和肌肉的神经支配。
11. 简述舌的神经来源、分布与作用。
12. 简述含副交感神经纤维的脑神经、副交感神经节及节后纤维的去向。
13. 比较内脏运动神经与躯体运动神经的区别。

第十八章　神经系统传导通路

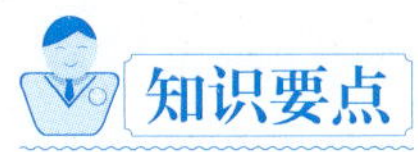

1. 躯干和四肢的意识性本体感觉和精细触觉传导通路，及其痛温觉及粗略触压觉传导通路。
2. 头面部痛温觉传导通路。
3. 视觉传导通路和瞳孔对光反射通路。
4. 锥体系传导通路。
5. 传导通路不同部位损伤后，出现的感觉障碍或运动障碍的损伤表现。

感觉传导通路是指机体将接收到的各种刺激转换为神经冲动，并经数次中转（与神经元形成突触），最后将接受的刺激传递到各级中枢直至大脑皮质，并产生相应的感觉，因此又称为上行传导通路。大脑皮质对接受的信息进行分析整合后，由大脑皮质发出的传出纤维将其指令直接或间接下传到脑干和脊髓的运动神经元，由后者到达所支配的效应器产生相应的运动，这一通路为**运动传导通路**或下行传导通路。皮肤、黏膜的痛温觉和触觉称浅感觉；肌、肌腱、关节等运动器官自身在不同状态（运动或静止）时产生的感觉称深感觉或本体感觉，包括位置觉、运动觉和震动觉。深感觉传导通路又分为意识性本体感觉和非意识性本体感觉传导通路，前者传导到大脑皮质，产生意识性本体感觉；后者传导到小脑，仅反射性调节骨骼肌的运动和肌张力，维持身体的姿势和平衡，产生非意识性本体感觉。

第一节　感觉传导通路

一、躯干和四肢意识性本体感觉和精细触觉传导通路

属于浅感觉的精细触觉（如辨别两点距离和物体的纹理粗细等）传导通路与躯干和四肢的意识性本体感觉传导通路一致，由三级神经元构成。第一级神经元为脊神经节假单极神经元，其周围突随脊神经分布到躯干、四肢的本体感受器和皮肤精细触觉感受器，中枢突入脊髓后索上升，其中，T_5以下纤维构成薄束，T_4及以上的纤维构成楔束。薄束和楔束上行分别止于第二级神经元即延髓的薄束核和楔束核，此二核发出的纤维

向前在中央灰质腹侧的中线上左右交叉（内侧丘系交叉），交叉后的纤维在延髓中线两侧、锥体束的背侧折向上形成内侧丘系。内侧丘系在延髓位于锥体束的背侧，在脑桥位于被盖的前缘，在中脑位于红核的外侧，止于第三级神经元即背侧丘脑的腹后外侧核，此核发出纤维组成丘脑中央辐射，经内囊后肢主要投射到中央后回的中、上部和中央旁小叶后部，部分纤维投射到中央前回（图18-1）。

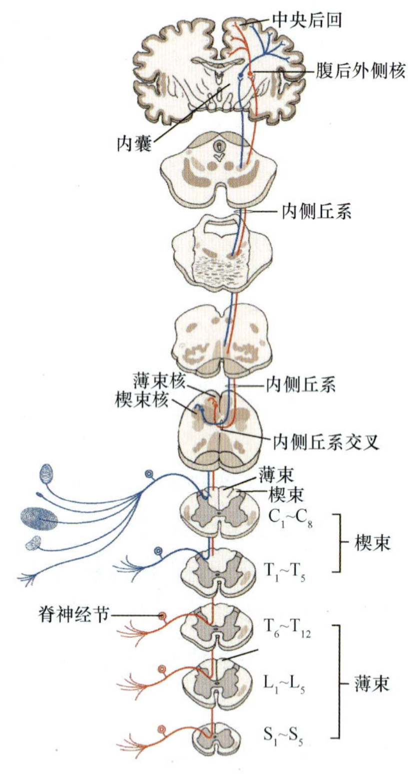

图18-1　躯干和四肢意识性本体感觉传导通路

此传导通路受损后，患者损伤同侧（丘系交叉以下损伤）或对侧（丘系交叉以上损伤）出现本体感觉和精细触觉障碍。具体表现为患者闭眼时，不能确定肢体所处的位置，站立时身体摇晃倾斜；不能辨别物体的性状、纹理粗细以及两点间的距离等。

二、躯干和四肢非意识性本体感觉传导通路

躯干和四肢非意识性本体感觉传导通路为传入至小脑的本体感觉传导通路，由两级神经元组成（图18-2）。第一级神经元为脊神经节假单极神经元，其周围突随脊神经分布到躯干、四肢的本体感受器，中枢突经脊神经后根的内侧部进入脊髓，止于C_8～L_2节段胸核和腰骶膨大第Ⅴ～Ⅶ层外侧部。胸核发出纤维在同侧侧索上行构成脊髓小脑后束，经小脑下脚入旧小脑皮质。腰骶膨大第Ⅴ～Ⅶ层外侧部发出纤维部分在同侧、部分交叉到对侧上升构成脊髓小脑前束，经小脑上脚入旧小脑皮质。脊髓小脑前束、后束传导下肢和躯干下部的非意识性本体感觉。后束传递的信息可能与肢体个别肌的精细运动和姿势的协调有

关，前束所传递的信息则与整个肢体的运动和姿势有关。

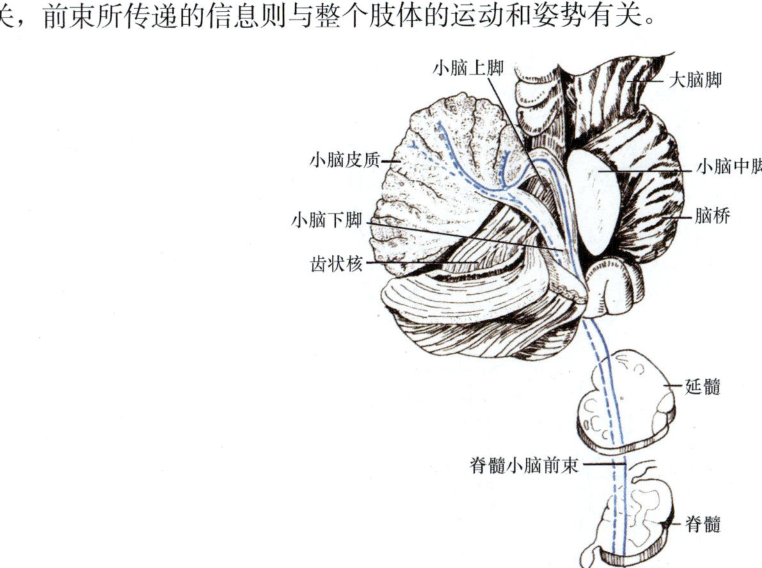

图18-2　躯干和四肢非意识性本体感觉传导通路

三、躯干和四肢痛温觉、粗略触压觉传导通路

躯干和四肢痛温觉、粗略触压觉传导通路由三级神经元组成（图18-3）。第一级神经元为脊神经节假单极神经元，周围突随脊神经分布到躯干和四肢皮肤的感受器，中枢突入脊髓后索外侧部上升1～2节段，止于第二级神经元即脊髓灰质Ⅰ、Ⅳ～Ⅶ层。该层发出纤维经白质前连合越边到对侧组成脊髓丘脑侧束、前束（侧束传导痛温觉，前束传导粗略触压觉），分别在脊髓侧索和前索内上行。在脑干两束靠近构成脊髓丘系。在延髓，脊髓丘系位于下橄榄核的背外侧；在脑桥和中脑，脊髓丘系位于内侧丘系的外侧。脊髓丘系上行止于第三级神经元即背侧丘脑的腹后外侧核，此核发出纤维组成丘脑中央辐射，经内囊后肢主要投射到中央后回的中、上部和中央旁小叶后部。

四、头面部的痛温觉和触压觉传导通路

第一级神经元主要为三叉神经的三叉神经节，周围突随三叉神经分布到头面部皮肤和口鼻腔黏膜的感受器，中枢突即三叉神经感觉根进入脑桥，其中传导痛温觉的纤维入脑干后下行直达C_1～C_2脊髓节段构成三叉神经脊束，此束陆续发出纤维止于位于其内侧的三叉神经脊束核。传导触觉的纤维止于三叉神经脑桥核。三叉神经脊束核和脑桥核发出纤维交叉到对侧形成三叉丘系，经中脑（与内侧丘系比邻）上行止于第三级神经元即丘脑的腹后内侧核。该核发出纤维经内囊后肢，投射到中央后回下部（图18-4）。

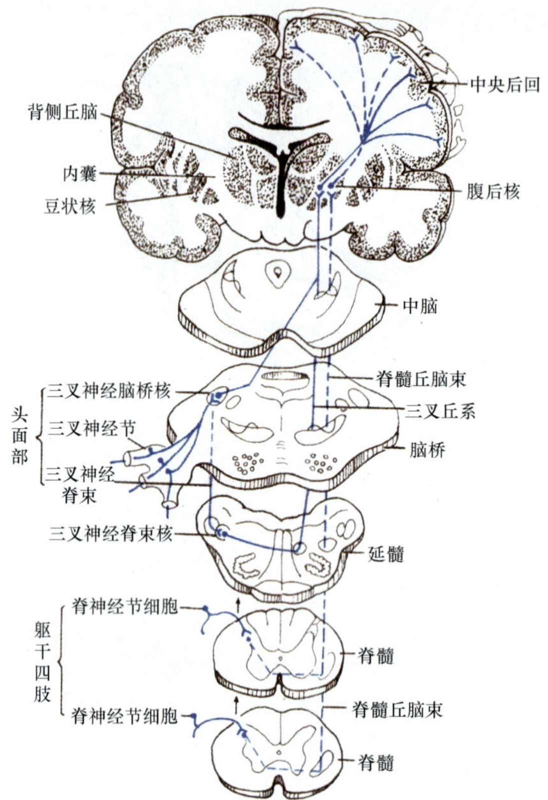

图18-3　躯干和四肢痛温觉和粗略触压觉传导通路

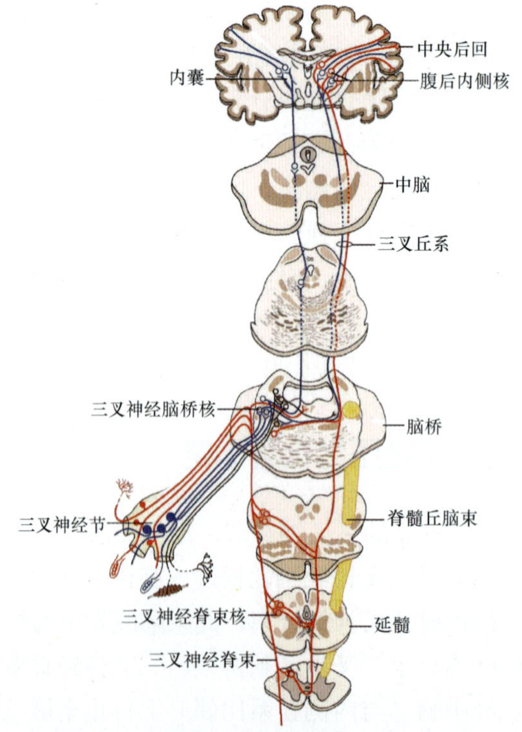

图18-4　头面部的痛温觉和触压觉传导通路

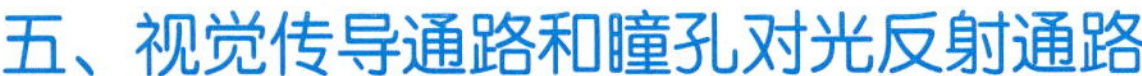

五、视觉传导通路和瞳孔对光反射通路

（一）视觉传导通路

视觉传导通路包括三级神经元（图18-5）。第一级神经元是视网膜双极神经元，其周围突分布到视锥细胞和视杆细胞，中枢突止于第二级神经元即视网膜的节细胞，其轴突形成视神经，经视神经管入颅中窝后，两侧的视神经立即交叉称视交叉，交叉后的纤维为**视束**（optic tract）。交叉时，两侧的视神经鼻侧半纤维交叉、颞侧半的纤维不交叉行于同侧，因此，一侧视束含同侧视网膜颞侧半的纤维和对侧视网膜鼻侧半的纤维。视束绕过大脑脚后止于第三级神经元即外侧膝状体，后者发出纤维组成**视辐射**（optic radiation），经内囊后肢投射到距状沟上、下的大脑皮质。

两眼向前平视时，所能看到的空间范围称视野。由于眼屈光装置对光线的折射作用，两眼鼻侧半视野的光线将投射到颞侧半视网膜，颞侧半视野的光线投射到鼻侧半视网膜，上半视野的光线投射到下半视网膜，下半视野的光线投射到上半视网膜。当视觉传导通路不同部位受损时，引起不同视野区的视觉缺失。当一侧眼的视网膜或视神经受损时，患侧眼的视野全盲；视交叉的纤维受损时，两眼视野颞侧半偏盲；一侧视束、视辐射或视觉中枢受损时，两眼损伤对侧半视野同向性偏盲（如右侧损伤，右眼视野鼻侧半和左眼视野颞侧半偏盲）。

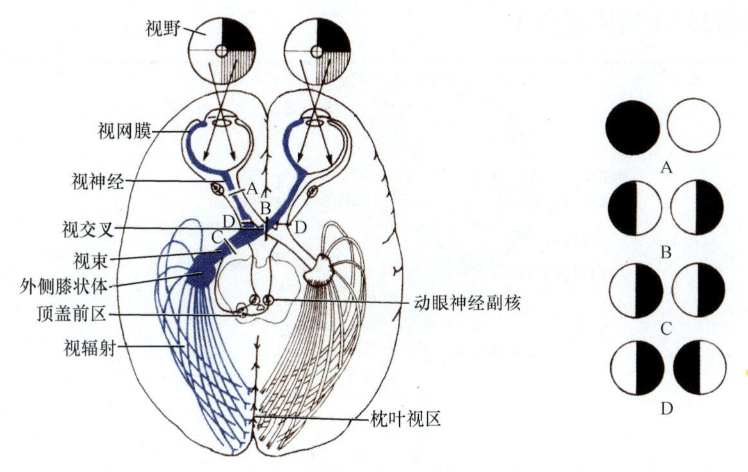

图18-5　视觉传导通路和瞳孔对光反射通路

（二）瞳孔对光反射通路

光照一侧眼睛引起两眼瞳孔缩小的反应为瞳孔对光反射，光照侧的眼反应称为直接对光反射，另一侧眼的反应则为间接对光反射。对光反射的通路是：视网膜→视神经→视交叉→两侧视束→上丘臂→顶盖前区→两侧动眼神经副核→动眼神经→睫状神经节→节后纤维→瞳孔括约肌收缩→两侧瞳孔缩小。顶盖前区为瞳孔对光反射的中枢。当一侧视神经受

损时，患侧眼的直接对光反射消失，间接对光反射存在；若一侧动眼神经受损时，则该眼的直接、间接对光反射均消失。

六、听觉传导通路

听觉传导通路（auditory pathway）的第一级神经元是蜗神经节的双极神经元（图18-6），其周围突分布到内耳的螺旋器，中枢突组成蜗神经，与前庭神经一起入脑桥，止于第二级神经元蜗神经前核和蜗神经后核。此二核发出纤维在脑桥基底部与被盖部之间大部分与对侧纤维交叉形成带形的斜方体，后者在上橄榄核的外侧上行构成外侧丘系。蜗神经前核、后核的少部分纤维不交叉行于同侧的外侧丘系。外侧丘系经中脑被盖的背外侧部上行，其中大部分纤维中止于第三级神经元即下丘核，后者发出纤维中止于第四级神经元即内侧膝状体。也有少部分外侧丘系的纤维上行直接中止于内侧膝状体。内侧膝状体发出纤维组成**听辐射**（acoustic radiation），经内囊后肢投射到大脑皮质颞横回。

因此，一侧外侧丘系传导双侧听觉冲动，但以对侧为主。当一侧蜗神经及其核受损时，患侧耳全聋；外侧丘系及以上的听觉通路损伤时，两耳的听觉减退，但以对侧明显。

听觉的反射中枢在下丘。下丘核发出纤维到上丘，再由上丘核发出纤维构成顶盖脊髓束，下行到脊髓的前角运动细胞，完成听觉反射。

感觉传导通路的比较见表18-1。

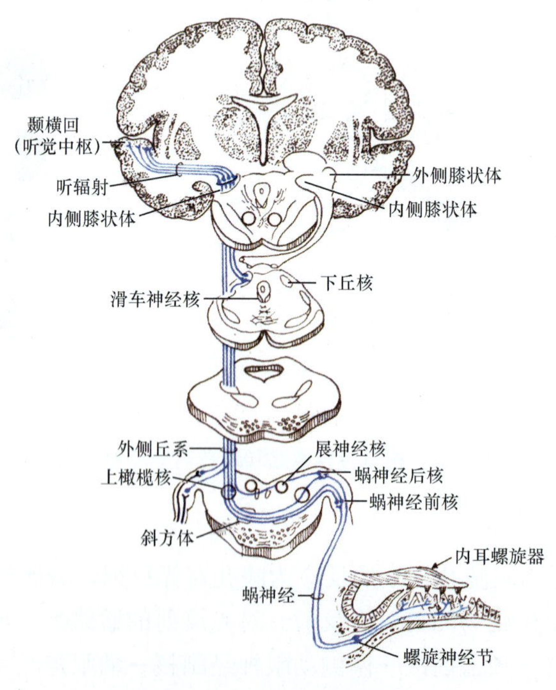

图18-6　听觉传导通路

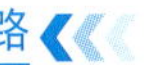

表18-1　感觉传导通路的比较

	躯干、四肢意识性本体感觉和精细触觉	躯干、四肢痛温觉、粗略触压觉	头面部痛温觉、触压觉	视觉传导通路	听觉传导通路
第一级神经元	脊神经节	脊神经节	三叉神经节	视网膜双极细胞	蜗神经节
中枢突行径路线	脊髓后索中上升	脊髓后索上行1～2节段	入脑桥中部	—	入脑桥下部
第二级神经元	薄束核、楔束核	脊髓灰质Ⅰ、Ⅳ～Ⅶ	三叉神经脑桥核、脊束核	视网膜节细胞	蜗神经前、后核
二级神经纤维走行	纤维交叉（内侧丘系交叉）后上行即内侧丘系	纤维经白质前连合交叉至对侧成脊髓丘脑侧束、前束	纤维交叉至对侧即三叉丘系	视神经鼻侧半纤维交叉、颞侧半纤维不交叉形成视束	大部分纤维在脑桥基底部与被盖部交叉对侧成外侧丘系
脑干	延髓锥体后方、脑桥被盖前缘、中脑红核外侧	脑干内上行为脊髓丘系	—	—	下丘核
第三级神经元	丘脑腹后外侧核	丘脑腹后外侧核	丘脑腹后内侧核	外侧膝状体	内侧膝状体
投射名称	丘脑中央辐射	丘脑中央辐射	丘脑中央辐射	视辐射	听辐射
经内囊部位	内囊后肢	内囊后肢	内囊后肢	内囊后肢	内囊后肢
大脑皮质	中央后回中上部、中央旁小叶后部	中央后回中上部、中央旁小叶后部	中央后回下部	距状沟上下皮质	颞横回

第二节　运动传导通路

运动传导通路是指从大脑皮质发出纤维，下行终止于脑神经运动核和脊髓前角运动细胞，再经脑、脊神经到骨骼肌的通路。由大脑皮质的锥体细胞组成的控制躯体运动的通路为锥体系。锥体系以外影响和控制躯体运动的所有传导路为锥体外系。

一、锥体系

锥体系（pyramidal system）由上运动神经元和下运动神经元及其轴突组成（图18-7、图18-8）。**上运动神经元**位于中央前回和中央旁小叶前部的巨型锥体细胞（Betz细胞）和其他类型的锥体细胞及额、顶叶的锥体细胞。锥体细胞的轴突共同组成**锥体束**（pyramidal tract）。其中，下行到脊髓的锥体束为**皮质脊髓束**（corticospinal tract），而下行到脑干的锥体束为**皮质核束**（corticonuclear tract）。**下运动神经元**即脑神经运动核和脊髓前角运动细胞。脑神经运动核和脊髓前角运动细胞的轴突分别构成脑神经和脊神经的运动纤维，控制头面部、躯干和四肢骨骼肌的随意运动。

（一）皮质脊髓束

皮质脊髓束（corticospinal tract）由中央前回中上部和中央旁小叶前半部皮质的锥体细胞的轴突集合而成，下行经内囊后肢、中脑大脑脚底中3/5的外侧部、脑桥基底部、延髓锥体。在锥体下端，75%～90%的纤维交叉（称锥体交叉）至对侧下行组成皮质脊髓侧束，后者逐节发出纤维止于同侧前角运动细胞。不交叉的纤维在脊髓前索中下行构成皮质脊髓前束（仅达上胸髓），该束在下行时陆续发出纤维止于双侧的前角运动细胞（控制躯干肌运动），因此，支配躯干肌的前角运动细胞受皮质脊髓前束和侧束的控制，即受双侧大脑皮质的控制，同样，前角运动细胞所支配的躯干肌亦受双侧大脑皮质的控制。在锥体交叉以上的皮质脊髓束损伤时，主要引起对侧上、下肢体瘫痪，躯干肌运动不受明显影响；在锥体交叉后皮质脊髓束损伤时，主要引起同侧上、下肢瘫痪。

（二）皮质核束

皮质核束（corticonuclear tract）由中央前回下部的锥体细胞轴突集合而成，下行经内囊膝、中脑脚底中3/5的内侧部、脑桥基底部、延髓锥体。皮质核束在脑干内下行的过程中，陆续发出纤维止于双侧的一般躯体运动核和特殊内脏运动核团，但面神经核下半部、舌下神经核仅接受对侧皮质核束的控制（图18-8）。

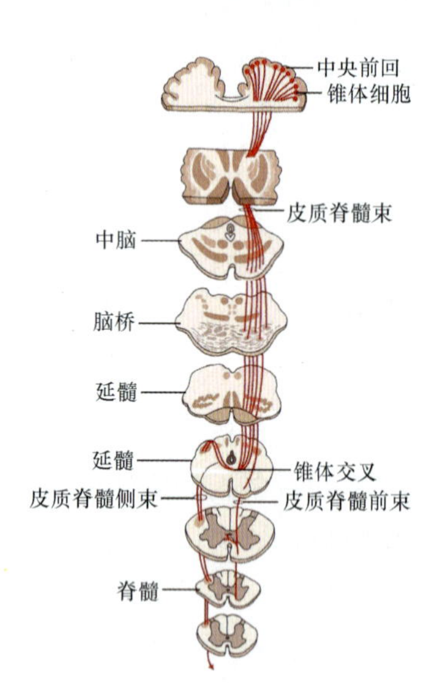

图18-7　锥体系中的皮质脊髓束

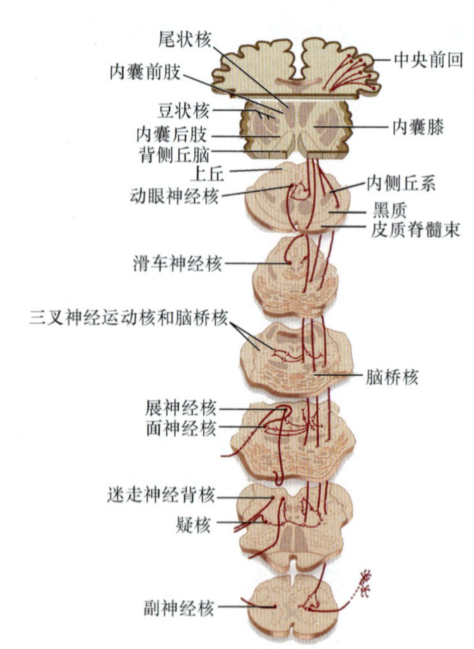

图18-8　锥体系中的皮质核束

在锥体系的传导通路中，锥体细胞及其轴突（锥体束）为**上位运动神经元**，脊髓前角运动细胞及其轴突（相应的脊神经）和脑干的运动神经核及其轴突（相应的脑神经）为**下位运动神经元**。任一部位损伤，均引起骨骼肌运动障碍。中央前回中上部皮质及轴突（皮质脊髓束）损伤，为上位运动神经元损伤，其表现为：①对侧或同侧肢体运动障碍（锥体交叉以上损伤为对侧运动障碍，交叉以下则为同侧）；②肌张力增高，早期肌萎缩不明显；③深反射亢进；④出现病理反射（如Babinski征，为锥体束损伤的确凿症状之一）。脊髓前角运动细胞及其轴突（脊神经）损伤，为下位运动神经元损伤，表现为同侧肢体随意运动障碍，肌张力降低，肌萎缩，浅反射消失，不出现病理反射。

中央前回下部及其轴突（皮质核束）损伤，亦为上位运动神经元损伤，表现为对侧的面神经核上瘫和舌下神经**核上瘫**（supranuclear paralysis），表现为病灶对侧睑裂以下的面肌瘫痪和对侧的舌肌瘫痪。面神经核及其轴突（面神经）和舌下神经核及其轴突（舌下神经）损伤为**核下瘫**（infranuclear paralysis），表现为同侧面肌和舌肌瘫痪、萎缩（图18-9，表18-2）。

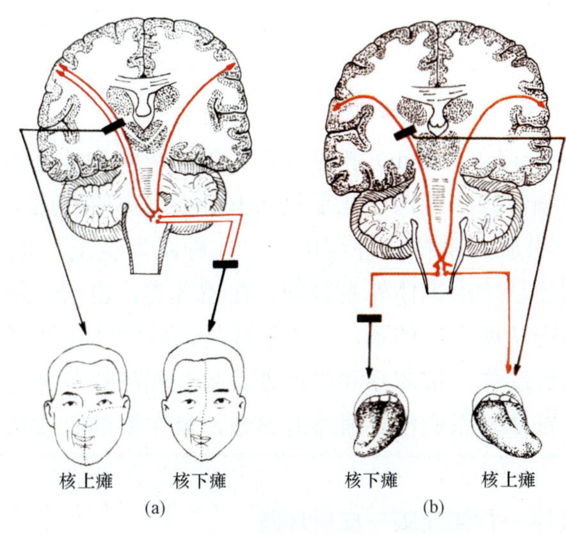

图18-9 皮质核束的损伤表现

（a）面肌瘫痪；（b）舌肌瘫痪

表18-2 皮质脊髓束与皮质核束的比较

锥体束	上位运动神经元	内囊	脑干	脊髓	下位运动神经元	效应器	损伤症状
皮质脊髓束	中央前回中上部、中央旁小叶前半部等锥体细胞	后肢	中脑大脑脚底中3/5、脑桥基底部、延髓锥体，75%～90%的纤维交叉（锥体交叉）	皮质脊髓侧束、皮质脊髓前束（该束仅到上胸髓，陆续止于双侧的前角运动神经元）	前角运动细胞。支配躯干肌的前角运动细胞受双侧皮质脊髓束的纤维，支配四肢肌的前角运动细胞接受对侧皮质脊髓束的纤维	脊神经支配躯干、四肢肌	四肢肌硬瘫、软瘫

续表

锥体束	上位运动神经元	内囊	脑干	脊髓	下位运动神经元	效应器	损伤症状
皮质核束	中央前回下部锥体细胞	膝	中脑大脑脚底中3/5、脑桥基底部、延髓，陆续止于双侧脑神经运动核，面神经核下半、舌下神经核仅接受对侧皮质核束的纤维		一般躯体运动性神经元、特殊内脏运动神经元	随Ⅲ、Ⅳ、Ⅴ、Ⅵ、Ⅶ、Ⅹ、Ⅺ、Ⅻ神经支配眼外肌、舌肌、面肌、咀嚼肌、咽喉肌、胸锁乳突肌和斜方肌	面神经核上瘫、核下瘫；舌下神经核上瘫、核下瘫

二、锥体外系

锥体外系（extrapyramidal system）指锥体系以外的影响和控制躯体运动的所有传导通路。其结构复杂，涉及脑内许多结构，几乎包括整个大脑皮质和诸多皮质下结构（如纹状体、底丘脑核、红核、黑质、脑桥核等结构）。在种系发生上，锥体外系出现较早，鱼类已出现，鸟类的一切运动均由锥体外系管理。在哺乳类，由于大脑皮质和锥体系的高度发达，锥体外系的活动则从属于锥体系。人类锥体外系的功能主要是调节肌张力、协调肌运动、维持姿势和习惯性动作。锥体系和锥体外系是互相依赖不可分割的一个整体，影响和控制骨骼肌的运动。锥体外系的传导通路有多条，最主要的有纹状体—苍白球通路和皮质—脑桥—小脑通路。

（一）皮质—新纹状体—背侧丘脑—皮质环路

皮质—新纹状体—背侧丘脑—皮质环路如图18-10所示。

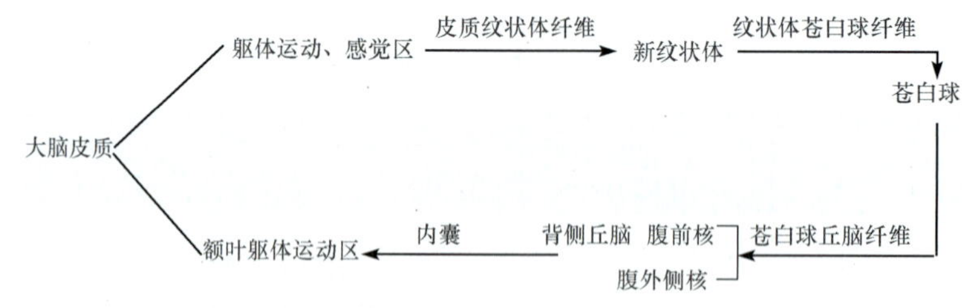

图18-10 皮质—新纹状体—背侧丘脑—皮质环路

（二）新纹状体—黑质环路

尾状核和壳与中脑的黑质之间有往返的纤维联系。黑质内的神经元能产生和释放多巴胺，当黑质变性后，纹状体内的多巴胺含量亦降低，与帕金森病的发生有关。

（三）苍白球—底丘脑环路

苍白球发出纤维止于底丘脑核，后者的纤维再返回苍白球，对苍白球发挥抑制反馈影

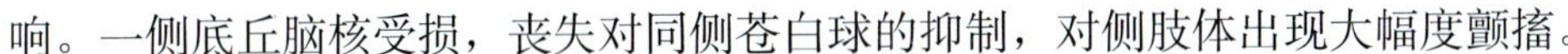

响。一侧底丘脑核受损，丧失对同侧苍白球的抑制，对侧肢体出现大幅度颤搐。

（四）皮质—脑桥—小脑—皮质环路

皮质—脑桥—小脑—皮质环路如图18-11所示。

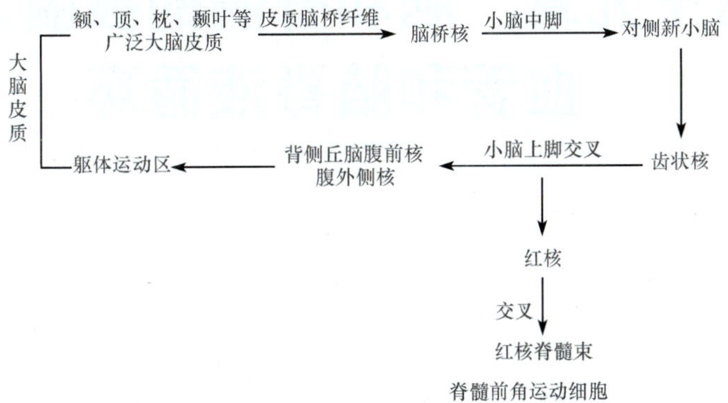

图18-11　皮质—脑桥—小脑—皮质环路

此环路是锥体外系中又一重要的反馈环路，人类最为发达。由于小脑还接受来自脊髓的本体感觉纤维，因此能更好地协调肌的运动。上述环路的任一部位损伤，都会导致共济失调，如行走蹒跚和醉汉步态等。

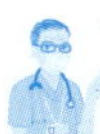

复习思考题

1．简述锥体系中的上、下运动神经元损伤后，可产生哪些临床表现。

2．某人从暖水壶取开水时，不慎将少量开水撒在左足背的皮肤上，顿时感到局部皮肤烧痛，试叙述其痛觉传导通路。

3．简述躯干、四肢的本体感觉及痛温觉传导通路。

第十九章　脑和脊髓的被膜、血管和脑脊液循环

知识要点

1. 脑与脊髓的三层被膜的结构特点及其间隙：硬脑膜窦的形成及特点，海绵窦、蛛网膜下间隙与硬膜外间隙的概念。

2. 脑动脉供应：颈内动脉的行程与主要分支（大脑前动脉、大脑中动脉），椎动脉的行程与主要分支（大脑后动脉，供应小脑的动脉），大脑动脉环的概念。

3. 脑脊液循环。

第一节　脑和脊髓的被膜

脑和脊髓的表面包被三层被膜，由浅向深依次为硬膜、蛛网膜和软膜，对脑和脊髓起支持、保护和固定的作用。

一、脑的被膜

脑的表面由浅向深依次包被硬脑膜、脑蛛网膜和软脑膜。

（一）硬脑膜

硬脑膜（cerebral dura mater）（图19-1）坚韧而有光泽，由内、外两层组成。外层实为颅骨内面的骨膜，富含神经和血管；内层厚且与硬脊膜相延续，是“真实”的硬脑膜。硬脑膜与颅盖骨结合疏松，容易分离，此处损伤出血时，常在硬脑膜与颅骨之间形成硬膜外血肿。硬脑膜与颅底骨结合紧密，颅底骨骨折时，常将硬脑膜与蛛网膜同时撕裂，引起脑脊液外漏。如颅前窝骨折时，脑脊液可

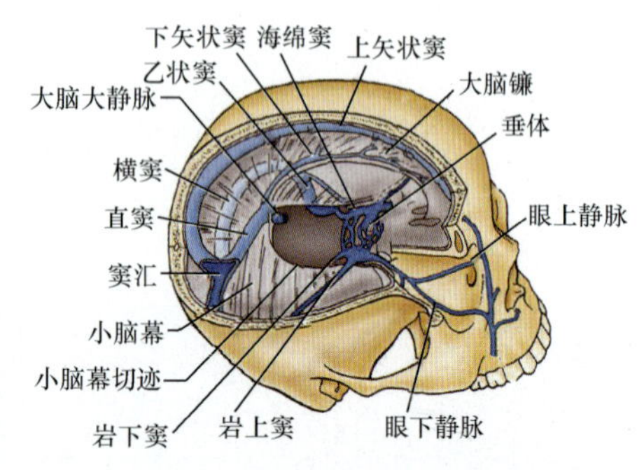

图19-1　硬脑膜及硬脑膜窦

流入鼻腔形成脑脊液鼻漏。

硬脑膜的内层伸入脑表面的某些沟裂，形成分隔脑的双层膜状结构，其中主要有：

（1）**大脑镰**（cerebral falx）：硬脑膜内层伸入两大脑半球之间的纵裂内形成的镰刀状的结构。其前端附着于鸡冠，后端与小脑幕相连；下缘游离与大脑半球的胼胝体相邻，上缘附于颅顶的上矢状窦沟。

（2）**小脑幕**（tentorium of cerebellum）：硬脑膜的内层伸入大、小脑半球之间形成的双层膜状结构。其后外侧缘附着于枕骨两侧的横窦沟和颞骨岩部上缘，小脑幕上面与大脑镰相接，而前内侧缘游离称为**小脑幕切迹**。此切迹与鞍背共同围成小脑幕孔，孔内有中脑通过。小脑幕把颅腔不完全地分隔为上、下两部分。当小脑幕上方发生脑病变引起颅内压增高时，位于小脑幕切迹上方的海马旁回和钩可能被挤入小脑幕切迹，形成小脑幕切迹疝，从而压迫中脑大脑脚和动眼神经。

在某些部位，硬脑膜内、外两层分开并衬以内皮形成的腔隙称**硬脑膜窦**（dural sinus）（图19-1、图19-2）。窦壁无平滑肌，不能收缩，损伤后难于止血，容易形成颅内血肿。脑的静脉直接注入窦内，颅外的静脉也可借导静脉与硬脑膜窦交通。重要的硬脑膜窦有：

（1）**上矢状窦**（superior sagittal sinus）：位于大脑镰的上缘，向后汇入窦汇。上矢状窦的两侧有许多大小不一的蛛网膜颗粒突入。

（2）**下矢状窦**（inferior sagittal sinus）：位于大脑镰的下缘，向后汇入直窦。

（3）**直窦**（straight sinus）：在小脑幕与大脑镰的汇合处。其前端有大脑大静脉和下矢状窦注入，直窦向后在枕内隆突处与上矢状窦汇合形成**窦汇**（confluence of sinus）。

（4）**横窦**（transverse sinus）：成对，粗大，在小脑幕后外侧缘，位于枕骨的横窦沟内。

（5）**乙状窦**（sigmoid sinus）：成对，位于乙状沟内，为横窦的延续。乙状窦向前内到颈静脉孔处延续为颈内静脉。

（6）**海绵窦**（cavernous sinus）：成对，位于蝶鞍两侧，为两层硬脑膜间的不规则腔隙，内有纤维相连使间隙呈海绵状，故称海绵窦。两侧海绵窦借横支相连。在窦内有颈内动脉和展神经由后向前穿过，在窦的外侧壁内自上而下有动眼神经、滑车神经、眼神经和上颌神经通过（图19-3）。海绵窦向后经岩上窦和岩下窦汇入横窦和颈内静脉。

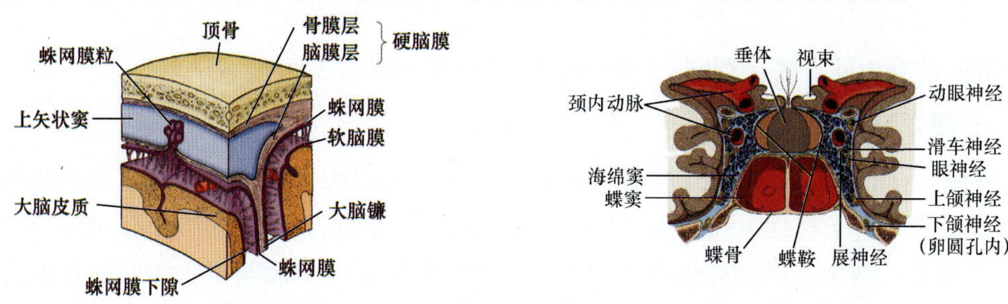

图19-2　蛛网膜颗粒与硬脑膜窦

图19-3　海绵窦

海绵窦的前端借眼静脉与面静脉相通，向下借小静脉经卵圆孔与翼静脉丛相通，因此面部的感染有可能蔓延至海绵窦。海绵窦向后借助于斜坡的基底静脉丛可与椎内静脉丛交通。

（7）**岩上窦和岩下窦**：分别位于颞骨岩部的上缘和后缘，向后可将海绵窦的血液分别注入横窦和颈内静脉。

硬脑膜窦内的血液流动方向如图19-4所示。

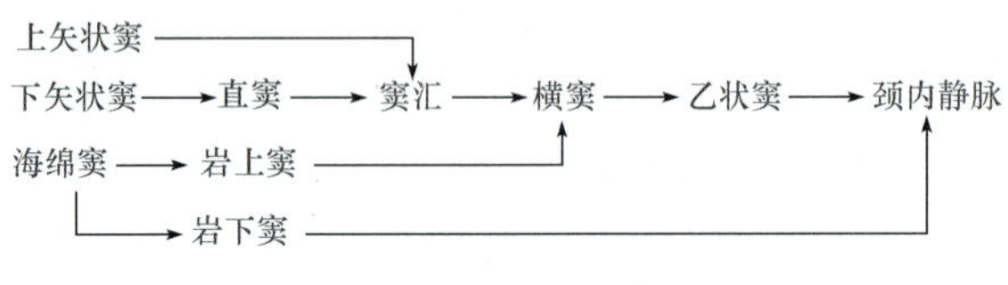

图19-4　硬脑膜窦内血液流向

（二）脑蛛网膜

脑蛛网膜（cerebral arachnoid mater）为一层半透明的疏松结缔组织薄膜，位于硬脑膜与软脑膜之间，并与脊髓蛛网膜相延续。脑蛛网膜与软脑膜之间为**蛛网膜下隙**（subarachnoid space），其内充满脑脊液，脑的血管也行于此隙内。脑与脊髓的蛛网膜下隙相通。脑蛛网膜伸入大脑纵裂和大脑横裂，但跨越过脑表面的其他沟与裂，所以不同部位蛛网膜下隙的大小不一，间隙增大处为**蛛网膜下池**（subarachnoid cisterns）。主要的蛛网膜下池为**小脑延髓池**（cerebellomedullary cistern），位于小脑与延髓之间，与第四脑室通过正中孔和侧孔相通。脑蛛网膜在上矢状窦两侧形成许多“菜花样”突起，突入硬脑膜窦内，称**蛛网膜颗粒**（arachnoid granulations）。蛛网膜下隙的脑脊液最终通过蛛网膜颗粒渗入硬脑膜窦回流到静脉（图19-2）。

（三）软脑膜

软脑膜（cerebral pia mater）薄而富含血管，紧贴于脑的表面并深入其沟裂内。在脑室的一定部位，软脑膜及其所含的血管与该处的室管膜上皮共同构成脉络组织，在某些部位，脉络组织中的血管反复分支成丛，连同其表面的软脑膜和室管膜上皮一起突入脑室，形成产生脑脊液的脉络膜丛。

二、脊髓的被膜

脊髓的被膜由硬脊膜、脊髓蛛网膜和软脊膜构成（图19-5）。

（一）硬脊膜

硬脊膜（spinal dura mater）厚而坚韧，由致密结缔组织构成，呈管状包裹脊髓和脊神经根。其上端附着于枕骨大孔边缘并与硬脑膜相延续；下部在第2骶椎以下变细包裹终丝，末端附于尾骨；两侧在椎间孔处与脊神经的被膜相延续。硬脊膜与椎管内面的骨膜之间有**硬膜外隙**（epidural space），内有疏松结缔组织、淋巴管、椎内静脉丛和脊神经根。隙内为负压，临床上进行硬膜外麻醉术，就是将药物注入此间隙以阻止脊神经根的神经冲动的传导。在硬脊膜与蛛网膜之间为潜在的硬膜下隙。

（二）脊髓蛛网膜

脊髓蛛网膜（spinal arachnoid mater）为一层半透明的薄膜，位于硬脊膜与软脊膜之间，向上在枕骨大孔处与脑的蛛网膜相续连，向下包裹马尾，止于第2骶椎。它与软脊膜之间有**蛛网膜下隙**（subarachnoid space），两层之间有许多结缔组织小梁相连，隙内充满脑脊液。蛛网膜下隙在第1腰椎至第2骶椎之间明显扩大，称**终池**（terminal cistern）。临床上在第3～4或4～5腰椎之间进行穿刺，抽取脑脊液或注入药物较为安全。脊髓蛛网膜下隙向上与脑蛛网膜下隙相通。

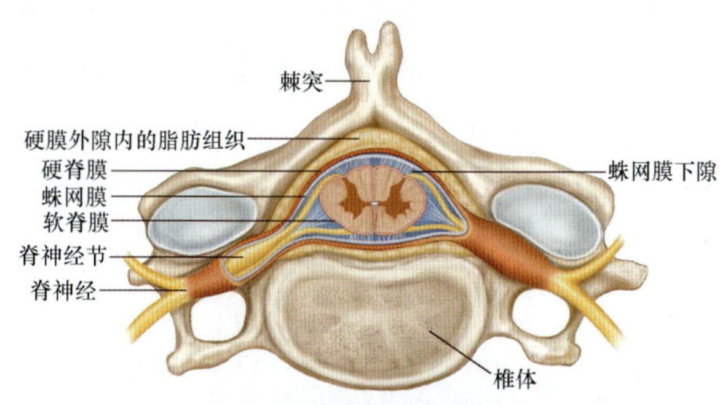

图19-5　脊髓的被膜

（三）软脊膜

软脊膜（spinal pia mater）薄而富含血管，紧贴于脊髓表面并伸入其沟裂中，在脊髓下端形成终丝。软脊膜在脊髓两侧脊神经的前、后根之间形成的三角形的薄膜称**齿状韧带**（denticulate ligament），韧带的尖向外附着于硬脊膜上。齿状韧带和终丝对脊髓有固定和悬挂的作用。

第二节　脑和脊髓的血管

中枢神经系统的代谢相当旺盛，故血液供给非常丰富。人脑的重量仅占体重的2%，但脑的耗氧量却占人体耗氧量的20%，脑的血流约占心输出量的1/6。即使短暂的脑组织缺血也会引起人的昏迷，缺血达到5分钟，对脑细胞造成的损害就难以恢复。

一、脑的血管

（一）脑的动脉

脑的动脉来源于成对的颈内动脉和椎动脉（图19-6、图19-7）。以顶枕沟为界，大脑半球的前2/3及部分间脑由颈内动脉的分支供应；大脑半球的后1/3、部分间脑、脑干和小脑由椎动脉的分支供应。故可将脑的动脉归纳为颈内动脉系和椎-基底动脉系。动脉的特点是：①动脉主干进入颅腔以前都有明显的迂回弯曲，以减少心脏强力收缩时血液对脑的冲击；②动脉主干进入颅腔后，在脑的底面分支且相互吻合形成大脑动脉环，以调节脑的血液供给；③脑动脉的分支有皮质支和中央支，前者营养大脑皮质及其深面的髓质，后者营养基底节、内囊和间脑等；④动脉的管壁较薄，只有内弹力膜而无其他弹力组织，平滑肌也很少。

1．**颈内动脉**（internal carotid artery） 在甲状软骨上缘平面起于颈总动脉，沿咽侧壁上行至颅底，穿颈动脉管到达颅中窝破裂孔处，再向前穿入海绵窦，到达前床突内侧时向后上穿出海绵窦进入蛛网膜下隙。颈内动脉按行程可分为四部：颈部、岩部、海绵窦部和前床突上部。其中，海绵窦部和前床突上部合称虹吸部，呈U形或V形弯曲，是颈内动脉硬化的好发部位。颈内动脉的主要分支有：

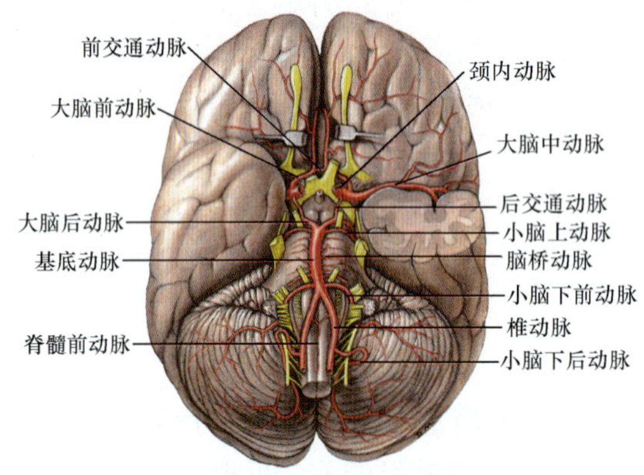

图19-6 脑底的动脉

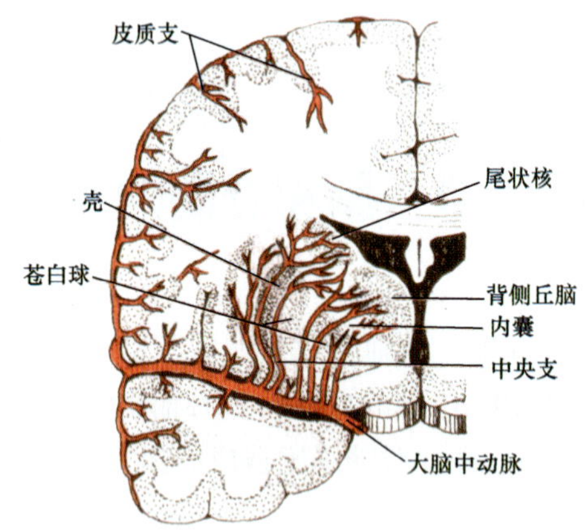

图19-7 大脑中动脉的皮质支和中央支

（1）**后交通动脉**（posterior communicating artery）：在脑底，视束下面行向后与基底动脉的分支大脑后动脉吻合。后交通动脉连接颈内动脉系与椎-基底动脉系，将供给脑的两个动脉系连成一整体。

（2）**脉络丛前动脉**（anterior choroidal artery）：常在后交通动脉起始处的外侧自颈内动脉发出，在大脑脚和海马沟之间向后穿入侧脑室下角，终于侧脑室脉络丛。该动脉沿途发支到外侧膝状体、内囊后肢、大脑脚底的中1/3和苍白球等结构。

（3）**大脑前动脉**（anterior cerebral artery）（图19-8）：为颈内动脉较小的终支，自颈内动脉发出后，向前内进入大脑纵裂，在大脑半球内侧面沿胼胝体行向后。两侧大脑前动脉在进入大脑纵裂时借一短的**前交通动脉**（anterior communicating artery）相连。大脑前动脉的皮质支分布于顶枕沟以前的大脑半球内侧面、额叶的部分底面和额、顶叶上外侧面的上部；中央支由动脉的近侧段发出，经前穿质进入脑实质，分布于尾状核、豆状核前部和内囊前肢。

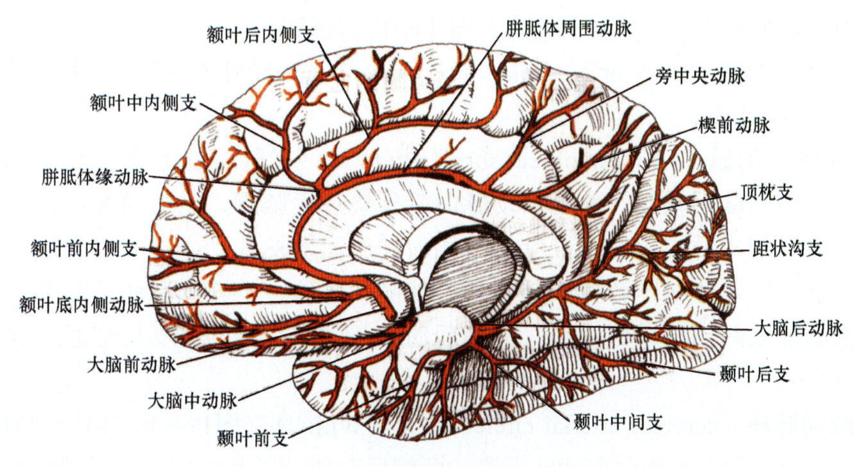

图19-8　大脑半球的动脉（内侧面）

（4）**大脑中动脉**（middle cerebral artery）（图19-9）：为颈内动脉最大的终支，向外侧行于外侧沟内，分布于大脑半球上外侧面的大部分，包括躯体运动区、躯体感觉区、听区和语言区。若该动脉发生栓塞，将出现严重功能障碍。大脑中动脉在经过前穿质时，还发出一些细小的中央支，垂直向上穿入脑实质，分布于尾状核、豆状核、内囊膝和内囊后肢（图19-7、图19-9）。

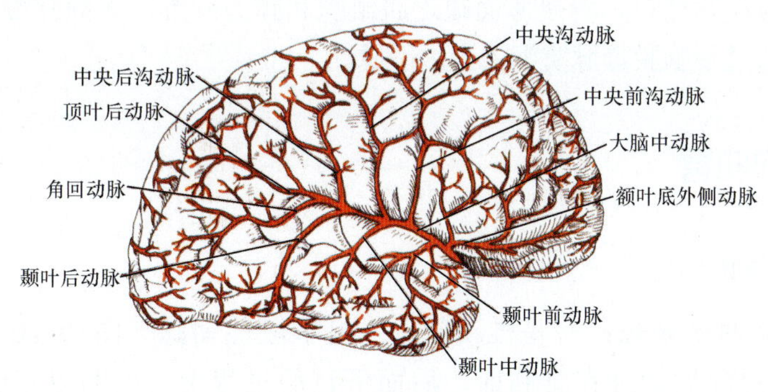

图19-9　大脑半球的动脉（外侧面）

2．椎动脉　**椎动脉**（vertebral artery）起于锁骨下动脉的第1段，向上穿过第6至第1颈椎横突孔，再经枕骨大孔入颅，两侧的椎动脉在脑桥延髓沟处汇合形成**基底动脉**（basilar artery），该动脉沿脑桥腹侧的基底沟上行至脑桥上缘时，分为左、右大脑后动脉。椎-基底动脉的主要分支有（图19-6）：

（1）脊髓前、后动脉（见“脊髓的血管”）。

（2）**小脑下后动脉**（posterior inferior cerebellar artery）：为椎动脉的最大分支，分布于小脑下面的后部和延髓的后外侧部。

（3）**小脑下前动脉**（anterior inferior cerebellar artery）：由基底动脉的起始段发出，分布于小脑下面的前部。

（4）**迷路动脉**：又名内听动脉，较细，随面神经和前庭蜗神经经内耳门，分布于内耳迷路。

（5）**脑桥动脉**：为一些细小分支，分布于脑桥基底部。

（6）**小脑上动脉**（superior cerebellar artery）：近基底动脉末端发出，行向后外绕过大脑脚，分布于小脑上部。

（7）**大脑后动脉**（posterior cerebral artery）：在脑桥的上缘，基底动脉末端分叉，其分支即为**大脑后动脉**。大脑后动脉向后外绕过大脑脚，沿海马旁回钩转到颞叶和枕叶的内侧面。其皮质支分布于颞叶的内侧面和底面及枕叶；中央支由起始段发出，经脚间窝进入脑实质，分布于背侧丘脑、内、外侧膝状体、下丘脑和底丘脑等。大脑后动脉与小脑上动脉之间夹有动眼神经，大脑后动脉与颈内动脉的分支后交通动脉吻合（图19-6、图19-8）。

3．**大脑动脉环**（cerebral arterial circle）　又名Willis环（图19-6），由前交通动脉、两侧大脑前动脉起始段、两侧颈内动脉末段、两侧后交通动脉和两侧大脑后动脉起始段共同构成，位于脑底下方，环绕视交叉、灰结节和乳头体。此动脉环使两侧的颈内动脉与椎-基底动脉相互交通。在正常情况下，动脉环两侧的血液很少混合，各有其供应区。当构成此环的某一动脉发育不良或被阻塞时，大脑动脉环能起到侧支循环的作用，在一定程度上使血液重新分配，维持脑的血液供给。

（二）脑的静脉

脑的静脉不与动脉伴行，管壁薄而缺乏肌组织和弹力纤维，无静脉瓣，可分为浅、深两组，但最后都通过硬脑膜静脉窦汇入颈内静脉。

二、脊髓的血管

（一）脊髓的动脉

脊髓的动脉有两个来源：一是椎动脉；二是节段性动脉（图19-10）。椎动脉发出的脊髓前动脉和脊髓后动脉在脊髓前、后面下行的过程中，不断得到躯干局部的节段性动脉（如胸部肋间动脉、腰部的腰动脉等）分支的补充，以保证整个脊髓足够的血液供给。

1．**脊髓前动脉**（anterior spinal artery）　由左、右椎动脉各发一支，在延髓的腹侧正中合并为一干，沿脊髓前正中裂下行至脊髓末端。

2．**脊髓后动脉**（posterior spinal artery）　由椎动脉发出后，沿延髓两侧行向后下经枕骨大孔进入椎管，沿脊髓的后外侧沟下行到脊髓末端。

3．**节段性动脉**　由肋间动脉、腰动脉和骶外侧动脉等发出的脊髓支经椎间孔进入椎管，再发出根动脉沿脊神经的前、后根至脊髓表面与脊髓前、后动脉的分支吻合，共同形成**动脉冠**（图19-10），由动脉冠分支进入脊髓内部。

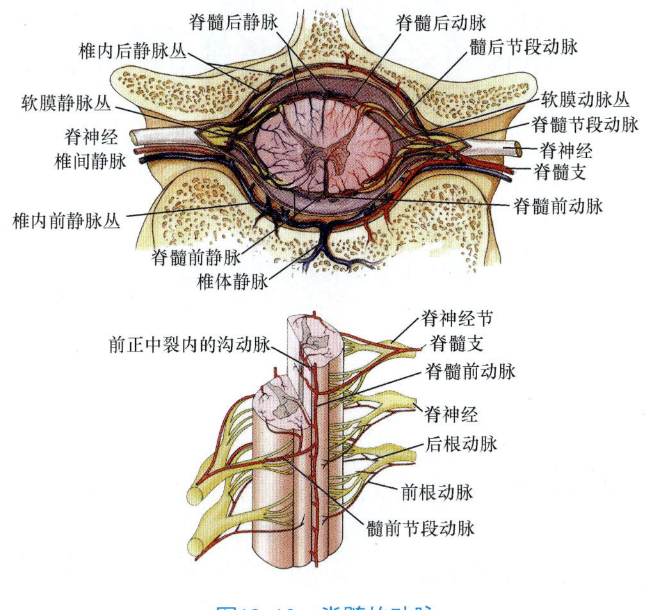

图19-10　脊髓的动脉

（二）脊髓的静脉

脊髓内的小静脉，最终汇合成**脊髓前**、**后静脉**，再通过前、后根静脉注入硬膜外隙的椎管内、外静脉丛，从不同方向上汇入上、下腔静脉，入右心房。

第三节　脑脊液及其循环

脑脊液（cerebrospinal fluid）是充满脑室系统、脊髓中央管和蛛网膜下隙内的无色透明液体，含有浓度不等的各种无机离子、葡萄糖、少量的蛋白质和淋巴细胞，其功能相当于外周组织中的淋巴液，对中枢神经系统起到缓冲、保护、营养、运送代谢产物和调节颅内压等作用。成人脑脊液大约150 mL，它处于不断地产生、循环和回流的动态平衡状态。

脑脊液产生和循环的具体路径如下（图19-11）：脑脊液主要由各脑室的脉络丛产生。侧脑室脉络丛产生的脑脊液经室间孔流入第三脑室，与第三脑室脉络丛产生的脑脊液一起经中脑水管流入第四脑室，与第四脑室脉络丛产生的脑脊液一道经正中孔和外侧孔流入蛛网膜下隙，最后经蛛网膜颗粒渗透到硬脑膜窦（主要是上矢状窦）内，即回流入静脉。脑脊液在循环中如果发生梗阻，可能导致脑积水和颅内压力增高，使脑组织受压移位，甚至形成脑疝，危及生命。

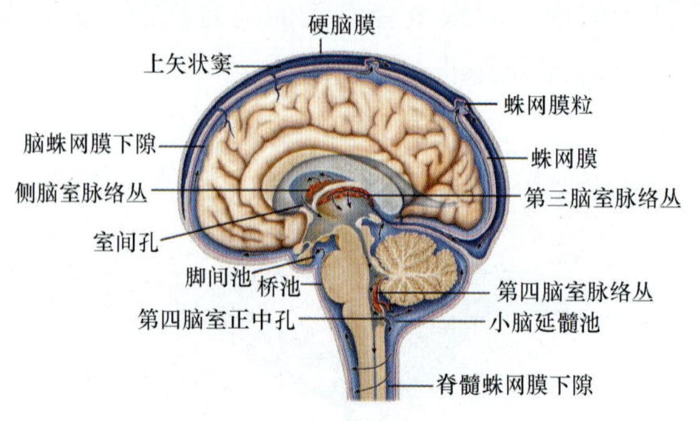

图19-11　脑脊液循环模式图

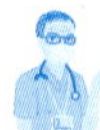

复习思考题

1．名词解释：硬脑膜窦、海绵窦、蛛网膜下间隙、蛛网膜粒、脉络膜丛、大脑动脉环。

2．简述脑脊液的产生与循环途径。

3．简述颈内动脉的行程与主要分支。

第二十章　内分泌系统

知识要点

1．内分泌腺的概念。
2．甲状腺、垂体、肾上腺的形态、位置和机能。

第一节　概　　述

内分泌系统（endocrine system）是机体的重要调节系统，与神经系统共同维持机体内环境的稳定，调节机体的生长发育、新陈代谢和生殖活动。

内分泌系统由分布于身体不同部位的内分泌腺、内分泌组织和分布广泛的内分泌细胞组成。**内分泌腺**（endocrine gland）所分泌的物质为**激素**（hormone）。内分泌腺与一般腺体在形态上最显著的差异在于没有排泄管道，又称无管腺。其分泌的激素直接进入血液或淋巴，随血循环运送至全身，作用于特定的器官或细胞。激素的作用具有特异性，某种激素只能对特定的器官或细胞起作用，这种特定的器官或细胞称为该激素的靶器官或靶细胞。

内分泌系统和神经系统关系密切，内分泌系统的活动均在神经系统的调控下进行，同时，内分泌系统的活动也会影响神经系统的功能。这就是机体的神经-体液调节。

第二节　内分泌系统的组成

人体主要的内分泌腺和内分泌组织包括：甲状腺、甲状旁腺、肾上腺、垂体、松果体、胸腺、胰岛和生殖性腺（图20-1）。

一、甲状腺

甲状腺（thyroid gland）是人体最大的内分泌腺，位于颈前部，棕红色，呈“H”形，分左、右两个侧叶及连接两侧叶的甲状腺峡。侧叶贴附于喉和气管的两侧，侧叶上端达甲状软骨的中部，下端抵第6气管软骨环。甲状腺峡位于第2～4气管软骨环的前方，有时自峡部向上伸出一个锥状叶，长短不一，可达舌骨高度（图20-2、图20-3），甲状腺与环状软骨之间有结缔组织相连，故吞咽时，可随喉上下移动。

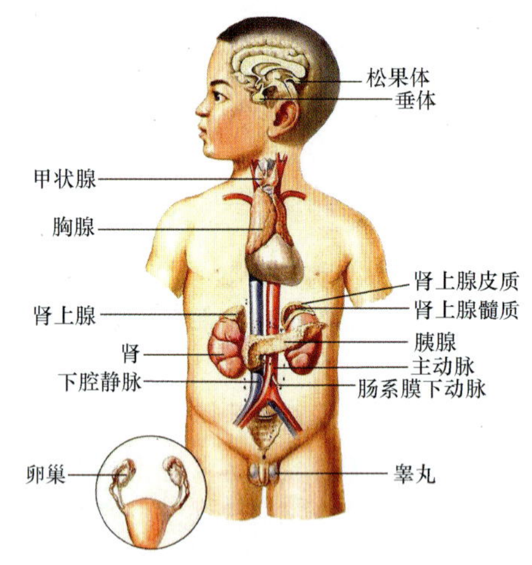

图20-1　内分泌系统概貌

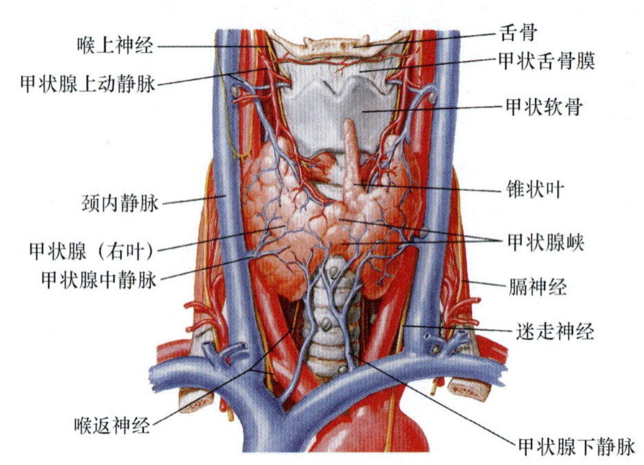

图20-2　甲状腺前面观

甲状腺分泌的激素主要是甲状腺素。甲状腺素可调节机体的基础代谢，维持正常的生长发育，尤其对骨骼和神经系统的发育极为重要。甲状腺素分泌过多，可造成突眼性甲状腺肿，人体基础代谢异常增高，出现体重减轻、多汗、神经过敏、心跳加速及眼球突出等症状。甲状腺分泌不足时，成人患黏液性水肿，具体表现为皮肤变厚、毛发脱落、性功能减退；小儿患呆小症，表现为身材矮小，脑发育障碍，智力低下。碘对甲状腺分泌功能有调节作用，缺碘可导致甲状腺的组织增生而导致腺体增大。在某些地区，土壤和水中缺乏碘元素，又不能通过其他途径得到补充，可引起地方性甲状腺肿。

二、甲状旁腺

甲状旁腺（parathyroid gland）位于甲状腺侧叶的后面，为呈上、下排列的两对卵圆形小体，黄豆大小，棕黄色或淡红色，有时甲状旁腺可埋于甲状腺内，造成手术时寻找困难（图20-3）。

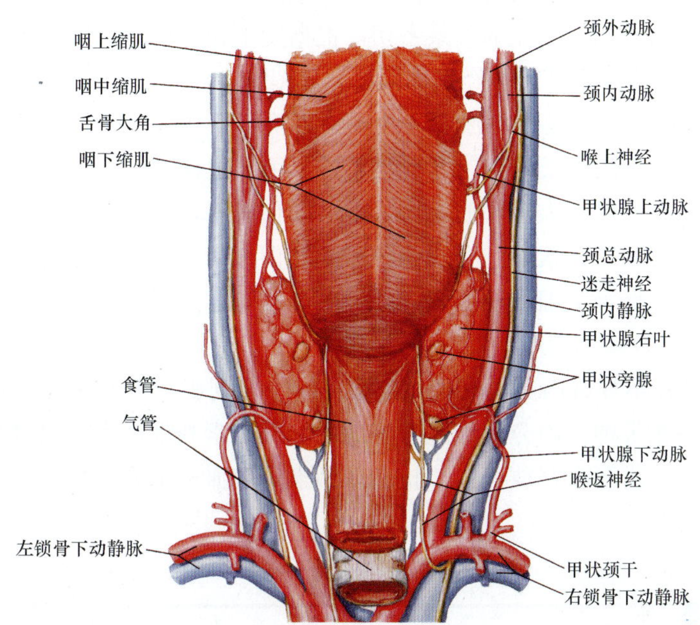

图20-3 甲状腺后面观和甲状旁腺

甲状旁腺分泌甲状旁腺素，可调节体内钙的代谢，维持血钙的正常水平。分泌不足时，可引起血钙下降，出现中枢神经和肌肉的兴奋性增强，以致肌肉抽搐、痉挛，严重时可引起死亡；功能亢进时则使骨质过度吸收，造成骨质疏松，容易发生骨折。

三、肾上腺

肾上腺（suprarenal gland）是人体重要的内分泌腺，位于肾的内上端，左、右各一，与肾共同包在肾筋膜内。质软，在活体呈浅黄色。左侧似半月形，右侧呈三角形（图20-1）。

肾上腺实质可分为表层的皮质和深层的髓质两部分。肾上腺皮质可分泌多种皮质激素，主要有三类：①盐皮质激素，能维持体内水盐代谢平衡；②糖皮质激素，可调节糖、蛋白质的代谢；③性激素，能影响性行为和第二性征。髓质分泌肾上腺素和去甲肾上腺素，可使心跳加快、心收缩力量加强、小血管收缩、血压升高。

四、垂体

垂体（hypophysis）是身体最重要的内分泌腺之一，可分泌多种激素，所产生的激素不但影响骨骼和软组织的生长，而且与其他内分泌腺（甲状腺、肾上腺、性腺等）的活动有密切的关系。垂体位于蝶骨体的垂体窝内，呈椭圆形，色淡红，借垂体漏斗部与下丘脑相连，与下丘脑关系密切。根据发生和结构的不同，可将垂体分为腺垂体和神经垂体两部分（图20-4）。

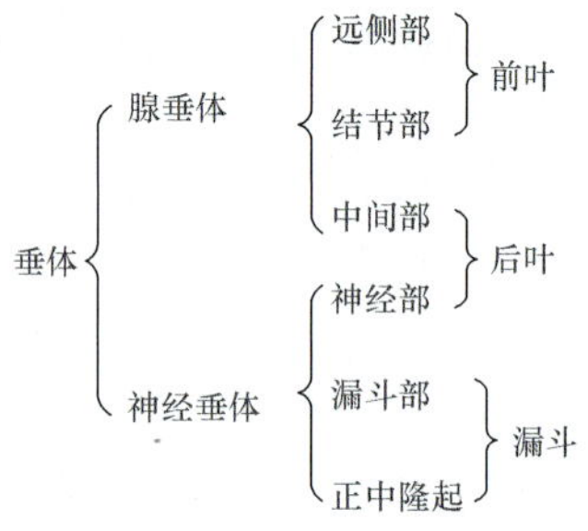

图20-4　垂体的分部

腺垂体的垂体前叶可分泌多种激素，主要有四类：①生长激素，能促进骨和软骨的生长发育，若分泌不足，可导致侏儒症；若分泌过多，则形成巨人症和肢端肥大症。②催乳素，促进乳腺分泌乳汁。③黑色素细胞刺激素，可使皮肤黑色素细胞合成黑色素。④促激素，可促进相应的内分泌腺分泌激素，有促甲状腺素、促肾上腺皮质激素、促性腺激素等，通过这些促激素实现对其他内分泌腺的调控。

神经垂体本身并不具有内分泌功能，它只是一个暂时贮存和释放激素的场所。由下丘脑的视上核、室旁核等神经内分泌细胞分泌的抗利尿激素和催产素，沿其细胞轴突运送至神经垂体暂时贮存，需要时释放入血。抗利尿激素可使血压上升，尿量减少；催产素可使子宫平滑肌收缩。

五、松果体

松果体（pineal body）位于丘脑后上部，为一小的椭圆形小体，形似松果，淡灰红色（图20-5）。松果体在儿童期比较发达，一般7岁后开始逐渐退化，成年后可出现钙盐沉积，部分钙化形成钙斑，可作为X线诊断颅内病变的参考定位标志。

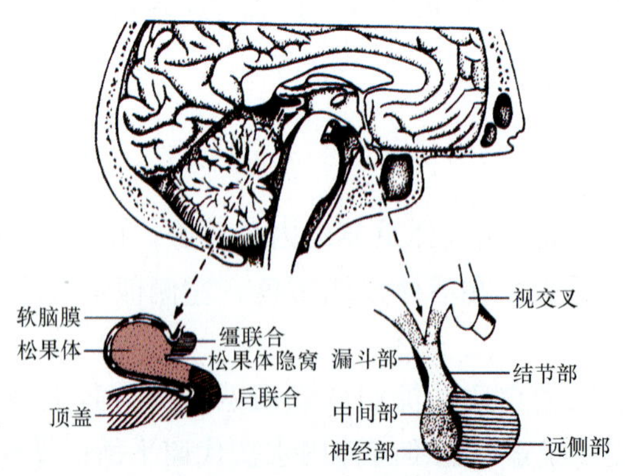

图20-5　垂体和松果体

松果体分泌激素和多种生物活性物质，可以直接抑制腺垂体分泌细胞的分泌，也可通

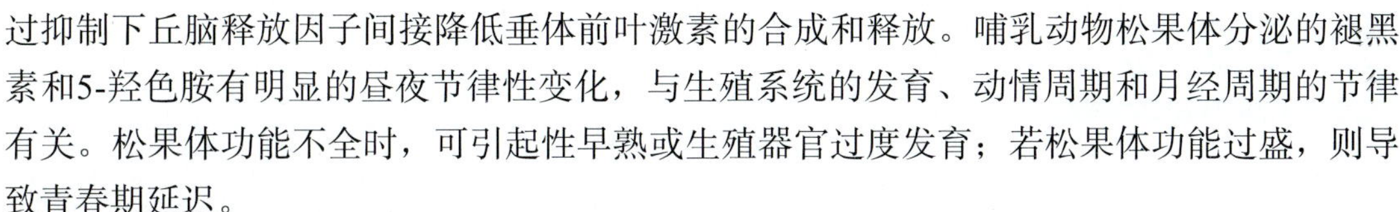

过抑制下丘脑释放因子间接降低垂体前叶激素的合成和释放。哺乳动物松果体分泌的褪黑素和5-羟色胺有明显的昼夜节律性变化，与生殖系统的发育、动情周期和月经周期的节律有关。松果体功能不全时，可引起性早熟或生殖器官过度发育；若松果体功能过盛，则导致青春期延迟。

六、胸腺

胸腺（thymus）位于胸骨柄后方，前纵隔及上纵隔前部，由不对称的左、右两叶构成，两叶之间借结缔组织相连（图20-1）。胸腺有时可向上突入颈根部，尤其是幼儿。青春期后随着年龄的增长，胸腺实质逐渐减少，并被脂肪组织和结缔组织所替代。

胸腺既是淋巴器官，也是内分泌器官，其功能较为复杂，主要产生、培育T细胞，并向周围淋巴器官输送T细胞，参与机体的免疫反应。另外，它还分泌多种激素，如胸腺素、胸腺生成素及胸腺体液因子等，以构成T细胞增殖、分化的微环境。

七、胰岛

胰岛（pancreatic islets）是胰的内分泌部，散在于胰外分泌部腺细胞之间，以胰尾较密集。胰岛分泌胰岛素、胰高血糖素和生长抑素等，其中胰岛素与胰高血糖素主要参与血糖调节。胰岛素分泌不足可引起糖尿病。

八、生殖腺

生殖腺（genital gland）（图20-1）在男性为睾丸内的间质细胞，其主要功能是分泌雄激素，促进男性性腺的生长，激发和维持男性第二性征并维持正常的性功能。在女性则是卵巢，卵巢内的生长卵泡与成熟卵泡都能分泌雌激素，雌激素可促进女性生殖器官的发育，并维持第二性征。排卵后形成的黄体能分泌雌激素及孕激素（黄体酮），孕激素能使子宫内膜增厚，有利于受精卵的植入，并能抑制其他卵泡的成熟，同时刺激乳腺发育为授乳做好准备。妊娠期的黄体还能分泌松弛素，使子宫平滑肌松弛，以维持妊娠并在妊娠末期使女性骨盆联合松弛以利于胎儿的娩出。

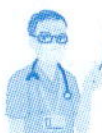

复习思考题

1. 在进行甲状腺次切术时，为什么要避免切除甲状腺侧叶的后部？
2. 胰腺的内分泌功能由什么结构承担？它们除有内分泌功能外，还有什么功能？
3. 生殖腺的内分泌功能由什么结构承担？
4. 简述垂体的分部。
5. 简述人体的内分泌器官及其主要功能。

参考文献 Reference

[1] 于频．系统解剖学［M］．4版．北京：人民卫生出版社，1996．

[2] 柏树令．系统解剖学［M］．7版．北京：人民卫生出版社，2008．

[3] 张朝佑．人体解剖学［M］．2版．北京：人民卫生出版社，1998．

[4] 郭光文，王序．人体解剖彩色图谱［M］．北京：人民卫生出版社，1986．

[5] 刘树伟．局部解剖学［M］．7版．北京：人民卫生出版社，2007．

[6]（奥）R．Putz，（德）R．Pabst．Sobotta人体解剖学图谱［M］．21版．董大翠，宋本才，译．北京：北京大学医学出版社，2005．

[7]（加）Anne M．R．Agur，（美）Arthur F．Dalley．Grant解剖学图谱［M］．12版．左焕琛，译．上海：上海科学技术出版社，2011．

[8] Frank H．Netter．Atlas of Human Anatomy［M］．5th ed．Philadelphia：Saunders/Elsevier，2011．

[9] Frank H．Netter．Atlas of Human Anatomy［M］．3rd ed．Philadelphia：Saunders，2002．

[10] Susan Standring．Gray's Anatomy：The Anatomical Basis of Clinical Practice［M］．39th ed．New York：Churchill Livingstone，2004．

[11] Susan Standring．Gray's Anatomy：The Anatomical Basis of Clinical Practice［M］．40th ed．New York：Churchill Livingstone，2008．

[12] Keith L．Moore，Arthur F．Dalley，Anne M．R．Agur．Clinically Oriented Anatomy［M］．6th ed．New York：Lippincott Williams &Wilkins，2010．